MIKROSKOPISCHE ANATOMIE DES VEGETATIVEN NERVENSYSTEMS

VON

PHILIPP STÖHR Jr.

O. Ö. PROFESSOR DER ANATOMIE IN BONN

MIT 243 ZUM TEIL FARBIGEN ABBILDUNGEN

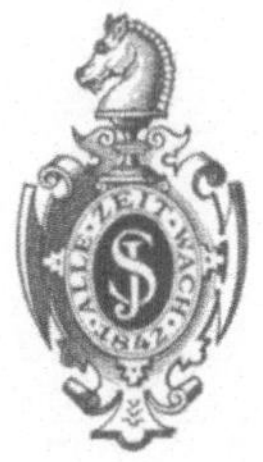

BERLIN

VERLAG VON JULIUS SPRINGER

1928

ISBN-13: 978-3-642-98189-0   e-ISBN-13: 978-3-642-99000-7
DOI: 10.1007/978-3-642-99000-7

MEINEM ONKEL

PHILIPP STÖHR
PROFESSOR DER ANATOMIE

ZUM EHRENDEN
GEDÄCHTNIS

Vorwort.

Die Abbildungen, soweit sie nicht den Werken anderer Autoren entnommen sind, entstammen zum größten Teil der Meisterhand des Herrn Universitätszeichners W. FREYTAG aus Würzburg. Auch Herr Universitätszeichner DETTELBACHER in Freiburg hat eine größere Anzahl von Abbildungen hergestellt. Bei der oft sehr schwierigen Zusammenstellung der weit verstreuten, umfangreichen Literatur stand mir Freifrau EVA MARIA VON GUTTENBERG in unermüdlicher Ausdauer getreulich zur Seite. Professor PETERSEN hatte die Güte, mir manche Ferienzeit hindurch die Benutzung der vorzüglich ausgestatteten Bibliothek seines Instituts in Würzburg zu gestatten. Hierfür möchte ich ihm auch an dieser Stelle meinen wärmsten Dank aussprechen.

Mein besonderer Dank gilt der Verlagsbuchhandlung JULIUS SPRINGER, die für die Herstellung der Abbildungen und für die Ausstattung des Buches das denkbar Beste geleistet hat. Die gemeinsame Arbeit mit der Firma JULIUS SPRINGER war mir stets eine schöne, berufliche Freude.

Bonn, im September 1928.

PHILIPP STÖHR JR.

Inhaltsverzeichnis.

I. Technik.

Einleitung. Natronlauge-Silber-Methode von O. Schultze S. 2. — Bielschowsky-Methode, Modification von Frl. Gros S. 5.

II. Ontogenese.

Die verschiedenen Hypothesen über die Entwicklung des sympathischen Nervensystems S. 6. — Experimente von Kuntz und E. Müller S. 9. — Kritik der Hypothese von Remak S. 10. — Anatomische Angaben zur späteren Entwicklung des sympathischen Nervensystems S. 10.

III. Definition des vegetativen Nervensystems.

Einteilung und Zusammensetzung des sympathischen Nervensystems S. 12. — Ausdehnung und Ursprung desselben S. 13. — Kritik der morphologischen und experimentellen Forschungsmethoden S. 14. — Definition vom Parasympathicus S. 15. — Zusammenfassende Definition vom Sympathicus und Parasympathicus S. 15.

IV. Bestandteile des vegetativen Nervensystems.

a) Die Nervenfasern: Markhaltige Fasern und ihre Bestandteile S. 16. — Marklose Fasern, ihre histologischen Eigenschaften und ihre Bestandteile S. 18. — Milznerv S. 19. — Schwannsche Zellen S. 17. — Schwannsche Kerne im Neuroplasma S. 19. — Varikositäten S. 21. — Verbindungsweise unter den Nervenfasern: Dichotomische Aufteilung der Nervenbündel S. 24. — Geflechtbildung der Nervenbündel S. 24. — Verbindungsweise der einzelnen Nervenfasern in der Kultur S. 28. — Geflechtbildung der einzelnen Nervenfasern S. 29. — Verhalten der Schwannschen Kerne S. 31. — Netzbildung der Nervenfasern S. 31. — Remaksche Knotenpunkte S. 31.

b) Die Ganglienzellen: Form und Variabilität S. 32. — Bestandteile: Kern S. 33. — Mehrkernigkeit S. 33. — Die Fibrillen S. 34. — Tigroid S. 34. — Pigment S. 35. — Verhalten der Fortsätze S. 35. — Vergleich von Ganglienzellen aus verschiedenen Regionen des sympathischen Nervensystems S. 36. — Unmöglichkeit der Unterscheidung von Neuriten und Dendriten S. 39. — Fehlen sogenannter „freier" Nervenenden S. 37. — Schluß auf einen syncytialen Aufbau des sympathischen Nervensystems S. 38.

V. Der Grenzstrang.

A. Rami communicantes, Rami internodiales.

Rami communicantes: Anordnung und Verlauf S. 39. — Rami comm. albi und grisei S. 41. — Gemischter R. communicans S. 42. — Zusammensetzung der Rami comm. S. 42. — Beziehung zu den Spinalganglien S. 42. — Unmöglichkeit, markhaltige sympathische Nervenfasern von ebensolchen aus dem cerebrospinalen System zu unterscheiden S. 44. — Morphologische Definition des sympathischen Nervensystems S. 44. — Verlauf der Nervenfasern innerhalb des Grenzstranges S. 46.

Rami internodiales: Form und Zusammensetzung S. 47. — Vergleich der Rami internodiales innerhalb der verschiedenen Regionen des Grenzstranges S. 48.

B. Ganglien.

Kritik der Forschungsweise Cajals und Dogiels S. 48. — Ablehnung der Neuronenlehre für das sympathische Nervensystem S. 49. — Endplättchen der Ganglienzellen S. 50. — Knäuelbildung und Spiralturen ihrer Fortsätze S. 51. — Kapsel der Ganglienzellen S. 51. — Versuch, das sympathische Nervensystem als ein ausgedehntes Neuroreticulum darzustellen S. 53. — Verhalten der Fortsätze benachbarter Ganglienzellen, „Glomerulotypus" S. 54. — Schlechte Übereinstimmung der Langleyschen Hypothese vom Aufbau des sympathischen Nervensystems mit den histologischen Befunden S. 54. — Besprechung der pericellulären Nervengeflechte S. 55. — Netzförmige Konstruktion des sympathischen Nervensystems S. 56. — Verbindungen des sympathischen Grenzstranges mit dem N. Vagus S. 57. — Bemerkung über chromaffine Zellen S. 58. — Nervi splanchnici S. 58.

VI. Das parasympathische System.

Definition des parasympathischen Systems S. 59. — Histologie des N. Vagus S. 60. — Ganglion jugulare und nodosum S. 61. — Ganglion sphenopalatinum, oticum, geniculi, submaxillare S. 61.

VII. Blutgefäße.

Herkunft der Gefäßnerven S. 62. — Nerven der Arterien S. 63. — Ganglienzellen an der Gefäßwand S. 67. — Sensible Endigungen S. 68. — Nerven der Venen S. 71. — Nerven der Kapillaren S. 72. — Bemerkungen zur Funktion der Kapillarnerven S. 74.

VIII. Lymphsystem.

Nerven der Lymphgefäße S. 77. — Nerven des Ductus thoracicus S. 78. — Nerven der Lymphdrüsen S. 79. — Nerven der Milz S. 80.

IX. Herz.

Herkunft der Herznerven S. 80. — Plexusbildung derselben S. 82. — Pulsationen nervenloser embryonaler Herzen S. 82. — Nervengeflecht unter dem Epikard S. 83. — Nerven des Myokards S. 84. — Nerven des Endokards S. 86. — Sensorische Endapparate des Herzens S. 87. — Nerven der Blutgefäße des Herzens S. 88. — Die Nerven des Perikards S. 88. — Die Ganglienzellen des Herzens S. 89.

X. Die innersekretorischen Drüsen.

Nerven der Schilddrüse S. 93. — Nerven der Epithelkörperchen S. 94. — Nerven der Thymus S. 94. — Nerven der Hypophyse S. 95. — Nerven der Epiphyse S. 96. — Nerven der LANGERHANSschen Inseln S. 96. — Nerven der Nebenniere S. 97. — Nerven der Corotisdrüse S. 100. — Nerven der Steißdrüse S. 101.

XI. Motorische Endigungen.

Endgeflecht zwischen den glatten Muskelfasern (Plexus terminalis) S. 102. — Kritische Übersicht der bisher erreichten Resultate S. 103. — Die intracytoplasmatische Endigung in der glatten Muskelfaser S. 104. — Bemerkungen über die „Interstitiellen Zellen" S. 108.

XII. Respirationsapparat.

Nerven des Larynx S. 109. — Nerven der Trachea S. 110. — Nerven der Lunge S. 111. — Nerven der Bronchien S. 113. — Nerven der Lungengefäße S. 113. — Nerven der Pleura S. 114.

XIII. Verdauungsapparat.

Nervenendigungen in der Lippe S. 114. — Nerven der Zunge S. 115. — REMAKsche Hemiganglien S. 116. — Sensible Endorgane der Zunge S. 117. — Nerven der Zähne S. 118. — Nerven des Alveolarperiostes S. 121. — Nerven des Zahnfleisches S. 121. — Nerven der Mundschleimhaut S. 122. — Nerven des Pharynx S. 124. — Nerven der Tonsillen S. 127. — Nerven der Speicheldrüsen S. 128. — Nerven des Oesophagus S. 131. — Nerven des Magens S. 133. — Nerven des Darmes S. 135. — Plexus submucosus (MEISSNER) S. 134. — Plexus myentericus (AUERBACH) S. 135. — Ganglienzellen S. 136. — „Interstitielle" Zellen S. 138. — Physiologische Bemerkungen S. 141. — Nerven der Leber S. 143. — Nerven der Gallenblase S. 145. — Nerven des Ductus choledochus S. 146. — Nerven des Pankreas S. 146. — VATER-PACINIsche Körperchen im Pankreas S. 148. — Nerven des Peritoneums S. 148. — Endigungen im Mesenterium S. 149. — Endigungen im parietalen Peritoneum S. 150. — Bemerkungen über afferente Eingeweidenerven S. 150.

XIV. Exkretionsapparat.

Herkunft der Nerven für die Niere S. 151. — Nerven des Nierenbeckens S. 152. — Nerven der Nierenkanälchen S. 153. — Nerven der Nierenkapsel S. 153. — Nerven des Ureters S. 153. — Nerven der Harnblase S. 154. — Nervengeflecht in der Adventitia S. 155. — Nerven der Muscularis S. 156. — Ganglienzellen der Harnblasenwand S. 157. — Sensible Endapparate S. 163. — Nerven der Urethra S. 164.

XV. Genitalapparat.

Nerven des Hodens S. 164. — Nerven des Nebenhodens S. 165. — Nerven des Vas deferens S. 165. — Nerven der Samenblase S. 166. — Nerven der Prostata S. 166. — Nerven des Penis S. 167. — Nerven des Ovariums S. 168. — Nerven der Tube S. 170. — Nerven der Vagina S. 173. — Nerven der Clitoris und der Labia minora S. 174. — Nerven der Brustdrüse S. 175. — Nerven des Uterus S. 177.

VIII Inhaltsverzeichnis.

XVI. Hirnhäute und Plexus chorioideus.

Nerven der Dura mater S. 177. — Nerven der Pia mater S. 180. — Gefäßnerven S. 180. — Nervi proprii S. 184. — Ganglienzellen S. 187. — Nervenendigungen S. 188.

XVII. Haut.

Nerven der Schweißdrüsen S. 192. — Nerven der Haare S. 193. — Nerven des Haarbalges S. 193. — Nerven der Wurzelscheide S. 194.

XVIII. Bewegungsapparat.

Nerven des Periosts S. 197. — Nerven des Knochens S. 198. — Nerven des Perichondriums: Nerven der Gelenkkapseln und des Bandapparates S. 199. — Nerven der Sehnenspindeln S. 199. — Sympathische Nerven der quergestreiften Muskelfasern S. 202. — Kritik der Experimente S. 203. — Die marklose accessorische Nervenfaser S. 204. — Nerven der Muskelspindeln S. 206.

XIX. Auge.

Mikroskopische Anatomie des Ganglion ciliare S. 208. — Die Wurzeln des Ganglion ciliare S. 208. — Nervi ciliares breves S. 210. — Nervus cculomotorius S. 210. — Nerven der Chorioidea S. 211. — Nerven des Corpus ciliare S. 212. — Nerven der Iris S. 214. — Physiologische Bemerkungen S. 215. — Nerven der Tränendrüse S. 217. — Nerven der MEIBOMschen Drüsen S. 218.

Literatur . . . . S. 219

Einleitung.

Dies Buch soll ein Diener sein für jeden, der voll ernstlichen Strebens am vegetativen Nervensystem arbeitet. Ich weiß sehr wohl, daß der Anatom die Fülle der Fragen, die uns dieses so verwickelte System täglich von Neuem aufwirft, mit seinen Methoden allein nicht lösen kann. Ich bin mir völlig darüber im klaren, daß auf dem Gebiete des vegetativen Nervensystems Morphologie um ihrer selbst willen treiben, gar zu leicht bedeutet, den Überblick über diesen nervösen Apparat in seiner Gesamtheit der Konstruktion und Funktion zu verlieren.

Trotzdem hat für mich die alte Regel, wonach jedes erfolgreiche Experimentieren eine solide Kenntnis der anatomischen Einrichtungen zur Voraussetzung haben muß, immer noch seine volle Geltung. Nur will mir scheinen, daß dieser Satz in einer Zeit, wo die experimentellen Richtungen in den Forschungsmethoden zweifellos die Führung übernommen haben, vielerorts wenig beachtet oder gar übersehen wird. Hier mag man sicherlich einen von den Gründen suchen, weshalb eine Menge unserer experimentellen Arbeiten in Spekulationen und Hypothesen, statt in der Beobachtung neuer Tatsachen zu endigen pflegen.

Ich glaube, daß wir die experimentelle Richtung nur dann höher als die reine Morphologie bewerten dürfen, wenn sie uns aus den Vorgängen im Organismus neue Tatsachen, neue Zusammenhänge erschließen kann, Dinge, die der Morphologe, solange er an seinem toten Material arbeitet, zwar vermuten und bestenfalls vorhersehen kann, aber niemals in ihrer lebendigen Kraft und Auswirkung vor Augen zu führen vermag, wie gerade der Experimentator. Wie Form und Funktion, so gelten mir morphologische und experimentelle Arbeit als ein untrennbares Ganzes. Da in diesem Buch vorwiegend von anatomischen Dingen die Rede sein wird, so könnte man mir das Fehlen eigener experimenteller Ergebnisse vielleicht hier und dort zum Vorwurf machen. Eine Fülle anderer Arbeit zwang mich zunächst zum Verzicht auf das Experiment bewog mich, dem Buch eine morphologische Form zu geben und es gleichsam als Gehilfen für experimentelle Forschung seinen Weg nehmen zu lassen.

Will der Experimentator sich auf anatomische Angaben verlassen, so müssen diese freilich sicher sein. Je mehr sich Theorie, Philosophie und Hypothese in einem anatomischen Werke ausbreiten, um so geringer mag der Gehalt seiner Beobachtungen veranschlagt werden, und um so weniger kann man sich aus solchen Arbeiten einen Rat erholen. Ich habe nirgends versucht, unsere Unkenntnis mit Spekulationen zu verschleiern und mich auch vor dem Eingeständnis des Nichtwissens nicht gescheut. Tatsächlich Gesehenes zu schildern, alles von anatomischer Seite bis jetzt Erarbeitete kritisch zu prüfen, war mein ernstes Bestreben.

I. Technik.

Wer im Sinne hat an der mikroskopischen Anatomie des peripheren Nervensystems zu arbeiten, muß sich unbedingt mit der nötigen Technik auseinandersetzen und zwar mit ganzer Kraft. Unsere jetzigen Methoden zur Darstellung der Nervenelemente leiden alle an dem gleichen Fehler, nämlich daran, daß die Ausführung eine Menge von Schwierigkeiten in sich birgt. Neben einer peinlichen Sauberkeit in allen unseren technischen Verrichtungen bedarf es aber noch einer beträchtlichen Summe von Geduld, ja einer gewissen hartnäckigen Zähigkeit, wenn man all der Launen Herr werden will, welche vor allem mit den Silbermethoden verknüpft sind.

Nichts ist verkehrter, als alle 14 Tage mit einer neuen Methode zu beginnen, wenn man mit der einen Methode kein Glück gehabt haben sollte. Ein weiteres Herumprobieren trägt den Stempel negativen Tuns von vornherein in sich. Hat man sich einmal für eine Methode entschieden, mit deren Hilfe schon andere Autoren gute Resultate aufzuweisen haben, so bleibe man am besten bei derselben. Wer Lust hat, neue Erfahrungen zu sammeln, kann es ja, was mitunter zur Kontrolle des Erreichten von Vorteil ist, mit einer zweiten Methode versuchen.

Schließlich gehört für den, der sich mit der Nervenhistologie zu beschäftigen gedenkt, noch ein großes Quantum an Kritik. Man darf nicht vergessen, daß im Verlaufe der verflossenen 90 Jahre schon manch anderer durchs Mikroskop gesehen hat, und daß es gegenüber der großen Beobachtungskunst eines KÖLLIKER, REMAK und PURKINJE mit primitiven Hilfsmitteln und an ungefärbtem Material natürlich wenig besagen will, wenn man ein Bündel von Nervenfasern einmal mit Silber schwarz imprägniert erhalten hat. Wenn wir auch an Technik heutzutage den alten Autoren weit überlegen sind, so ist es doch mitunter äußerst schwer, sie auch an rein morphologischer Kenntnis im gleichen Maße zu übertreffen, manchmal unmöglich, was freilich an der morphologischen Forschungsmethode selbst gelegen ist.

Gerade eine solche Kritik zu erlangen, ist mitunter nicht ganz leicht, und die Einsicht, ob man mit seinem Nervenpräparat etwas Gutes und auch Neues dargestellt hat, ist schwieriger zu erlangen als mancher glaubt. Mancher Autodidakt hält seine Nervenpräparate für schön, die weit davon entfernt sind, dies zu sein; daß jemand vorzügliche Präparate mit feinsten peripheren Nervengeflechten fortwarf, weil er die Nerven für Bindegewebe hielt, habe ich ebenfalls schon erlebt. Nur gilt freilich ein guter Lehrer mehr als alle Vorschriften, und ich erachte es für einen glücklichen Zufall besonderer Art, daß ich bei einem Meister der Nerventechnik wie O. SCHULTZE in die Lehre gehen konnte.

Bevor ich einige Methoden, die ich als brauchbar erprobt habe, hier anführe, möchte ich noch vor Verwendung der Golgimethode eindringlich warnen. Diese Methode, die einer ganzen Periode mikroskopischer Nervenforschung ihr Zeichen aufgeprägt hat, zaubert sehr häufig eine derartige Menge von Kunstprodukten und Irrtümern hervor, daß es oft dem erfahrenen Techniker schwer oder unmöglich ist, echt und unecht voneinander zu unterscheiden. Die Golgimethode hat ihre Schuldigkeit getan und eine Fülle wertvoller Beobachtungen zu Tage gefördert. Da wir aber jetzt über bessere Methoden verfügen, so ist sie veraltet und mag daher, wie alles Veraltete, in der Versenkung verschwinden.

a) O. SCHULTZES Natronlauge-Silbermethode zur Darstellung der Achsenzylinder und Nervenzellen.

Die Methode hatte O. SCHULTZE (1918) während der Kriegsjahre ausgedacht und die ersten Resultate auf der zweiten Kriegstagung der Deutschen Gesellschaft für

Psychiatrie 1918 in Würzburg bekannt gegeben. SCHULTZE (1918) war durch Krankheit verhindert worden, seine Methode zu vollenden. Ich habe mich dann mit der Fertigstellung der Methode befaßt und meine Ergebnisse im Anat. Anz. Bd. 54, S. 529-1921 veröffentlicht. Das Wichtigste hiervon gebe ich jetzt im Auszug wieder.

Man benötigt folgende Reagenzien:

1. Formol; ich benutze dasselbe 10 proz., also 10 Teile des käuflichen Formols auf 100 Teile Aqu. dest.

2. Natronlauge; als Ausgangspunkt für die verschiedenen Lösungen von Natronlauge stellt man sich am besten die Normalnatronlauge selbst her und nimmt 4 g Natrium hydricum in bacillis auf 100 Teile Aqu. dest.

3. Argentum nitricum; man bereitet sich die 10 proz. Lösung am besten selbst und bewahrt sie in dunkler Flasche auf. Weniger konzentrierte Verdünnungen kann man sich aus dieser Lösung direkt vor Gebrauch leicht herstellen. Man lasse die Silberlösungen nicht zu alt werden und gebrauche sie höchstens 2 mal direkt hintereinander. In der Silberlösung arbeite man stets mit Glasnadeln oder versilberten Eisennadeln; man vermeide, die Schälchen in das grelle Sonnenlicht zu stellen.

4. Hydrochinonformollösung; man löse 2,5 g Hydrochinon in 100 ccm Aqu. dest. und füge 5 ccm des käuflichen Formols hinzu. Diese Lösung bildet die Stammlösung (FHy-St). Eine zweite, 5 fach verdünnte $\frac{(FHy\text{-}St)}{5}$ und eine dritte, 20 fach verdünnte $\frac{(FHy\text{-}St)}{20}$-Lösung stelle man sich gleichfalls her. Die Lösungen müssen gut durchgeschüttelt werden — auch direkt vor Gebrauch — und färben sich allmählich dunkler. Nach drei Monaten erneuere man dieselben.

In der Hydrochinonformollösung setzt die Reduktion, d. h. die Darstellung der Nervenelemente, meist nach einigen Sekunden ein. Man beobachtet diesen entscheidenden Vorgang am besten, wenn man die Schnitte in einem gläsernen Uhrschälchen unter das Mikroskop bei schwacher Vergrößerung bringt. Man kann auf diese Weise unter genauer Kontrolle einer zu intensiven Wirkung der Hydrochinonformollösung leicht vorbeugen, indem man die Schnitte rasch in Aqu. dest. überträgt. Anfangs bringt man zur Reduktion immer nur einen einzelnen Schnitt aus der Silberlösung in das Hydrochinon.

Die Stammlösung benötigt man zur Reduktion fast niemals; sondern man wende zuerst $\frac{(FHy\text{-}St)}{20}$ an; den richtigen Konzentrationsgrad der Reduktionslösung zu treffen, ist sehr wichtig, manchmal entscheidend für das Gelingen der Methode. Doch läßt sich leider hierfür keine bestimmte Angabe machen, da verschiedenes Material häufig eine verschiedene Behandlung erfordert.

5. Die Schnitte kommen aus der Hydrochinonformollösung in Aqu. dest. zum Abspülen, dann sogleich in 96 proz. Alkohol, Carbolxylol, Balsam und Deckglas. Eine Vergoldung ist unnötig.

Bei Anwendung der Methode ist es von Wichtigkeit, daß man möglichst frisches Material zur Untersuchung benutzt, welches man 48 Stunden nach der Formolfixierung mit dem Gefriermikrotom schneiden kann. Mitunter erhält man auch am frischesten Material und bei peinlichster Befolgung aller Vorschriften Mißerfolge; man nehme dann neues Material von einem anderen Organismus, da ein Weiterarbeiten am gleichen Material in diesem Falle hoffnungslos bleibt.

Die formolfixierten Stücke zerlegt man auf dem Gefriermikrotom in Schnitte von 30—40 μ Dicke und bringt diese dann in ein Schälchen mit destilliertem Wasser. Für die verschiedenen Teile des Zentralnervensystems gestaltet sich die Anwendung der Methode verschieden und ich führe einige Einzelvorschriften, soweit sie für unsere Zwecke in Betracht kommen, kurz hier an.

1. Großhirn, Faserverlauf.

Die Schnitte kommen aus dem destillierten Wasser

1. in Natronlauge 6:50 (6 Teile Normalnatronlauge auf 50 Teile Aqu. dest.) 24 Stunden;

2. in Aqu. dest. 1 Stunde; Wasser reichlich nehmen und mindestens 4 mal wechseln. Die Silberlösung, in welche im folgenden die Schnitte gebracht werden, darf niemals eine weißliche Trübung aufweisen;

3. in Hydrochinonformollösung, zunächst in 20 facher Verdünnung; der nur nach Sekunden zählende Reduktionsvorgang wird in einem Uhrschälchen unter dem Mikroskop kontrolliert. Ist die Lösung durch Reduktion mehrerer Schnitte getrübt, so muß sie durch eine frische ersetzt werden. Nach Vollendung der Reduktion kommen die Schnitte rasch in

4. Aqu. dest., wo sie gründlich abgespült werden und gelangen dann durch 96 % Alkohol und Carbolxylol hindurch in Canadabalsam unter das Deckglas.

Großhirn, Nervenzellen.

1. Natronlauge, 0,5 Teile auf 50 Teile Aqu. dest., 24 Stunden.
2. Aqu. dest., 1 Stunde, 4 mal wechseln.
3. Argentum nitricum 0,5%, 16-24 Stunden.
4. Formolhydrochinonlösung.
5. Aqu. dest., 96% Alkohol usw.

2. Großhirnganglion.

1. Natronlauge: 10 Teile zu 50 Teilen Aqu. dest., 24 Stunden.
2. Aqu. dest., 1 Stunde, 4 mal wechseln.
3. Argentum nitric. 10%, 16—24 Stunden.
4. Formolhydrochinonlösung.
5. Aqu. dest. usw.

Faserverlauf wie beim Großhirnmantel.

3. Medulla oblongata.

1. Natronlauge: 10 Teile zu 50 Teilen Aqu. dest., 24 Stunden.
2. Aqu. dest., 1 Stunde, 4 mal wechseln.
3. Argent. nitric. 10%, 16—24 Stunden.
4. Formolhydrochinonlösung.
5. Aqu. dest. usw.

4. Medulla spinalis, Spinalganglien und sympathische Ganglien.

Die gleiche Vorschrift wie bei 3.

5. Periphere Nerven.

Diese lassen sich am schwierigsten mit der Methode imprägnieren, treten aber mitunter prachtvoll klar aus dem Bindegewebe hervor.

1. Natronlauge: 10 Teile zu 50 Teilen Aqu. dest., 24 Stunden.

2. Aqu. dest. 1—2 Stunden, 4—6 mal wechseln.

3. Arg. nitric. 10 %, 24 Stunden.

4. Hydrochinonformollösung. Die Reduktion ist der schwierigste Punkt der Methode. Man nehme die Lösung zuerst in 80 facher oder sogar in 100 facher Verdünnung und kontrolliere den Schnitt während der einsetzenden Reduktion unter dem Mikroskop sorgfältig. Es gehört Übung dazu, die feinen schwarzen Nerven aus dem bräunlichen Untergrund des peripheren Gewebes schon bei schwacher Vergrößerung zu erkennen. Hat man feine Nervenfasern entdeckt — die groben Nervenbündel treten zuerst auf — so muß der Schnitt sofort in Aqu. dest. gelangen. Läßt man ihn zu lange in der Reduktionslösung, so schwärzt sich alles übrige Gewebe gleichfalls, und man kann die Nerven nicht mehr herausfinden. Bleibt der Schnitt zu kurz in der Reduktionslösung, so imprägniert sich das Nervengewebe gar nicht oder unvollständig. Eine Korrektur der Schnitte hinterher ist mir nicht mehr recht gelungen.

5. Aqu. dest. usw.

Ich habe die Methode fast ausschließlich für menschliches Material verschiedensten Alters erprobt; auch an *Fischen* und *Amphibien* habe ich gute Resultate gesehen. Die Konzentrationsgrade der Flüssigkeiten, die ich angegeben habe, sind nicht die einzigen, mit denen sich günstige Ergebnisse erzielen lassen; sie sind nur als Annäherungswerte zu betrachten. Probieren ist hier von großem Wert.

b) Bielschowskymethode zur Darstellung der Achsenzylinder und Neurofibrillen in der Peripherie. Modifikation von Frl. GROS; zuerst von O. SCHULTZE (1918) in einer Reihe von Separatabzügen aus den Sitzungsberichten der Phys.-Med. Ges. Würzburg publiziert, aber nicht in den Sitzungsberichten selbst aufzufinden.

Fixierung des Materials in 10 proz. Formollösung mindestens 24 Stunden.

1. Die mit dem Gefriermikrotom hergestellten Schnitte werden in destilliertem Wasser aufgefangen und kommen dann mit Hilfe gebogener Glasnadeln sogleich in

2. Argent. nitric. 20 %, 1 Stunde oder länger.

3. Abspülen in 3—4 mal erneuertem, 20 proz. Formol, das mit Brunnenwasser angesetzt ist, bis keine weißen Wolken mehr auftreten. Etwa 10 Minuten.

Man bereitet unterdessen folgende Lösung:

Liqu. Ammon. caust. wird im Reagenzglas tropfenweise zu 10 ccm einer 20 proz. Silbernitratlösung zugesetzt, bis der braune Niederschlag nach heftigem Schütteln wieder verschwindet.

4. In diese in einem Uhrschälchen befindliche ammoniakalische Silberlösung bringt man jetzt die Schnitte; man kann vorher noch zu je 1 ccm der Lösung je 1 Tropfen Ammoniak zugeben; Kontrolle der Nervenimprägnation unter dem Mikroskop!

5. Die Schnitte kommen sofort in 8 ccm Aqu. dest. + 2 ccm Ammoniak 1 Minute.

6. Durchziehen der Schnitte durch Aqu. dest., dem einige Tropfen Essigsäure zugesetzt sind.

7. Goldchloridlösung (auf 10 ccm Aqu. dest. 3—5 Tropfen einer 1 proz. Goldchloridlösung) etwa 1 Stunde.

8. 5 % Natriumhyposulfit (Fixiernatron) 30 Sekunden bis 1 Minute.

9. Aqu. dest. Alkohol, Xylol, Balsam. Deckglas.

Die Methode leistet in der Darstellung der multipolaren Ganglienzellen, der Spinalganglienzellen, der feinsten peripheren Nerven, sowie der Nervenendigungen ganz Vorzügliches. Sie ist noch auf die mannigfachste Weise modifizierbar. TRAUM (1925) (Zeitschr. f. Anat. u. Entwicklungsgesch., Bd. 77, S. 438, 1925) erzielte dadurch gute Imprägnierungen, daß er nach kurzem Verbleib der Präparate in der ammoniakalischen Silberlösung die Schnitte in Aqu. dest. nochmals auswusch und sie dann in eine ganz dünne Formollösung brachte (1—3 Tropfen der 10 proz. Formollösung auf ein Uhrschälchen mit Aqu. dest.). Hierin verbleiben die Schnitte bis zur leichten Bräunung, dann zurück in die ammoniakalische Silberlösung; Reduktion im Uhrglas unter Kontrolle des Mikroskops.

c) Zum Studium feinster Details an Nervenendigungen sei die Methode von BOEKE empfohlen. Sie stellt eine Modifikation der Bielschowskymethode dar und läßt nach Formol-Alkoholfixierung, Stückimprägnierung und rascher Paraffineinbettung eine Schnittdicke von 2—15 μ zu. Einzelheiten sind in dem Taschenbuch der Mikroskopischen Technik von ROMEIS (1924) nachzusehen. Die Methode liefert glänzende Resultate, allerdings nur in der Hand von sehr geübten Leuten.

d) In neuester Zeit haben russische Autoren (WOROBIEW 1925, KONDRATJEW 1926, A. LAWRENTJEW 1927) eine Methode ausgearbeitet, mit deren Hilfe es gelingt, vor allem die Nerven des makromikroskopischen Grenzgebietes am ganzen Organ in ausgezeichneter Weise zu färben. Für das Studium der noch mit der Lupe erkennbaren nervösen Formationen wie AUERBACHscher Plexus, subepitheliales Geflecht, gröbere Gefäßgeflechte usw. leistet die Methode ohne Zweifel Hervorragendes und ist auf jeden Fall unseren mit dem Messer erzielten, präparatorischen Ergebnissen weit überlegen. Für histologische Feinheiten scheint sie hingegen, soweit ich bis jetzt sehe, nicht geeignet zu sein.

Nähere Angaben über den Gebrauch der Methode findet man bei:

Worobiew: Methode der Untersuchungen von Nervenelementen des makro- und mikroskopischen Gebietes. 6. Berlin: Rothacker 1925. — **Kondratjew:** Zur Theorie und Bau der makroskopisch-elektiven Färbung des Nervensystems an menschlichem Leichenmaterial. Anat. Anz. Bd. 61, S. 257. 1926. — **Kondratjew, N. S.:** Zur Frage der elektiven Farbdifferenzierung der Nervenelemente bei Tier und Mensch. Anat. Anz. Bd. 6, S. 430. 1927. — Die Technik der elektiven makroskopischen Färbung des Nervensystems. Zeitschr. f. Anat. u. Entw. Bd. 78, S. 660. 1926. — **Lawrentjew, A.:** Zur Lehre von der Innervation des Lymphsystems. Anat. Anz. Bd. 63, S. 268. 1927.

II. Ontogenese.

Bekanntlich findet sich beim Menschen zu beiden Seiten der Wirbelsäule ein zusammenhängendes, aus Ganglien und Faserelementen bestehendes, strickleiterartiges nervöses System vor, das vom ·1. Halswirbel ohne Unterbrechung bis zum letzten Kreuzbeinwirbel herabreicht und den Namen sympathischer Grenzstrang führt (Sympathicus, Truncus sympathicus, Chaine sympathique). Dieses zu den peripheren Nerven gehörige System unterscheidet sich morphologisch von den eigentlichen Cerebrospinalnerven durch ein gehäuftes Auftreten markarmer und markloser Fasern, sowie durch das Vorkommen zahlreicher multipolarer Ganglienzellen, weshalb KÖLLIKER (1850) für den Sympathicus auch den Ausdruck „Gangliennerven" vorgeschlagen hat. Jene Bezeichnung hat zwar den Vorzug, immer richtig zu sein, weil sie nichts voraussetzt und auf einer unumstößlichen, morphologischen Beobachtung beruht, hat aber leider keinen Eingang in die Literatur erhalten, da im Laufe der Jahre der „Sympathicus" sich mehr und mehr zu einem physiologischen Begriff umgestaltet hat.

Der sympathische Grenzstrang unterscheidet sich, was seinen Ursprung anbelangt, von den Cerebrospinalnerven nicht sonderlich. Wenn wir von der Hauptmasse seiner Fasern absehen, die nichts wie die Fortsätze der in seinen Ganglien angehäuften Nervenzellen darstellen, so erhält er, wie schon seit langem bekannt ist, Fasern sowohl aus den vorderen wie aus den hinteren Wurzeln, gleicht also hierin völlig den Cerebrospinalnerven. Diese Fasern werden dem Grenzstrang durch die Rami communicantes (Rami viscerales) zugeführt, die sich gewöhnlich, aber nicht immer, von den vorderen Ästen sämtlicher Spinalnerven abspalten und neben der regelmäßigen Anordnung der Ganglien dem Grenzstrang ein segmentales Aussehen verleihen. Die Entwicklung dieses Grenzstranges mag im folgenden einer kurzen Betrachtung unterzogen werden.

Nach den Angaben von STREETER (1911) sind beim menschlichen Embryo von 7 mm Länge in einigen Regionen bereits zahlreiche Rami communicantes zu bemerken. Beim 9 mm langen Embryo ist der Grenzstrang und die Nervi splanchnici deutlich sichtbar, während beim 16 mm langen Embryo der gesamte Grenzstrang die sympathischen Anteile der Kopfganglien sowie die mit dem Grenzstrang in Verbindung stehenden visceralen Ganglienanhäufungen (Plexus cardiacus, Plexus coeliacus) als umrissene Einzelgebilde zu erkennen sind (Abb. 1). Zuerst treten wie O. SCHULTZE (1897) bemerkt, das obere und untere Halsganglion am Ende der vierten Woche auf; dann erscheinen die Brustganglien. Die Kopfganglien entwickeln sich im Anschluß an das Wachstum der Halsganglien.

Aus dem in Abb. 2 dargestellten schematischen Querschnitt durch ein Thoraxsegment eines 17 mm langen menschlichen Embryos wird die Lage des sympathischen Grenzstranges auf der linken Seite ohne weiteres sichtbar. Er befindet sich dorsolateral von der Aorta, schräg lateralwärts vor dem Wirbelkörper und steht durch den Ramus communicans mit dem Ramus ant. des Spinalnerven in direktem Zusammenhang. Die Frage nach der Entstehungsweise des Sympathicus gerade an dieser Stelle bildet schon seit langem ein Ziel mühevoller Forschung. Sie ist, wie wir sogleich sehen werden, bis heute noch nicht endgültig entschieden; zwei Anschauungen von Bedeutung seien aber sogleich hier hervorgehoben: 1. Der Sympathicus entsteht durch Verschiebung von Zellmaterial, das aus dem

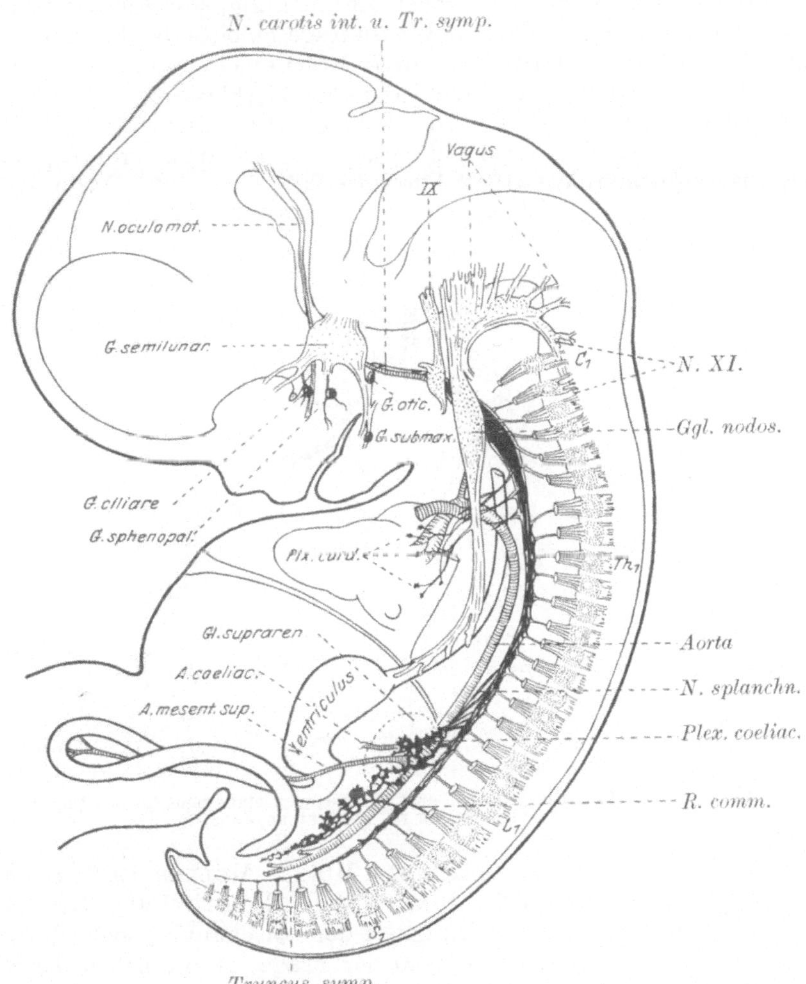

Abb. 1. Profilkonstruktion des sympathischen Nervensystems eines 16 mm langen, nahezu 6 Wochen alten menschlichen Embryos. Vergr. 10fach. C_1 1. Cervicalsegment; Th_1 1. Thorakalsegment; L_1 1. Lumbalsegment; S_1 Sakralsegment. (Nach STREETER aus KEIBEL-MALL.)

cerebrospinalen Nervensystem abzuleiten ist; er ist somit ektodermaler Abkunft (BALFOUR 1877). 2. Der Sympathicus verdankt seine Bildung einer Ausdifferenzierung von mesenchymatischen Zellen, die an Ort und Stelle bereits vorhanden sind; er ist infolgedessen dem mittleren Keimblatt zuzurechnen (REMAK 1847).

BALFOUR (1877) hat in einer viel zitierten Arbeit die These aufgestellt, daß der Sympathicus bei *Selachiern* zuerst als feine Anschwellung an den Hauptstellen der Spinalnerven etwas unterhalb der Spinalganglien sichtbar wird; allmählich

trennt sich dieses Zellmaterial vom Nerven medianwärts ab und schiebt sich seitlich vor die Chorda, nur noch durch einen kurzen Ast, eben den Ramus communicans, mit dem Spinalnerven verbunden. Damit schien die Abstammung des Sympathicus bei *Selachiern* vom cerobrospinalen Nervensystem nachgewiesen.

HELD (1909) führt übrigens bei *Selachiern* den Sympathicus nicht auf eine Abzweigung
in den Spinalnerven vorhandener Zellen zurück, sondern auf eine Verlängerung des in den
Spinalganglien angehäuften Zellmaterials.

Da um die Zeit der BALFOURschen Entdeckung, sowie in den folgenden Jahrzehnten in der vergleichenden Entwicklungsgeschichte das Bestreben, „allgemein
gültige Gesetze" aufzufinden, eine große Rolle spielte, so konnte eine Menge von
Nachuntersuchungen an den verschiedensten Tierklassen nicht ausbleiben und in
der Tat haben sich eine Reihe von Autoren für die ektodermale Herkunft des
Sympathicus als Resultat einer Zellverlagerung aus dem cerebrospinalen Nervensystem ausgesprochen (ABEL 1912, FRORIEP 1907, KOHN 1907, ONODI 1886, HIS 1892,

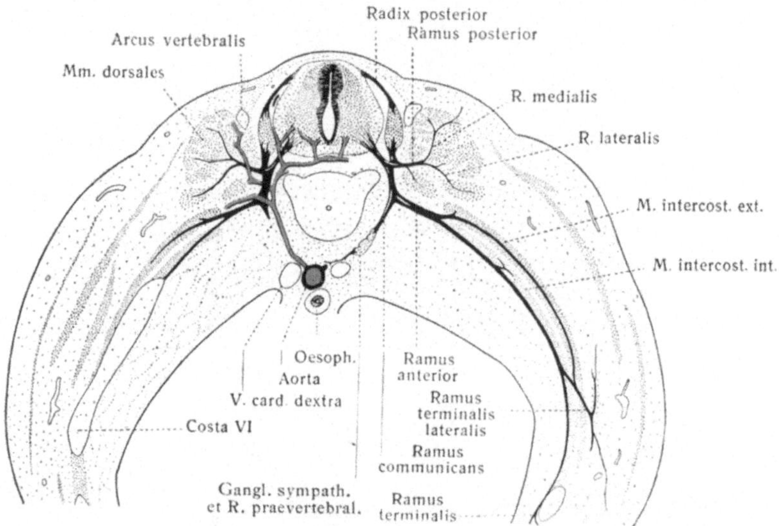

Abb. 2. Schematischer Durchschnitt durch ein Thoraxsegment eines menschlichen Embryos von 17 mm.
(Nach STREETER aus KEIBEL-MALL.)

HOFFMANN 1900, HELD 1909, KUNTZ 1910, E. MÜLLER 1920, STREETER 1911,
CAJAL 1908, CARPENTER 1907, JONES 1905, MARCUS 1909, NEUMAYER 1906).
Freilich birgt diese scheinbare Einigkeit der Anschauung sogleich den Keim erheblicher Differenzen in sich; denn in der Frage, ob die Zellen des Sympathicus
von der vorderen oder hinteren Wurzel, vom Spinalganglion, vom vorderen Ast
des Spinalnerven, von ventralen oder dorsalen Medullarrohrteilen stammen, existiert keine Ansicht, die sich nicht eine dieser Möglichkeiten zu eigen gemacht hätte.

Zunächst darf man natürlich nicht den bei den *Selachiern* erhobenen Befund
für die gesamte *Wirbeltier*reihe verallgemeinern wollen; denn ein Entwicklungs-
modus, der bei jenen gilt, braucht bei *Amphibien, Vögeln* oder *Säugetieren* noch
lange nicht in gleicher Weise abzulaufen. Daher mag für eine Differenz, die sich
zwischen den an verschiedenen Tierklassen erhobenen Resultaten vorfindet, nicht
ohne weiteres eine fehlerhafte Beobachtung oder ein fehlerhafter Schluß des jeweiligen Autors als verantwortliche Ursache hingestellt werden.

Was fürs erste die Ontogenese des Sympathicus beim *Hühnchen* anbelangt, so
nehmen W. HIS sen. (1890) und jun. (1892) ein aktives Auswandern sympathischer

Zellelemente aus den Spinalganglien an, die am Vereinigungswinkel der motorischen und sensiblen Wurzeln sich vom cerebrospinalen System loslösen, nach medianwärts abrücken und an ihrer geringeren Größe von Zellkern und Protoplasma von den Spinalganglienzellen zu unterscheiden sein sollen, eine auch von ONODI (1886) geteilte Anschauung. HELD (1909) und ABEL (1912) führen die Entstehung des Grenzstranges mehr auf ein Auswachsen und Verlängern des Spinalganglions zu Zellketten zurück, die ihre Richtung nach der für den Sympathicus charakteristischen Stelle einschlagen, ohne daß aber beide Autoren ein gleichzeitiges Auswandern spärlichen Zellmaterials aus den ventralen Teilen des Medullarrohrs durch die vorderen Wurzeln hätten in Abrede stellen können; CAJAL (1908) ließ hingegen ursprünglich die sympathischen Zellen nur durch die vorderen Wurzeln aus dem Medullarrohr ihren Weg nehmen, ein Vorgang, dem CARPENTER (1907) auch beim *Schwein* Gültigkeit verleihen wollte.

In neuerer Zeit hat sich E. MÜLLER (1920) die alte HISSche Lehre wiederum zu eigen gemacht und erblickt infolgedessen in der Sympathicusanlage beim *Huhn* ein Resultat einer Zellauswanderung aus dem ventralen Ende der Spinalganglienanlage längs der Fasern der gemischten Nervenstämme mit der folgenden medialen Abspaltung. Hingegen läßt KUNTZ (1922) am gleichen Objekt den Sympathicus aus einer Anhäufung von Zellen entstehen, die ihren ursprünglichen Sitz in den ventralen Partien des Medullarrohrs durch die vorderen Wurzeln verlassen und nur zum geringsten Teil aus dem in den Spinalganglien vorhandenen Zellmaterial herstammen sollen.

Es erscheint mir nun äußerst schwierig, in vielen Fällen sogar ganz unmöglich, Verschiebungen embryonalen Zellmateriales allein durch den mikroskopischen Schnitt feststellen zu wollen. Die für die primitiven Gestaltungsvorgänge mit der vitalen Farbmarkierungsmethode erzielten sehr bemerkenswerten Resultate von VOGT (1925) und GOERTTLER (1925) bei *Amphibien* und von R. WETZEL (1925) beim *Hühnchen* beleuchten zur Genüge die Kompliziertheit in der Bewegung embryonalen Anlagematerials, die aus dem mikroskopischen Präparat niemals mit einer solchen Sicherheit hatte erschlossen werden können. Es liegt daher nahe, zur Entscheidung der Frage, ob der Sympathicus vom Spinalganglion abstammt oder nicht, vor allem das Experiment zur Hilfe zu nehmen und die Ganglienleiste zu entfernen; fehlt nach diesem Eingriff der Sympathicus, so ist seine Herkunft aus dem Spinalganglion sicher; tritt er trotzdem auf, so braucht das Spinalganglion nicht als alleinige Quelle für den Sympathicus angesehen zu werden. KUNTZ (1922) und E. MÜLLER (1923) haben dieses Experiment ausgeführt, leider mit widersprechendem Ergebnis.

E. MÜLLER (1923) fand nämlich in den meisten Fällen nach Entfernung der Ganglienleiste keinen Sympathicus mehr vor, wodurch er sich in seiner Meinung, daß dieser von der Ganglienleiste herzuleiten sei, nur bestärkt sah; KUNTZ (1922) sah hingegen sehr wohl sympathische Ganglien ohne die Anwesenheit von Spinalganglien sich entwickeln, ein Vorgang der die medulläre Abkunft des Sympathicus zu beweisen schien, jedoch den Vorwurf E. MÜLLERS (1923), daß die Ganglienleiste unvollständig exstirpiert worden sei, zur Folge hatte. Somit zeitigen die bisherigen experimentellen Ergebnisse keineswegs eine brauchbare Lösung für die Herkunft des Sympathicus.

Im übrigen halte ich es für wichtiger, ehe man daran geht zu untersuchen, von welchen Teilen des Medullarrohrs oder des cerebrospinalen Systemes der Sympathicus herzuleiten sei, zuerst einmal den Nachweis zu erbringen, ob überhaupt das Medullarrohr zu seiner ersten Entstehung einen notwendigen Faktor darstellt. Dies wäre natürlich nur durch Exstirpation des Medullarrohres nachzuweisen, keine allzuschwierige Operation, die aber noch ihrer Ausführung harrt. Bei den nervenlosen *Amphibien*embryonen HARRISONS konnte ich keine näheren Angaben über einen etwa vorhandenen Sympathicus finden.

Betrachtet man nämlich die Entstehung des sympathischen Grenzstranges in seinen primitiven Anfängen (Abb. 3), so ist infolge der außerordentlichen Ähnlichkeit der Neuroblasten mit den Mesodermzellen, zwischen denen diese verstreut liegen und von denen sie sich nur durch ihre erst allmählich auftretende Neurofibrillenmasse unterscheiden, der alte REMAKsche Gedanke, wonach der Sympathicus ein Differenzierungsprodukt mesodermaler Elemente darstellen soll, gar nicht ohne weiteres, sicher aber nicht allein nach dem mikroskopischen Bilde, von der Hand zu weisen. So mußte auch kürzlich TELLO (1925) die Frage nach der Herkunft der sympathischen Neuroblasten innerhalb der Mesodermzellen unentschieden lassen, während früher schon CAMUS (1921), PATERSON (1890) und FUSARI (1892) für die mesodermale Abstammung des Sympathicus eingetreten waren.

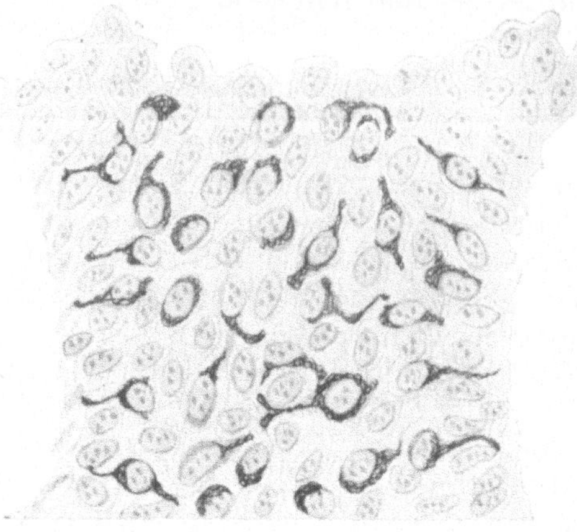

Abb. 3. Apolare, bipolare und unipolare Neuroblasten eines sympathischen Ganglions. *Huhnembryo*, 52 Stunden. (Nach RAMÓN Y CAJAL.)

Auch nach den Angaben von O. SCHULTZE (1897) unterscheiden sich bei *Vespertilio* die ersten Zellen des Sympathicus morphologisch durchaus nicht von den umgebenden Mesodermzellen; sie tauchen eines Tages im Mesenchym auf, ohne daß sich hier, was auch für andere *Säuger* gelten mag, Anhaltspunkte gefunden hätten, die ihre Abkunft von den Spinalganglien sichergestellt hätten. Damit stimmt zum größten Teil auch HELDS (1909) ausgezeichnete Abbildung der Entstehung des Sympathicus beim *Kaninchen* überein, wonach das in dem die Aorta umgebenden Bindegewebe sich ausdifferenzierende Ganglion als ein teilweise dicht zusammengedrängter Zellhaufen erscheint, dessen Einzelelemente zum Teil untereinander, zum Teil mit den umgebenden Bindegewebszellen durch Plasmabrücken organisch verbunden sind (Abb. 4).

Gerade aus der von HELD (1909) selbst beigegebenen Abbildung scheint mir aber der Nachweis der Abkunft des Sympathicus vom Spinalganglion, den HELD (1909) für erbracht hält, überhaupt nicht lieferbar, wie umgekehrt die These, daß der Sympathicus vom Mesoderm abzuleiten sei, niemals

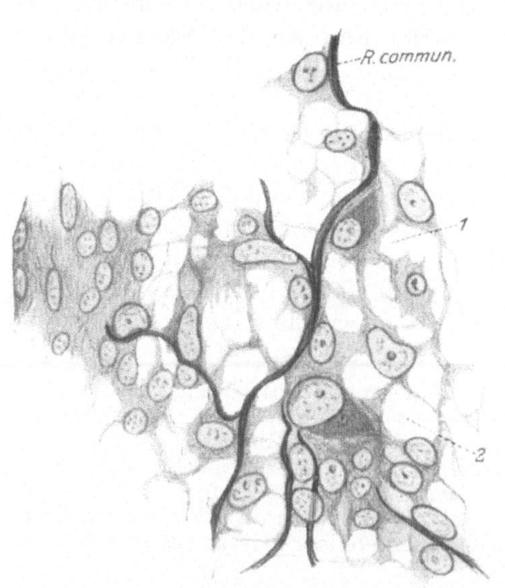

Abb. 4. Sympathicusanlage bei einem 14 Tage alten *Kaninchenembryo*. Zeiss Imm. 2 mm. Ok. 6. Die Pfeile *1* und *2* deuten in der Richtung auf 2 Neuroblasten, deren Cytoplasma dunkler erscheint. (Nach HELD.)

durch die gleiche Figur zu widerlegen ist. Hier wird besonders deutlich, daß die Betrachtung des mikroskopischen Schnittes nicht genügen kann, um Materialverschiebungen festzustellen; denn viele mikroskopischen Schnitte sind leider in sehr verschiedener Weise ausdeutbar. Daher scheint mir für die Entscheidung der

Frage nach der Herkunft des Sympathicus die Anwendung des Experimentes besonders dringlich, freilich in größerer Ausdehnung und Sorgfalt, als das bisher geschehen ist.

Bis dahin ist aber, wie ein Überblick über die verschiedenen Resultate erweist, die Abkunft des Sympathicus, vielleicht mit Ausnahme der *Selachier*, keineswegs klargelegt. Es ist nicht erwiesen, daß die sympathischen Zellen aus vorderer oder hinterer Wurzel aus Spinalganglion oder Medullarrohr herzuleiten sind, noch kann die Frage der Beteiligung des Mesoderms an seinem Aufbau als erledigt gelten. Die Mehrzahl der Autoren hat sich für die ektodermale Abstammung des Sympathicus eingesetzt, nur wenige nehmen eine Mitwirkung des Mesoderms an seiner Entstehung an, während TELLO (1925) die Herkunft der sympathischen Zellen unentschieden läßt, ein Standpunkt der hier ebenfalls vertreten sei.

Vor allem scheint mir bei künftiger Arbeit nötig, ohne jede vorgefaßte Meinung an das Problem der

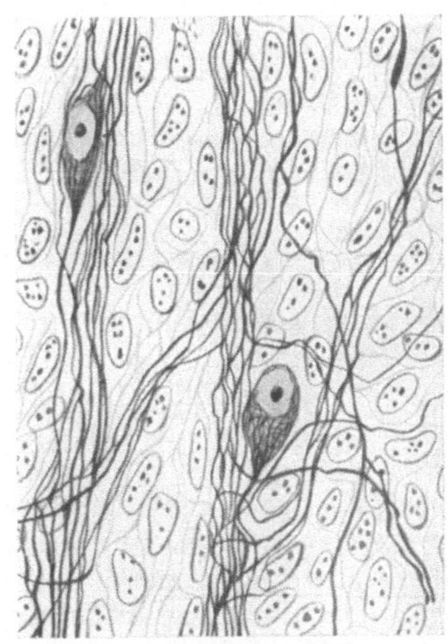

Abb. 5. Embryonale sympathische Ganglienzellen vom 4 Tage alten *Huhn*. (Nach CAJAL.)

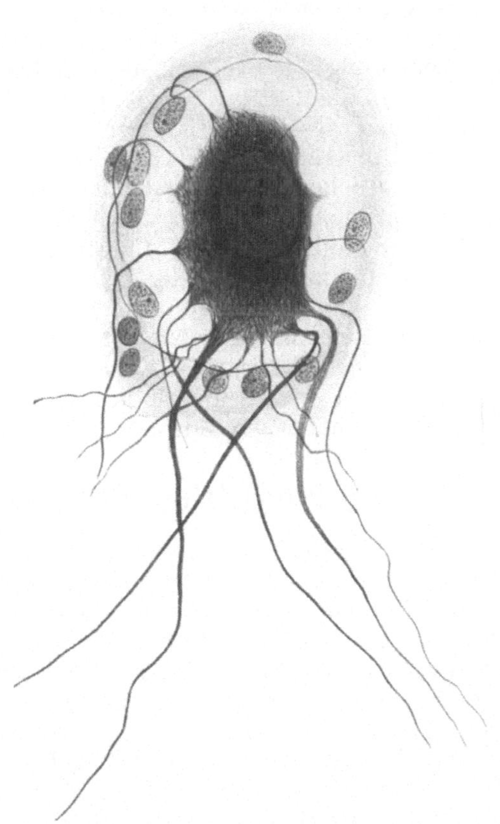

Abb. 6. Multipolare Ganglienzelle aus dem Ggl. cerv. supr. Mensch. Bielschowskymethode. Vergr. 900fach.

Primärentwicklung des sympathischen Grenzstranges heranzutreten. Denn im Grunde genommen stellt die Ableitung des Sympathicus aus dem cerebrospinalen Nervensystem nur eine Hypothese dar, und Hypothesen geraten bei der kommenden Generation gar leicht in Gefahr, für Tatsachen gehalten zu werden, vor allem wenn bedeutende Männer ihre Urheber sind. In diesem Falle mag eine Hypothese oft mehr Schaden als Nutzen stiften.

Eine eigentümliche Anschauung über die Herkunft des Sympathicus vertritt KOHN (1907), indem er nicht ausgewanderte Zellelemente der Spinalganglien, sondern die SCHWANNschen Zellen der Spinalnerven zu Nervenzellen (Neurocyten) werden läßt und diesen dann nach ihrem Austritt in die Umgebung der Aorta die Bildung des Sympathicus zudiktiert. An der Schlußfolgerung KOHNS (1907) kann man den Einfluß der herrschenden Meinung von der ektodermalen Abkunft des Sympathicus sehr deutlich verspüren. Denn an seinen sehr guten Abbildungen sind die von ihm mit dem Namen Neurocyten belegtenZellen nicht im mindesten von den umliegenden Mesodermzellen zu unterscheiden. Kohn (1907) hätte demnach ebensogut eine mesodermale Abkunft des Sympathicus vertreten können. Aber, wie schon erwähnt, kann es sich bei Beurteilung von Verschiebungen größerer Zellmassen allein aus dem mikroskopischen Bilde heraus nur um Hypothesen, wohl kaum um Tatsachen handeln.

Der Sympathicus wird zuerst als ein kontinuierlicher, aus Zellen bestehender Strang zu beiden Seiten der Wirbelsäule angelegt (primärer Grenzstrang); erst allmählich tritt eine Segmentierung auf, zwischen den Zellhaufen differenzieren sich Fasern zu den Rami internodiales, es resultiert entsprechend dem gleichzeitigen oder vorherigen Auftreten der Rami communicantes ein strickleiter- oder ein rosenkranzartiges System (sekundärer Grenzstrang). Nur in der Cervical- und oberen Thorakalregion tritt die segmentale Anordnung der Ganglien nicht mehr in Erscheinung; die Nervenzellen bleiben hier in größeren Anhäufungen beisammen, so daß die dortigen Ganglien etwa 2—5 Segmenten entsprechen.

Während dieser Materialverschiebung und Umgruppierung ändert sich gleichzeitig das Aussehen der Zellen; sie nehmen an Umfang zu, ihre Fibrillenmasse wird immer deutlicher erkennbar, ihre Fortsätze verlängern sich erheblich, wodurch sie sich nunmehr von dem umgebenden Mesoderm leicht unterscheiden lassen (Abb. 5). Schließlich vermehrt sich auch die Zahl der Fortsätze, so daß aus den ursprünglich unipolaren oder bipolaren Elementen multipolare Zellen werden; diese erlangen endlich unter gleichzeitiger Bildung einer bindegewebigen Kapsel eine Form, wie sie uns dann in dem in Abb. 6 dargestellten Beispiel charakteristisch für das sympathische Nervensystem gegenüber tritt.

Von Kohn (1907) und Zuckerkandl (1911) werden auch die chromaffinen Organe in genetischen Zusammenhang mit dem Sympathicus gebracht.

III. Zur Definition des vegetativen Nervensystems.

Das sympathische Nervensystem morphologisch zu erfassen, d. h. in seiner Genese, Zusammensetzung und Ausbreitung innerhalb des Körpers festzulegen, ist zunächst Aufgabe des Anatomen und daher für diesen in erster Linie auch mit den Hilfsmitteln der Morphologie in Angriff zu nehmen. Da mir vor allem wichtig erscheint, daß man sich über den Begriff des sympathischen Nervensystems in seinem ganzen Umfange klar sein muß, ehe man daran geht, die Fülle seiner Einzelheiten zu studieren, so sei hier in Anlehnung an unsere alten anatomischen Meister, wie Henle (1871), Kölliker (1850) u. a., unter Sympathischem Nervensystem zusammengefaßt: 1. Der zu beiden Seiten der Wirbelsäule von gangliösen Anschwellungen regelmäßig unterbrochene Nervenfaserzug, den man als Grenzstrang bezeichnet. 2. Die Verbindungen dieses Grenzstranges mit den vorderen Ästen der Spinalnerven, die Rami communicantes, wobei es gleichgültig ist, ob die in denselben verlaufenden Fasern durch die vorderen oder hinteren Wurzeln zum Rückenmark oder direkt in die Spinalnerven hineinziehen. 3. Sämtliche vom Grenzstrang sich abspaltenden Nervenzweige und mit diesen in Verbindung stehenden Ganglien; ob nun diese Ganglien noch ein makroskopisch sichtbares Geflecht bilden, wie den Plexus coeliacus, uterovaginalis usw., oder von mikroskopischer Kleinheit in die Wand von Eingeweiden hinein versenkt sind, spielt hierbei ebenfalls keine Rolle.

L. R. Müller (1924) faßt die in der Wand der Eingeweide-Hohlorgane (Verdauungsschlauch, Ureter, Blase, Herz) befindlichen nervösen Apparate als „juxta- und intramurales" System oder Wandnervensystem zusammen. Hierbei sind aber auch die von dem später zu erwähnenden parasympathischen System stammenden Fasern und Ganglienzellen mit eingerechnet.

Nach dieser Einteilung stellt also der Sympathicus, wie man das sympathische System auch kurz benennen mag, einen Teil des peripheren Nervensystems dar. Er erhält, wie wir noch genauer sehen werden, wie dieses, seine Fasern aus vorderen und hinteren Wurzeln, unterscheidet sich aber von jenem vor allem dadurch, daß sich in den Verlauf seiner Faserzüge eine große Menge von Ganglienzellen eingeschaltet finden, die dem Sympathicus auch den nicht mehr gebräuchlichen Namen Gangliennerven eingetragen haben.

Was freilich die Ausdehnung des Sympathicus im gesamten Körper anbelangt, so stoßen wir bei dem Versuch sie morphologisch festzustellen und genau umgrenzen zu wollen, auf erhebliche, zum Teil bis jetzt unüberwindliche Schwierigkeiten. Viele unserer Eingeweide, z. B. Herz und Magen, werden nämlich außer vom Sympathicus auch noch vom Vagus versorgt; da nun Vagus und Sympathicus einerseits keine besonderen histologischen Verschiedenheiten aufweisen, andererseits teils außerhalb, teils innerhalb der Erfolgsorgane die allerdichtesten und verwickeltsten Verflechtungen miteinander eingehen, so ist in solchen Fällen — und leider sind es wohl die meisten — die Endausbreitung des Sympathicus nicht mehr mit Sicherheit zu erkennen. Wenn in den Cerebrospinalnerven, wohin sympathische Fasern durch die Rami communicantes gelangen, die sympathischen Elemente sich ebenfalls nicht von den übrigen Fasern unterscheiden lassen, so scheint doch im Gebiet der quergestreiften Muskeln nach Boekes (1925) Untersuchungen die Beteiligung des Sympathicus morphologisch eher faßbar zu sein.

Die efferenten Fasern die durch die Rami communicantes in den Grenzstrang hineinziehen, müssen natürlich entweder im Rückenmark oder in weiter kranialwärts gelegenen Teilen des Zentralnervensystems ihre zugehörigen Ganglienzellen lokalisiert haben. Vor allem gelang es klinischer und experimenteller Forschung im Laufe der letzten Jahrzehnte im Zwischenhirn bestimmte Zentren aufzufinden, die auf die Funktion des vegetativen Nerven von Einfluß sind. Auf diesem Felde muß es der experimentellen Methode vorbehalten bleiben, anatomische Verhältnisse klar zu legen; im Zentralnervensystem läßt sich leider mit dem Mikroskop allein die Zugehörigkeit nervöser Elemente zum vegetativen System nicht feststellen.

Im übrigen sind jene vegetativen Zentren im Zwischenhirn in den von mir oben aufgestellten anatomischen Begriff des vegetativen Nervensystems gar nicht unterzubringen, ebensowenig wie es niemanden einfallen wird, das Großhirn zu den Cerebrospinalnerven zu rechnen. Daher sei eine Beschreibung jener Zentren in diesem Buche unterlassen.

Es unterliegt nun keinem Zweifel, daß wir zur Morphologie des Nervensystems und somit auch des Sympathicus das Experiment notwendig in Anwendung bringen müssen. Verdanken wir doch den Methoden der Durchschneidung der Nerven mit ihrer darauffolgenden Degeneration, der Reizung des Nervenstumpfes sowie den pathologischen Erfahrungen eine Fülle morphologischen Wissens über den Verlauf der Bahnen im gesamten Nervensystem. Es kommt also hinzu, daß die Anatomie bei der Erforschung des Nervensystems die Physiologie gleichsam als Hilfswissenschaft benötigt, während sie umgekehrt auf allen anderen Gebieten der Physiologie und Klinik die Grundlage ihrer Experimente und Überlegungen zu liefern hat. Schon J. Henle (1871), einer der klarsten und weitblickendsten Köpfe der anatomischen Wissenschaft, sagt, daß die Beobachtung von Claude Bernard, wonach auf Durchschneidung des Sympathicus am Halse die Blutgefäße der entsprechenden Kopfhälfte sich erweitern, „alles was Messer und Mikroskop in Verfolgung der Nerven leisten können, weit hinter sich lasse". Sein Ausspruch mag ein Zeugnis dafür sein, daß den alten Anatomen das schließliche Endziel anatomischen Forschens, die Vorgänge im lebenden Körper dem Verständnis näher zu bringen, recht wohl bekannt war.

Leider verlor aber die Anatomie dieses Ziel auf dem Gebiete des Sympathicus mehr und mehr aus dem Auge. Man geriet in eine Schilderung kleinster Details hinein und es bedeutet wohl keinen Fortschritt, wenn CAJAL (1911), DOGIEL (1895) und andere z. B. unter den Millionen von sympathischen Ganglienzellen, von denen keine einzige der anderen gleicht, willkürlich gerade die seltensten Formen herausgreifen, als „Typen" aufstellen und hiervon dann nach Zahl und Verlauf ihrer Ausläufer umständliche Beschreibungen liefern. Es stellt ein verfehltes Beginnen dar, wenn man, wie DOGIEL (1895), einer sympathischen Ganglienzelle eine sensible oder motorische Funktion ansehen will, wenn man, wie CAJAL (1911), DOGIEL (1895) und die Mehrzahl der Untersucher aus der Zahl der Fortsätze einer Nervenzelle den am geeignetsten erscheinenden herausgreift und mit Neuriten bezeichnet, wenn man den Markgehalt einer Nervenfaser zu Hilfe nehmen will, um hiernach ihre Zugehörigkeit zum sympathischen oder cerebrospinalen System festzustellen. Mit unseren jetzigen morphologischen Methoden ist es eben ganz unmöglich einer normalen Nervenzelle oder Nervenfaser anzusehen, welche funktionelle Leistung ihr obliegt und in welchem Zustande sie sich befindet.

So nahmen allmählich, besonders seit LANGLEYS (1922) Arbeiten, Physiologie, Pharmakologie und Klinik der Anatomie immer mehr die Führung auf dem Gebiete der Sympathicusforschung aus der Hand, nicht immer zum Vorteil unserer Kenntnis, wie mir scheinen will. Zunächst wurde hierbei der morphologische Begriff des Sympathicus zu einem physiologischen umgepreßt; man gewöhnte sich schließlich daran, nur noch von sympathischer „Wirkung" zu reden und verstand unter Sympathicus nur noch efferente Fasern, die von dem morphologischen sympathischen Nervensystem aus zu den glatten Muskelfasern, dem Herzmuskel und den Drüsen hinziehen sollten. Afferente Fasern, die, wie an ihren Endigungen leicht zu erkennen ist, im Sympathicusgebiet reichlich vorkommen, wurden, weil sie nicht in die Reaktionsweise des physiologischen Sympathicusbegriffes hineinzubringen waren, ohne weiteres den Cerebrospinalnerven zugewiesen. Weiterhin fand LANGLEY (1922) in einem großen Teil des Ausbreitungsgebietes der sympathischen Fasern Nerven auf, die den efferenten sympathischen Fasern gegenüber eine antagonistische Funktion ausübten, faßte sie unter dem Namen Parasympathicus zusammen und stellte sie als einem Sammelbegriff dem physiologischen Sympathicusbegriff gegenüber.

Nach einem lesenswerten, kritischen Referat von E. SCHILF (1927) (Klin. Wochenschr., 6. Jahrg., 1927) scheint es übrigens auch mit dem in weiten Kreisen so gläubig hingenommenen Antagonismus zwischen Parasympathicus und physiologischem Sympathicusbegriff gewisse Bedenken zu haben. Abgesehen von der Angabe, daß manche Organe, wie Schweißdrüsen und Blutgefäße, nur von „sympathischen" Nerven versorgt werden, halte ich auch SCHILFS weitere These, daß man beim Studium autonom innervierter Organe ihre pharmakologische Reaktionsweise von ihrer nervösen Beanspruchung getrennt zu studieren habe, nur für allzu berechtigt. Ich kann SCHILF nur beistimmen, wenn er sagt, daß niemand bis jetzt bewiesen habe, daß z. B. Adreanlin auf den sympathischen Nerven oder auf sein Endorgan einwirke. Wie viele Leute operieren aber mit jener Adrenalinwirkung auf den „Sympathicus", als ob dies die gesichertste Tatsache von der Welt wäre!

Ich glaube, daß weniger die doppelte, chemische wie nervöse, Beeinflußbarkeit unserer vom vegetativen Nervensystem versorgten Organe, wie vor allem die gegenseitige Vertretbarkeit des nervösen und chemischen Faktors, mithin das Regulationsvermögen dieser Faktoren oder der Zellen des Erfolgsorgans selbst in der Hauptsache daran schuld sind, daß sich für die allermeisten experimentellen Resultate der Sympathicusforschung eine klare Deutung so schwer beibringen läßt.

Entgegen dem morphologisch faßbaren sympathischen System ist der Parasympathicus weder dem Ursprung, noch der Verbreitung nach etwas Einheitliches; vielmehr gehören zu ihm Fasern im Oculomotorius, in der Chorda tympani, im Glosso-pharyngeus, Vagus und einigen Teilen des Accessorius sowie in Nervenstämmen, die aus dem I.—III. Sakralsegment herkommen und sich zu den Beckeneingeweiden begeben. Das, was diese morphologisch sehr uneinheitliche Nervenmasse wenigstens bis jetzt zum Parasympathicus zusammenhält, ist lediglich ihre Eigenschaft, nach ihrer Reizung am Erfolgsorgan eine der Reizung sympathischer Fasern entgegengesetzte Wirkung hervorzurufen. Die efferente sympathische Nervenmasse und der funktionell gegenüberstehende Parasympathicus wurden von LANGLEY (1922) unter dem Namen Autonomes Nervensystem — wir wollen hier Vegetatives Nervensystem dafür sagen — zusammengefaßt.

Wenn früher die Anatomie versäumt hatte, das Experiment zur Deutung ihrer Befunde in Anwendung zu bringen, so ging und geht jetzt die experimentelle Richtung den gerade entgegengesetzten Weg. Die anatomischen Grundlagen werden häufig überhaupt nicht mehr in Rechnung gezogen oder nur dann erwähnt, wenn sie zufällig mit dem Experiment übereinstimmen. Es werden mit Hilfe von LANGLEYS (1922) Nikotinmethode Unterbrechungen und Umschaltungen der „Neuronen" als Tatsachen hingenommen, ohne daß sich jemand die Mühe genommen hätte, derartiges auch einmal unter dem Mikroskop zu zeigen. Eine sympathische oder parasympathische Innervation eines Organes wird lediglich nach pharmakologischen Reaktionen festgelegt und so gleichsam eine Art von chemischer Anatomie aufgestellt, unbekümmert darum, ob diese nun mit den morphologischen Befunden übereinklingt oder nicht. Ich kann mich des Eindruckes nicht erwehren, daß mit dem Verlassen einer soliden, freilich sehr schwer erringbaren anatomischen Unterlage die weitaus größte Zahl der auf dem Sympathicusgebiet gelieferten experimentellen Arbeiten in das Nebelmeer der Spekulation hineingestoßen ist. Es sei nur an die Flut von widersprechenden Angaben erinnert, die über die Physiologie der Darm- und Herzbewegung, über die Wirkung von Giften auf Organzellen oder Nervenendigungen, über den Wert der Sympathektomie an Blutgefäßen beigesteuert wurden, um zu zeigen, wie leicht man heutzutage exakte und festbegründete, vielfach wiederholte Beobachtung mit schneller Hypothesenbildung zu vertauschen pflegt. Auf die Möglichkeit, experimentellen Resultaten eine verschiedene Deutung zu geben, sowie auf die manches Experiment in seinen Schlußfolgerungen so sehr abschwächende Regulationsfähigkeit des Organismus sei hier nicht weiter eingegangen. Es ist nicht eben schwer einzusehen, daß der solide, alte morphologische Begriff des Sympathicus heute zu einem gar nicht mehr recht greifbaren, nebelhaften Zerrbild auseinandergerissen worden ist.

Zusammenfassend sei bemerkt: Der Sympathicus oder das sympathische Nervensystem besteht aus 1. dem Grenzstrang, 2. den durch die Rami communicantes zum Rückenmark oder zu den Cerebrospinalnerven verlaufenden Fasern, 3. aus sämtlichen vom Grenzstrang sich abspaltenden Nervenästen und mit diesem verknüpften Ganglien oder einzelnen Ganglienzellen. In der Wandung vieler Erfolgsorgane ist eine Abgrenzung des sympathischen Systems nicht möglich, da sich gleichzeitig Vaguselemente mit letzterem aufs innigste verflechten.

Der Parasympathicus ist ein physiologischer, kein morphologisch einheitlicher Begriff; er besteht aus Fasern, die im Oculomotorius, Chorda tympani, Glossopharyngeus, Vagus, Accessorius und im I.—III. Sakralnerven verlaufen.

Sympathicus und Parasympathicus stellen zusammen das Vegetative Nervensystem dar.

Die Physiologie versteht zur Zeit unter autonomer Innervation nach der Darstellung von E. SCHILF (1926): Alle diejenigen Nerven, die in efferenter Richtung zu glatten Muskeln, dem Herzmuskel und den Drüsen Erregungen leiten, werden autonome genannt.

Präparatorische Einzelheiten über den Aufbau des Truncus sympathicus finden sich bei MATSUI (1925).

Über die vergleichende Anatomie des Sympathicus geben die Arbeiten von VAN DEN BROEK (1908) und HIRT (1921) Aufschluß. Bei den *Cyclostomen* ist der Nachweis eines sympathischen Nervensystems noch nicht erbracht (BRANDT 1922); das phylogenetisch ältere Vagussystem scheint dort dessen Funktion zu übernehmen.

IV. Die Bestandteile des vegetativen Nervensystems.

a) Die Nervenfasern.

Im vegetativen Nervensystem finden sich markhaltige und marklose Fasern vor; zwischen dem Typus einer kräftigen, mit dicker Markscheide versehenen Fasern und dem der allerfeinsten marklosen Faser gibt es eine kontinuierliche Reihe von Übergängen, wie sich aus Abb. 7 ohne weiteres ersehen läßt. Das Kaliber der feinsten

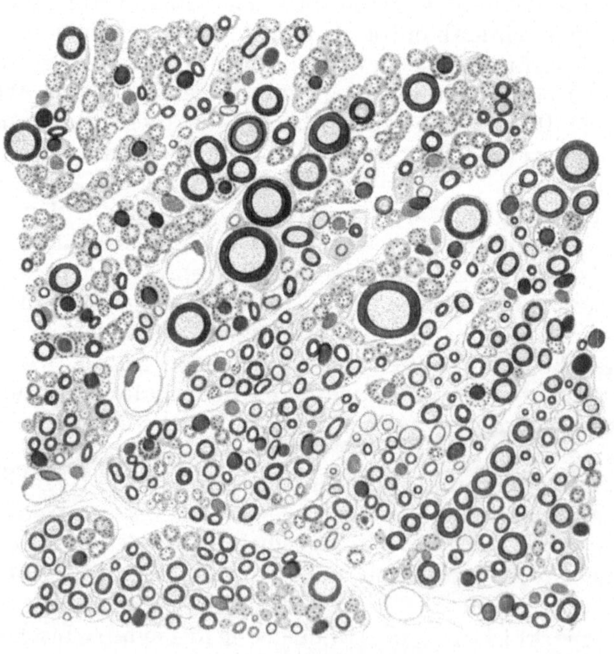

Abb. 7. Querschnitt durch den Brustsympathicus. *Katze.* Osmium-Kalibichromat-Alaun-Cochenille. Imm.Ok. 6. Vergr. 700fach.

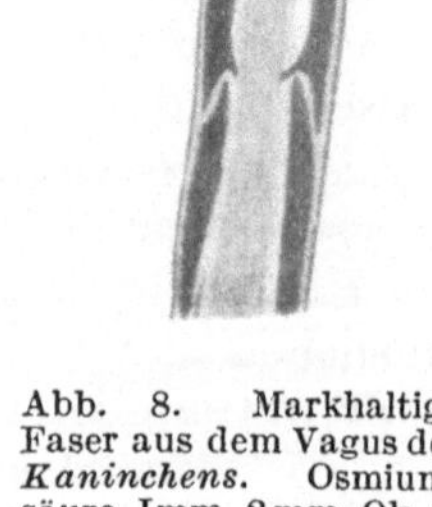

Abb. 8.   Markhaltige Faser aus dem Vagus des *Kaninchens.* Osmiumsäure. Imm. 2 mm, Ok. 6. Vergr. 750fach.

marklosen Elemente kann sogar an Größe dem der stärkeren, marklosen Fasern unterlegen sein, was aus der nämlichen Figur ebenfalls hervorgeht.

Die markhaltigen Fasern unterscheiden sich nicht weiter von denen des cerebrospinalen Systems. Sie besitzen ein feines, strukturloses Neurilemm (Abb. 8), eine verschieden dicke Markscheide, in welcher die

LANTERMANNschen Einkerbungen, die cylindrokonischen Segmente und die RAN-
VIERschen Einschnürungen gerade so wie bei den peripheren Cerebrospinalnerven auftreten (Abb. 8 und 9). Ferner macht sich häufig zwischen Markmantel
und dem Achsenzylinder eine etwas hellere, schmale Schicht bemerkbar, die man
auch mit dem Titel Axolemma, Innenscheide oder MAUTHNERsche Scheide bezeichnet hat (Abb. 8). Da der Achsenzylinder wahrscheinlich infolge seines beträchtlichen Wassergehaltes außerordentlich schwer zu konservieren ist, so sieht
man das Axolemma am besten als das Produkt einer Schrumpfung von Seite des
Achsenzylinders an.

Bei Anwendung geeigneter Methoden trifft man im Achsenzylinder auf seine
beiden Hauptbestandteile, die Neurofibrillen, feinste fädige Gebilde, und auf die
undifferenzierte Cytoplasmamasse, die
zwischen den Neurofibrillen den restie-
renden Raum für sich in Anspruch
nimmt, das sogenannte Neuroplasma.

Die Neurofibrillen gelten im allgemeinen als ein spezifisches Kennzeichen
des Nervengewebes. Man stellt sie sich
zunächst als allerfeinste, nicht weiter
teilbare fädige Gebilde vor; sie treten
erst nach sehr umständlichen und teilweise sehr eingreifenden Prozeduren in
Erscheinung. Da bis jetzt noch niemand am lebenden Objekt Neurofibrillen gesehen hat, so scheint mir die Frage
nach ihrer realen Existenz nichts weniger als gesichert. Über die Bedeutung
der Neurofibrillen wissen wir so wenig
etwas Sicheres wie über die der Markscheide.

Schließlich zeigt das Neurilemm
stets eine große Anzahl längsovaler
oder rundlicher Kerne (SCHWANNsche
Kerne). Sie liegen meistens direkt
unter der äußeren Hülle und sind gelegentlich ziemlich tief in die markhaltige Scheide eingedrückt. Bei Anwendung geeigneter Methoden läßt sich

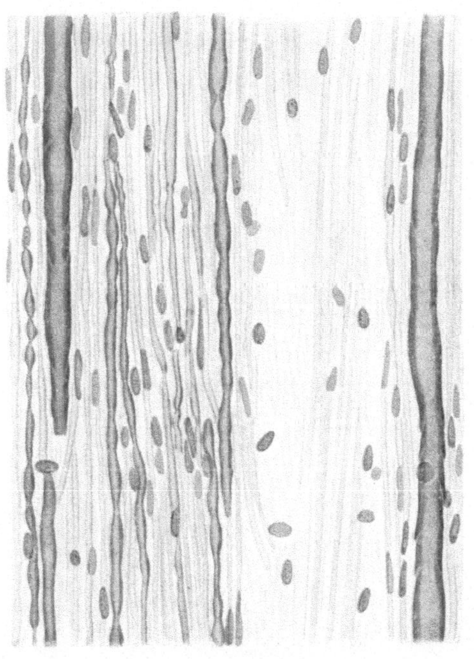

Abb. 9. Längsschnitt durch den Lendensympathicus.
Mensch. Osmium-Kalibichromat-Alaun-Cochenille.
Vergr. 320fach.

um diese Kerne eine Schicht fein granulierten Cytoplasmas beobachten. Das Cytoplasma der SCHWANNschen Zellen ist im übrigen schwer darstellbar. So kann man
nach Anwendung der Bielschowskymethode häufig nicht eine Spur einer cytoplasmatischen Hülle um die SCHWANNschen Kerne, vor allem bei marklosen
Nervenfasern, erkennen.

Daher wird, bei Beschreibung der feinsten marklosen Elemente nur von
SCHWANNschen Kernen die Rede sein; hiermit soll jedoch die Existenz einer Cytoplasmamasse um die Kerne nicht geleugnet sein. Ich kann mich einstweilen nur
noch nicht entschließen, etwas als sicher hinzustellen, was ich nicht gesehen habe.

Es geht somit aus unserer Schilderung hervor, daß die markhaltigen Fasern
des vegetativen Systems im Bau mit denen des cerebrospinalen Systems übereinstimmen. Daher stellt jeder Versuch, eine Faser je nach ihrem Markgehalt dem
cerebrospinalen oder vegetativen System zuweisen zu wollen, weiter nichts als
eine rein willkürliche Unternehmung dar und ist infolgedessen abzulehnen.

Marklose Nervenfasern.

Nach gänzlichem Verlust des Markgehaltes haben wir nur noch die äußere Hülle mit den SCHWANNschen Zellen als periphere Abgrenzung des Achsenzylinders gegen das Bindegewebe vor uns. Viele Fasern des vegetativen Nervensystems scheinen ein derartiges markloses Neurilemm zu besitzen. Bei den allerfeinsten marklosen Fäserchen konnte ich mich von dem Vorhandensein einer Hülle bis jetzt nicht überzeugen.

Im folgenden seien unter marklosen Fasern solche verstanden, die mit unseren mikroskopischen Färbemethoden kein Mark mehr erkennen lassen; wenn man mit dem Polarisationsmikroskop doch noch markhaltige Substanzen an ihnen wahrnehmen

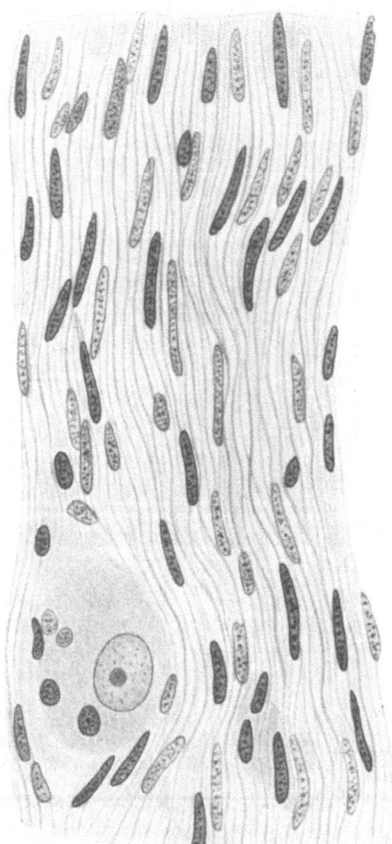

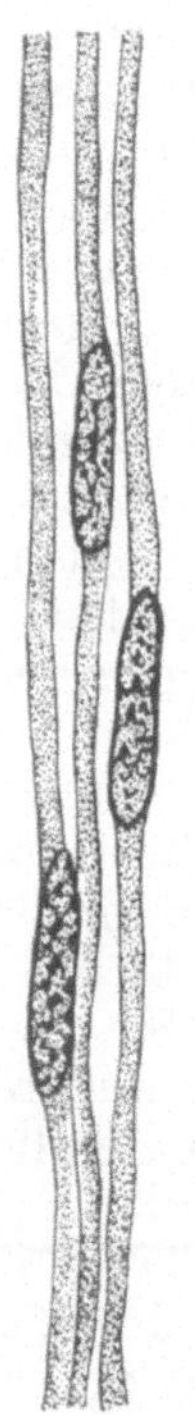

Abb. 10. Bündel markloser Nervenfasern mit SCHWANNschen Kernen und einer sympathischen Ganglienzelle. Prostata. Mensch. VAN GIESON. Imm.-Ok. 6. Vergr. 750fach.

Abb. 11. Drei marklose Fasern mit SCHWANNschen Kernen aus einem sympathischen Nerven. *Katze.* (Nach RAMÓN Y CAJAL.)

kann, so sei dies ohne Einfluß auf unsere morphologische Betrachtungsweise.

Die Entdeckung der marklosen Fasern (REMAKsche Fasern 1838) stellt eine Meisterleistung der Beobachtung dar; man braucht sich nur daran zu erinnern, mit welchen primitiven Hilfsmitteln sie gefunden wurden und wie leicht sie mit Bindegewebe zu verwechseln sind.

Auf einem dünnen Querschnitt durch den sympathischen Grenzstrang sind die marklosen Fasern verhältnismäßig leicht zu sehen (Abb. 7). Sie wechseln in ihrem Kaliber ziemlich stark, sind aber manchmal viel dicker als die feinsten markhaltigen Fasern. Im Längsschnitt gleichen sie, wenn man keine spezifischen Färbungen verwendet, beinahe den Bindegewebsbündeln; nur sind ihre Kerne gewöhnlich etwas länger, ihre Farbe gegenüber dem Bindegewebe ein wenig verändert, ihre Anordnung mehr geregelt als beim Bindegewebe. Doch gehört viel Übung dazu, sich hier zurecht zu finden (Abb. 10).

Die marklosen Fasern sind ziemlich schwer zu isolieren; gelingt dies, so kann man an ihnen nicht viel mehr sehen, wie wenn sie im Verbande einherlaufen. Der längliche charakteristische SCHWANNsche Kern liegt ihnen in gewissen Abständen jeweils dicht auf (Abb. 11). Die gröberen Fasern sollen nach den übereinstimmenden Angaben fast aller Autoren ein Neurilemm besitzen; ich habe es aber niemals recht sehen können.

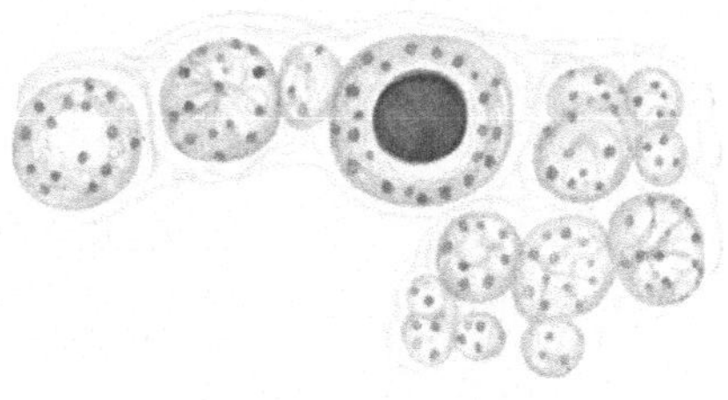

Abb. 12. Querschnitt durch den Brustsympathicus. *Katze.* In der Mitte einer marklosen Faser ein Kern. Osmium-Kaliumbichromat-Alaun-Cochenille. Imm. Ok. 18. Vergr. 1500fach.

Wir unterscheiden an der marklosen Faser ein Neuroplasma und darin befindliche Neurofibrillen. Wahrscheinlich sind die an Abb. 12 bei starker Vergrößerung gezeichneten Fibrillenquerschnitte durch Vereinigung mehrerer Fibrillen vorgetäuscht; ist das nicht der Fall, so würde das Neuroplasma hier einen viel größeren Raum einnehmen, wie bei den markhaltigen Fasern.

An den Milznerven, die ein sehr beliebtes, aber ungünstiges Objekt zum Studium markloser Fasern bilden, ist im Querschnitt eine morphologische Orientierung insofern schwierig, als man hier sehr leicht Fasern mit Fibrillen verwechseln kann. In einem solchen Präparate sieht man zunächst eine Menge bindegewebig abgegrenzter, kleinster Bezirke, in deren Mitte oder an deren Rand sich häufig ein Kern vorfindet (Abb. 13). In einem derartigen Bezirke treffen wir eine Menge gleich

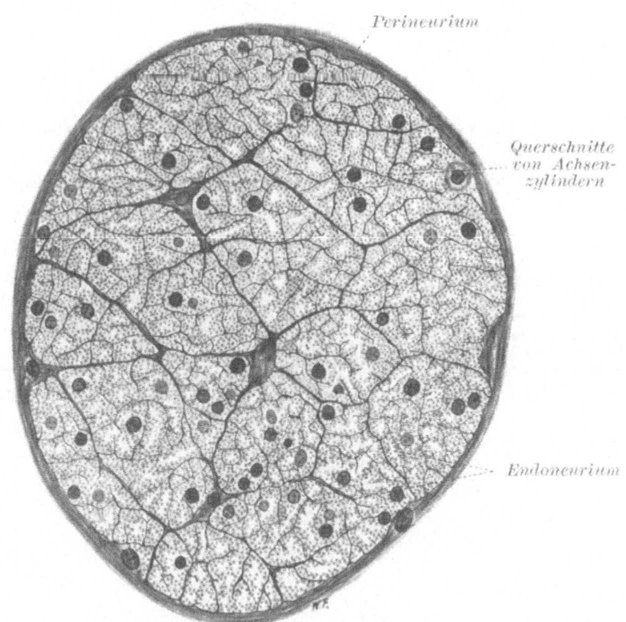

Abb. 13. Querschnitt eines Milznerven. 1½jähriges Kind. Osmium-Kalibichromat-Hämatëin. Vergr. 500fach. (Nach BRAUS-ELZE, Anatomie, Bd. 3.)

dicker, feiner Punkte, die gewöhnlich gleichmäßig darin verteilt sind, manchmal aber, besonders an schlecht fixierten Präparaten, mehr an den Rand gedrängt erscheinen und damit im Zentrum eine helle Stelle freilassen. Ich glaube nun, daß wir es in diesem Punkte mit Achsenzylindern, nicht aber mit Fibrillen, wie SCHAFFER (1920) meint, zu tun haben; daher umfaßt ein solcher Bezirk ein Bündel von Achsenzylindern, nicht aber eine einzelne Faser, womit wir im Milznerven ähnliche Verhältnisse wie im Kabelstadium der Nervenfasern vor uns haben. Die Fibrillen müssen hier von einer ungeheuren Feinheit sein. KÖLLIKER (1902) bezeichnet die Punkte mit Fibrillen, hält sie aber für Achsenzylinder und nennt ein solches Bündel von Achsenzylindern eine REMAKsche Faser. Dies kann freilich sehr leicht zu Irrtümern führen.

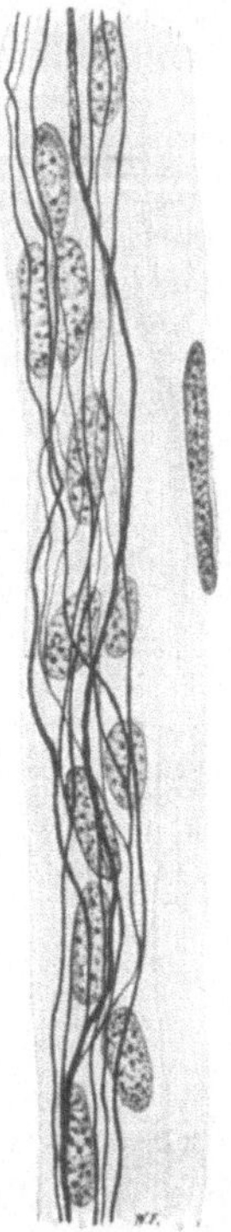

In ihrem ganzen Verlaufe, von der größten Stärke bis zur kaum mehr meßbaren Feinheit, werden die marklosen Fasern von SCHWANNschen Kernen begleitet. Ich glaube, daß es sich hier vor allem bei den feinsten Kalibern nur noch um Kerne, nicht mehr um Zellen handelt; die Kerne sind stets mit ihrer Längsachse dem Verlaufe der Fasern parallel gerichtet und liegen, solange die Fasern noch in Bündeln einherziehen, oft dicht nebeneinander und hintereinander gedrängt (Abb. 14). Die Kerne befinden sich gewöhnlich in engstem Kontakt mit den Fasern derart, daß die Faser der Kernmembran ein Stück weit direkt aufliegt (Abb. 15). Manchmal treten mehrere Fasern zum gleichen Kern in Beziehung, vor allem an Kreuzungsstellen zweier Fäserchen.

Gelegentlich gewinnt man den Eindruck, als zöge die Nervenfaser mitten durch den Kern hindurch; wenigstens kann man bei ganz starker Vergrößerung Faser und Chromatin mit gleicher Einstellung gleich scharf sehen (Abb. 15). Wahrscheinlich verläuft aber die Faser doch nur in einer in der Kernmembran befindlichen Rinne.

Bei größeren marklosen Fasern kann man auch Kerne, die in der Mitte ihres Neuroplasmas gelegen sind, sehen (Abb. 7 und 12). Derartige Fasern hat O. SCHULTZE (1908) zum ersten Male im sympathischen Grenzstrang und in Eingeweidenerven bei der *Katze* näher beschrieben. Die Kerne zeigen einen kreisrunden Querschnitt, liegen in der Achse der Faser und folgen in bestimmten Abständen aufeinander. Diese Fasern weisen somit einen syncytialen Bau auf, da von „Neurilemmkernen" hier nicht mehr die Rede sein kann. Freilich ist mit einem solchen Befund die multicelluläre Genese der Nervenfaser nicht bewiesen, auch über die Funktion dieser Kerne wissen wir ebensowenig, wie wenn sie an der Peripherie lägen.

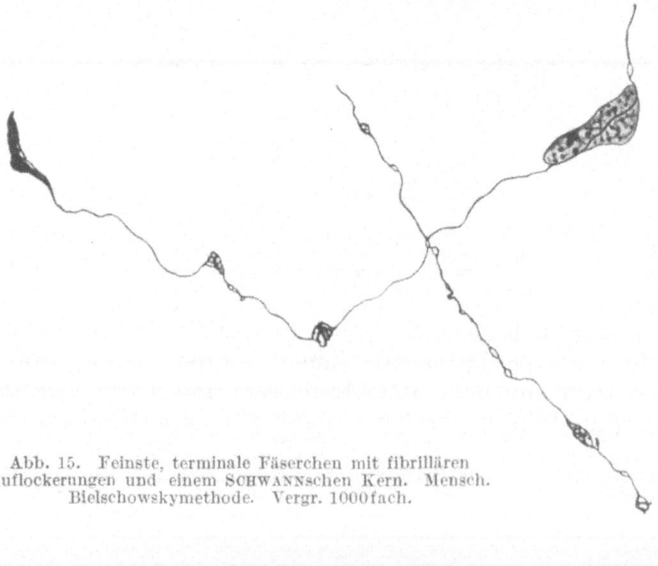

Die dünnsten marklosen Fäserchen sind von völlig glattem Aussehen, laufen im

Abb. 14.
Feine marklose Fasern mit SCHWANNschen Kernen aus der Harnblase des Menschen. Der längliche Kern gehört einer glatten Muskelfaser an. Bielschowskymethode. Vergr. 750fach.

Abb. 15. Feinste, terminale Fäserchen mit fibrillären Auflockerungen und einem SCHWANNschen Kern. Mensch. Bielschowskymethode. Vergr. 1000fach.

Gewebe scheinbar regellos durcheinander, teilen sich häufig weiter auf, ohne hierbei ihr Kaliber zu verringern und sind vor allem beim Embryo von einer kaum meßbaren Feinheit (Abb. 16). Nicht selten findet man an ihnen kleine längsovale Anschwellungen, die in den verschiedensten Abständen einander folgen können, und die man mit dem Namen Varicositäten bezeichnet (Abb. 17 und 18).

Die Varicositäten stellen Auflockerungen der Nervenfasern dar; wenigstens kann man in ihnen bei Anwendung stärkster Vergrößerungen feinste Fibrillen deutlich erkennen. Wahrscheinlich haben wir es mit Artefakten zu tun. Gelegentlich findet man auch seitlich der Faser hervorgebuchtete Anschwellungen von verschiedener Größe und Form. Je feiner die Faser, um so feiner ist gewöhnlich die

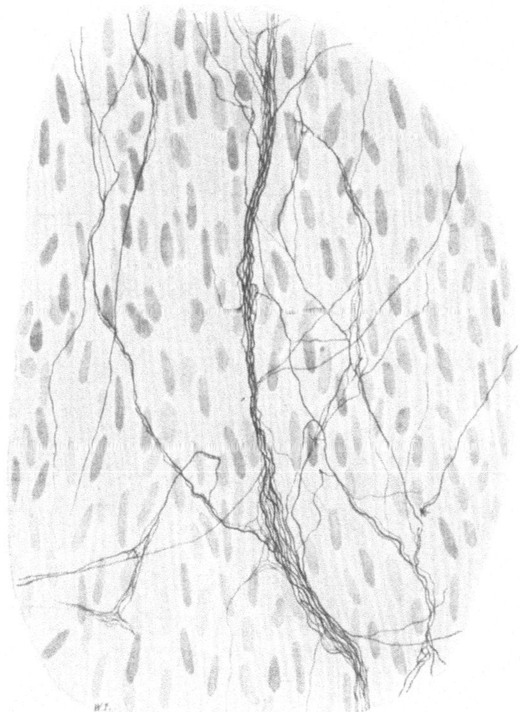

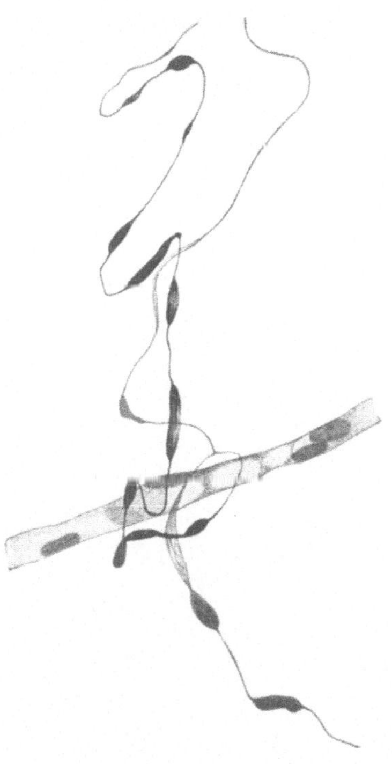

Abb. 16. Geflecht markloser Fäserchen aus der Muscularis der Samenblase vom Neugeborenen. Bielschowskymethode. Vergr. 400fach.

Abb. 17. Marklose Nervenfasern mit „Varicositäten", eine Capillare umschlingend. Mensch. Bielschowskymethode. Vergr. 400fach.

Varicosität. Mitunter kommen Varicositäten von einer ganz erstaunlichen Größe zu Gesicht (Abb. 19). Es ist hierbei ein Leichtes, die Masse der Fibrillen, ihren spiraligen Verlauf, ihr Auseinanderweichen in der Mitte und ihr Zusammenfließen an beiden Spitzen der Anschwellung zu beobachten. NEMILOFF hat ähnliche Dinge an den Nervenfasern von *Raja clavata, Carcinus maenas* und der *Katze* beschrieben. Es scheint mir sehr fraglich, ob wir es bei den fädigen Gebilden innerhalb einer solchen Varikosität wirklich mit Fibrillen zu tun haben.

Wäre dem so und wäre der nachbarliche Zusammenhang der Fibrillen im Bereiche der Anschwellung gleichsam nur auseinander gelockert, so müßte der fibrilläre Apparat innerhalb der Nervenfaser in ihrem normalen Verlaufe, wo die Faser also dünn erscheint, ganz ungeheuer fest zusammengepreßt sein. Wahr-

scheinlich stellen die Varikositäten lokale Aufquellungen der Nervenfaser dar,
deren Entstehungsursache einstweilen unbekannt ist. Die Annahme, daß hierbei
die gesamte Fibrillenmasse nichts Präformiertes, sondern das Resultat einer mit
Silber imprägnierten, kolloidalen Ausfällung repräsentiert, liegt mir wesentlich
näher, als wenn ich, wie NEMILOFF, diese Gebilde als den Nervenendigungen gleich
zu stellende Gebilde beschreiben wollte. Auch die kürzlich erfolgte Darstellung
von TSUNODA und KASAHARA (1928), wonach an den feinsten Herznerven be-

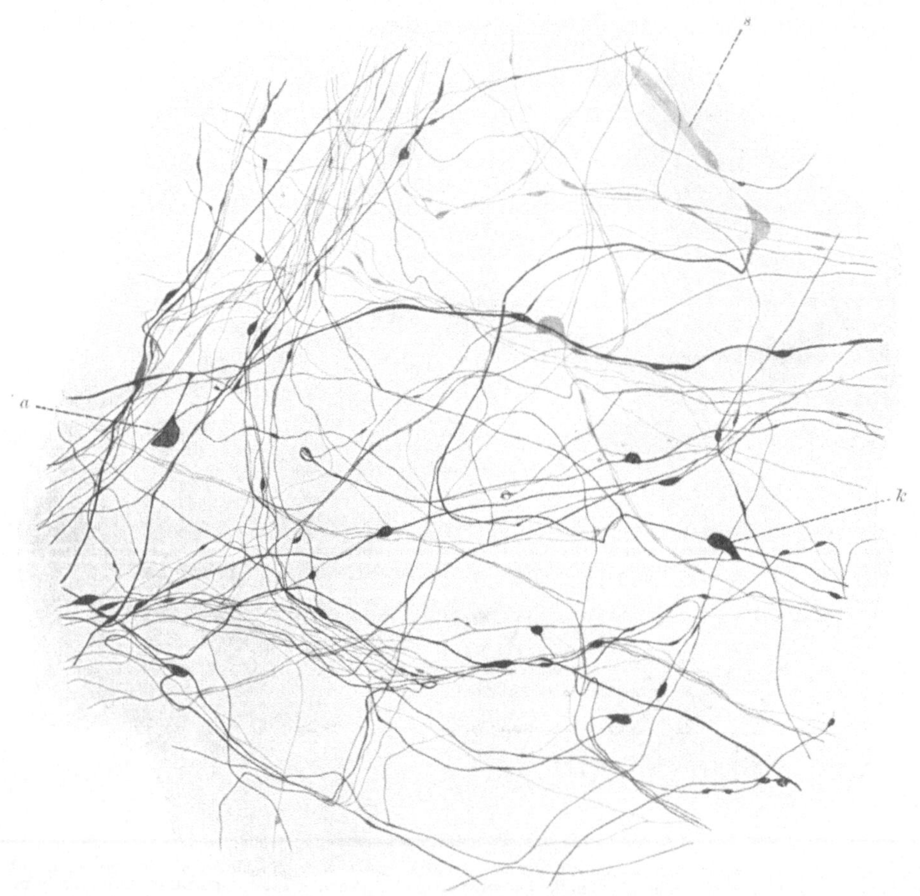

Abb. 18. Geflecht markloser Nervenfasern mit vielen „Varicositäten" und Endkörperchen. Tela. Mensch.
Natronlauge-Silber-Methode nach O. SCHULTZE-STÖHR jr. Vergr. 500fach. *a* freies Endkörperchen; *k* nervöses
Körperchen, welches in das Geflecht eingeschaltet ist; *s* längliche, varicöse Anschwellung einer Nervenfaser.

obachtete Varikositäten die Rolle von „Endnetzen" übernehmen sollen, scheint
mir eine irrtümliche zu sein.

Äußerst schmale, längliche, fibrilläre Auflockerungen sind häufig an den Capillarnerven zu beobachten (Abb. 20); möglicherweise handelt es sich hierbei doch
um präformierte Dinge. Ähnliches hat vielleicht für ganz minimale Auflockerungen feinster Fasern Geltung, wie wir sie z. B. zwischen der glatten Muskulatur
antreffen (Abb. 15 und 21). Denn es ist denkbar, daß wir an diesen präterminalen
Fäserchen eine gewisse Form der Oberflächenvergrößerung vor uns haben, worauf
bei Schilderung der Endigungen noch näher zurückzukommen sein wird.

An den feinsten marklosen Fäserchen habe ich, die oben erwähnten SCHWANN-schen Kerne ausgenommen, keine cytoplasmatische Hülle mehr wahrnehmen

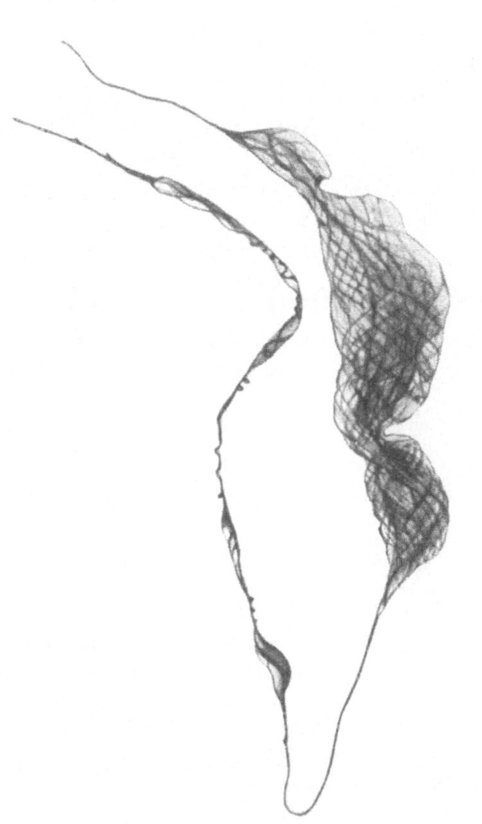

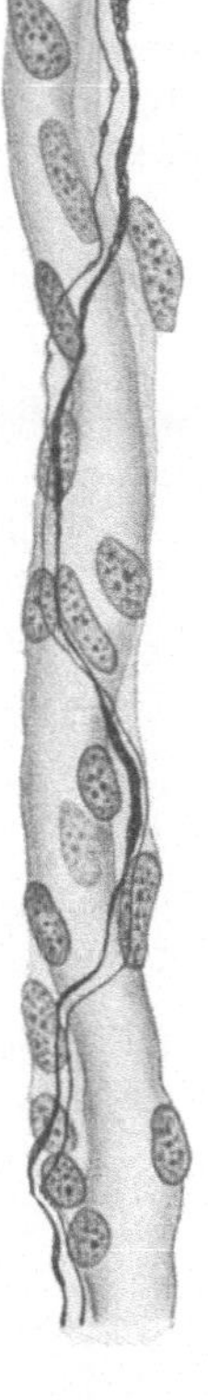

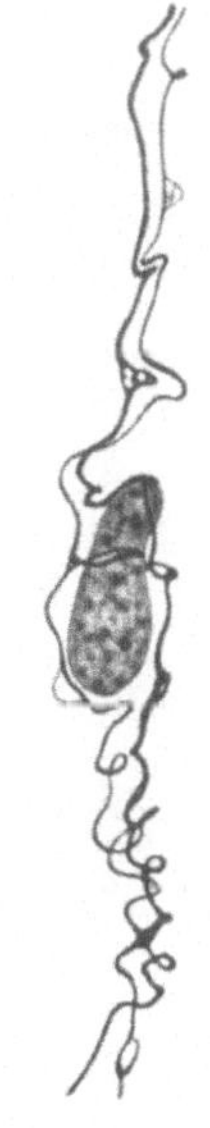

Abb. 19. Ausgedehnte „Varikosität" einer marklosen Nervenfaser. Mensch. Glomus caroticum. Bielschowskymethode. Starke Vergrößerung. (Präparat von Dr. RIEGELE.)

Abb. 20. Marklose Nervenfäserchen mit feinster fibrillärer Auflockerung auf der Wand einer Capillare. Mensch. Bielschowskymethode. Vergr. 750 fach.

Abb. 21. Feinste, stark gewundene marklose Fäserchen mit einem SCHWANNschen Kern vom terminalen Plexus aus der menschlichen Harnblase. Bielschowskymethode. Vergr. 1500 fach.

können. In diesem Falle ist die Erregungsleitung dem Achsenzylinder allein zu überlassen, womit aber natürlich nicht bewiesen ist, daß das Neurilemm nichts

damit zu tun hätte. Im übrigen ist die Eigenschaft der präterminalen Fäserchen „frei" im Bindegewebe zu verlaufen, entweder nur scheinbar oder von nicht allzu langer Dauer. So hat BOEKE (1925) immer wieder darauf hingewiesen, daß das Nervengewebe mit den Elementen der Endorgane,

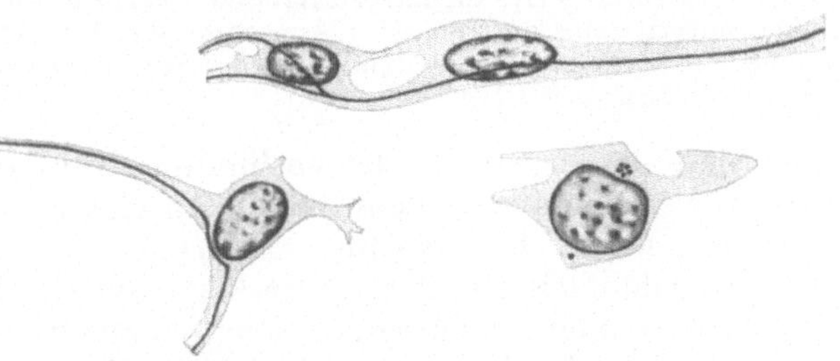

Abb. 22. Feinste marklose Fäserchen, die im Cytoplasma von Bindegewebszellen eingeschlossen sind. Bielschowskymethode. Vergr. 800 fach. (Nach BOEKE.)

die es versorgt, in viel engerem Zusammenhang steht, als man dies aus den Resultaten der Golgimethode ersehen konnte. BOEKE (1925) hat präterminale Nervenfasern im Cytoplasma von Bindegewebs- und Epithelzellen nachgewiesen (Abb. 22 und 23). Daß hier auf Grund des morphologischen Befundes ein Zusammenarbeiten zweier Gewebe vorliegen muß, wie es inniger nicht gedacht werden kann, erhellt ohne weiteres.

Die Verbindungsweise unter den Nervenfasern.

Die Nervenfasern treten zu den Organen, die sie versorgen, nie einzeln, sondern als Bündel zusammengefaßt. Doch behält ein solches Bündel niemals seine Individualität bei, wie etwa eine Endarterie, sondern es tritt durch steten Austausch einer großen Anzahl seiner Fasern mit benachbarten Bündeln in Verbindung, und wir bekommen so im Feinen das gleiche Bild zu Gesicht, wie wir es beim Austritt der Nerven aus dem Rückenmark wahrnehmen konnten, die Plexusbildung. Teilt sich ein Nervenbündel in zwei gleich starke Hälften auf, so geschieht dies gewöhnlich unter spitzem Winkel und man bezeichnet eine solche Teilung mit dichotomisch (Abb. 24). Dieser Aufteilungsmodus ist der weitaus häufigste; er betrifft nicht nur die Nervenbündel, sondern erstreckt sich auch auf die einzelnen Nervenfasern und ist selbst bei den feinsten marklosen Fäserchen noch zu beobachten.

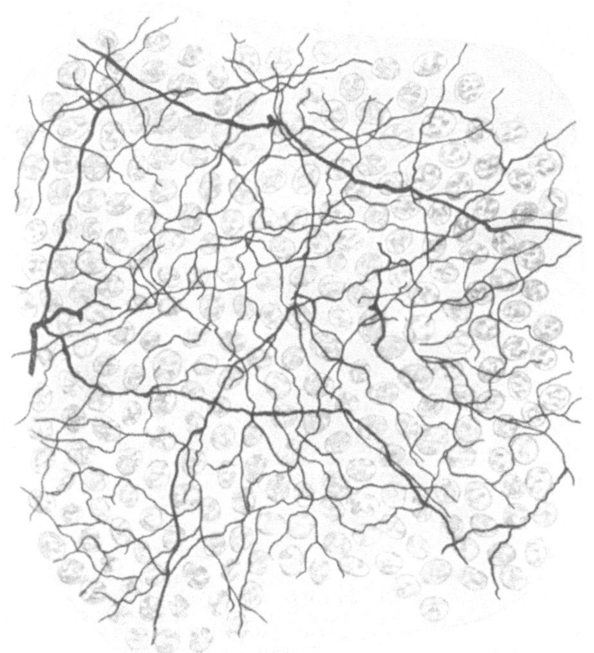

Abb. 23. Basales Geflecht markloser Fäserchen im Epithel der Cornea eines *Baumfalken*. Bielschowskymethode, Hämatoxylin. (Nach BOEKE.)

Verbindungen zwischen benachbarten Nervenbündeln werden gewöhnlich Anastomosen genannt. Der Name trifft, wie SCHAFFER bemerkt, insofern nicht ganz das Richtige, als es sich hierbei nicht um ein Zusammenfließen von Aufbauelementen, sondern nur um ein Nebeneinanderlagern von Fasern handelt. Doch kann man bei Verbindungen zwischen einzelnen Fasern ganz gut von einer Anastomose reden. Beifolgendes Schema mag die verschiedene Art der Verbindung (Konjugation, SCHAFFER) zwischen zwei Nervenbündeln erläutern (Abb. 25).

Innerhalb der Organe ist die Verbindungsweise der Nervenbündel viel inniger und verwickelter als man beim ersten Anblick zu sehen vermeint. Aus Abb. 26 fällt sogleich neben der verschiedenen Dicke der einzelnen Fasern auf, daß die Fasern des schmalen Bündels in zwei gerade entgegengesetzten Richtungen in das stärkere Bündel hineintreten. Hieraus resultiert, daß die sämtlichen Fasern eines peripheren Bündels nicht die gleiche Richtung der Erregungsleitung aufzuweisen brauchen.

Dies wird um so klarer, wenn wir in Abb. 27 eine weitere Verbindungsstelle motorischer Fasern aus der menschlichen Harnblase betrachten. Hier ist außer der dichotomischen Teilung einzelner grober wie feinster Fasern ein scheinbar planloses Ineinanderfahren und Umschlingen der nervösen Elemente wahrzunehmen. Ein Charakteristikum der Plexusbildung in der Peripherie besteht darin, eine ganz ungeheure Durchmischung der einzelnen Fasern vorzunehmen, wobei dieselben aber in der Bündelform zusammengefaßt bleiben. Für die einzelne Faser resultiert hieraus, daß sie niemals auf dem kürzesten Wege ihr Erfolgsorgan erreicht, sondern erst auf vielfachen Umwegen durch eine Menge von Bündeln hindurch zu ihrem Ziel gelangen kann. Somit wird durch die Plexusbildung die Wegstrecke einer Nervenfaser bedeutend verlängert.

Der Plexusbildung der Nervenfasern kommt offenbar die wichtigste Bedeutung zu. Die fortwährende, bis in die feinsten Gewebsteile sich erstreckende formale Umänderung vieler Organe wie Muskeln, Herz, Harnblase usw., die starke Verschieblichkeit von Haut und Schleimhaut, die durch die Pulsation bedingte rhythmische Verschiebung des die Blutbahn umgebenden Gewebes hat natürlich ein gleichzeitiges Hin- und Herschieben, ein Ausdehnen und Verkürzen der Nervenbahn im Gefolge. Hierbei muß die Länge der Nervenfaser diesen Gewebsverschiebungen Rechnung tragen, ohne daß bei größter Ausdehnung eines Organs, z. B. bei der gefüllten Harnblase, die Nervenfaser Gefahr läuft, gezerrt oder zerrissen zu werden. Dem wird durch eine Verlängerung der Wegstrecke der Nervenfaser mit Hilfe der Plexusbildung vorgebeugt.

Die Anordnung bei der Geflechtbildung von Nervenbündeln kann eine sehr regelmäßige sein, z. B. beim AUERBACHschen und MEISSNERschen Plexus, wo das Maschenwerk sich in einer charakteristischen, gleichmäßigen Form wiederholt. Weniger regelmäßig ist sie bei den sensiblen Nerven der Haut und Schleimhäute. Immerhin lassen sich auch hier

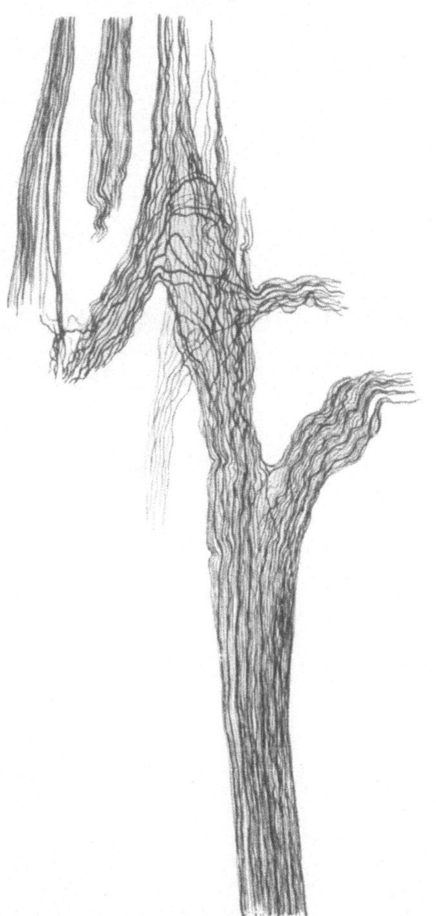

Abb. 24. Aufteilungs- und Verbindungsweise von Nervenbündeln aus der Adventitia der menschlichen Harnblase. Bielschowskymethode. Vergr. 250fach.

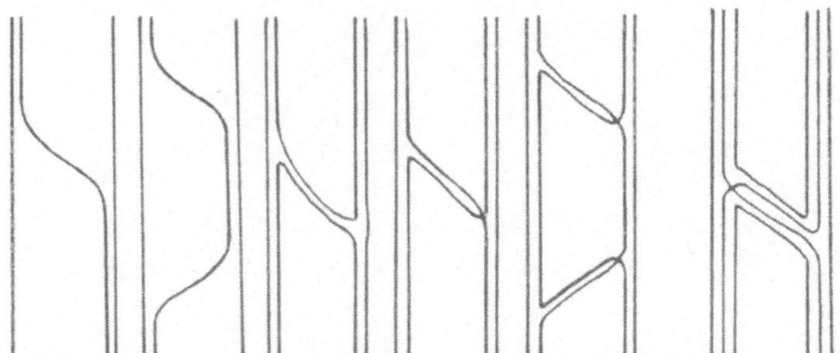

Abb. 25. Schemata verschiedener Nervenverbindungen. (Nach SCHAFFER.)

größere Maschen zwischen groben Nervenbündeln auffinden, die dann durch feinere, abgespaltene Bündel (Sekundärgeflecht) noch einmal in kleinere Maschen abgeteilt werden (Abb. 28).

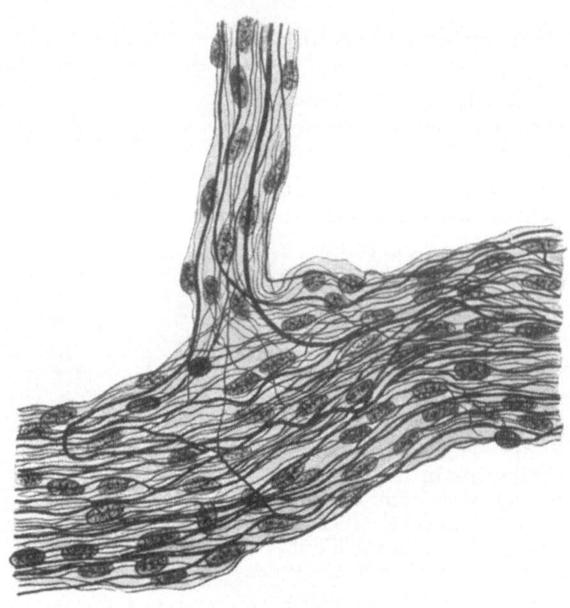

Abb. 26. Austrittsmodus eines feineren Astes aus einem größeren Nervenbündel. Mensch.
Bielschowskymethode. Vergr. 500fach.

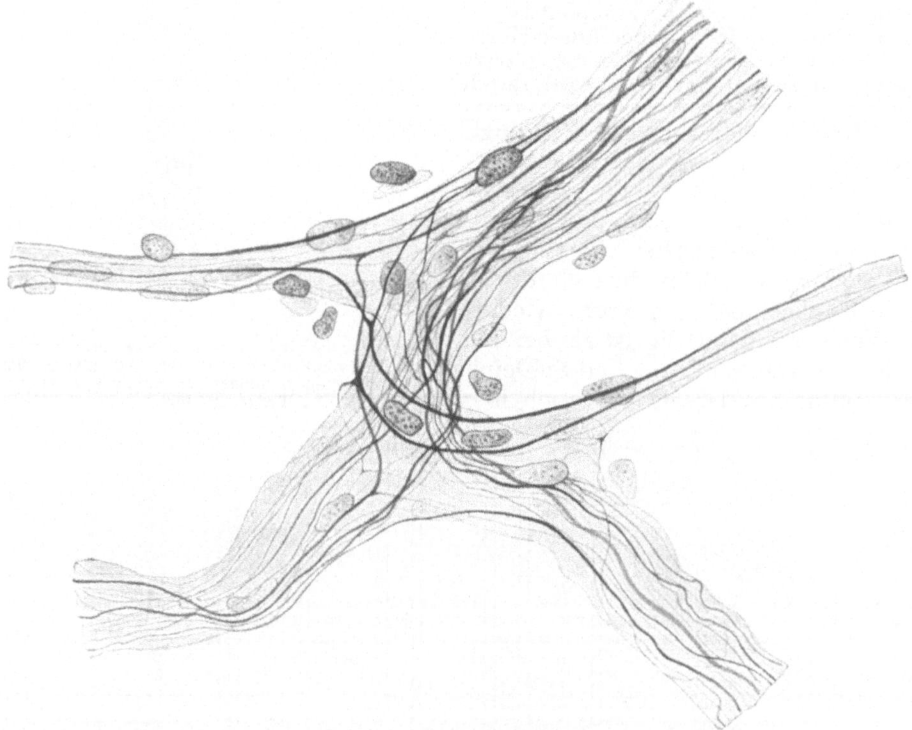

Abb. 27. Verbindungsweise motorischer Nervenbündel bei gleichzeitiger Aufteilung einzelner Fasern. Mensch.
Bielschowskymethode. Imm.-Ok. 6. Vergr. 750fach.

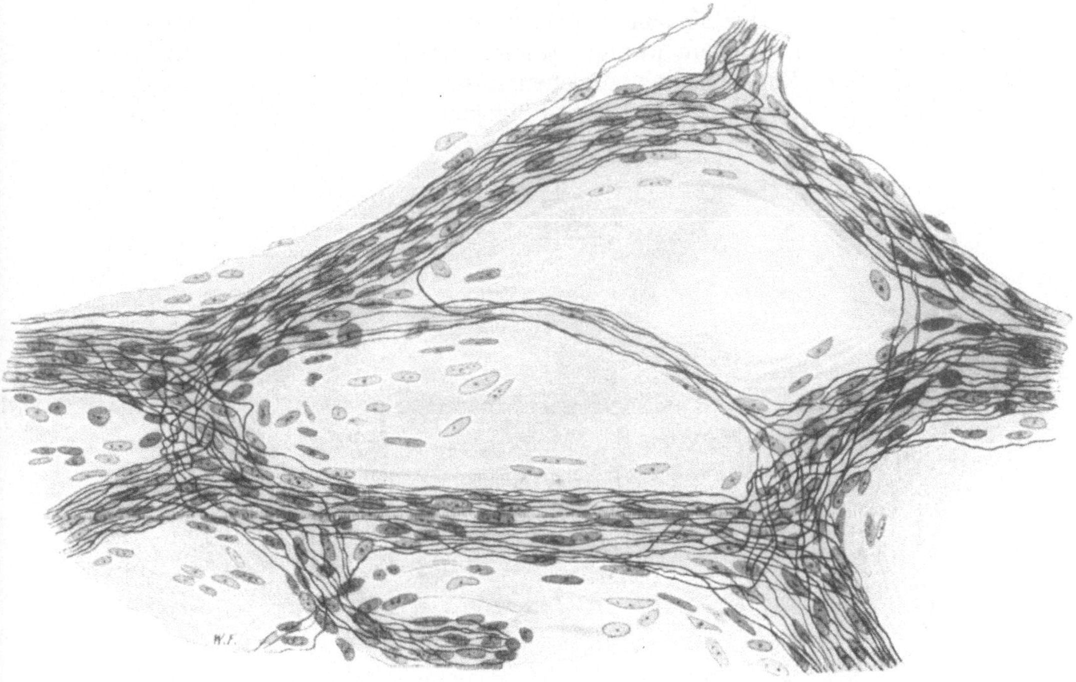

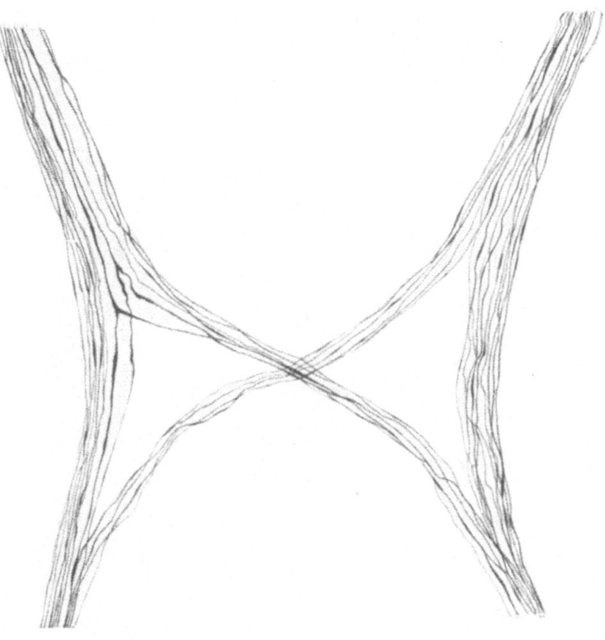

Abb. 28. Geordnetes Geflecht sensibler Nervenbündel aus der Gaumenschleimhaut vom *Frosch*.
Bielschowskymethode. Imm.-Ok. 4. Vergr. 500fach.

Abb. 29. Gegenseitiger Faseraustausch zwischen zwei marklosen Nervenbündeln aus der Chorioidea. Mensch.
Natronlauge-Silber-Methode nach O. SCHULTZE-STÖHR jr. Zeiss Obj. DD, Ok. 4. Vergr. 400fach.

Die Gruppierung der einzelnen Fasern ist von derjenigen der Bündel unabhängig; sie können in einem wohlgeordneten Maschenwerk in scheinbar völliger Verwirrung und Regellosigkeit durcheinander laufen (Abb. 28). Gelegentlich findet hingegen

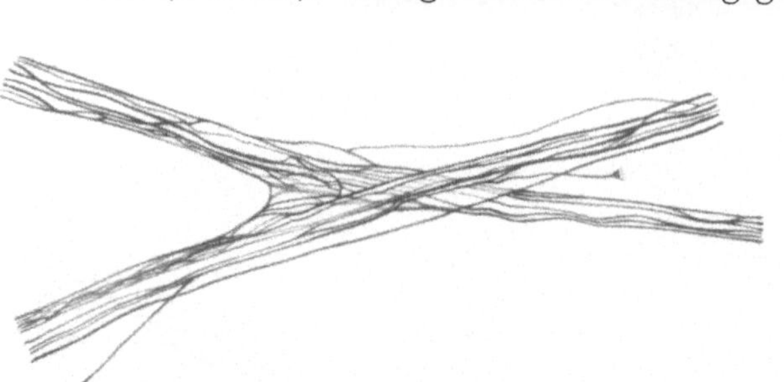

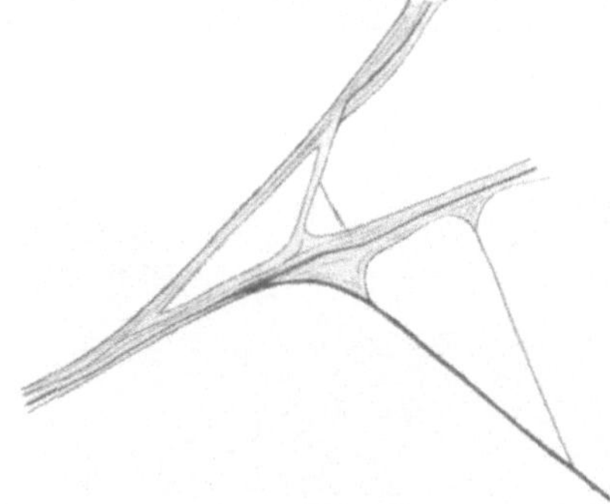

Abb. 30. Verbindungsweise zwischen Nervenbündeln in einer 5 Tage alten Kultur. Molybdänhämatoxylin nach HELD. Vergr. 525 fach. (Nach BURROWS.)

Abb. 31. Verbindungsweise zwischen Nervenbündeln in der Kultur. Vergr. 1880 fach. (Nach LEVI.)

zwischen benachbarten Nervenbündeln ein äußerst regelmäßiger Faseraustausch statt (Abb. 29).

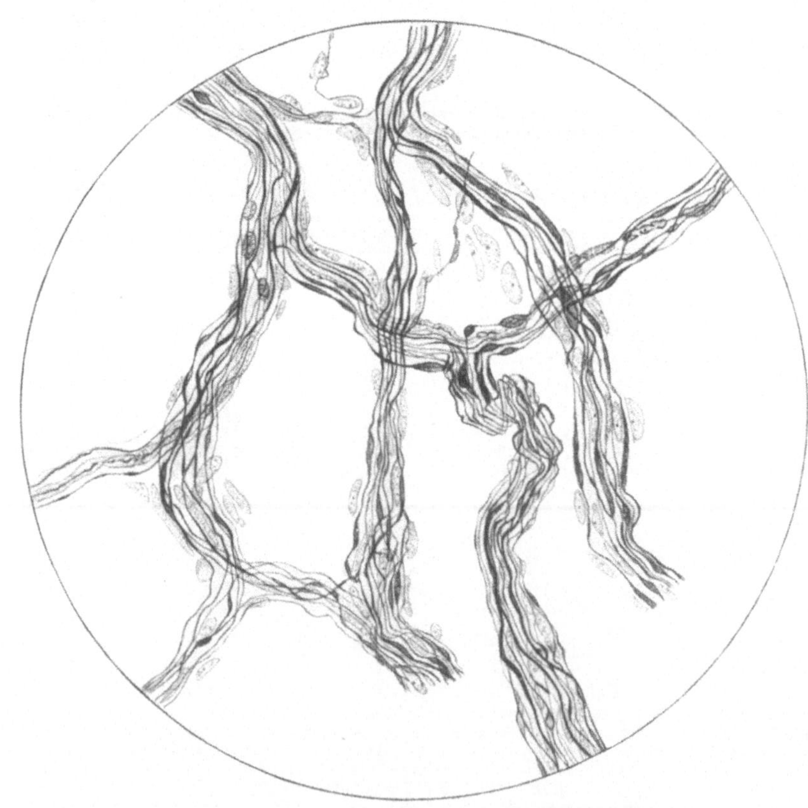

Abb. 32. Geflecht von Nervenbündeln aus dem Glomus caroticum. Mensch. Bielschowskymethode. Imm.-Ok. 2. Vergr. (Nach RIEGELE.)

Es ist zweifellos, daß das jeweilige Erfolgsorgan auf Anordnung und Verlauf der in ihm befindlichen Nervenfasern einen Einfluß ausübt und daher die einwachsenden Nervenfasern in einer ganz bestimmten, typischen Richtung dirigiert, manchmal für unser Auge scheinbar regellos, manchmal in erstaunlicher Regelmäßigkeit, z. B. beim Plexus myentericus. Doch scheint auch eine gewisse Tendenz, Verbindungen miteinander einzugehen, den auswachsenden Nervenfasern selbst inne zu liegen; denn sogar in der Kultur vermögen die auswachsenden Fasern der Neuroblasten sich miteinander bündelweise zu verbinden und so ein dichtes Flechtwerk zu erzeugen (Burrows, Levi) (Abb. 30 und 31).

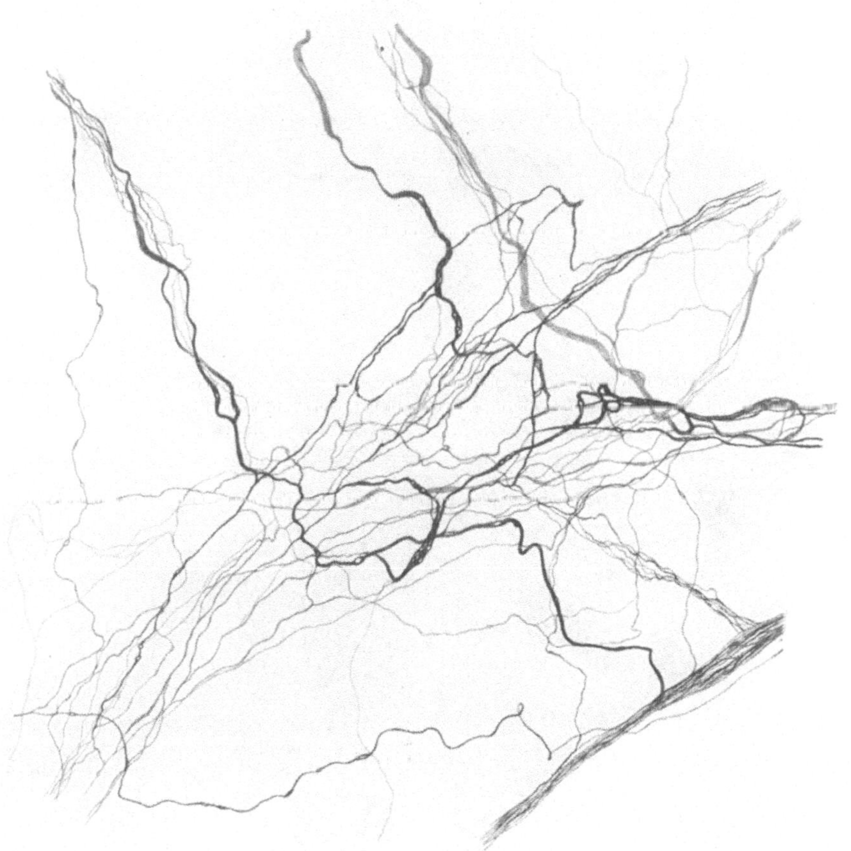

Abb. 33. Regelloses Nervengeflecht unter gleichzeitiger Aufteilung einzelner markloser Fasern. Adventitia einer Arterie. Mensch. Natronlauge-Silber-Methode nach O. Schultze-Stöhr jr. Vergr. 500fach.

Auch einzelne Fasern von zwei verschiedenen Neuronen können in der Kultur in Kontakt miteinander treten (Levi 1917) und schließlich eine kontinuierliche Verbindung herstellen. Treten viele Fasern miteinander in einen solchen Zusammenhang, so haben wir ein Nervennetz (Rete) vor uns.

Als ausschließliches Beispiel einer Geflechtbildung im vegetativen Nervensystem mag schließlich noch Abb. 32 Geltung beanspruchen. Das Präparat stammt aus dem Glomus caroticum; der ungeheuer innige Faseraustausch zwischen den einzelnen Bündeln, das Nebeneinander starker und feiner Faserelemente, das Verschlungene und scheinbar Ziellose in der Verlaufsstrecke einer einzelnen Faser werden hier zur Genüge kenntlich. Man könnte die Plexusbildung als

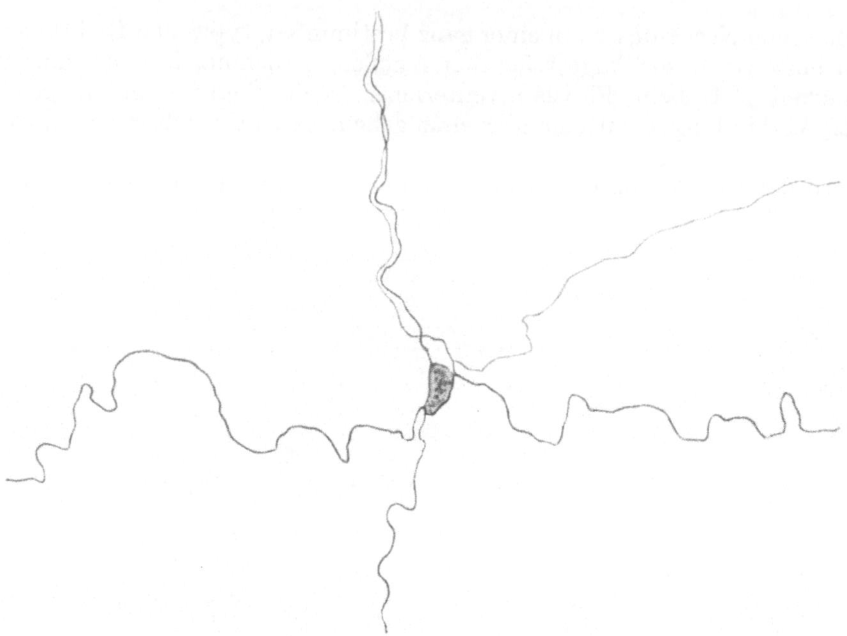

Abb. 34. Kreuzungsstelle markloser Fäserchen mit Schwannschem Kern. Herz vom Neugeborenen.
Bielschowskymethode. Vergr. 1000 fach.

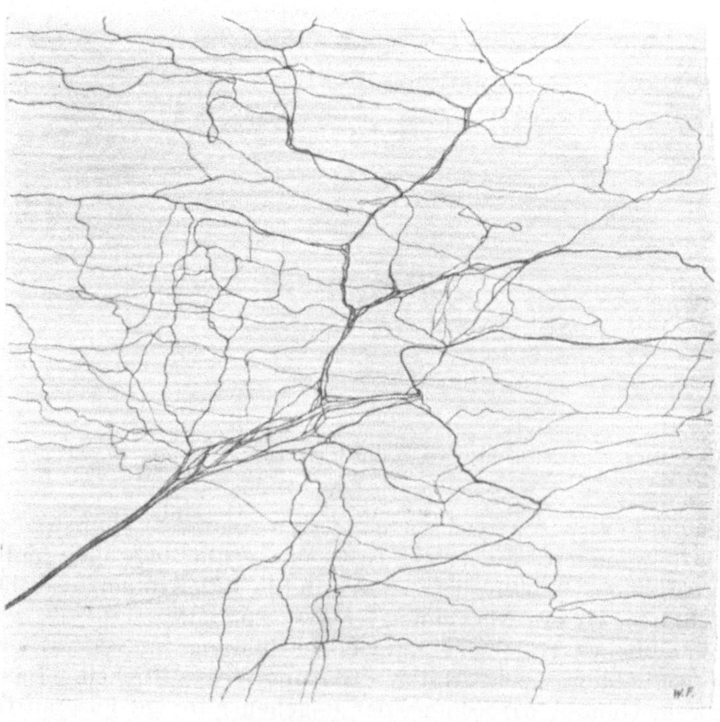

Abb. 35. Auflösung eines Nervenbündels zur Bildung eines nervösen Netzes. Vene vom *Schaf*. Goldmethode.
Vergr. 300 fach. Präparat von Prof. Bonnet.

einen Kunstgriff der Natur ansehen, mit Hilfe dessen sie die Masse der viel zu langen Nervenfasern in ein wundervolles, morphologisches System hineinzwängt.

Einzelne marklose Fäserchen können manchmal außerordentlich dichte Geflechte miteinander bilden (in Schleimhäuten, um Drüsen, Haare, zwischen glatten Muskelfasern, in Gefäßwänden usw.). Hier tritt meist eine große Menge von Fasern zu einer scheinbar völlig regellosen Masse zusammengehäuft auf; die Fäserchen umschlingen einander bei häufiger Aufteilung vielfach, lassen aber nirgends sogenannte freie Enden erkennen (Abb. 33). Oft liegt an der Kreuzungs- oder Teilungsstelle einzelner Fasern ein Schwannscher Kern, an dessen Kontur sich die Fäserchen dicht anlegen (Abb. 34). Seine Bedeutung ist unklar.

Gehen einzelne Nervenfasern verschiedener Neuronen miteinander kontinuierliche Verbindungen ein, so haben wir die schon oben erwähnte Netzbildung vor uns. Wahrscheinlich ist sie in reiner Form bei *Wirbellosen*, wo auch Ganglienzellen in ein solches Netz eingeschaltet sein können, häufiger wie bei *Wirbeltieren*. Eine Kombination von Netz- und Geflechtbildung ist aus Abb. 35 ersichtlich, wo die Maschen ihre Entstehung dem Zusammenfluß einzelner Fasern verdanken, aber auch Überkreuzungen und Verflechtungen von Fasern vorkommen. Möglicherweise ist die Netzbildung viel seltener, wie sie beschrieben wurde, auch Bindegewebsformationen führen in der Literatur gelegentlich als nervöse Zellnetze ein unerquickliches Dasein.

Immerhin glaube ich, daß die Gesamtkonstruktion des vegetativen Nervensystems letzten Endes doch als eine Netzbildung, mithin als ein Syncytium von gewaltigen Ausmaßen zu betrachten ist. Bei Besprechung der sympathischen Ganglienzellen wird hierauf noch einmal zurückzukommen sein. Meine eigenen Beobachtungen an Capillarnerven und an den präterminalen Nervenfäserchen zwischen der glatten Muskulatur, wo Boeke (1925), Lawrentjew (1926) und Leontowitsch (1926) zum gleichen Resultat gelangen, weisen auf einen netzartigen Zusammenhang in der äußeren Peripherie des vegetativen Nervensystems hin. Auch ein Zusammentreffen feinster markloser Fäserchen an einem umschriebenen Bezirk, wie dies Riegele (1928) am Glomus caroticum und in der Leber beschrieben hat, lassen auf eine Netzstruktur schließen (Abb. 36).

An derartigen Knotenpunkten, die offenbar schon dem alten Remak bekannt waren, erfolgt anscheinend ein Austausch der Fibrillen unter den einzelnen Fasern in der gleichen Weise, wie nach obiger Beschrei-

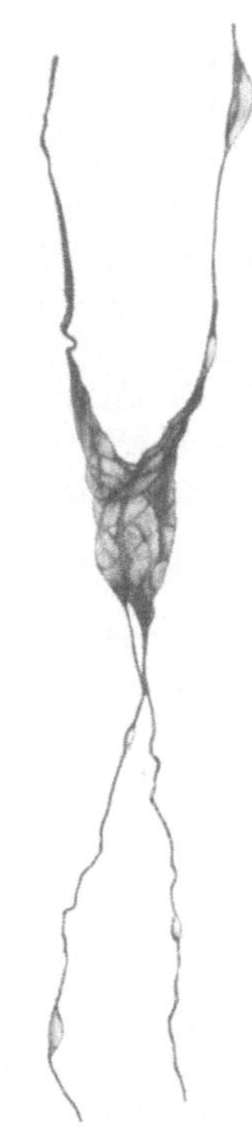

Abb. 36. Zusammentreffen feinster, markloser Nervenfäserchen an einem Knotenpunkt. Mensch. Bielschowskymethode. Imm.-Ok. 18. (Nach Riegele.)

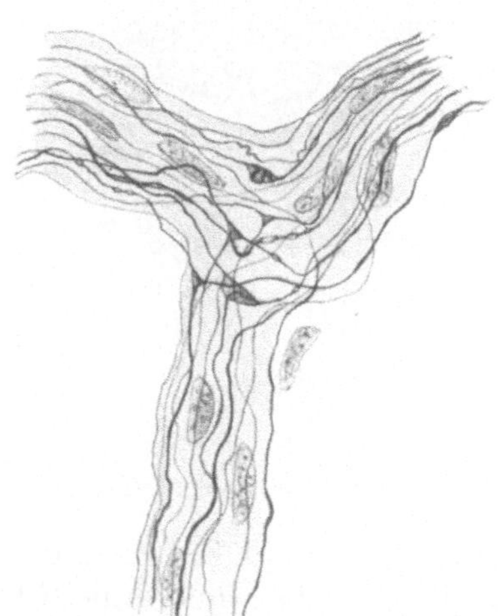

Abb. 37. Aufteilung eines Nervenbündels bei gleichzeitiger Teilung einzelner Fasern unter Bildung von Knotenpunkten. Glomus caroticum. Mensch. Bielschowskymethode. Imm.-Ok. 6. (Nach Riegele.)

bung die Nervenbündel ihre einzelnen Fasern miteinander ausgewechselt hatten.

Diese Knotenpunkte finden sich auch schon ohne besondere Mühe innerhalb von Bündeln markloser Fasern vor (Abb. 27 und 37). Ob es sich hierbei nur um eine dichotomische Aufteilung einer Faser oder tatsächlich um einen Zusammenfluß zweier, aus verschiedenen Ganglienzellen stammender Achsenzylinder handelt, läßt sich natürlich nicht bestimmen. Es scheint mir aber wohl denkbar, daß an einem Knotenpunkt, wie in dem in Abb. 36 dargestellten, die Fortsätze verschiedener Ganglienzellen miteinander untrennbar verknüpft sind.

Sogenannte „freie Enden" markloser Fasern im Bindegewebe, wie sie bei den alten Autoren so häufig Erwähnung finden, existieren jedenfalls nicht; sie sind auf eine unvollkommene Imprägnierung des Achsenzylinders zurückzuführen.

b) Die Ganglienzellen.

In diesem Kapitel mag die Form der Ganglienzellen des vegetativen Nervensystems näher untersucht werden, wobei die Schilderung der Zellen des Vagus auf einen späteren Abschnitt verschoben werden soll. Nach jenem alten Sprichwort vom Wald und den Bäumen kommt es hier vor allem darauf an, den Wald, das Ganze, zu erfassen. Wer gleich von der ersten Ganglienzelle, die zu Gesicht kommt, die umständlichste und detaillierteste Beschreibung liefert und sich so immer mehr ins Kleine und Allerkleinste hinein verliert, der mag die Hände vom vegetativen Nervensystem lassen; er wird niemals etwas davon verstehen. Nicht in der Zergliederung, sondern im Aufbau liegt hier jenes, freilich schwer erreichbare Moment, das uns die so außerordentlich komplizierte anatomische Gesamtkonstruktion des vegetativen Nervensystems eher begreifen lassen kann.

Die sympathische Ganglienzelle ist multipolar, d. h. mit einer verschieden großen Anzahl von plasmatischen Ausläufern ausgestattet und hat hierin ein wichtiges morphologisches Merkmal; ihre Multipolarität wurde schon vom alten REMAK behauptet, von KÖLLIKER mit der Golgimethode zuerst sicher erkannt (Abb. 6). In sehr seltenen Fällen kommt gelegentlich auch einmal eine unipolare oder bipolare Zelle zum Vorschein; wahrscheinlich handelt es sich hierbei um Formen, die auf embryonaler Stufe liegen geblieben sind.

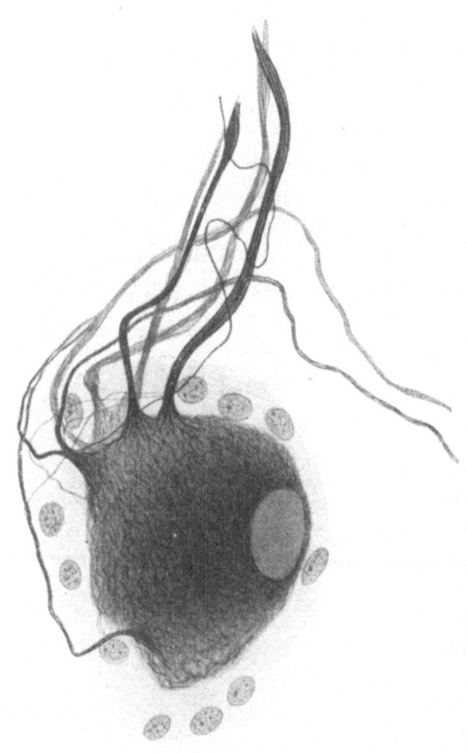

Abb. 38. Nervenzelle mit ihren Fortsätzen. Gangl. cerv. supr. Mensch. Bielschowskymethode. Vergr. 750fach.

Ein zweites bedeutsames Charakteristikum sympathischer Ganglienzellen, das ich gleich hier zu Anfang besonders hervorheben möchte, liegt in ihrer ungeheuren gestaltlichen Verschiedenheit; es gleicht, wenn wir der äußeren Form einen irgendwie festeren Umriß geben wollten, keine einzige Zelle der anderen. Schon allein in den Größenmaßen treten sehr beträchtliche Schwankungen hervor. Nach

Cajal kann der Zellendurchmesser 20—60 μ betragen, eine Angabe, die im übrigen von nur geringem Wert ist, da sich bei der Mannigfaltigkeit der Zellform ein bestimmter Durchmesser gar nicht festlegen läßt.

Will man auf die Anatomie der sympathischen Ganglienzellen etwas näher eingehen, so muß man vor allem

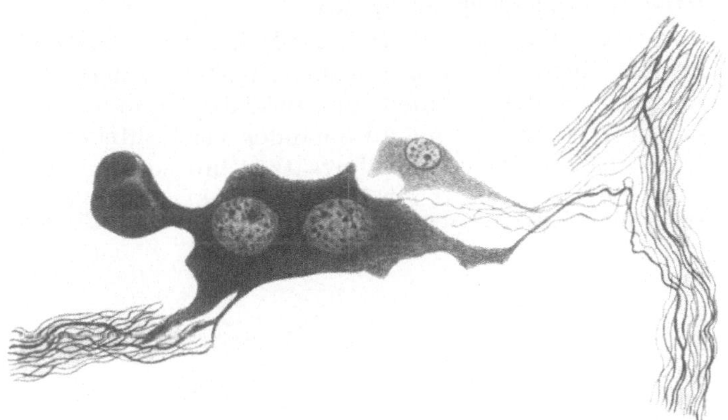

Abb. 39. Zweikernige, multipolare Ganglienzelle mit kolbenförmigem Fortsatz aus der Muscularis der Harnblase. Mensch. Bielschowskymethode. Vergr. 400fach.

das ihnen morphologisch Gemeinsame in den Vordergrund der Schilderung rücken.

Wie zunächst in Abb. 38 und der Zahl der folgenden Figuren leicht zu erkennen ist, zeigt der Zellkörper neben seiner schwankenden Größe ein rundliches, längsovales oder birnförmiges Aussehen. Eine regelmäßig wiederkehrende Gesetzmäßigkeit in der Form ist also nicht vorhanden; überdies wird die Zellform noch durch die Zahl und Stärke ihrer Fortsätze, sowie durch die auf der Oberfläche des Zelleibs jeweils verschieden erfolgte Verteilung der Ursprünge der Fortsätze merklich beeinflußt. Doch soll hierüber erst später abgehandelt werden.

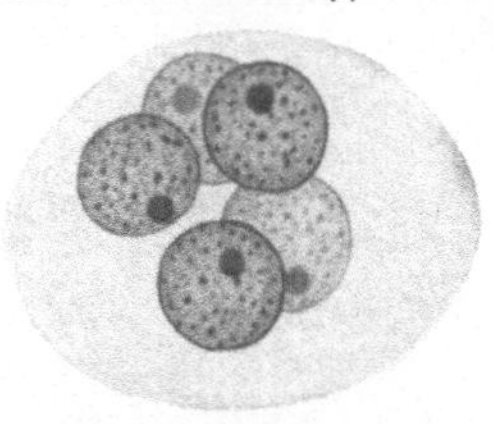

Abb. 40. Mehrkernige Ganglienzelle aus dem sympathischen Samenblasengeflecht. Mensch. Hämatoxylin-Eosin. Vergr. 750fach. (Präparat von Prof. v. MÖLLENDORFF.)

Der bläschenförmige, helle Kern ist von ovalem oder rundlichem Aussehen und enthält meist ein oder zwei scharf hervortretende Nucleoli, sowie eine ziemlich geringe Chromatinmenge in meist feinverteiltem Zustande. Mehrkernige Zellen sind im sympathischen System keine Seltenheit und daher schon des öfteren beschrieben worden. Obenstehende Abb. 39 stellt eine zweikernige Ganglienzelle aus der Wand der menschlichen Harnblase dar; des weiteren scheinen sich vor allem die Nervenzellen des um Samenblase und Prostata befindlichen sympathischen Plexus durch Mehr-

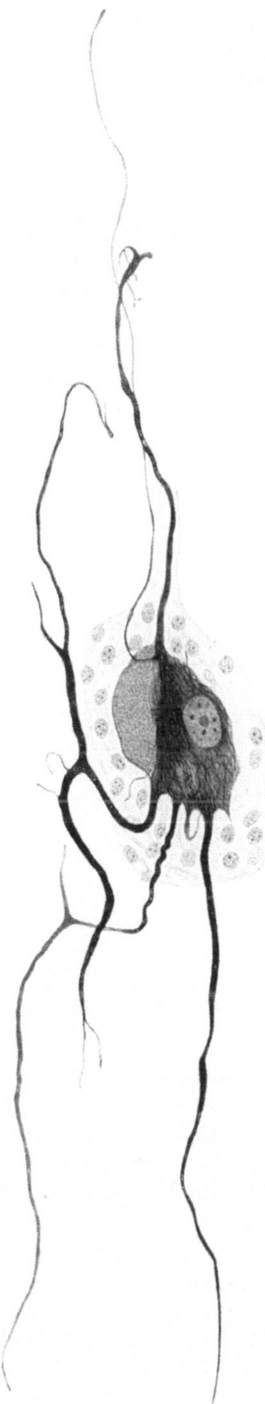

Abb. 41. Pigmenthaltige Nervenzelle. Gangl. cerv. supr. Mensch. Bielschowskymethode. Vergr. 500fach.

kernigkeit auszuzeichnen. SOBOTTA (1911) bildet hier zwei- und dreikernige Ganglienzellen ab, v. MÖLLENDORFF berichtet im Samenblasengeflecht ebenfalls von mehrkernigen Zellen; die in Abb. 40 dargestellte Zelle enthielt sogar fünf Kerne.

Beim Neugeborenen erwähnt schließlich HERZOG (1926) Ganglienzellen, die sechs bis acht Kerne enthalten sollen. Einen Grund zu jenem gehäuften Auftreten mehrkerniger Zellen in bestimmter Region vermag ich leider nicht anzugeben.

Im Cytoplasma der Nervenzellen gelingt es mit Hilfe der Bielschowskymethode aufs Schönste den gesamten neurofibrillären Apparat zu Gesicht zu bringen.

Die Fibrillen sind von einer ungeheuren Feinheit und durchziehen, in den verschiedensten Richtungen sich überkreuzend und miteinander verflechtend, den gesamten Zelleib. Nach der Austrittsstelle von Zellfortsätzen hin ist eine mehr konvergierende Anordnung im Verlauf der in der Nähe befindlichen Fibrillen zu

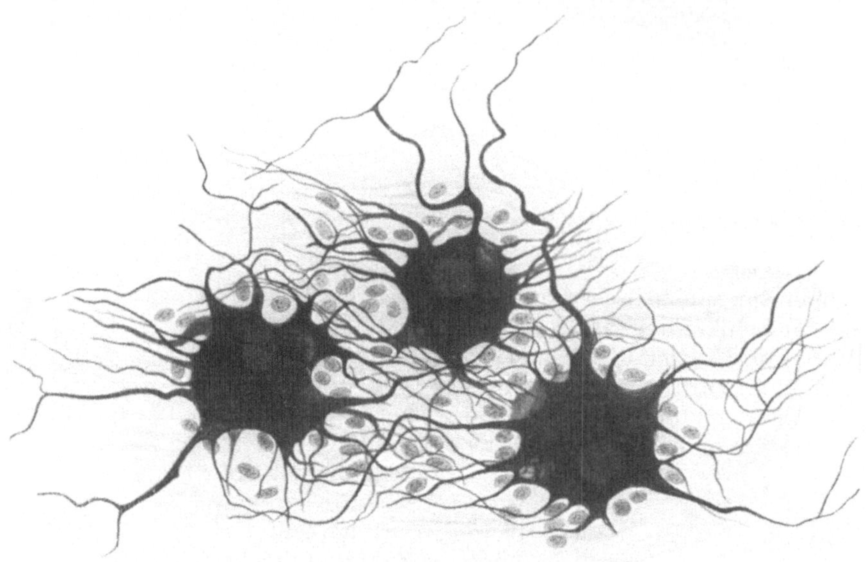

Abb. 42. Ganglienzellen aus der Adventitia des Oesophagus. Mensch. Bielschowskymethode. Zeiss Imm. Ok. 6. Vergr. 410fach. (Präparat von Prof. GREVING.)

bemerken, die dann innerhalb der Ausläufer schließlich in eine mehr parallel gestellte Richtung der einzelnen Fibrillen zueinander übergeht. Ob wir es bei dem neurofibrillären Gefüge innerhalb der Zelle mit einem Netz oder einem Geflecht zu tun haben, läßt sich bei seiner außerordentlichen Feinheit nicht entscheiden. Da die Maschen des Neurofibrillenapparates eine ganz erhebliche Kleinheit aufweisen, so kann natürlich für die NISSLsche Granula nur ein minimaler Raum zur Verfügung stehen. Daher tritt das Tigroid nach HERZOGS (1926) Angaben niemals grobschollig, sondern als feinste diffuse Granula in Erscheinung.

Wo allerdings für den von VERATTI geschilderten GOLGIschen Apparat noch der für seine Größe erforderliche Raum im Zelleib zu lokalisieren wäre, ist mir bei der völlig gleichmäßig durch den Zellkörper verteilten Neurofibrillenmasse nicht recht ersichtlich; die Möglichkeit, daß der Golgiapparat in Nervenzellen lediglich das Resultat irgendeiner Eiweißfällung darstellt, scheint mir doch sehr nahe zu liegen. Das gleiche gilt auch für die von HENSCHEN beschriebenen „Trophospongien“. Um den Kern herum nimmt das neurofibrilläre Gefüge an Dichte in vielen Fällen ersichtlich zu.

In vielen Zellen machen sich, hauptsächlich im höheren Alter, Ansammlungen feinster, gelbbrauner Pigmentkörnchen bemerkbar (Abb. 41); das Pigment ist hierbei, wie auch aus der Schilderung von L. R. Müller (1924) hervorgeht, zunächst nur auf einen Teil der Zelle beschränkt, kann sich aber dann gleichmäßig durch den ganzen Zellkörper hindurch auf Kosten des Neurofibrillenapparates und des Tigroids ausbreiten. Das Pigment hat sich nach den Angaben von Spiegel aus einem ursprünglichen Lipoidpigment, das sich mit Osmiumsäure und Sudan färbt und in Alkohol und Äther löst, entwickelt. Bei mißlungenen

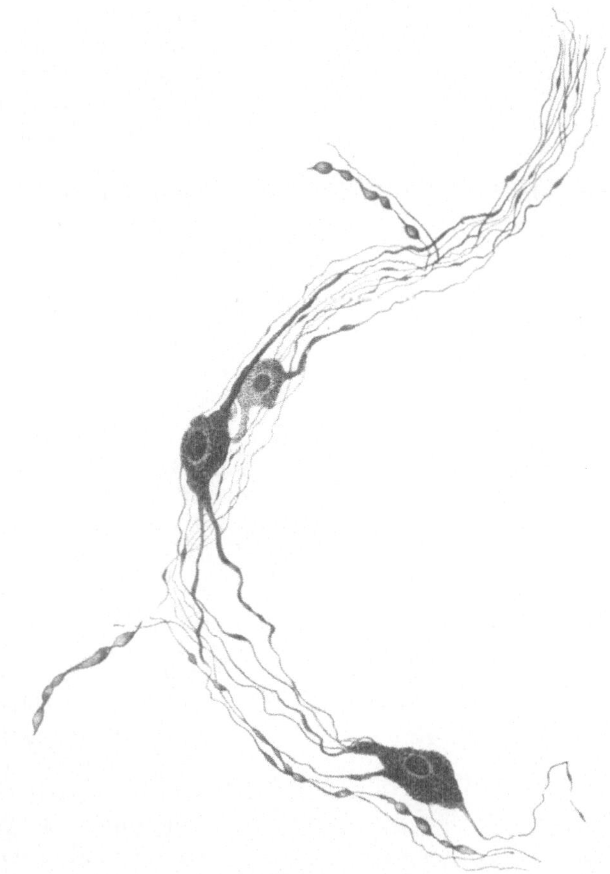

Abb. 43. Ganglienzellen aus der Adventitia des Aortenbogens. Kind. Methylenblau. (Nach Dogiel.)

Silberimprägnationen kann man es gelegentlich sehr schön schwarz zu Gesicht bekommen.

Von besonderer Bedeutung ist das Verhalten der von der Zelle ausstrahlenden Fortsätze vor allem wegen der theoretischen Erwägungen, die sich hieraus über die Struktur des gesamten sympathischen Nervensystems folgern lassen. Was zunächst die Zahl der Ausläufer anlangt, so kann sie ungefähr zwischen 3 und 20 schwanken; größere Zellen haben häufig mehr Fortsätze als kleinere, doch muß das nicht unter allen Umständen so sein. Über die Bedeutung dieser Zahlenverschiedenheit wissen wir nichts. Die Ursprungstellen der Fortsätze sind über die Oberfläche des Zellkörpers verschieden verteilt. Manchmal geschieht diese Verteilung an der Oberfläche in einer mehr gleichmäßigen Weise (Abb. 6), manchmal sind alle Zellausläufer in einen kleinen, eng umschriebenen Bezirk des Zelleibs hinein orientiert (Abb. 38); es läßt sich eben hier keine Regel aufstellen.

An der Ursprungsstätte eines Ausläufers ist am Zellkörper gewöhnlich eine kegelförmige Ausziehung zu erkennen, die sich dann weiterhin zum Fortsatz verschmälert. Die Stärke der Fortsätze kann selbst an der gleichen Zelle vom allerfeinsten kaum meßbaren Kaliber bis zur denkbar größten Dicke einer Nervenfaser schwanken. Die Größe einer Zelle ist auf die Stärke ihrer Fortsätze nicht von Einfluß. Schließlich vermögen sich die Zellfortsätze noch dichotomisch zu teilen oder eine Reihe sehr feiner Kollateralen abzugeben; sehr kurze Zellausläufer münden manchmal nur nach Bildung einer kleinen Schlinge direkt wieder in den Zellkörper hinein.

Im Bau der Riesenmenge nervöser Zellen, die im gesamten sympathischen Nervensystem, gleichgültig wo, anzutreffen sind, herrscht letzten Endes trotz ihrer ungeheuren individuellen, morphologischen Verschiedenheit eine außerordentliche Eintönigkeit. Ob wir nun im Ösophagus (Abb. 42), im Herzen (Abb. 43), im Darm (Abb. 44) oder in der Harnblase (Abb. 45) eine Ganglienzelle vorfinden, es tritt immer das gleiche Bild, stetig wechselnd und doch längst bekannt, vor Augen: Multipolare Ganglienzellen in schwankender Größe, mit einer Menge von verschieden starken Fortsätzen, die sich bei guter Methylenblaufärbung oder Silberimprägnation irgendwohin in das umgebende Gewebe zu verlieren scheinen, aber niemals ein freies Ende erkennen lassen.

Hieraus resultiert aber, daß man es einer sympathischen Ganglienzelle nicht ansehen kann, aus welchem Organ sie

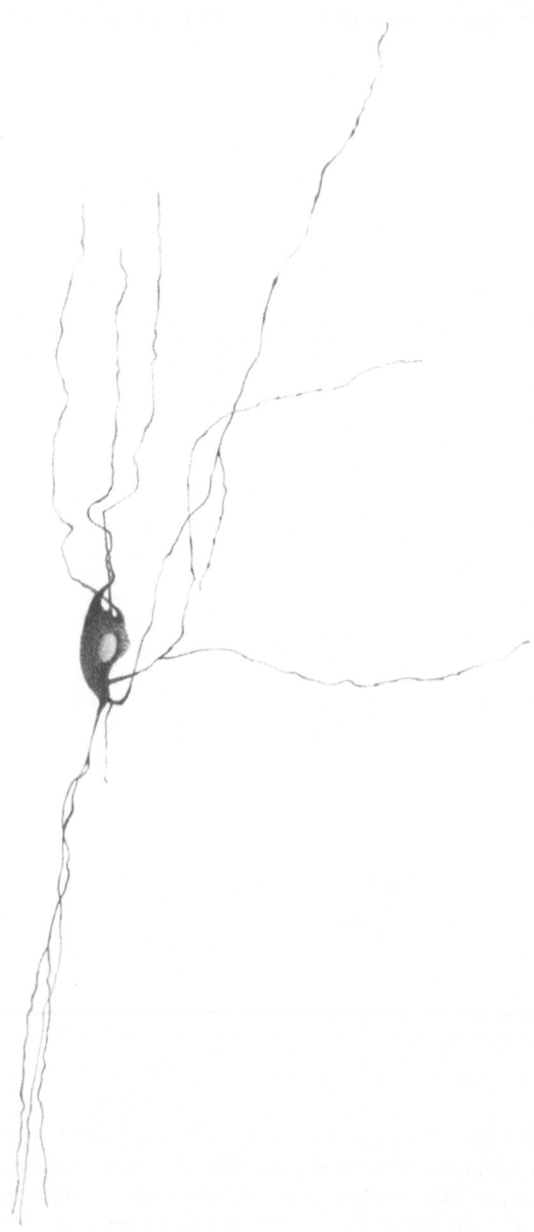

Abb. 44. Ganglienzelle vom AUERBACHschen Plexus aus dem Dünndarm. Mensch. Methylenblau. (Nach DOGIEL.)

herstammt; ihre Struktur ist eine durchwegs einheitliche und läßt irgendwelche Bestimmung ihrer topographischen Herkunft nicht zu. Nur will mir scheinen, daß das Vorhandensein einer bindegewebigen Kapsel mehr auf die Nervenzellen der Grenzstrangganglien und der Ganglien der großen Plexus beschränkt ist, während den Zellen des intramuralen Systems eine Bindegewebshülle sehr häufig fehlt. Freilich macht dieser Satz nur auf eine sehr oberflächliche Geltung Anspruch, da in den großen Ganglien Nervenzellen ohne Kapsel reichlich vorkommen, während wir andererseits aus der Masse der kleinen Kerne in Abb. 42 schließen können, daß die Nervenzellen in der Wand des Ösophagus, somit des intramuralen Systems, keineswegs immer an einer Kapsel Mangel zu leiden brauchen.

Zwei Resultate, die mir für das Verständnis der Konstruktion des sympathischen Systems von außerordentlicher Wichtigkeit scheinen, möchte ich hier noch kurz streifen, da ich im folgenden Abschnitt hierauf genauer zurückkommen werde.

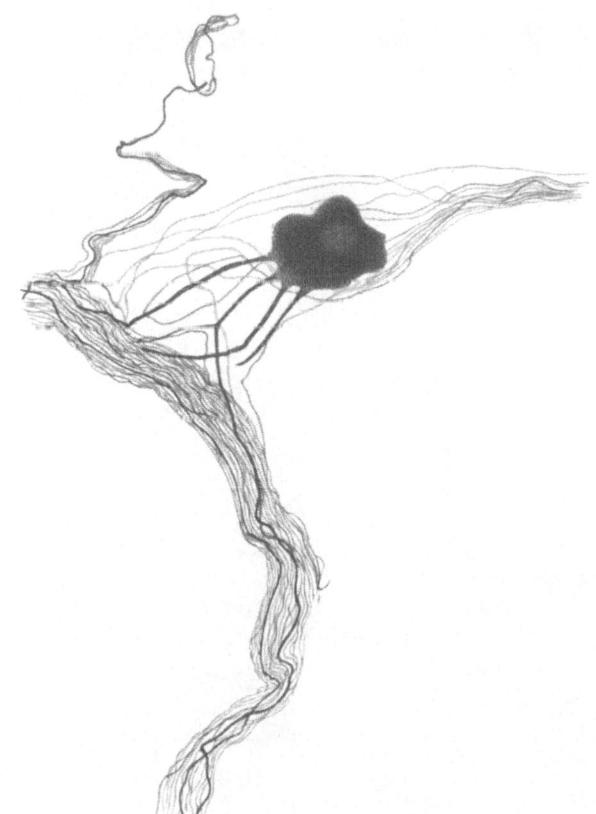

Abb. 45. Multipolare Ganglienzelle aus der Muscularis der Harnblase. Mensch. Bielschowskymethode. Vergr. 400 fach.

1. Es ist bei sämtlichen sympathischen Ganglienzellen unmöglich, Dendriten und Neuriten voneinander zu unterscheiden. Bei Betrachtung der in diesem Abschnitt angeführten Abbildungen mag dies jedermann, wie ich hoffe, leicht einsehen. Ich spreche daher bei den sympathischen Ganglienzellen weder von Neuriten, noch von Dendriten, sondern nur von Fortsätzen. Hierbei soll jedoch über die Richtung der Erregungsleitung innerhalb dieser Fortsätze gar nichts ausgesagt sein.

2. Es ist nicht möglich, sogenannte „freie“ Enden an den Fortsätzen der Ganglienzellen mit Sicherheit nachzuweisen; wo sie scheinbar auftreten, handelt es sich stets um abgeschnittene oder unvollkommen imprägnierte Nervenfasern.

Daß ich aus diesen beiden Punkten den Schluß auf einen syncytialen Aufbau des sympathischen Nervensystems gezogen habe, wird aus dem folgenden Kapitel zu ersehen sein.

Es ist ein charakteristisches Zeichen mancher Zeitepoche, daß eine gerade herrschende bedeutungsvolle Theorie, wie z. B. die Neuronentheorie, die Mehrzahl der Geister an einer

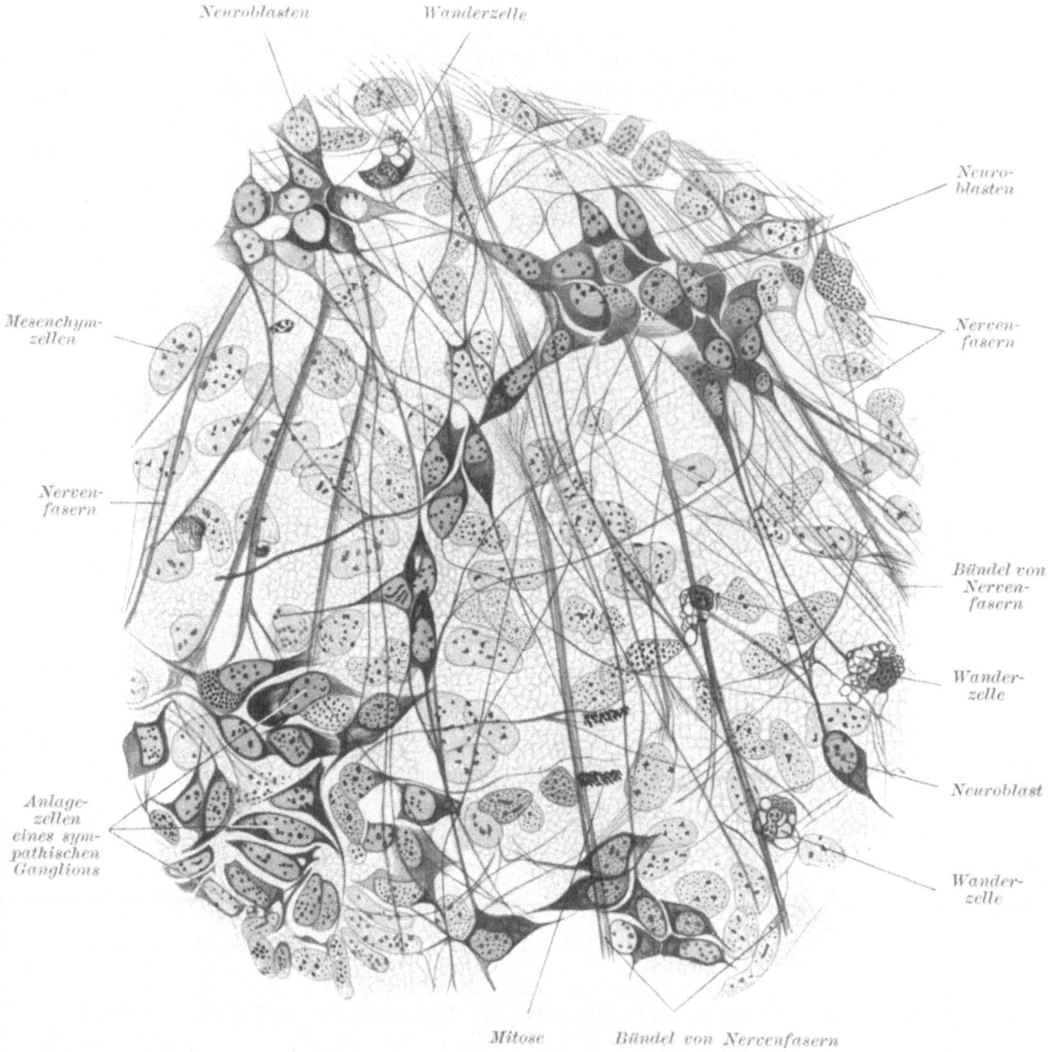

Abb. 46. Kultur aus der Grenzstranganlage eines 12 Tage alten *Rattenembryos*. Vergr. 750fach. (Nach MAXIMOW.)

eigenen Denkweise nach Kräften verhindert und gleichsam wie gefangen für sich einnimmt. Einem Meister der Darstellung des sympathischen Nervensystems wie DOGIEL, bedeutet es eine Selbstverständlichkeit von der Menge der Zellfortsätze, deren einer aussah wie der andere, einen beliebigen auszuwählen und rein willkürlich mit Neuriten zu bezeichnen.

In meiner Auffassung, daß das sympathische System ein Syncytium repräsentiert, fühle ich mich noch durch die Resultate bestärkt, die MAXIMOW (1925) kürzlich an embryonalen Sympathicuszellen des *Hühnchens* mit Hilfe der Kultur gewonnen hat. Wie aus der beigefügten Abb. 46 hervorgeht, ist es auch hier an den Neuroblasten unmöglich, Dendriten und Neuriten voneinander zu unterscheiden, wie weiterhin „freie" Enden der Nervenfasern sich nicht feststellen lassen. Nach

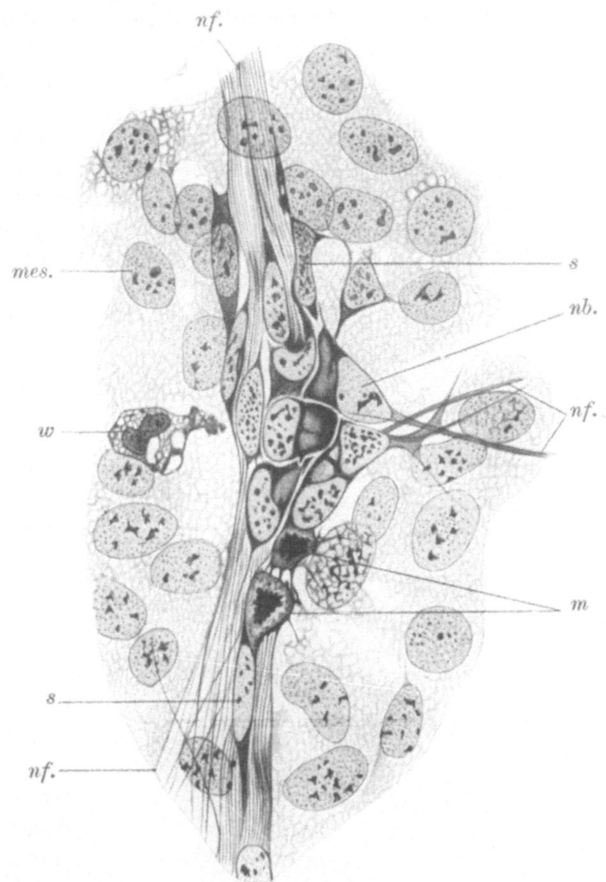

Abb. 47. Kultur von sympathischen Zellen mit Nervenfasern und SCHWANNschen Zellen. *Rattenembryo.* Vergr. 750fach. *nb.* Neuroblast; *m* Mitose von Neuroblasten, die mit feinen Cytoplasmafortsätzen zusammenhängen; *s* SCHWANNsche Zellen; *nf.* Nervenfasern; *mes.* Mesenchymzelle; *w* Wanderzelle. (Nach MAXIMOW.)

dem in Abb. 47 dargestellten mitotischen Teilungsvorgang scheinen sogar die Neuroblasten primär durch plasmatische Brücken miteinander verbunden zu sein.

Auf Grund dieser Befunde gelangt MAXIMOW (1925) zur gleichen Schlußfolgerung wie ich, indem er also die Möglichkeit der syncytialen Struktur des sympathischen Nervensystems, ähnlich wie bei einem primitiven Nervensystem, für gegeben hält.

V. Der Grenzstrang.

A. Rami communicantes, Rami internodiales.

Der zu beiden Seiten der Wirbelsäule liegende sympathische Grenzstrang besteht aus einer Reihe spindelförmiger, Ganglienzellen enthaltender Anschwellungen, die durch einfache, gelegentlich auch geteilte Nervenfaserzüge, die Rami internodiales, in regelmäßigen Abständen zu einer Kette miteinander verbunden sind. Hierbei fällt die Längsachse des Durchmessers der Ganglien mit der Längsachse des gesamten Nervenstranges zusammen; die Rami internodiales bilden also gleichsam die nach oben und unten spitz ausladende Fortsetzung der Ganglien (Abb. 48).

Mit den Cerebrospinalnerven und hierdurch indirekt mit dem Rückenmark ist der Grenzstrang durch die Rami communicantes verbunden. Es sind dies feine, in Zahl und Länge etwas variierende Nervenfädchen, die in den meisten Fällen von der Mitte der Grenzstrangganglien zu den Spinalnerven hinüberziehen, gewöhnlich gerade dorthin, wo sich vordere und hintere Wurzel zu einem einheitlichen Nervenstrang zusammengeschlossen haben.

Das regelmäßigste Verhalten zeigen die Rami communicantes im Brustteil, wo sie gewöhnlich den N. intercostalis gerade gegenüber der Austrittstelle des Ramus dorsalis oder etwas weiter lateralwärts davon verlassen und sich dann nach der Mitte hin in schräg abwärts geneigtem Laufe meistens zum lateralen Rande des nächst unteren Ganglions begeben, in seltenen Fällen hingegen auch in den

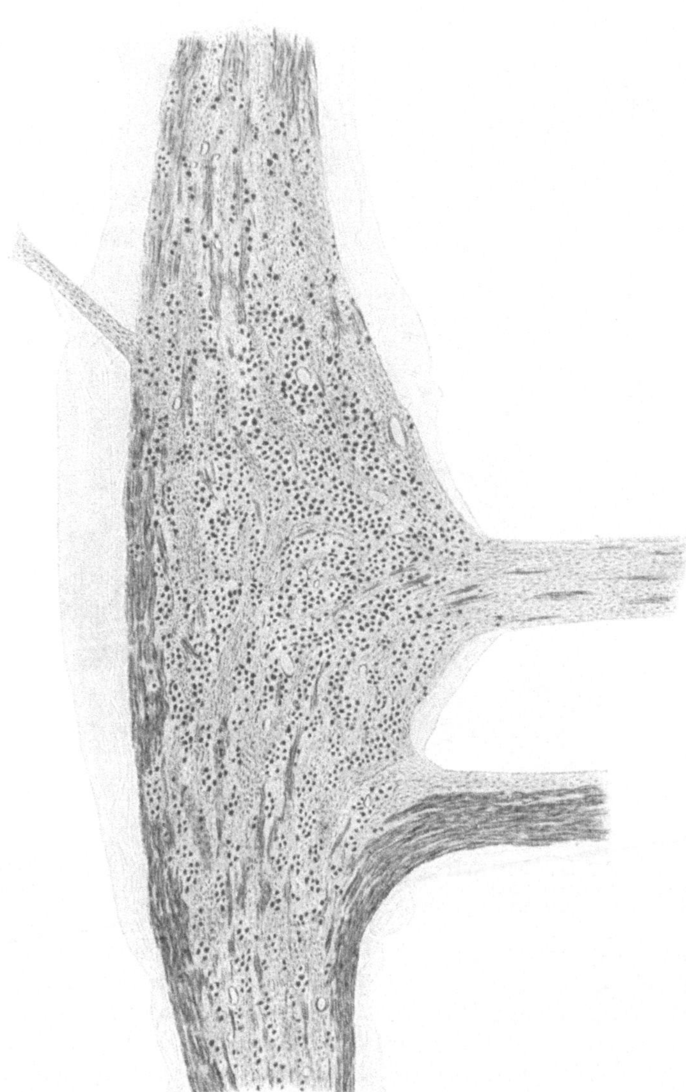

Abb. 48. Ganglion des unteren Brustgrenzstranges. Mensch. Hämatoxylin-Eosin. Übersicht. (Nach L. R. MÜLLER.)

Ramus internodialis ober- oder unterhalb des Grenzstrangganglions einfließen. Dadurch, daß im Lendenteil der Grenzstrang mehr nach der Medianebene hin auf die Vorderseite der Wirbelsäule gelagert ist, wird der Weg der Rami communicantes von den Foramina intervertebralia aus natürlich verlängert; sie schlagen hier eine mehr transversale, häufig sogar aufsteigende Richtung ein und können sich, auch wenn sie von verschiedenen Segmenten stammen, auf mannigfache Weise miteinander verbinden. Im Lumbal- und Sakralteil vermögen ferner infolge der hier so häufig beobachteten Verlaufsvariationen Rami communicantes von zwei Nervensegmenten in einem Ganglion zusammenzutreffen oder aber Rami communicantes eines einzigen Segmentes treten mit zwei benachbarten Grenzstrangganglien in Verbindung.

Am unregelmäßigsten ist die Anordnung der Rami communicantes im Halsteil, was wohl teilweise darin seine Ursache finden mag, daß hier auch die Ganglien nicht mehr die Regelmäßigkeit einer segmentalen Reihenfolge aufweisen, sondern auf zwei oder drei (Ggl. cervicale sup. inf. und med.) zusammengeschmolzen sind. (Weitere Angaben hierüber sind aus den Lehrbüchern der Anatomie und bei VAN DEN BROEK [1908] zu ersehen.)

Wie schon HENLE (1871) beobachtet hat, geben die Rami communicantes, ehe sie den Grenzstrang erreichen, sehr feine Ästchen ab, die sich teilweise geflechtartig im Fettgewebe der Foramina intervertebralia verlieren, in das Periost des Wirbelkörpers eindringen, die Intercostalarterien begleiten und mit einem kleinen Zweig wieder in die Wirbelhöhle zurückkehren. Dieser rückläufige Ast vereinigt sich mit einem meist aus der hinteren Wurzel entspringenden Nervenfädchen zu dem von LUSCHKA (1863) entdeckten N. sinuvertebralis, der sein Ausbreitungsgebiet an den Rückenmarkshüllen und den dort befindlichen Venengeflechten sowie an den Wirbeln selbst besitzt. Auch kleine Ganglien wurden in dem an

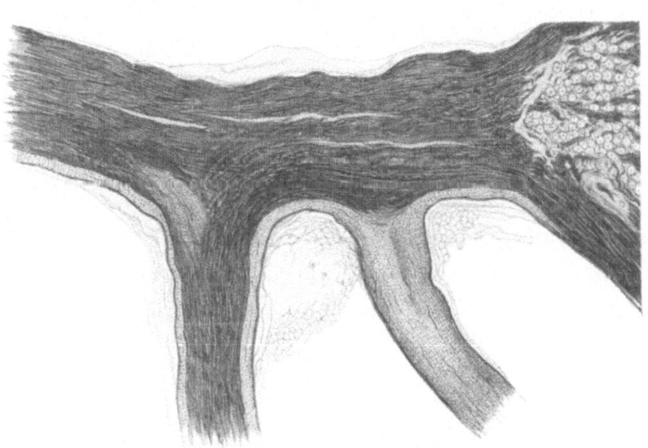

Abb. 49. Einmündungsstelle eines weißen und eines grauen Ramus comm. Mensch. Weigertmethode. (Nach L. R. MÜLLER.)

den Foramina intervertebralia befindlichen Nervengeflecht beobachtet.

Es war den alten Anatomen längst bekannt, daß in den Rami communicantes zweierlei Arten von Nervenfasern vorkommen: markhaltige (weiße) und markarme oder marklose (graue) Fasern. Beim Überwiegen der einen Faserart über die andere sprach man von Rami communicantes albi oder grisei. In der Mehrzahl der Fälle sind aber die weißen von den grauen Ästen nicht so deutlich zu unterscheiden, wie das in den Abb. 48 und 49 zu ersehen ist, sondern gewöhnlich birgt ein Ramus communicans beide Faserarten in verschiedener Menge in sich und führt daher auch den Namen „gemischter" Ramus communicans (Abb. 50).

Die Frage nach der Herkunft der in den Rami communicantes verlaufenden Fasern bereitete der Forschung schon erhebliche Mühe und scheint mir bis heute noch keine völlige Klarheit gefunden zu haben. Allerdings findet sich schon bei KÖLLIKER (1850) die Angabe vor, daß Fasern aus vorderer und hinterer Wurzel an der Bildung der Rami communicantes beteiligt seien, eine Ansicht, der sich auch später HENLE (1871) angeschlossen hat; in neuerer Zeit trifft man bei RANSON und BILLINGSLEY (1918), ROSSI (1922) und HIRT (1926) auf ähnliche Beobachtungen. Besonders die beiden letztgenannten Autoren konnten an Golgipräparaten den Verlauf von Fortsätzen der Spinalganglienzellen in die Rami communicantes hinein bei Embryonen von *Sperling, Schwein* und *Ente* deutlich demonstrieren. Abb. 51 mag die Zusammensetzung der Rami communicantes aus Fasern der vorderen und hinteren Wurzeln weiterhin veranschaulichen.

Auch J. CH. ROUX der nach Durchschneidung der vorderen und hinteren Wurzeln sowie nach Entfernung der Spinalganglien bei der *Katze* Degenerationserscheinungen an markhaltigen Fasern im Brustsympathicus erkennen konnte, schließt hieraus, wie mir scheint mit Recht, auf eine Beteiligung der vorderen und hinteren Wurzel an der Bildung der Rami communicantes und somit des Grenzstranges.

Da somit der Grenzstrang, gleich den Cerebrospinalnerven, seine Fasern aus vorderer und hinterer Wurzel bezieht, könnten die Rami communicantes gleichsam als Wurzeln des Sympathicus angesehen werden, wie KÖLLIKER (1850) bereits mit aller Schärfe hervorhob. Ganz so einfach liegen aber die Verhältnisse nicht. Bis jetzt war hauptsächlich nur von markhaltigen Fasern die Rede; in den Rami communicantes, vor allem in den Rami grisei, wo solche ausgebildet sein

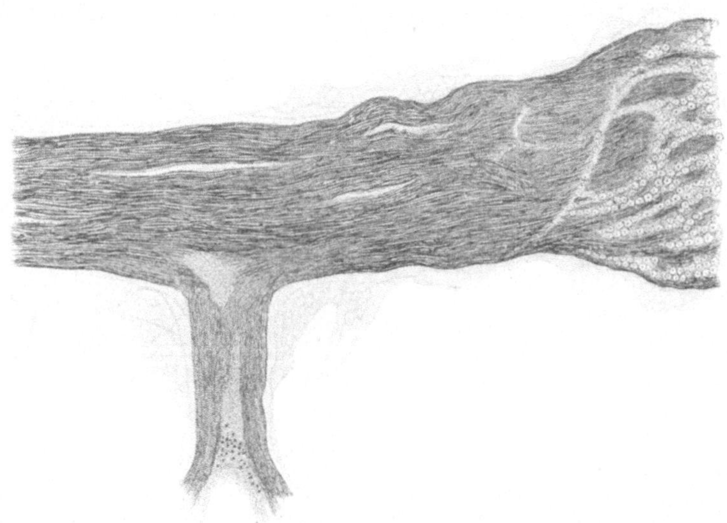

Abb. 50. Eintritt eines gemischten Ramus comm. in den II. Lendennerven. Mensch. Weigertmethode. (Nach L. R. MÜLLER.)

sollten, verlaufen aber noch eine Menge markloser Elemente. Ein großer Teil von ihnen scheint seinen Ursprung in den Zellen der sympathischen Grenzstrangganglien zu besitzen und von hier, wie seit langem bekannt ist, durch die Rami communicantes in die Cerebrospinalnerven einzumünden.

Die Rami communicantes sind also etwas mehr als „Wurzeln“ des Grenzstranges; sie bringen diesen außer mit dem Zentralnervensystem auch mit den peripherischen cerebrospinalen Nerven im engsten Zusammenhang. Wir können mit Sicherheit annehmen, daß in jedem Cerebrospinalnerven eine ganze Menge sympathischer Elemente eingeschlossen sind. Daß auch in vorderer und hinterer Wurzel, sowie in den Spinalganglien marklose, mit dem Grenzstrang in Verbindung stehende Fasern vorkommen, halte ich nicht für zweifelhaft. KÖLLIKER (1896), DOGIEL (1908), CAJAL (1911) und andere haben schon das Vorhandensein markloser Fasern in den Spinalganglien festgestellt, was im übrigen sehr leicht zu sehen ist.

Aus marklosen Fasern bestehende Korbgeflechte um die Ganglienzellen lassen sich häufig beobachten (Abb. 52); oft sind diese Fasergeflechte durch zahlreiche

Verbindungsfäserchen zu einem großen Nervenfaserkomplex miteinander verschmolzen. So nahe es auch liegen mag, die marklosen Fasern innerhalb der Spinalganglien dem sympathischen System zuzuweisen, so würde eine solche

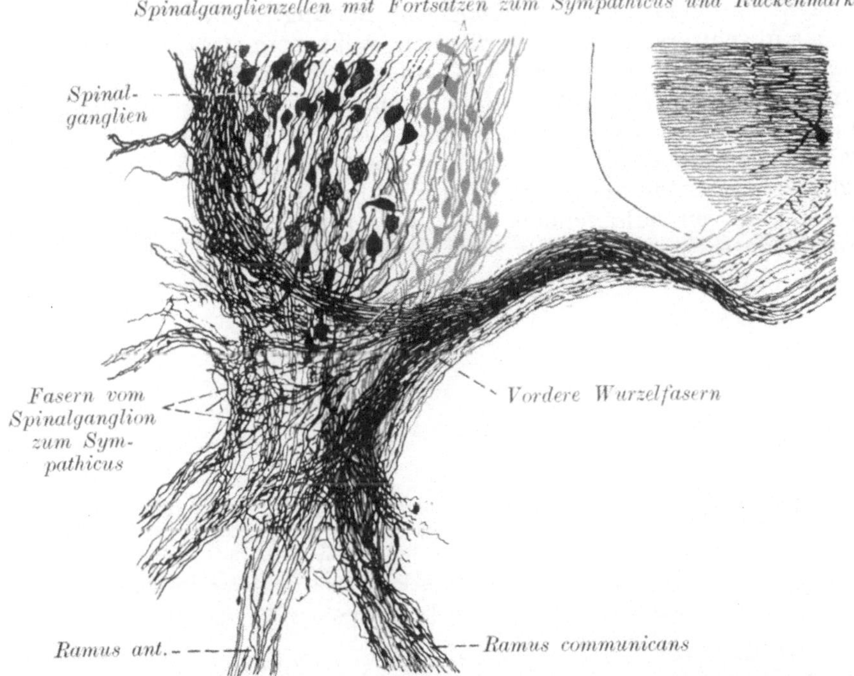

Abb. 51. Zusammensetzung der Fasern eines Ramus comm. Vordere Wurzel schwarz, Spinalganglienzellen und deren Fortsätze rot. *Entenembryo.* Golgimethode. Präparat von Geheimrat E. KALLIUS. (Nach HIRT.)

Schlußfolgerung doch die Kompetenz des Mikroskopikers überschreiten. Zur Prüfung irgendwelcher Beziehungen des Spinalganglions zum sympathischen Nervensystem muß demnach das Experiment zu Rate gezogen werden.

So fanden MARINESCO, WARRINGTON, GRIFFITH und RANSON nach Durchschneidung der Rami communicantes und des Grenzstranges in einer Anzahl von Spinalganglienzellen deutlich Tigrolyse; das scheint darauf hinzuweisen, daß zahlreiche Fasern im sympathischen System als Fortsätze der Spinalganglienzellen zu deuten sind.

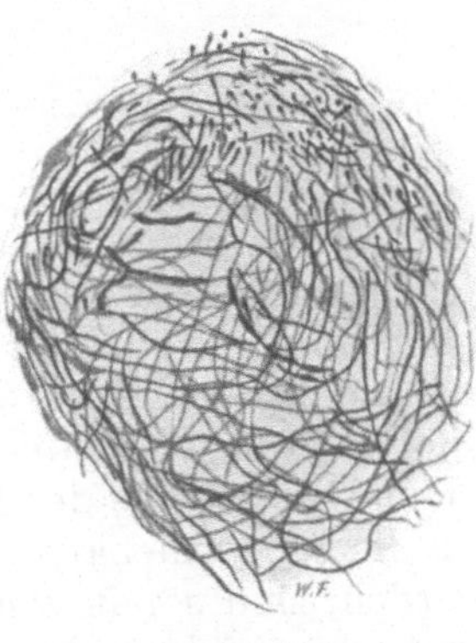

Neuerdings hat HIRT (1926) diese Frage eingehend geprüft und dabei gefunden, daß nach Entfernung der Niere und Durchschneidung der Nervi splanchnici minores eine Menge überwiegend mittlerer und kleinerer Nervenzellen des Spinalganglions vor allem in Höhe von D 13 tigrolysiert waren, während bei den großen Zellen nur an wenigen diese Erscheinung anzutreffen war. HIRT (1926) vermeint daher — besonders auf die sicher efferente Wirkung der Nervi splanchnici gestützt — den kleineren und mittleren Ganglienzellen einen viscero-motorischen und den großen Ganglienzellen in Übereinstimmung mit den oben erwähnten Autoren

Abb. 52. Korbgeflecht markloser Fasern um eine Spinalganglienzelle. Mensch. Natronlauge-Silber-Methode von O. SCHULTZE. Eigenes Präparat. (Aus BRAUS-ELZE: Anatomie.)

einen viscero-sensiblen Charakter zuschreiben zu müssen. Dies dürfte freilich schwer zu beweisen sein; auf jeden Fall läßt sich aber ein inniger Zusammenhang von Spinalganglienzellen mit Faserelementen des Grenzstranges nicht weiter leugnen.

Die Frage nach dem Markgehalt spielte in der gesamten Literatur über das sympathische Nervensystem insofern eine sehr wenig glückliche Rolle, als man nach der Stärke des Nervenmarkes die Zugehörigkeit einer Faser zum sympathischen oder cerebrospinalen System bestimmen zu können glaubte. In dieser Überschätzung morphologischer Betrachtung liegt eine Quelle verhängnisvoller Irrtümer. Es heißt die ungeheure morphologische Mannigfaltigkeit des peripheren Nervensystems in schwerstem Maße verkennen, wenn man etwa nach dem Querdurchmesser einer Faser entscheiden will, ob sie sympathischen oder cerebrospinalen Ursprungs sei. Dies wäre einfach, wenn alle von sympathischen Ganglienzellen entspringenden Fasern marklos und alle cerebrospinalen Fasern markhaltig wären. Dem ist aber nicht so; denn 1. können Fasern, die von sympathischen Ganglienzellen abstammen, sehr wohl markhaltig werden; 2. müssen die in den Cerebrospinalnerven verlaufenden, von den sympathischen Ganglien durch die Rami communicantes zugeströmten, großenteils marklosen Fasern kurz nach

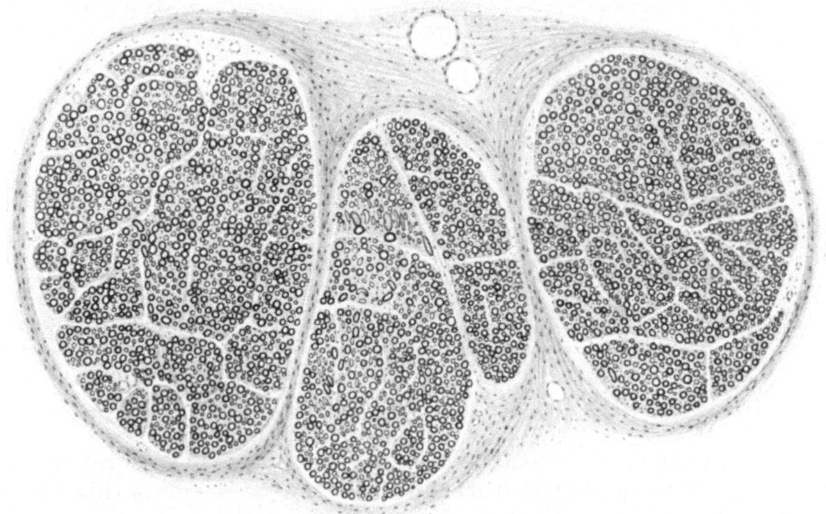

Abb. 53. Querschnitt durch den Lendensympathicus. Mensch. Osmium-Kalibichromat-Alaun-Cochenille. Imm. Ok. 2. Vergr. 60fach.

ihrem Eintritt in den Nerven sich wieder mit einer Markhülle überziehen, da es mir, entgegen den Angaben von RANSON (1911), nicht gelingen wollte, marklose Elemente in den Spinalnerven aufzufinden. Wenn sich in einem solchen Nervenquerschnitt auch Fasern von außerordentlicher Feinheit beobachten lassen, so schienen sie mir doch immer noch von einem feinen Markmantel umgeben zu sein; 3. können im Gewebe der Endorgane die cerebrospinalen Nerven — ich brauche nur an die subepithelialen, sensiblen Endgeflechte zu erinnern — ebenfalls marklos werden, sind somit von dort befindlichen marklosen sympathischen Nervenelementen gar nicht mehr zu unterscheiden; 4. können schließlich markarme Fasern auf sehr einfache Weise durch vielfache Aufteilung cerebrospinaler Fasern schon innerhalb ihres Nervenbündels auftreten.

Aus all dem resultiert, daß die morphologische Betrachtungsweise von Nervenfasern uns kein Mittel in die Hand gibt, über ihre Funktion irgendwelche Aussagen zu tun. Gedanken über die Zugehörigkeit von Nervenfasern zum sympathischen oder cerebrospinalen System müssen, wenn nicht morphologisch feststellbare Zusammenhänge mit bekannten Zellelementen jeden Zweifel ausschließen, unbedingt auf experimentelle Erfahrung gegründet sein.

Leider hat KÖLLIKER (1896), ohne recht ersichtlichen Grund und ohne den genügenden Beweis hierfür zu erbringen, alle markhaltigen, vom Spinalganglion in den Grenzstrang ziehenden Fasern für sensibel erklärt und den cerebrospinalen Fasern zugerechnet, was zur Folge hatte, daß in einer Menge von Arbeiten ohne weitere Kritik jeder im Sympathicusgebiet aufgefundenen, markhaltigen Faser eine sensible Eigenschaft und cerebrospinale Herkunft zugeschrieben wurde. Abgesehen davon, daß man, wie oben erwähnt, einer Nervenfaser ihre funktionelle Bedeutung niemals ansehen kann, scheint mir die Anschauung KÖLLIKERS (1896) insofern ein Fehler gewesen zu sein, als sie lediglich auf Grund rein physiologischer Befunde eine morphologische Einteilung peripherischer Nerven da vornahm, wo sie unbegründet und gar nicht am Platze war. Mit dem gleichen Recht könnte man dann auch die von den vorderen Wurzeln zum Grenzstrang ziehenden Fasern mit Markscheide den Cerebrospinalnerven zurechnen, worauf dann vom sympathischen System nicht mehr allzuviel übrig bliebe.

Damit aber nicht letzten Endes ein Streit nur um Worte entstehe, wenn man den physiologischen und morphologischen Sympathicusbegriff miteinander verwirrt, so sei hier ausdrücklich bemerkt:

Ich fasse alle durch die Rami communicantes zum Grenzstrang oder von diesem weg ziehenden Fasern, sowie die peripherischen Äste des Grenzstranges unter der morphologischen Einheit Sympathisches Nervensystem zusammen, gleichgültig, ob die Fasern efferenter oder afferenter Natur sind. Da eine Schmerzempfindlichkeit der inneren Organe vor allem bei Zug am Peritoneum von den Klinikern zweifelsfrei festgestellt wurde, da im Splanchnicus sicher sensible Fasern verlaufen (näheres siehe bei BRÜNING 1924, L. R. MÜLLER 1924, KAPPIS 1924, LEHMANN 1921, SCHILF 1926, STAHNKE 1926), da des weiteren in

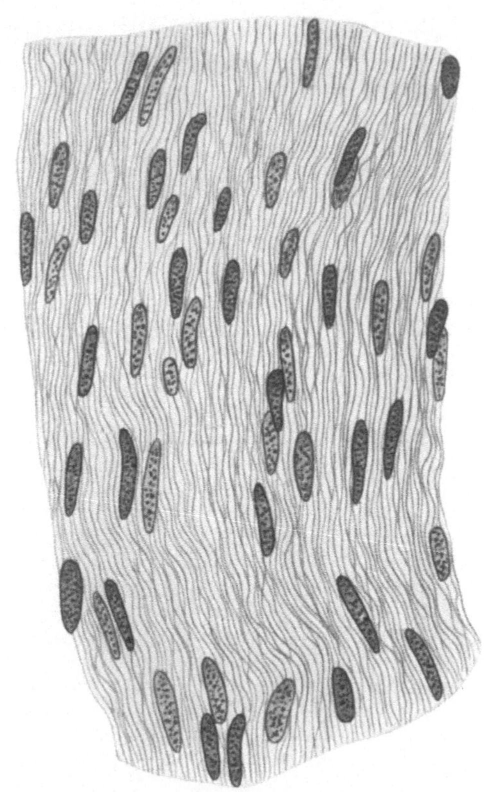

Abb. 54. Längsschnitt durch den Brustsympathicus. Mensch. Hämatoxylin-Eosin. Vergr. 750fach.

der Ausdehnung des Mesenteriums sensible Endigungen, wie VATER-PACINIsche Körperchen, zu beobachten sind, so liegt für mich keine morphologische Begründung vor, diese, nur an das Sympathicusgebiet gebundenen, afferenten Fasern einem anderen System als dem sympathischen zuzurechnen. Ich glaube, daß sich in diesem Falle die Morphologie um den physiologischen, augenblicklich gültigen Sympathicusbegriff, der nur efferente Fasern kennt, nicht weiter zu bekümmern braucht.

Daher halte ich es auch nicht für berechtigt, wenn MATSUI (1925), ROUX und andere die markhaltigen Fasern, die sie nach Durchschneidung der vorderen oder hinteren Wurzeln im Grenzstrang degeneriert fanden, den spinalen zuteilen.

Die durch die Rami communicantes für den Grenzstrang bestimmten Fasern ziehen, sobald sie in diesem angelangt sind, sowohl in cranialer, wie in caudaler

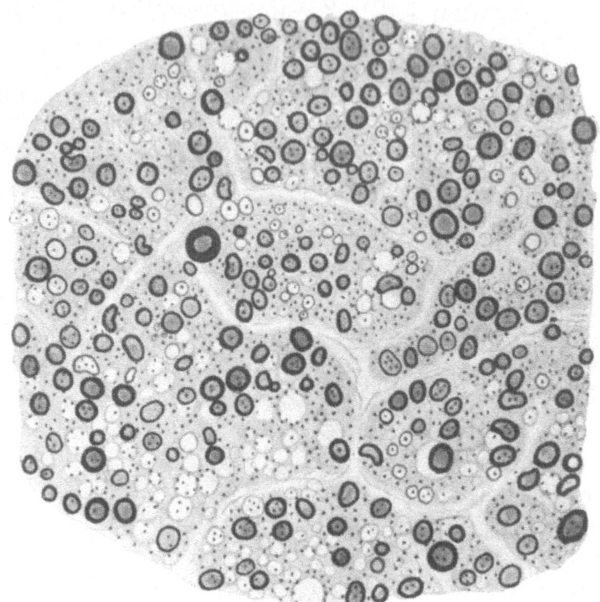

Abb. 55. Querschnitt durch den Halsgrenzstrang. Mensch. Osmiumsäure. Vergr. 800fach.

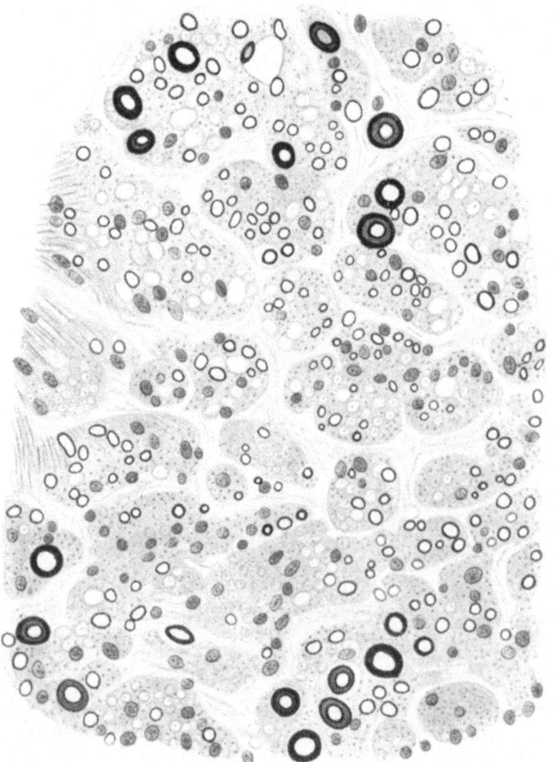

Abb. 56. Querschnitt durch den Brustgrenzstrang. Mensch. Osmium-Kalibichromat-Alaun-Cochenille. Vergr. 500fach.

Richtung weiter; ein Teil von ihnen scheint in dem zugehörigen sympathischen Ganglion sich in nicht weiter verfolgbare Äste aufzusplittern. Wie weit die zugeflossenen Nervenfasern innerhalb des sympathischen Systems reichen, läßt sich morphologisch nicht mehr feststellen; man kann dies, aus Gründen, die später noch erörtert werden sollen, mit dem Mikroskop allein eben nicht entscheiden.

Einen richtigen Weg für die Festsetzung des Verlaufes dieser Fasern bedeuten ohne Zweifel die Durchschneidungsexperimente mit nachfolgender Feststellung der nach dem Eingriff degenerierten Fasern. Derartige Experimente wurden am sympathischen System schon häufig ausgeführt (LANGLEY 1922, ROUX, RANSON und BILLINGSLEY 1918, LARSELL 1921, LAWRENTJEW 1925, MATSUI 1925, HESS und POLLAK 1926, E. S. JOHNSON 1918 u. a.). Doch scheint mir bei Bewertung der hier erzielten Resultate größte Vorsicht am Platze zu sein, da die wenigsten Autoren über die nötige, allerdings sehr schwierige histologische Technik verfügen, um Degenerationserscheinungen mit Sicherheit feststellen zu können. Bei markhaltigen Fasern, von denen gewöhnlich berichtet wird, mag man den Befunden noch eher einigen Glauben schenken; das Studium von degenerativen Veränderungen an marklosen Elementen birgt hingegen eine Menge außerordentlicher Schwierigkeiten in sich. Unsere Silbermethoden sind, wenn man nicht über ein sehr großes Untersuchungsmaterial verfügt, viel zu launisch, um sich auf den histologischen Befund allein allzusehr festzulegen. Ein Fehlen markloser Fasern und von ihnen ausgeführter Bildungen, wie Spiralfasern, Faserkörbe um Zellen usw., ist noch lange kein Beweis dafür, daß sie degeneriert sind; denn selbst am normalen und frischesten Material kann man diese Dinge sehr häufig aus irgendwelchen technischen Schwierigkeiten nicht zu Gesicht bekommen.

Rami internodiales. Diese stellen, wie oben erwähnt, die Verbindungsstücke zwischen den Grenzstrangganglien dar; sie sind im Querschnitt mehr platt als rundlich und setzen sich, je nach Abgabe von Teilästen, aus einer verschiedenen Anzahl größerer Nervenbündel zusammen (Abb. 53). Auf Längsschnitten, die nach den gewöhnlichen Methoden hergestellt sind, sieht man eine Reihe feiner, parallel nebeneinander verlaufender Fasern, in deren Begleitung die ebenfalls längsgestellten SCHWANNschen Zellen leicht erkennbar werden (Abb. 54). Auch Ganglienzellen lassen sich in den Rami internodiales gelegentlich beobachten, weshalb L. R. MÜLLER (1924) die letzteren langgestreckten Grenzstrangganglien gleichstellen will, eine Ansicht, der aber nicht ohne weiteres zuzustimmen ist, da die Anordnung der nervösen Elemente in den Ganglien sich von der in den Rami internodiales doch sehr verschieden gestaltet.

Was die Frage des Markgehaltes der Nervenfasern in den Rami internodiales anbelangt, so genügt schon ein Überblick bei schwacher Vergrößerung aus Abb. 53,

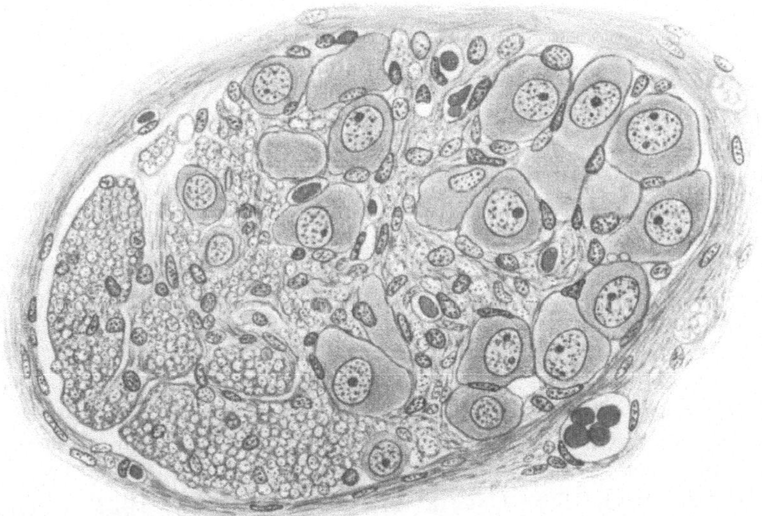

Abb. 57. Querschnitt durch das Gangl. cerv. supr. Menschlicher Embryo, 7 Monate. Osmium-Kalibichromat. Die Nervenfasern beginnen teilweise markhaltig zu werden. Vergr. 500fach. Imm.

daß eine beträchtlich große Zahl von Fasern mit einer Markscheide ausgestattet ist. Der in Abb. 9 dargestellte Längsschnitt zeigt des weiteren, daß die markhaltigen Fasern die verschiedenste Kaliberstärke aufweisen. Neben Fasern von ganz erheblicher Dicke lassen sich hier bereits auch solche von mittlerem und feinem Kaliber bemerken.

Am schönsten ist die ganze Stärkeskala markhaltiger Elemente aus dem in Abb. 7 dargestellten Querschnitt durch einen Teil des Ramus internodialis vom Brustsympathicus der *Katze* zu ersehen. Es besteht ein kontinuierlicher Übergang vom stärksten bis zum allerfeinsten Kaliber, weshalb Versuchen mancher Autoren, die Fasern in starke, mittelstarke und dünne einzuteilen, kein recht ersichtlicher Wert beizumessen ist. Auch marklose Fasern treten in den Querschnitten in reichlicher Menge hervor, was ebenfalls Abb. 7 zeigen mag; ihre Zahl scheint eine sehr schwankende zu sein. Die von O. SCHULTZE zuerst im Innern des Neuroplasmas erkannte Lage von zahlreichen SCHWANNschen Kernen läßt sich an ihnen besonders deutlich ersehen (Abb. 12). Weitere Einzelheiten hierüber siehe Band IV des v. MÖLLENDORFFschen Handbuches der mikr. Anatomie.

Die Abb. 55 und 56 geben noch Querschnitte durch Rami internodiales vom menschlichen Hals- und Brustgrenzstrang wieder. Aus dem Studium der gezeigten Abbildungen geht hervor, daß es in der Anordnung der markhaltigen Fasern in den verschiedenen Regionen des Grenzstranges keinerlei Regeln gibt. Sämtliche Nervenfaserarten scheinen wahllos durcheinander gewürfelt zu sein; man kann also nicht aus ihrer Lage und Beschaffenheit Halsteil vom Lendenteil unterscheiden. Die Fasern verlaufen in den Rami internodiales nach aufwärts und abwärts; sie stammen zum Teil aus den Rami communicantes, zum Teil sind sie als Fortsätze der in den Grenzstrangganglien befindlichen Nervenzellen zu betrachten. Doch lassen sich diese Fortsätze von den durch die Rami communicantes zugeströmten Fasern nicht unterscheiden.

Die Bildung des Nervenmarkes im sympathischen Grenzstrang scheint beim Menschen etwa im sechsten Foetalmonat ihren Anfang zu nehmen; wenigstens kann man um diese Zeit, wie auch O. Schultze (1906) bemerkt, mit Osmiumsäure schon allerfeinste Markhüllen zur Darstellung bringen (Abb. 57).

B. Die Ganglien.

Dem Ausbreitungsgebiet des sympathischen Nervensystems verleiht eine ungeheure Menge von Ganglienzellen ein besonderes Charakteristikum; die Nervenzellen sind entweder zu geschlossenen, mit einer bindegewebigen Kapsel umhüllten Ganglien von der allerverschiedensten Größe angehäuft, oder sie kommen einzeln oder in kleinen Gruppen im Verlaufe aller sympathischen Nerven vom Grenzstrang fast bis zur Endausbreitung im Erfolgsorgan vor. Im Grenzstrang bilden sie kleine, knötchenartige Anschwellungen, die in segmentaler Gesetzmäßigkeit aneinander gereiht sind und, im Cervicalteile auf drei größere Ganglien reduziert, als Ganglion cervicale sup. med. und inf. in Erscheinung treten. Das Ganglion cervicale med. kann beim Menschen fehlen.

Mit der Histologie der im Grenzstrang befindlichen Nervenzellen haben sich schon seit langer Zeit eine große Anzahl von Autoren immer wieder beschäftigt (Apolant 1896, Arndt 1874, Arnold 1865, Cajal 1905, Dehler 1895, Dogiel 1895, van Gehuchten 1892, Greving 1921, Henschen 1904, Herzog 1926, Huber 1900, Kölliker 1896, Castro 1917, Lawrentjew 1924, v. Lenhossék 1894, Juschtschenko 1897, Marinesco 1909, L. R. Müller 1924, Michailow 1908, Nordkemper 1921, Pitzorno 1912, W. Fick 1926, Remak 1847, Retzius 1892, Sala 1893, Smirnow 1890, Tokura 1925). Ein Teil der Arbeiten, vor allem diejenigen vor Einführung der Silbermethoden, ist heute veraltet; auch die mit der Golgimethode erzielten Resultate besitzen keinen allzugroßen Wert mehr. Erst die Cajalsche und Bielschowskysche Silbermethode vermochten den Aufbau der sympathischen Ganglien näher zu erschließen.

Vor allem haben Cajal (1911), Dogiel (1895), Michailow (1908) und andere die Gestalt der sympathischen Ganglienzelle dadurch zu erfassen gesucht, daß sie möglichst auffallend aussehende Formen aus der ganzen Zellmasse gleichsam herausnahmen, als Maßstäbe oder „Typen" benutzten und hiernach die übrige Menge von Zellen in zugehörige Sondergruppen einzureihen versuchten; hierbei kam vor allem Länge oder Aussehen der Zellenausläufer als gewöhnlichstes, weil am leichtesten zu erkennendes Kriterium in Anwendung. Ein solches Vorgehen liegt scheinbar in der Natur des Objektes begründet. Man braucht nur bei schwacher oder mittlerer Vergrößerung einen Schnitt durch ein sympathisches Ganglion zu mustern, so fallen sogleich aus einer Menge wenig charakteristischer Zellelemente ein paar große, häufig auch etwas dunkler tingierte Formen ins Auge. Gerade diese wenigen Zellen als Typen zu benutzen, ist man nur gar zu leicht geneigt, obwohl sie in die morphologischen Verhältnisse der Hauptzellmasse nur wenig Einblick gewähren. Die zweite Ursache, jede Typenaufstellung abzulehnen, liegt in dem enormen Formenreichtum der Ganglienzellen; alle Typen würden daher, was auch die Autoren zugestehen, durch „Übergänge" fließend miteinander verbunden sein, womit mir aber dann die Notwendigkeit ihrer Prägung nicht im geringsten gegeben erscheint.

Ein Aufstellen von Zelltypen hätte nur dann Zweck, wenn wir hierbei über die Funktion des betreffenden Typus eine bestimmte Angabe leisten könnten. Hierzu sind wir aber nicht imstande; auch DOGIELS (1895) Bezeichnung motorischer und sensibler Ganglienzellen innerhalb des Sympathicus ist rein willkürlich und entbehrt jeder Beweiskraft. Ich unterlasse daher eine Klassifikation der Ganglienzellen und erwähne nur aus historischen Gründen CAJALS (1911) Einteilung derselben in a) Zellen mit kurzen Dendriten, wozu der „Glomerulotypus" gerechnet wird, b) Zellen mit langen Dendriten, c) Zellen mit langen und kurzen Dendriten. L. R. MÜLLER (1924) nennt Zellen mit langen Dendriten „Sternzellen", mit kurzen, hakenartigen Dendriten „Kronenzellen".

Die für den Bau des Zentralnervensystems früher maßgebliche Neuronentheorie hat auch für das Sympathicusgebiet fast alle Forscher dazu verleitet,

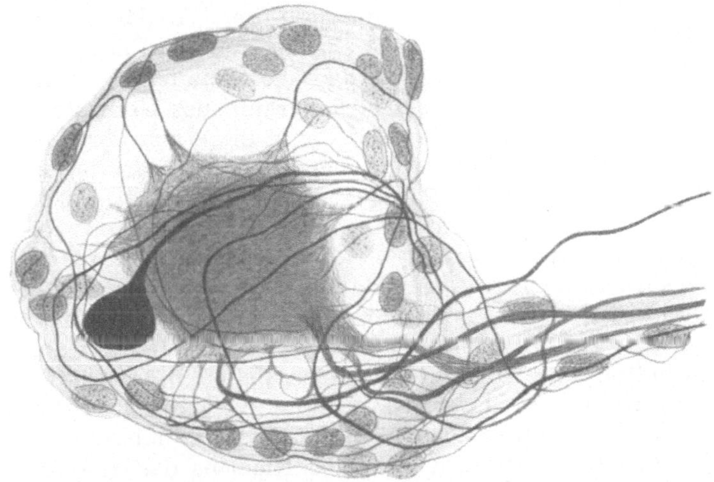

Abb. 58. Nervenzelle mit Endplättchen. Gangl. cerv. supr. Mensch. Bielschowskymethode. Vergr. 1000fach.

hier ähnliche Aufbauverhältnisse anzunehmen, mit anderen Worten, den Zellausläufern eine funktionelle Deutung zuzuschieben und den Neuriten und die Menge der Dendriten zu unterscheiden. Die „Entdeckung des Neuriten" der sympathischen Ganglienzelle nimmt CAJAL(1911) für sich in Anspruch, obwohl er freilich sogleich die Einschränkung, daß es oft große Mühe mache, den Neuriten zu erkennen, seiner „Entdeckung" auf dem Fuße folgen läßt. Leider haben fast alle auf dem Sympathicusgebiet tätigen Autoren, darunter KÖLLIKER (1896), RETZIUS (1892), DOGIEL (1895), L. R. MÜLLER (1924), sich die CAJALsche Anschauung zu eigen gemacht und, wenn man die von ihnen gelieferten Abbildungen genau daraufhin besieht, irgendeinem beliebigen Zellausläufer rein willkürlich die Eigenschaften des Neuriten zugeteilt. Nur wenige Autoren, wie E. MÜLLER (1892), lassen die Frage, den Neuriten zu bestimmen, unentschieden.

Es unterliegt nun keinem Zweifel, daß eine Einteilung der Zellausläufer in Neuriten und Dendriten nur aus der mikroskopischen Betrachtung heraus eine Unmöglichkeit darstellt. Tausende von Zellen, die ich in dieser Hinsicht durchmustert habe, ließen nicht die geringste Handhabe zu, den Neuriten morphologisch auch mit einer nur irgendwie annähernden Bestimmtheit festzulegen.

Allerdings ist für ein Studium derartiger Details eine sichere Technik notwendig; die Golgimethode ist hierbei nicht mehr zu verwerten. Besonders BIELSCHOWSKYS ausgezeichnete Silbermethode zeigt auf das Klarste, daß es sogenannte „frei endigende" Dendriten an der sympathischen Ganglienzelle überhaupt nicht gibt; niemals vermochte ich derartige Dinge an gut imprägnierten Präparaten wahrzunehmen. Schien ein Zellfortsatz frei zu enden, so war er bei genauer Kontrolle stets infolge Ausbiegens in eine andere Objektebene abgeschnitten worden.

Da bekanntlich die feinsten Nerven einer Darstellung oft große Schwierigkeiten entgegensetzen, so tritt natürlich gerade bei den dünnsten Fortsätzen das Trugbild einer freien Endigung am leichtesten hervor. Bei vollkommener Imprägnierung verschwinden jedoch alle freien Nervenenden; wir sehen die feinsten Fortsätze in die Kapsel eindringen, auch diese wieder verlassen und sich in ein ungeheueres Fasergewirr innerhalb des Ganglions hineinverlieren in unauflösbaren Wegen.

Es ist somit für alle sympathischen Ganglienzellen ein charakteristisches Merkmal, daß sie einen Unterschied zwischen Dendriten und Neuriten niemals erkennen lassen und daß, wenigstens innerhalb der Ganglien, ihre Fortsätze sehr lang sein müssen, da ich das Ende eines solchen, von den Endplättchen abgesehen, nicht auffinden konnte. Diese morphologische Grundeigenschaft der sympathischen Zellen gilt sowohl für diejenigen innerhalb des Grenzstranges und seiner vorgelagerten Gangliengeflechte, wie für die in die Wand der Eingeweide hineinversenkten Elemente. Sämtliche beigegebenen Abbildungen von Ganglienzellen zeigen in dieser Beziehung die gleiche Erscheinung. In der Zeichnung frei endigende Fortsätze entsprechen also nicht der Wirklichkeit, aus Gründen, die ich oben angegeben habe.

Hieraus resultiert ohne weiteres, daß jeder Versuch, einem Zellfortsatz eine funktionelle Deutung zu verleihen, zum Scheitern verurteilt ist; es steht nach dem histologischen Befund nichts im Wege, alle Fortsätze für Neuriten oder für Dendriten zu halten oder für beides zugleich. Jede Unterscheidung in Dendriten oder Neuriten ist hier ein Akt reiner Willkür, wenn wir von den Endplättchen einmal absehen. Daß durch die geschilderten anatomischen Verhältnisse die LANGLEYSche Hypothese, die mit Hilfe des Nicotins das gesamte sympathische System aus einem präganglionären und postganglionären Neuron bestehen läßt, nicht gefestigt wird, liegt auf der Hand. Hierauf wird noch zurückzukommen sein.

TOKURA (1925) hat im Ganglion cervicale bei der *Katze* unipolare Zellen beobachtet, die vom Ganglion nodosum vagi abstammen und sensibler Natur sein sollen; ein Beweis für beide Thesen wird aber nicht erbracht.

Auf zwei Eigentümlichkeiten der Zellfortsätze, in verschiedenen Fällen eine erhebliche Oberflächenvergrößerung nervöser Substanz hervorzurufen, sei noch besonders hingewiesen. Zunächst können manche Fortsätze tatsächlich frei enden, aber nicht etwa wie eine Blitzableiterspitze, sondern mit einem rundlichen, längsovalen oder auch birnförmigen Gebilde, dem sogenannten Endplättchen (Abb. 58 und 65). Das Zytoplasma dieser Endapparate unterscheidet sich mit seinem feinen, neurofibrillären Gefüge nicht weiter von dem des zugehörigen Zellleibes. Gelegentlich erhält ein solches Endplättchen eine eigene, bindegewebige Hülle (Abb. 65); es kann unter Umständen in beträchtlicher Entfernung von der zugehörigen Zelle aufgefunden werden. Ist das Verbindungsstück zwischen Endplättchen und Zelle nur sehr klein, so haben wir die sogenannten „kolbigen" Fortsätze vor uns, die vor allem an den Ganglienzellen des Herzens und der Harnblase gelegentlich zu beobachten sind (Abb. 39).

Der zweite Modus, die nervöse Substanz zu vergrößern, besteht darin, daß irgendein Fortsatz um den zugehörigen Zellkörper eine Anzahl von Spiraltouren herum-

legt oder in unmittelbarer Nähe der Zelle einen oft schwer durchdringlichen
Knäuel mit einer großen Menge unregelmäßiger, auf das Engste neben- und übereinander gelagerter Schlingen entwickelt (Abb. 59). Ein solcher Knäuel kann
auch von mehreren Fortsätzen der gleichen Zelle gebildet werden; es sind dann
sehr häufig Fasern benachbarter Zellen oder allerfeinste, von irgendwoher kommende marklose Fäserchen mit hinein verflochten. In den meisten Fällen fehlt
die Knäuelbildung.

Die sympathischen Ganglienzellen sind gewöhnlich von einer bindegewebigen
Kapsel umgeben; es handelt sich hierbei um feinste Fibrillen, zwischen denen
eine Menge von kleinen längsovalen Kernen eingestreut liegen. Da Zellgrenzen
nicht zu sehen sind, so haben wir wahrscheinlich eine syncytiale Masse vor uns.
Oft werden mehrere Nervenzellen von einer gemeinsamen Kapsel eingeschlossen
oder Kapselelemente benachbarter Zellen gehen unmerklich ineinander über.

Durch die oben gelieferten morphologischen Beobachtungen wird die Individualität der sympathischen Ganglienzelle mit ihrem Fortsatz, das angebliche
„Neuron“, sehr in Frage gestellt. Dies tritt noch mehr in Erscheinung, wenn wir
die Zellen in ihrem Verbande innerhalb eines Ganglions etwas näher betrachten.

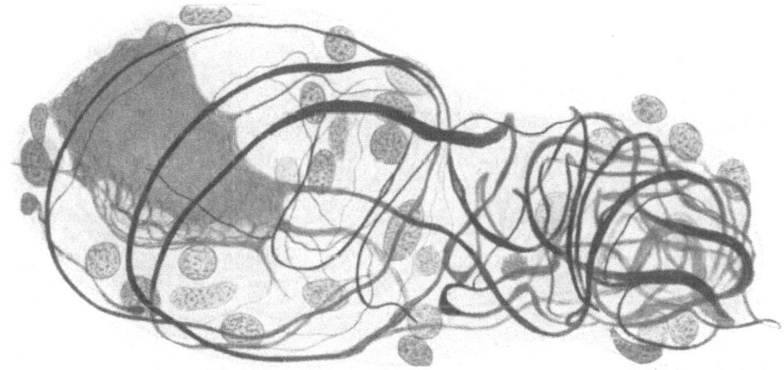

Abb. 59. Nervenzelle mit Knäuelbildung eines Fortsatzes. Gangl. cerv. supr. Mensch. Bielschowskymethode.
Vergr. 900 fach.

In guten Bielschowskypräparaten fällt am meisten das Fehlen jeglicher freien
Nervenendigungen auf; wo sie hervortreten, handelt es sich, wie mit der Mikro-
meterschraube unschwer festzustellen ist, um abgeschnittene Fortsätze. Unwill-
kürlich drängt sich hierbei der Gedanke auf, daß eine Ganglienzelle im Grunde eine
kernhaltige Anhäufung neurofibrillärer Substanz an einer Stelle repräsentiert, wo
eine Anzahl von Nervenfasern verschiedensten Kalibers miteinander zusammentreffen. Sie würde demnach, wenigstens morphologisch gedacht, die Rolle eines
REMAKschen Knotenpunktes innerhalb eines nervösen Endnetzes übernehmen,
somit einer SCHWANNschen Zelle entsprechen, der sich an der Kreuzungsstelle
markloser Nervenfäserchen vorfindet.

Der Schluß liegt sehr nahe, die sympathischen Ganglienzellen gleichsam als
Kern und Tigroid enthaltende, plasmatische Verdichtungsstellen eines ungeheuer
komplizierten Neuroreticulums aufzufassen. Ein Vergleich mit embryonalen
Mesenchymzellen würde aber zu oberflächlich sein, um den morphologisch wohl
unauflösbaren Konstruktionsverhältnissen des nervösen Apparates nur einiger-
maßen Rechnung zu tragen; das Tertium comparationis wäre hierbei nur auf die
Lage der Ganglienzellen wie der Reticulumzellen an Knotenpunkten von Fasern
zu beschränken, wie wir das auch im Nervensystem bei *Wirbellosen* sehen können.
Sonst ist jede weitere Vergleichung des sympathischen Systems mit embryonalem
Mesenchym sorgfältig zu vermeiden.

4*

Das geht schon daraus hervor, daß es mir niemals gelungen ist, direkte plasmatische Verbindungen benachbarter Ganglienzellen aufzufinden. Möglicherweise kommen sie hin und wieder einmal vor; die Beobachtungen von Michailow (1911) und Cole (1925) sowie die Explantationsversuche von Maximow (1925) weisen darauf hin. Doch darf dies niemals dazu verleiten, plasmatische Verbindungen benachbarter Nervenzellen als allgemein gültig anzunehmen. Vielmehr müssen die plasmatischen Verbindungen zwischen den Ganglienzellen sich über sehr beträchtliche Zwischenräume, vielleicht sogar über mehrere Ganglien hinüber erstrecken, worin auch die Ursache gelegen ist, daß man sie in einem einzigen Schnitt niemals zu sehen bekommt. Das Fehlen jedweder Nervenendigungen ist gar nicht anders als durch die Annahme eines plasmodialen, nach dem Gewirr der Nervenfasern freilich ungeheuer verwickelten Baues des sympathischen Systems zu erklären. Daß das so häufige Mißlingen vieler Durchschneidungsexperimente in dieser Netzkonstruktion des sympathischen Nervensystems zum Teil begründet liegt, scheint mir durchaus annehmbar.

Nicht gar zu selten kommen Fälle zur Beobachtung, wo benachbarte Ganglienzellen sich so sehr mit ihren Fortsätzen ineinander hineinverhaken und ver-

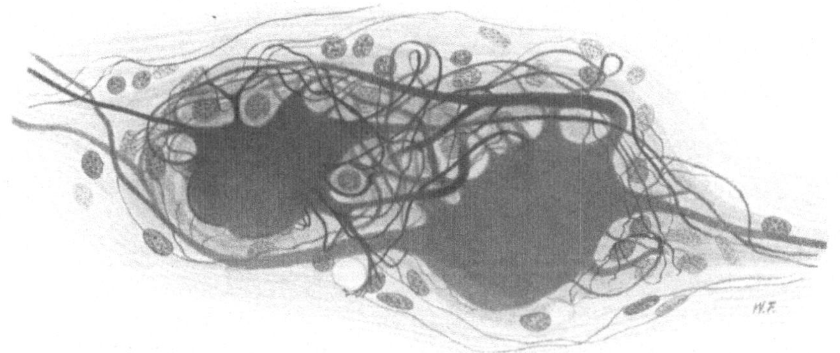

Abb. 60. Zwei mit ihren Fortsätzen ineinander verflochtene Nervenzellen. Gangl. cerv. supr. Mensch. Natronlauge-Silber-Methode von O. Schultze. (Aus Braus-Elze: Anatomie, Bd. 3.)

flechten, daß man die Zugehörigkeit vieler von diesen Fäserchen zur einen oder anderen Zelle häufig unmöglich mehr mit Sicherheit bestimmen kann (Abb. 60, 61, 62). Cajal (1905) hat zuerst derartige Zellgruppen beobachtet und mit „Glomerulotypus" bezeichnet. So nahe es liegt, in einem solchen Fasergewirr nach direkten plasmatischen Verbindungen zwischen den beiden Zellen zu suchen, so konnte ich gerade hier keine direkten Zusammenhänge plasmatischer Zellsubstanz zweifelsfrei auffinden. Das Studium solcher Verbindungen wird sehr häufig noch dadurch erschwert, daß in den aus Fortsätzen von beiden Zellen zusammengeballten Nervenknäuel noch eine Anzahl allerfeinster, aus der Ferne kommender markloser Nervenfäserchen sich hineinverwickeln und die Verhältnisse hierdurch um ein Erhebliches komplizieren (Abb. 60).

In anderen Fällen vereinigen sich die Fortsätze mehrerer Nervenzellen erst in weiterer Entfernung von den Zellkörpern zu einem solchen Knäuel (Abb. 61), wobei sie häufig ihr Kaliber plötzlich stark verringern und ein allerfeinstes Fasergewirr hervorzaubern; auch eine Menge von kleinen Kernen, wohl bindegewebiger Natur, ist darin zu beobachten. Schließlich vermögen einzelne Fortsätze, um ihre zugehörigen Zellkörper durch eine Anzahl von Spiral- oder Kreistouren besondere Geflechte, „Körbe", entstehen zu lassen, ehe sie mit Fortsätzen benachbarter Zellen an die Bildung jener Faserknäuel herantreten (Abb. 62). Gewöhnlich sind zwei Zellen mit ihren Fortsätzen zu einem Knäuel ineinander verflochten; es können aber auch drei und mehr Zellen eine derartige, auf engstem Raume zusammengehäufte Fasermasse mit ihren Ausläufern entstehen lassen.

Daß in diesem Fasergewirr, wo die Ausläufer der einen Zelle mit denen der benachbarten in hundertfältigen Kontakt geraten, eine Übertragung der Erregung von Zelle zu Zelle stattfinden kann, scheint mir durchaus wahrscheinlich. Die Knäuel, in denen frei endigende Fasern niemals zu sehen sind, stellen keine eigentlichen Endapparate dar, da viele Fortsätze, die an ihrer Bildung beteiligt waren, die Geflechte wieder verlassen und durch das Ganglion in nicht mehr fest-

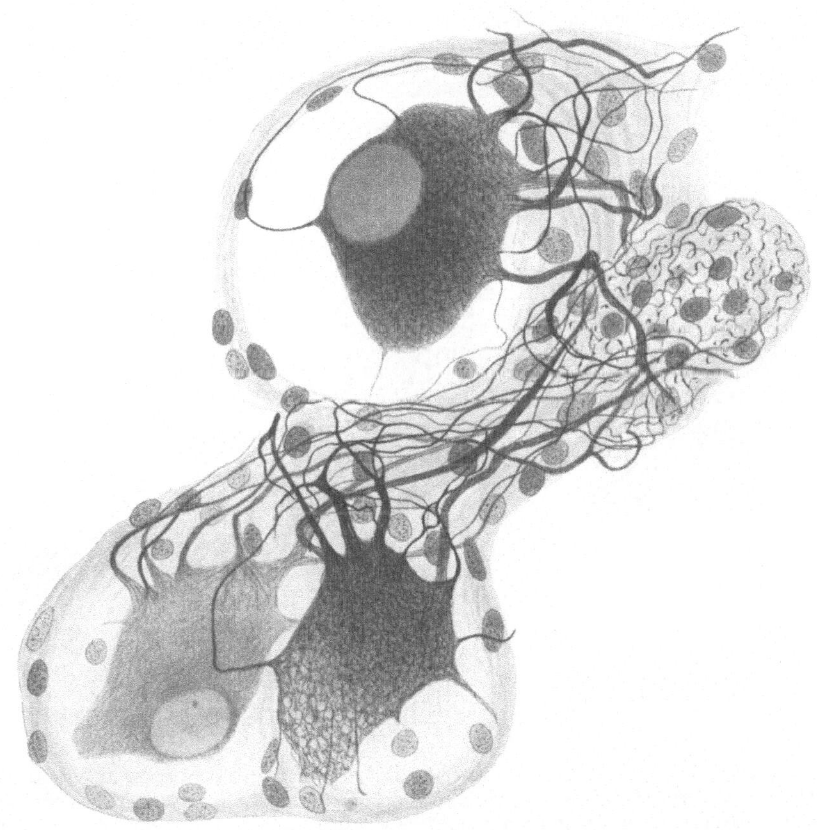

Abb. 61. Drei Nervenzellen mit Knäuelbildung ihrer Fortsätze. Gangl. cerv. supr. Mensch. Bielschowskymethode. Vergr. 900fach.

stellbarer Richtung weiterziehen. Im übrigen ist diese nervöse Faserverdichtung der Knäuel keineswegs allein an die sympathischen Ganglien gebunden, sondern man kann sie auch im intramuralen Abschnitt des sympathischen Systems des öfteren beobachten.

Es ist zweifellos ein Verdienst von LANGLEY (1922), gezeigt zu haben, daß mit Hilfe des Nicotins die Leitung jeder efferenten sympathischen Faser innerhalb eines peripheren sympathischen Ganglions unterbrochen werden kann; hieraus schloß LANGLEY (1922), daß die efferente sympathische Leitungsbahn aus zwei hintereinander geschalteten „Neuronen" sich aufbauen müsse. Diejenige Faser, die wahrscheinlich in der Seitenhorngruppe des Rückenmarkes ihren Ursprung

nimmt und in einem sympathischen Ganglion an einer Nervenzelle ihr Ende finden
soll, nannte er präganglionär; der Fortsatz, der hinwiederum aus der von der
präganglionären Faser umfaßten Ganglienzelle entspringt und schließlich im Erfolgsorgan endigt, hieß der postganglionäre. Es kann hier selbstverständlich keine
Kritik der Nicotinmethode gegeben werden. Daß sie nicht ganz zuverlässig arbeitet, geht aus den Angaben von SCHILF (1926) hervor, wonach ihre Wirkung
bei verschiedenen Warmblütern „nicht immer die gleiche" sein soll, wonach der
Hund „relativ recht unempfindlich gegen Nicotin ist" und anderes mehr. Wie
dem auch sei, es genügt zu wissen, daß man die Leitung einer efferenten sympathischen Bahn mit Nicotin unterbrechen kann.

Die Ansicht von GASKELL (1916), wonach alle präganglionären Fasern markhaltig, die
postganglionären dagegen ohne Markscheide seien, ist eine reine Spekulation. Schon LANG-
LEY (1922) und KÖLLIKER (1896) haben markhaltige Fasern aus sympathischen Zellen ent-

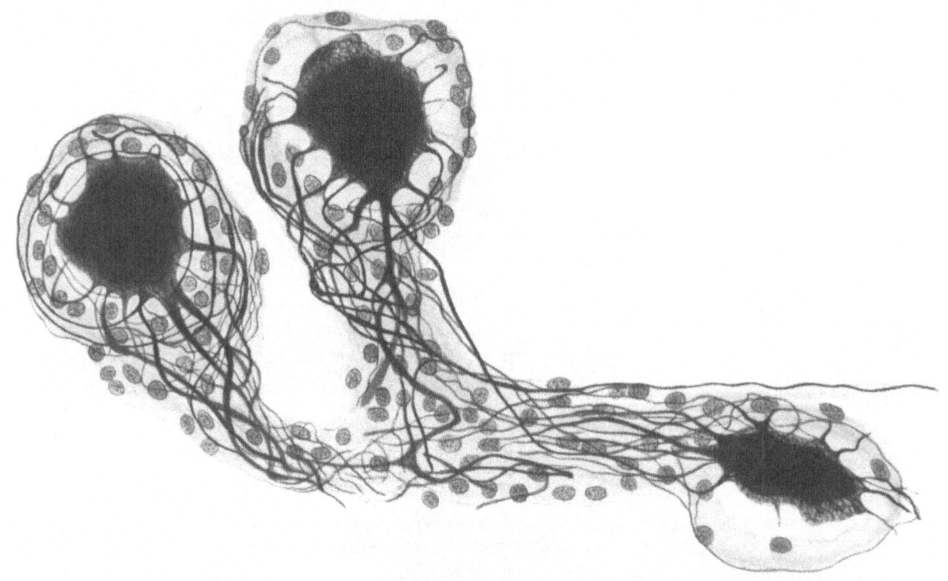

Abb. 62. Drei Nervenzellen mit Knäuelbildung ihrer Fortsätze. Gangl. cerv. supr. Mensch.
Bielschowskymethode. Vergr. 500fach.

springen sehen; im übrigen hat es überhaupt keinen rechten Sinn, nach dem Markgehalt
einer Faser auf ihre Funktion zu schließen, da die gleiche Faser ihre Markscheide verlieren
und sich wieder mit einer solchen umhüllen kann.

Das die Morphologie hierbei interessierende Problem scheint mir nun darin zu
liegen, ob eine durch Nicotin bewirkte Unterbrechung der Leitung unter allen
Umständen auch eine morphologisch feststellbare Unterbrechung der nervösen
Bahn zu bedeuten hat, wie dies seit LANGLEY (1922) mit zahllosen, leider aber
nur schematischen Abbildungen erläutert wird. Es stellt immer ein Wagnis dar,
auf Grund experimenteller Beobachtung anatomische Einrichtungen zu konstruieren. Ist aber der Schluß LANGLEYS (1922) richtig, so müssen in allen
sympathischen Ganglien eine Menge von Nervenendigungen um die Zellen aufzufinden sein, d. h. genauer ausgedrückt: es muß sich an jeder sympathischen
Ganglienzelle eine Endigung einer Nervenfaser erkennen lassen.

Verzweigungen von Nervenfasern in Form von korbartigen Geflechten (nids
péricellulaires) scheint zum ersten Male CAJAL (1905) genauer beschrieben zu haben,
indem er Dendriten sympathischer Ganglienzellen auf diese Weise an benach-

barten Zellen ein Ende finden läßt. VAN GEHUCHTEN (1892), RETZIUS (1892), SALA (1893), v. LENHOSSÉK (1894), KÖLLIKER (1896) und JUSCHTSCHENKO (1897) gelangten mit der Golgimethode ebenfalls zur Darstellung derartiger, pericellulärer oder circumcellulärer Geflechte; die mit der Methylenblaumethode erzielten Abbildungen von DOGIEL (1895), HUBER (1900) und MICHAILOW (1908) bringen das gleiche Resultat zur Wiederholung. In neuerer Zeit haben sich HERZOG (1926), GREVING (1921) und LAWRENTJEW (1924) mit dem Problem der Endigungsweise von Nervenfasern an sympathischen Ganglienzellen beschäftigt.

GREVING (1921) unterscheidet fünf Typen einer solchen Endigungsweise: 1. die grobe Schlinge, 2. die Endaufsplitterung, 3. die kapsuläre Geflechtbildung, 4. das pericelluläre Geflecht, 5. das knäuelartige Geflecht nach CAJAL (1911). Die Mehrzahl dieser „Endgeflechte" soll sich teils auf, teils unterhalb der bindegewebigen Kapsel vorfinden; ihre Herkunft — und das ist gerade das Wichtigste an der Sache — konnte GREVING (1921) niemals feststellen. Es ist also zunächst unbewiesen, daß diese Geflechte ihre Bildung „präganglionären" Fasern verdanken.

Es hat nur wenig Zweck, sich auf eine detaillierte Schilderung dieser pericellulären Faserkörbe einzulassen; ihr Formenreichtum ist ebenso groß, wie derjenige der Ganglienzellen. Nur auf einen Punkt sei besonders hingewiesen: Stets sind mehrere, manchmal sogar mehrere Dutzend von Nervenfasern an der Bildung der Korbgeflechte beteiligt. Im Grunde stellen die pericellulären Geflechte nichts anderes als höchst verwickelte Fasergewirre dar und gleichen somit völlig den oben erwähnten Knäueln nur mit dem Unterschiede, daß sie mit ihrer Fasermasse noch eine Ganglienzelle umschließen.

In der Tat unterscheiden sich die pericellulären Geflechte in ihrem Aufbau nicht im geringsten von den knäuelartigen Bildungen; hier wie dort finden wir ein vollständig

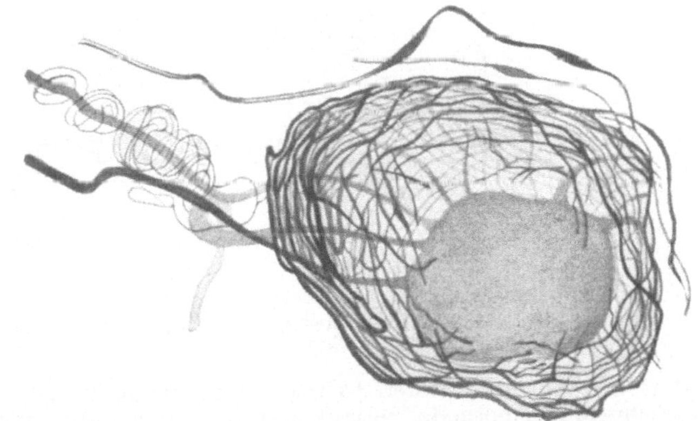

Abb. 63. Nervenzelle mit Korbgeflechtbildung sowie mit einer „Spiralfaser" um einen ihrer Fortsätze. Gangl. cerv. supr. Mensch. Natronlauge-Silber-Methode von O. SCHULTZE.

geschlossenes Fasergewirr, hier wie dort fehlen freie Nervenenden vollkommen. Niemals stellt ein Zellkorb das Produkt einer einzigen Nervenfaser dar, wie dies im Schema demonstriert zu werden pflegt. Er verdankt stets seine Entwicklung mehreren Fasern, gleichgültig ob vom stärksten oder allerfeinsten Kaliber, und kann sehr gut als ein über die Zelle wie eine Hülle herübergezogener Faserknäuel gedacht werden (Abb. 63).

Hieraus resultiert, daß wir in diesen Korbgeflechten so wenig eine bestimmte Endigung einer präganglionären oder sonstigen Faser vor uns haben als in den Faserknäueln, da ja nichts von dem Aufhören einer oder mehrerer Fasern zu bemerken ist. Vielmehr sind diese Zellkörbe als mehr zufällige Verdichtungen des nervösen Fasergewirres zu betrachten, eine schon von VAN GEHUCHTEN (1892) und HUBER (1900) vertretene Anschauung, die noch dadurch eine besondere Stärkung erfährt, daß die weitaus überwiegende Anzahl aller Nervenzellen keine derartigen Endkörbe um sich erkennen lassen.

Beim *Frosch*, dessen sympathische Ganglienzellen meist unipolar, selten bipolar oder multipolar zu sein scheinen, wurden schon vor langer Zeit (BEALE 1863) eigentümliche marklose Fäserchen dargestellt, die sich in spiraligen Windungen zunächst um den Fortsatz herumwickeln, ehe sie am Zellkörper ihr Ende finden sollen (Spiralfaser). Solche Fasern wurden von einer ganzen Reihe von Autoren beschrieben (ARNOLD 1865, COURVOISIER 1866, KEY und RETZIUS 1876, SMIRNOW 1890, JOHNSON 1918, WARFWRINGE 1906, HUBER 1913, SALA 1893); sie stellen jedoch, wie GREVING 1921 mit Recht hervorhebt, kein charakteristisches Merkmal für eine besondere Tierklasse dar, sondern finden sich auch bei *Vögeln* (v. LENHOSSÉK), *Säugetieren* (SALA 1893) und beim Menschen vor (CAJAL 1911, GREVING 1921). Auf Abb. 63, die von menschlichem Materiale stammt, ist sie ebenfalls zu sehen.

Es geht also aus dem mikroskopischen Bild, aus dem Fehlen freier Enden an den Zellfortsätzen und aus dem Fehlen jeglicher erkennbarer Nervenendigungen sowohl innerhalb der Ganglien zwischen den Fasern, wie an den Nervenzellen selbst hervor, daß für den von LANGLEY postulierten Aufbau des sympathischen Systems aus zwei hintereinander geschalteten Neuronen keine morphologische Grundlage vorhanden ist. Unterbrechung der Leitung durch Nicotin ist demnach nicht gleichbedeutend mit morphologisch sichtbarer Unterbrechung der Nervenfaser. Der anatomische Befund drängt vielmehr zur Annahme, daß das gesamte sympathische System ein geschlossenes Netz darstellt, von welchem nur die äußersten Partien als freie Ästchen in die versorgten Epithelien, Drüsen und Muskelzellen zu untrennbarer physiologischer, wie anatomischer Einheit hineinversenkt sind oder als verschieden gestaltete sensible Endigungen ihren Lauf vollenden.

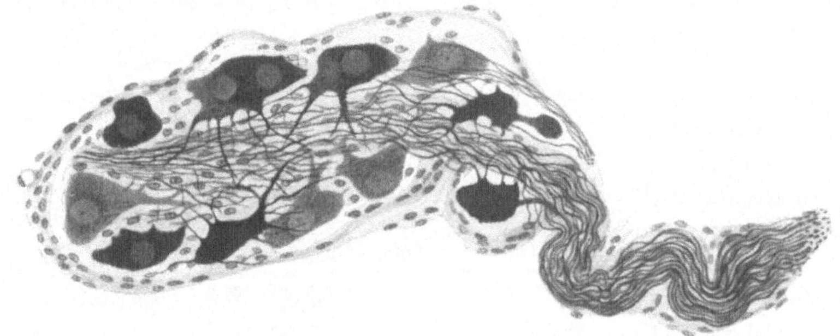

Abb. 64. Übersicht über ein kleines sympathisches Ganglion in der Harnblasenwand. Mensch. Bielschowskymethode. Vergr. 250fach.

Eine Anzahl von Autoren haben den zweifellos richtigen Versuch gemacht, mit der Durchschneidungsmethode Verlauf und Endigungsweise sympathischer Fasern innerhalb des Grenzstranges festzustellen oder um LANGLEYS (1922) Lehre vom präganglionären und postganglionären Neuron nachzuweisen (LANGLEY 1922, LAWRENTJEW 1925, MATSUI 1925, RANSON und BILLINGSLEY 1918, JOHNSON 1918 u. a.). Leider sind die Resultate dieser Autoren nicht mit solcher Sicherheit anzusehen, wie das beim ersten Augenblick erscheinen möchte; dies hat vor allem seine Ursache in der Schwierigkeit, degenerative Veränderungen von Nervenfasern mit Sicherheit zu erkennen, was wiederum großenteils auf der Launenhaftigkeit der Silbermethoden beruht. Nur markhaltige Fasern in den Kreis seiner Betrachtung zu ziehen, hat nur geringen Wert, da hierbei die große Masse der mindestens ebenso wichtigen marklosen Elemente keine Berücksichtigung erfährt. Gerade an den marklosen Fäserchen sind aber degenerative Merkmale besonders schwer festzustellen, ja sie scheinen überhaupt, wie schon seit langem bekannt ist, sehr schwer zu degenerieren. So kommt es, daß die Resultate der Durchschneidungsexperimente bis jetzt sehr unsicherer Natur sind und keinerlei weitgehende Schlüsse zulassen.

Die Ganglien des Grenzstranges, seine vorgelagerten sympathischen Ganglien und die Ganglien des intramuralen Systems weisen die gleiche oben geschilderte Konstruktion auf. Es sind also weder die Grenzstrangganglien, noch das Ganglion coeliacum oder intramurale, geschlossene Ganglien voneinander mit Sicherheit bis jetzt zu unterscheiden. Nur in kleinen Ganglien des intramuralen Systems sind manchmal alle Zellen an den Rand unter die Kapsel gelagert und senden die Hauptmasse ihrer Fortsätze ins Innere zu einem gemeinsamen Faserbündel hinein (Abb. 64), eine Beobachtung, die sich auch bei L. R. MÜLLER (1924) an einem

Blasenganglion vorfindet. Wahrscheinlich handelt es sich hierbei nur um eine reine Zufälligkeit.

Verbindungen des sympathischen Grenzstranges mit dem Vagus wurden verschiedentlich beschrieben (STERNSCHEIN 1922, RANSON und BILLINGSLEY 1918 bei der *Katze*, SHAWE 1924 und FICK 1926 beim Menschen). W. FICK 1926 vermochte eine konstante, in Zahl und Stärke der Nervenfasern stark wechselnde Verbindung zwischen Ganglion nodosum und Ganglion cervicale supremum auf-

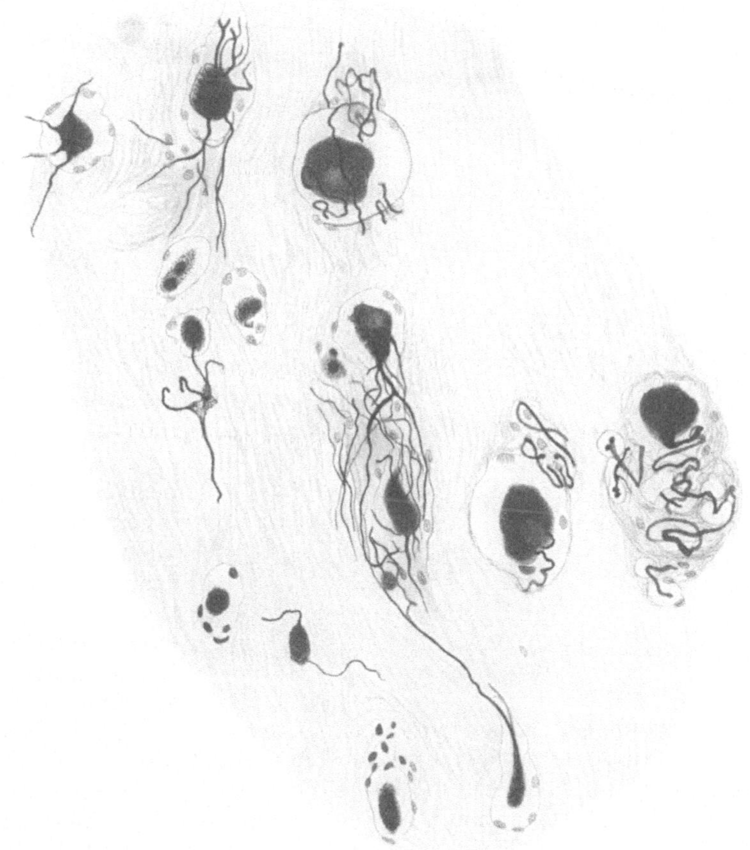

Abb. 65. Verwachsungsstelle von Gangl. cerv. supr. und Gangl. nodosum. Mensch. Bielschowskymethode. Vergr. 250fach. (Präparat von Dr. W. FICK.)

zudecken. Die Mehrzahl der Verbindungsfasern, besonders an der Einmündungsstelle in den Sympathicus besitzt keine Markscheide, scheint sich jedoch innerhalb der Verbindungsbrücke nach dem Vagus zu mit einer solchen zu umgeben; ein Teil der markhaltigen Fasern steigt im Vagus kranialwärts empor, die marklosen Elemente ziehen in der Hauptsache im Vagus peripherwärts. Schließlich konnte W. FICK (1926) in 14 vH aller Fälle eine Verschmelzung von Gangl. nodosum und Gangl. cervicale sup. feststellen, wobei im proximalen Teil ein deutlicher Faseraustausch vor sich ging und sogar Vaguszellen in das Sympathicusgebiet verlagert waren (Abb. 65). Eine ähnliche Angabe stammt von TOKURA.

DUNCAN hat die Frage über die Beziehungen zwischen Vagus und Sympathicus bei *Hund, Katze* und *Kaninchen* mit der Durchschneidungsmethode untersucht und nach Durchschneidung des rechten Vagus degenerierte Nervenfasern im rechten sympathischen Grenzstrang und im zugehörigen Nervus sympathicus gefunden.

SHAWE (1924) hat bei 28 Leichen in 17 Fällen Verbindungsäste zwischen dem unteren Cervicalganglion und in 8 Fällen Verbindungen zwischen mittlerem Cervicalganglion und dem Vagus, bzw. Recurrens gesehen. Über die nervösen Verbindungen des Gangl. cervicale sup. bei der *Katze* liefern RANSON und BILLINGSLEY (1918) eine sehr genaue Beschreibung mit der richtigen Bemerkung, daß aus dem Markgehalt einer Faser kein Schluß auf ihre Funktion gefolgert werden dürfe. Bei POTTS (1925) finden sich schließlich die hauptsächlichen peripherischen Verbindungen des Grenzstranges beim Menschen geschildert.

Im Grenzstranggebiet des Sympathicus trifft man hier und da eingelagerte chromaffine Zellen. KOHN (1903) hat solche Zellengebilde im Ganglion cervicale superius gelegentlich beobachtet; in einem sympathischen Ganglion aus dem Plexus coeliacus der *Katze* beschreibt er sogar ein eingesprengtes, nur aus chromaffinen Zellen bestehendes Körperchen.

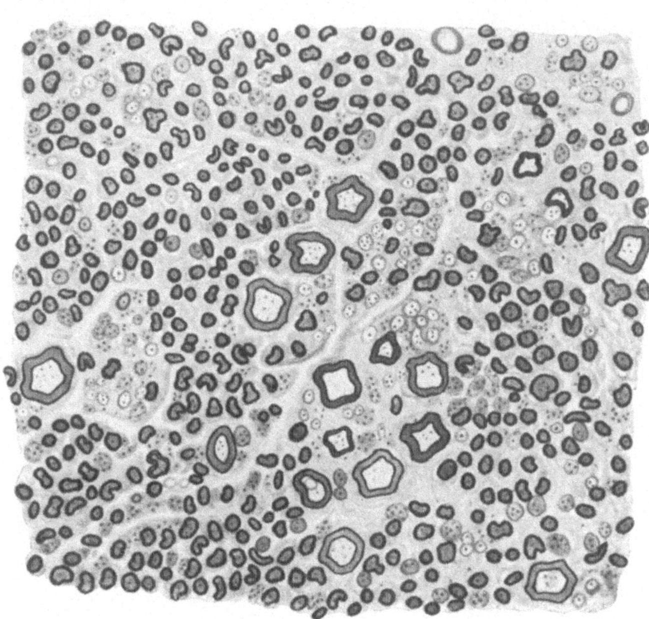

Abb. 66. Querschnitt durch den Nervus splanchnicus. *Katze.* Osmium. Vergr. 550fach.

Spätere Untersuchungen haben chromaffine Zellen in allen Abschnitten des sympathischen Nervensystems festgestellt. Über die Innervation des chromaffinen Systems finden sich bei PINES (1924) einige Angaben. Der genannte Autor erwähnt im sympathischen Ganglion Gruppen von chromaffinen Zellen, zwischen welchen ein Netz feinster markloser Nervenfäserchen hineinverankert ist, die mit vielerlei Knöpfchen, Varikositäten und pericellulären Faserkörben mit dem chromaffinen Elementen in engstem Kontakt stehen sollen. Wahrscheinlich haben wir es aber mit den von PINES (1924) beschriebenen Endigungen gar nicht mit solchen zu tun, sondern nur mit Faserknäueln und Verdichtungen des von mir behaupteten Plasmodiums.

Der Nervus Splanchnicus major setzt sich aus Nervenästchen zusammen, die gewöhnlich vom sechsten bis neunten Thorakalganglion stammen, während der Splanchnicus minor seine Wurzeln hauptsächlich im zehnten und elften Thorakalganglion besitzt. Beide Nerven münden in den Plexus coeliacus ein, der Splanchnicus minor gibt vorher noch einen Zweig an den Plexus renalis ab. Die mehr weißliche Farbe der N. Splanchnici beruht auf ihrem großen Reichtum markhaltiger Fasern, die vom stärksten bis zum allerfeinsten Kaliber schwanken können (Abb. 66). Doch finden sich nicht ausschließlich markhaltige Ele-

mente vor, wie L. R. MÜLLER (1924) angibt, sondern es lassen sich auch eine
große Menge feinster markloser Fäserchen erkennen. Im oberen und unteren
Ende der Nervi Splanchnici sind gelegentlich sympathische Ganglienzellen eingeschlossen.

Die Physiologie des Nervi Splanchnici scheint sehr kompliziert zu sein; es
wird ihnen ein Einfluß auf die Tätigkeit des Magen-Darmkanales, der Niere und
Nebenniere zugewiesen; daß in ihnen auch afferente Fasern verlaufen, die die
Leitung des Eingeweideschmerzes besorgen, mag aus der von KAPPIS (1924) ein-
geführten Splanchnicusanästhesie als gesichert zu ersehen sein. Des weiteren hat
besonders HIRT (1926) die Funktion des Nervus splanchnicus näher studiert.

Über die Entwicklung der sympathischen Ganglien ist bei CASTRO (1923) näheres zu
erfahren; über die Ontogenese des chromaffinen Systems beim Menschen hat IWANOW
kürzlich einiges berichtet.

VI. Das parasympathische System.

Das parasympathische System ist, wie aus dem obigen Abschnitt hervorgeht,
ein physiologischer, kein anatomischer Begriff, der diejenigen Nervenelemente in
sich vereinigt, deren Reizung eine den efferenten sympathischen Fasern entgegengesetzte Wirkung im Erfolgsorgan hervorruft. Die parasympathischen
Fasern sind nicht als präparatorisch isolierbare Nervenstränge festzustellen, sondern sie sind als morphologisch nicht weiter erkennbare Einzelelemente in der
Fasermasse des Oculomotorius, Facialis, Glossopharyngeus, Vagus, Accessorius
und einiger sakraler Nervenästchen enthalten. Eben weil in den erwähnten Nerven die parasympathischen Fasern sich nicht von den mitverlaufenden spezifischen Nervenfasern mikroskopisch unterscheiden lassen, stellt im Grunde der
„Parasympathicus" überhaupt kein Objekt anatomischer Forschung dar.

Nichtsdestoweniger sollen diejenigen Teile des peripherischen Nervensystems,
welche nach Feststellung der Physiologen parasympathische Fasern enthalten,
hier eine kurze morphologische Beschreibung erfahren, wobei aber ausdrücklich
bemerkt wird, daß die parasympathischen Elemente nur einen in seiner Größe
und Ausdehnung unbekannten, mikroskopisch gar nicht analysierbaren Teil der
geschilderten nervösen Gebilde darstellen.

Wenn im übrigen aus dem kritischen Übersichtsreferat von E. SCHILF (1927) zu ersehen
ist, daß z. B. Blutgefäße und Schweißdrüsen nur vom Sympathicus versorgt werden und
daß der Sympathicus unter Umständen sein eigener Antagonist sein kann, so scheint es
hiernach mit der so geläufigen funktionellen Gegenüberstellung von Sympathicus und Parasympathicus auch in der experimentellen Forschung mancherlei Schwierigkeiten zu haben.

1. Die kranialen Anteile.

A. Nervus oculomotorius, Ganglion ciliare. Beide Gebilde werden
bei den Nerven der Orbita abgehandelt.

B. Nervus vagus. Mit seiner Histologie haben sich schon eine ganze Anzahl
von Autoren beschäftigt (VAN GEHUCHTEN 1912, MOLHANT 1910, CAJAL 1911, L.
R. MÜLLER 1924, RANSON 1914, HOLZMANN und DOGIEL 1910, COUVREUR und
DUCULTY 1923, NORDKEMPER 1921). Was zunächst die Stärke der Nervenfasern
anbelangt, so kommen hier alle erdenklichen Schwankungen im Kaliber vor.
Wir finden sowohl markhaltige Elemente von sehr beträchtlicher Dicke und mit
einem kräftigen Markmantel versehen, sowie andererseits marklose Nervenfäserchen von einer ganz ungeheueren Feinheit. Zwischen beiden Extremen wird durch
eine ganze Fülle verschieden dicker Nervenfasern ein kontinuierlicher Übergang
hergestellt (Abb. 67). Sämtliche Faserelemente sind, wenn wir sie nach ihrem

Dickendurchmesser betrachten, wie beim sympathischen Grenzstrang regellos
durcheinander gewürfelt. Die Ansicht von MOLHANT (1910), den verschieden
dicken Fasern ein jeweils verschiedenes topographisches Ausbreitungsgebiet in
den Erfolgsorganen des Vagus zuzuweisen, scheint mir nicht genügend gesichert.

Nach L. R. MÜLLER (1924) sind im Halsteile des Vagus bis zum Abgang der
N. laryngei die markhaltigen Fasern in der Überzahl und nehmen unterhalb des
Plexus pulmonalis ab; doch sind auch in den unteren Vaguspartien starke markhaltige Fasern noch zahlreich vorhanden. Das den Nerven umhüllende Bindegewebe faßt die Fasermasse zu einer Anzahl von Nervenbündeln zusammen.

Über den Verlauf der markhaltigen Fasern im Vagus, ihr teilweises Eindringen
in sympathische Äste sowie über den gegenseitigen Austausch rechter und linker
Vagusfasern geben bei der *Katze* die Durchschneidungsexperimente von IWAMA
(1928) einen gewissen, wenn auch lange nicht genügenden Aufschluß, während LARSELL (1921) über den Vagusanteil an der Lungeninnervation einen weiteren experimentellen Beitrag geliefert hat. Soviel scheint jedenfalls sicher zu sein, daß jede Lunge vom gleichseitigen wie vom kontralateralen Vagus markhaltige Fasern zugeteilt bekommt; der Austausch beiderseitiger Vagusfasern erfolgt bei der *Katze* offenbar unterhalb der Lungenwurzeln und im Plexus oesophageus. Daß auch sympathische Fasern im Vagus einherziehen, geht aus den Beobachtungen von W. FICK hervor.

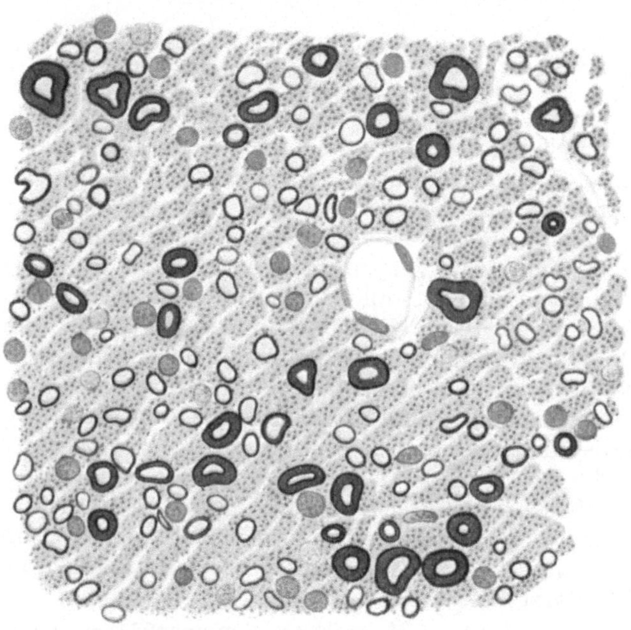

Abb. 67. Querschnitt durch den Vagus. *Kaninchen.* Osmium-
Kalibichromat-Alaun-Cochenille. Vergr. 1000fach.

Um den von IWAMA (1927) behaupteten Verlauf von Vagusfasern im sympathischen
Grenzstrang und in den Nervi splanchnici klarzustellen, hat DUNCAN bei *Katzen, Hunden*
und *Kaninchen* den rechten Vagus in der mittleren Cervicalregion durchschnitten und
mittels Marchimethode Grenzstrang und Nervi splanchnici der gleichen Seite untersucht. Hierbei konnten von fünf *Katzen* nur bei einer einzigen ein paar degenerierte Fasern
im Sympathicusgebiet aufgefunden werden; bei *Hunden* war das Resultat ein ähnliches.
Bei *Kaninchen* verlief die Vagusdurchschneidung ohne jedwede Regeneration markhaltiger
Fasern im Sympathicus.

DUNCAN schließt hieraus wohl mit Recht, daß von einem konstanten Übertreten von
markhaltigen Vagusfasern in den Sympathicus nicht gut die Rede sein kann. Neuerdings
angestellte Durchschneidungen des linken Vagus bei acht *Katzen* in der Mitte der Halsregion ergaben, wie IWAMA (1928) mitteilt, degenerierte markhaltige Fasern im Halssympathicus, nach oben und unten steigend, im Ggl. solare des Bauchsympathicus, in
den Nervi splanchnici sowie im Nervus vertebralis und in den Rami communicantes
der Halsregion.

Präparatorische Einzelheiten über die Aufteilung des Nervus vagus sind bei MC. CREA
(1924), vor allem aber aus dem sehr gründlichen Werk von HOVELACQUE (1927) zu ersehen.
Eine weitere, ausgezeichnete präparatorische Darstellung des Vagus und Sympathicus

in der menschlichen Brusthöhle stammt von W. BRAEUCKER (1927). Daß im Vagus auch unterhalb des Abganges vom Laryngeus sup. noch schmerzempfindliche Fasern verlaufen, haben die Beobachtungen von KAPPIS (1925) gezeigt.

Die beiden peripherischen Ganglien des Nervus vagus, das Ggl. jugulare und Ggl. nodosum, sind wie die Spinalganglien gebaut. Nach HOLZMANN und DOGIEL (1910) scheint das Ggl. nodosum beim *Pferd* und *Ochsen* eine große Längenausdehnung zwischen den Fasern des Vagus zu besitzen und mehr aus einzeln verstreuten Reihen von Nervenzellen wie aus einem abgrenzbaren Zellhaufen zu bestehen. Im übrigen gilt für beide Ganglien das in dem Abschnitt Spinalganglien im v. MÖLLENDORFFschen Handbuch Gesagte. Über die Verbindungen des Ggl. nodosum mit dem Ggl. cervicale supremum siehe den vorhergehenden Abschnitt.

C. Ganglion sphenopalatinum. Dieses Ganglion enthält, wie zuerst RETZIUS (1880) festgestellt hat, durchweg multipolare Zellen und gleicht im Aufbau einem sympathischen Ganglion. Später haben v. LENHOSSÉK (1894),

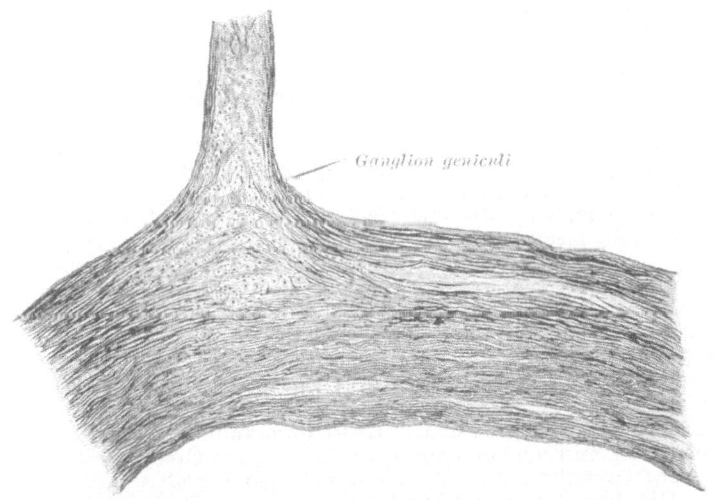

Abb. 68. Nervus facialis mit Ganglion geniculi. Mensch. Weigertmethode. (Nach L. R. MÜLLER.)

BIONDI und L. R. MÜLLER (1924) jene Beobachtung bestätigt, die in sämtlichen Lehrbüchern der Anatomie und Histologie Eingang gefunden hat.

Ganglion oticum. Es weist den gleichen Bau wie das Ganglion sphenopalatinum auf, besteht also aus multipolaren Zellen (RETZIUS 1880, RIQUIER 1914, L. R. MÜLLER 1924); manchmal zerfällt es in mehrere zerstreute Zellhaufen (WEIGNER 1915, CAMIEU 1899).

Ganglion geniculi. Man trifft auf das Ganglion gerade am Facialisknie an der Abgangsstelle des N. petrosus superf. major (Abb. 68). Seine Zellelemente können gelegentlich eine Strecke weit in den Nervus intermedius und den N. petrosus superf. major hineinverlagert sein (WEIGNER 1915). RETZIUS hat zuerst (1880) bei Mensch, *Hund* und *Katze* die Zusammensetzung des Ganglions aus unipolaren Zellen beobachtet; später gelangten v. LENHOSSÉK (1894), VAN GEHUCHTEN (1900) und L. R. MÜLLER (1924) zu dem gleichen Ergebnis. Das Ganglion geniculi weist somit den Bau eines Spinalganglions auf. Über den genaueren Verlauf der von den Zellen entspringenden Fortsätze sind wir noch nicht genügend unterrichtet.

Ganglion submaxillare. Seine Nervenzellen sind multipolar (RETZIUS 1880, v. LENHOSSÉK 1894, BIONDI, L. R. MÜLLER) und gleichen den sympathischen. Auch für das Ganglion sublinguale scheint das nämliche Verhalten zuzutreffen (BÖHM-DAVIDOFF 1906).

Über die makroskopische Anatomie der hier erwähnten Ganglien ist in den Lehrbüchern der Anatomie sowie in dem umfassenden Werke von HOVELACQUE (1927) das weitere nachzusehen; über die Physiologie geben die Monographien von L. R. MÜLLER (1924) und E. SCHILF (1926) nach Möglichkeit Aufschluß.

2. Die sakralen Anteile.

Hierbei handelt es sich um parasympathische Fasern, die aus dem unteren Sakralmark stammen und im sympathischen Plexus pudendus des kleinen Beckens einherziehen. Sie sind nur mit physiologischen Methoden feststellbar; bei manchen Tieren sind sie eine Strecke weit zu einem größeren Nervenstamm, dem Nervus pelvicus vereinigt. LANGLEY und ANDERSON (1896) haben sich eingehend mit dem Verlauf und der Anatomie dieser Fasern beschäftigt; da dieselben aber morphologisch sich nicht weiter von den sympathischen Fasern unterscheiden, so ist ihr Studium mit den Mitteln der Morphologie bis jetzt ohne einen klaren Erfolg geblieben.

VII. Blutgefäße.

Präparatorisch haben die alten Anatomen wohl schon vor hundert Jahren auf oder in der Adventitia der großen Körperarterien feine Nervengeflechte festgestellt. Auch über die Herkunft dieser Nerven ist man schon seit langer Zeit einigermaßen unterrichtet. Der um die Aorta befindliche sympathische Nervenplexus sowie feine Äste von peripherischen Nervenstämmen, die gleichzeitig mit den Gefäßen verlaufen und in bestimmten Intervallen immer wieder mit dem in der Adventitia vorhandenen Nervenplexus in Verbindung treten (GOERING, FREY 1876), werden als die Quelle des Gefäßnervensystems angegeben.

In neuerer Zeit, da die LÉRICHE-BRÜNINGsche Operation der periarteriellen Sympathektomie ziemlich viel von sich reden gemacht hat, gewann die Frage nach der Herkunft der Nerven in der Adventitia ein erneutes Interesse und eine Reihe von Arbeiten befaßten sich wiederum mit diesem Thema und schilderten großenteils Dinge, die längst bekannt waren (HIRSCH 1925, BERGGLAS 1925, BRAEUKER 1927, POTTS 1915, KRAMER 1914, LAUBMANN 1924, HAHN und HUNCZEK 1925 u. a.). Es ist immerhin zu bedenken, daß derartige Präparationsarbeiten letzten Endes an einer etwas unsicheren Grenze landen, wo man die Nerven eben nicht mehr darstellen kann, oder nicht mehr genau weiß, was Nerv, was Bindegewebe zu heißen hat. Hier bedeuten die Methoden der elektiven Färbung makroskopischer Nervengeflechte nach WOROBIEW (1925) und KONDRATJEFF (1927) einen ganz erheblichen Fortschritt in der Erkennung feiner, peripherischer Nerven, und die mit diesen Methoden gewonnenen Resultate von LJETNIK (1925) und DOWGJALLO über die Verbreitung der Nervengeflechte in der Adventitia der Gefäße sind zweifellos allen übrigen Angaben überlegen.

Zunächst ist sichergestellt, daß an der Versorgung der Blutgefäße Hirnnerven, Cerebrospinalnerven und sympathischer Grenzstrang beteiligt sind. Für die einzelnen Arterien kommen folgende besondere Innervationsverhältnisse in Betracht:

a) Art. subclavia: Plexus brachialis, Sympath. Grenzstrang.

b) Art. carotis communis: Sympathicus, Vagus, Glossopharyngeus, R. desc. nervi hypoglossi.

c) Art. carotis int.: Sympathicus, feine Zweige aus dem Ganglion Gasseri.

d) Oberflächliche Kopfarterien: Sympathicus, Trigeminus, Facialis, Occipitalis major, Auricularis magnus.

e) Art. axillaris: Sympathicus, N. ulnaris, Medianus, Ggl. cerv. inf.

f) Art. brachialis: Zweige vom Musculocutaneus.
  Art. radialis: Zweige vom R. superf. nervi radialis.
  Art. ulnaris: Zweige vom N. ulnaris.

g) Aorta thorac.: Vagus, Sympathicus, Truncus collateralis.

h) Art. iliaca: Aus dem Geflecht um die Aorta, N. genitofemoralis, Plexus mesent. sup., Plex. hypogastricus.

i) Art. femoralis: Plexus mes. sup. und hypogastricus, N. femoralis.

k) Art. poplitea: Äste vom N. tibialis.

l) Art. tibialis post.: Nervus tibialis.
  Art. tibialis ant : Nervus peronaeus profundus.

Im übrigen scheint es gar keinem Zweifel zu unterliegen, daß die Arterien bis in die äußersten peripherischen Enden von den begleitenden Cerebrospinalnerven zuführende Äste erhalten und wir werden sehen, daß im mikroskopischen Präparat die gleiche Erscheinung ihre Geltung hat. Dieser Befund bringt nun aber einige ganz erhebliche Schwierigkeiten mit sich. Zunächst wissen wir nicht, wenn wir die Adventitianerven eines peripherischen Gefäßes betrachten, welche Elemente vom Sympathicus und welche von den cerebrospinalen Nerven stammen; es ist möglich, daß der Sympathicus mit langen Bahnen bis hinunter in die Capillaren reicht, es ist aber auch denkbar, daß schon wenig peripherisch der Art. subclavia oder Iliaca die Cerebrospinalnerven die gesamte Gefäßversorgung übernehmen.

Ein zweiter, höchst wichtiger Punkt kommt noch hinzu: ich halte es nämlich für sehr fraglich, ob die Nerven, die in dem Geflecht in der Adventitia verlaufen, auch in der Tat alle als Vasomotoren anzusehen sind, oder sonst irgendwie mit der Blutregulation zu tun haben. Oft genug benutzen, wie besonders unter dem mikroskopischen Präparat zu beobachten ist, eine ganze Menge von Nerven die Adventitia der Gefäße nur gleichsam eine Strecke weit als Leitbahn, um sich dann wieder in das umgebende Bindegewebe, zu Muskeln, Drüsen usw. weiterzubegeben. Somit läßt sich weder im makroskopischen noch im mikroskopischen Präparat jemals mit Sicherheit Abkunft und Art der in der Gefäßadventitia befindlichen Nerven feststellen. Jedenfalls ist morphologisch sicher, daß der gesamte peripherische Gefäßnervenapparat mit dem gesamten peripherischen Nervensystem zu einem unentwirrbaren Ganzen verbunden ist.

Das erschwert freilich die Deutung experimenteller Eingriffe am Gefäßnervenapparat ganz außerordentlich, da wir sehr wahrscheinlich schon an einem eng begrenzten Gefäßabschnitt ein gemeinsames Zusammenwirken der Nerven von der verschiedensten Herkunft gewärtigen müssen. Wenn wir fernerhin noch bedenken, daß glatte Muskulatur auch nach Ausschluß von zuführenden Nerven gerade so weiter arbeiten kann, als wäre nichts geschehen, wenn wir weiter wissen, daß bei kleinen Arterien, Venen und Capillaren der Gefäßquerschnitt auch auf chemische Reize hin sich zu verändern pflegt, so werden wir doch gut daran tun, bei Anfertigung „erklärender" Innervationsschemata von Gefäßen äußerste Vorsicht walten zu lassen. Wenn wir daher nicht einmal anatomisch genau sagen können, welche Nerven wir bei der periarteriellen Sympathektomie entfernen, so können wir physiologisch noch viel weniger eine Auskunft darüber geben, wie wir eigentlich in das ungeheuer komplizierte Getriebe der nervösen Regulation eingegriffen haben.

Wenn auch mit Hilfe des Mikroskops schon PURKINJE (1845) und REMAK (1844) über das Vorkommen von Gefäßnerven berichten, so hat wohl zum ersten Male mit Sicherheit KÖLLIKER ein Eindringen von Nerven in die Gefäßwand beobachtet (1854), wie aus seiner mikroskopischen Anatomie zu ersehen ist. Mit den gleichen Angaben folgten dann HIS (1863), BEALE (1864), LEHMANN (1864), DARWIN (1874) und ARNOLD (1871), letzterer mit der sonderbaren Ansicht, daß die feinsten Nervenzweige sogar mit dem Nucleolus der Muskelfaserkerne in direktem Kontakt stehen sollten. Für das feinere Verhalten der Gefäßnerven sind die älteren Arbeiten nur mehr von geringem Werte; erst die Einführung des Goldchlorids, Methylenblaus und schließlich des Silbers in die mikroskopische Technik lieferte einigermaßen gesicherte Resultate. Die Gefäßnerven, ganz besonders die Capillarnerven, sind außerordentlich schwierig darzustellen. Der Grund hierzu ist mir unbekannt.

Nerven der Arterien. In der Adventitia der Gefäße von Mensch und *Säugetier* ist bei mittelgroßen Gefäßen, wie die meisten Autoren angeben, ein oberflächliches und ein tiefes Geflecht vorhanden, welches an die Media grenzt. In der Peripherie der Adventitia einer kleinen, etwa 1 mm dicken menschlichen Arterie erkennt man zunächst ohne besondere Schwierigkeit stets eine Anzahl von etwa 70 μ dicken Nervenbündeln, die ihre Richtung gewöhnlich parallel zur Längsachse des Gefäßes nehmen, manchmal dasselbe aber auch spiralig um-

winden (Abb. 69). Je stärker das Kaliber einer Arterie ist, um so mehr nimmt
auch Umfang und Zahl der begleitenden Nervenbündel zu. Diese teilen sich gewöhnlich dichotomisch auf und verringern auf diese Weise im weiteren Verlaufe ihren Durchmesser. Häufig stehen benachbarte Nervenbündel durch derartige Teiläste nun wieder miteinander in Verbindung, so daß hierdurch jenes
grobmaschige Geflecht zustande kommt, wie es eben LJETNIK (1925) mit seiner
Färbemethode makroskopisch oder unter der Lupe noch gut sichtbar darstellen
konnte. Es ist sicher, daß in den Maschen dieses Geflechtes die Fasern nicht
alle in der gleichen Längsrichtung einherziehen, sondern daß sie den allerver-

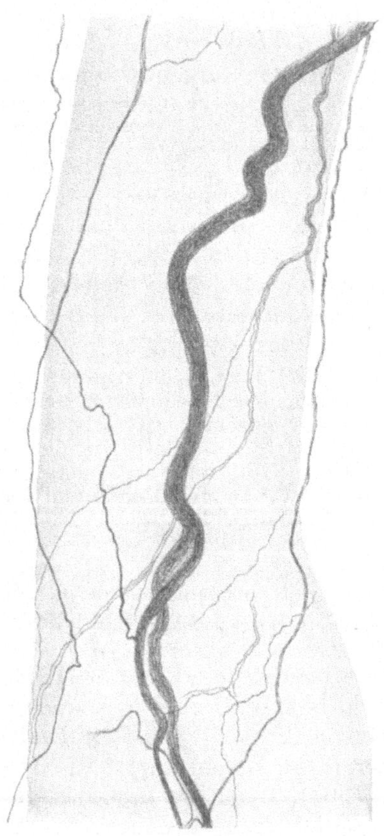

schiedensten, oft umständlichsten Weg einschlagen und erst nach vielfachen Umwegen
zu ihrem Endziel gelangen. Die so festge-
stellte übergroße Länge der Nervenfasern
vermag allen pulsatorischen oder sonstwie
mechanischen Beanspruchungen der Gefäßwand aufs leichteste nachzugeben, ohne daß
hierbei die Fasern Gefahr liefen, zerrissen
oder gezerrt zu werden.

Die Nervenbündel bestehen gewöhnlich
aus marklosen, allerdings ziemlich dicken
Fasern. Nicht selten trifft man aber, vor
allem bei größeren Arterien, auch markhaltige Fasern an. Aus der Anwesenheit des
Markes darf man aber nicht sogleich, wie
HUBER (1899), WOLLARD (1926) u. a., auf
eine sensible Funktion dieser Fasern schließen
wollen, da im sympathischen System markhaltige Fasern in großer Menge anzutreffen
sind.

Etwa in gleicher Ebene mit den Nervenbündeln finden sich in verschiedener Zahl
auch einzelne Fasern vor, die sich von den
ersteren im spitzen Winkel abgezweigt haben.
Diese Fasern verlaufen gleichfalls meist in
der Längsrichtung der Arterie, können aber
auch eine schräge, ja quere Richtung einschlagen und gehen häufig an typischen, ungefähr dreieckigen Knotenpunkten direkte
Verbindungen miteinander ein, so daß man
schon stellenweise von einem allerdings ziemlich weitmaschigen, sehr unregelmäßigen
Netzwerk sprechen kann. Von den groben

Abb. 69. Nerven in der Adventitia einer
Arterie aus dem Plexus chorioideus. Mensch.
Natronlauge-Silber-Methode von O. SCHULTZE.
Vergr. 60 fach.

Nervenbündeln legt, wie schon oben erwähnt, ein Teil nur die gleiche Wegstrecke wie daß Gefäß zurück, hat aber nichts mit seiner Innervierung zu tun.

Nach HIRSCH (1926) sind in der Adventitia der menschlichen Arteria femoralis Nerven
besonders reichlich in der Nähe der Vasa vasorum zu beobachten.

Unter diesem Geflecht grober Nervenbündel und dem feinen Netz einzelner
Nervenfasern befindet sich nun eine zweite nervöse Formation, aus feinen und
feinsten Nervernfäserchen bestehend, die an die Media angrenzt und größtenteils
Abzweigungen aus dem äußeren Nervenplexus ihre Entstehung verdankt (Abb. 70).

Dieses Geflecht kann in Anordnung und Zusammensetzung seiner einzelnen
Elemente eine außerordentliche Verschiedenheit aufweisen. Schon die einzelne

Faser ist durch eine beträchtliche Umständlichkeit ihres Verlaufes, durch eine häufige Schlingenbildung in ihrer Wegstrecke gekennzeichnet; sie kehrt in vielen Fällen, nachdem sie große Teile der tiefen Adventitia durchzogen hat, genau an ihre Ausgangsstelle wieder zurück, von wo man sie zuerst im Präparat verfolgt hat. Stärkere Fasern teilen sich vielfach allmählich in eine größere Anzahl feiner und feinster Fäserchen, die bereits an der Grenze der Sichtbarkeit stehen, auf. Derartige Nervenfäserchen ziehen öfters zunächst in ungefähr paralleler Richtung nebeneinander her, gehen aber unter Umständen wiederum direkte Verbindungen

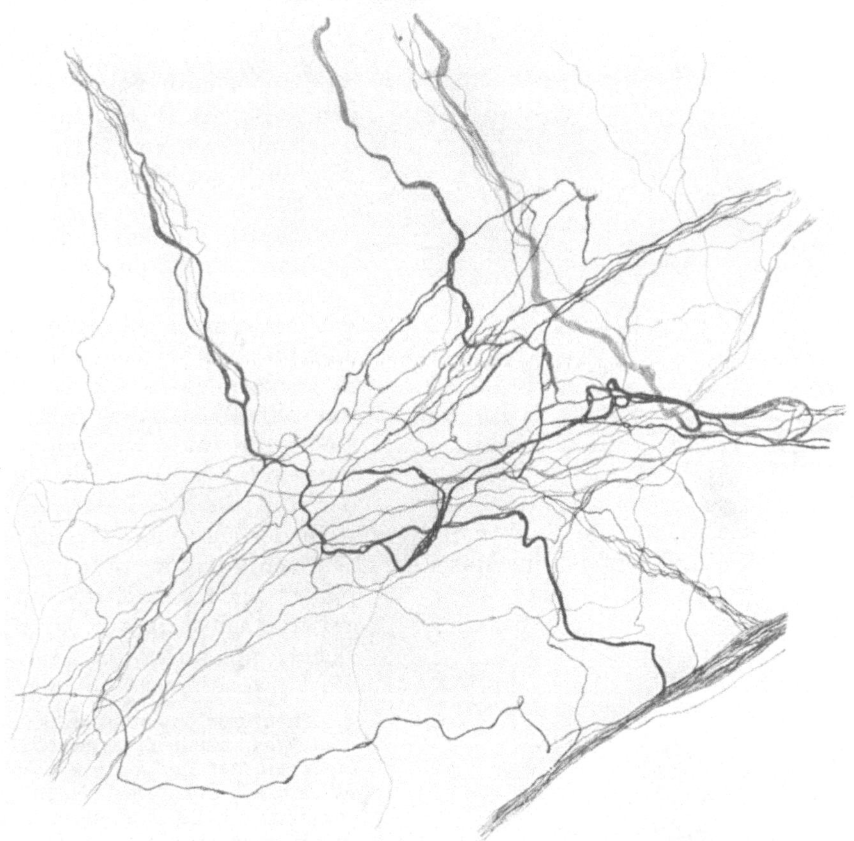

Abb. 70. Nervengeflecht aus der tiefen Adventitia einer Arterie in der Pia mater. Mensch. Natronlauge-Silber-Methode von O. SCHULTZE. Vergr. 430fach.

miteinander ein; doch ist die Zahl dieser Verbindungen geringer, als man anfänglich infolge der vielen Verflechtungen und Überkreuzungen zu sehen vermeint.

Treffen mehrere Züge feinster Fäserchen, die in der tiefen Adventitia in den verschiedensten Richtungen verlaufen können, an circumscripter Stelle zusammen, so pflegt an einer solchen Kreuzungsstelle ein ungeheuer dichtes, kaum entwirrbares Durcheinander von Nervenfäserchen aufzutreten. Hierbei teilen sich die meisten Fasern vielfach noch einmal in feinere Zweige auf, oder verbinden sich mit entgegenkommenden Fasern und umschlingen sich gegenseitig in der verschiedensten Weise, wobei gewöhnlich noch eine Änderung in der Richtung ihres vorher innegehabten Verlaufes zu beobachten ist (Abb. 70).

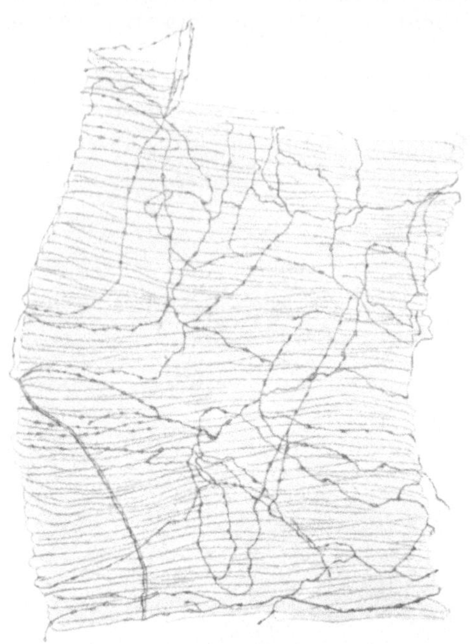

Abb. 71. Der Media einer Arterie aufliegendes Nervengeflecht. Mensch. Methylenblau. (Nach DOGIEL.)

In der Anordnung solcher Nervengeflechte ist Unregelmäßigkeit und Mannigfaltigkeit die Regel, so daß von irgendeinem bestimmten Verlaufsschema keine Rede sein kann. Gelegentlich erscheint allerdings der tiefe Plexus einmal in sehr regelmäßiger Aufstellung, die feinen Fäserchen gehen dann, immer in ganz bestimmten Abständen und in ganz bestimmter Richtung, direkte Verbindungen miteinander ein und bilden auf diese Weise ein wohlgeordnetes nervöses Netz (Abb. 71). Dieses Netz liegt der Muscularis direkt auf, nicht aber etwa innerhalb derselben, wie DOGIEL (1895) angibt.

Man sollte nun meinen, daß in der Muscularis, als dem wahrscheinlichen, eigentlichen Erfolgsorgan fast aller hier beschriebenen Nerven, diese in größter Masse anzutreffen seien, um schließlich in den glatten Muskelzellen ihr Ende zu finden. Sonderbarerweise ist dies aber gar nicht der Fall; in Hunderten von Präparaten habe ich nicht eine Spur von Nerven in der Muscularis bemerkt, ganz selten sah ich einmal ein vereinzeltes Fäserchen sich von dem tiefen Adventitiaplexus nach der Media hin abzweigen und selbst da war ich nicht ganz sicher, ob nicht ein Schrägschnitt die Ursache der Erscheinung war.

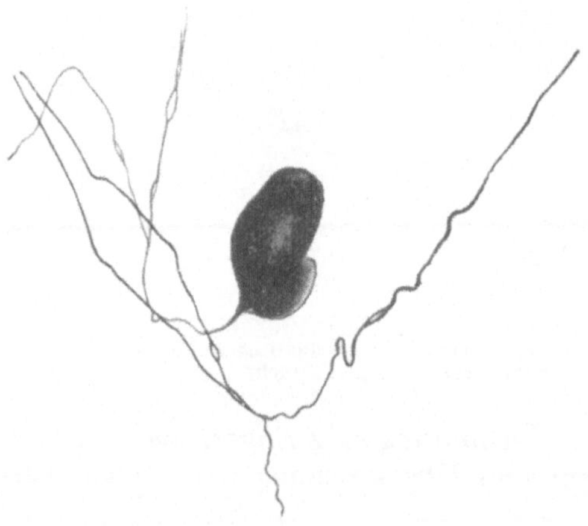

Auch die GLASERsche Angabe von dem Vorhandensein eines Nervennetzes innerhalb der Media der *Kaninchen*aorta scheint mir doch noch nicht genügend gesichert, abgesehen davon, daß die Aorta einen ganz anderen Typ des Baues repräsentiert, als die übrigen Arterien. Die öfters zitierte Gefäßnervenarbeit von LAPINSKY (1905) ist jedenfalls wegen ihrer ungenügenden Technik gar nicht zu verwerten.

In der Intima werden gelegentlich feinste Nerven, die sogar bis an das Endothel heranreichen sollen (GLASER 1914), beschrieben. Ich selbst habe niemals derartiges gesehen, konnte auch nirgends in der Literatur eine einwandfreie Abbildung von Intimanerven auffinden und glaube daher einstweilen nicht an ihre Existenz.

Abb. 72. Unipolare Ganglienzelle aus der Adventitia einer Arterie des Plexus chorioideus. Mensch. Natronlauge-Silber-Methode von O. SCHULTZE. Vergr. 1000fach.

Obige Schilderung der Gefäßnerven steht in wesentlicher Übereinstimmung mit den Resultaten von BOTEZAT (1908), DOGIEL (1895), GLASER (1914), HUBER

(1899), JORIS (1906), LAPINSKY (1905), MORISON (1899), MEYER (1880) und RETZIUS (1892) bei *Säugetieren* und den Ergebnissen von BREMER (1882), GONIAEW (1875), JEGOROW (1892), GSCHEIDLEN (1877) und LEONTOWITSCH (1906) bei *Kaltblütern*.

In seltenen Fällen lassen sich auch Ganglienzellen in der Adventitia von Gefäßen beobachten. Nach GLASER (1914) sind sie jedoch bis jetzt nur an den in den Körperhöhlen verlaufenden Gefäßen vorgefunden worden. Die in obenstehender Abb. 72 dargestellte Ganglienzelle stammt aus dem tiefen Geflecht einer Arterie des Plexus chorioideus. Sie ist sehr klein, 20 μ lang und 30 μ breit, längsoval und besitzt einen einzigen kurzen Fortsatz, der sich bald nach Verlassen der Zelle in zwei Äste aufteilt. GLASER (1914) beschreibt ferner multipolare Ganglienzellen in der äußeren Adventitia der Carotis; die Zellen stammen offenbar von dem aufliegenden Plexus caroticus. Beim *Frosch* sind Nervenzellen von JEGOROW (1892) in der Aorta und der Mesenterialarterie beobachtet worden.

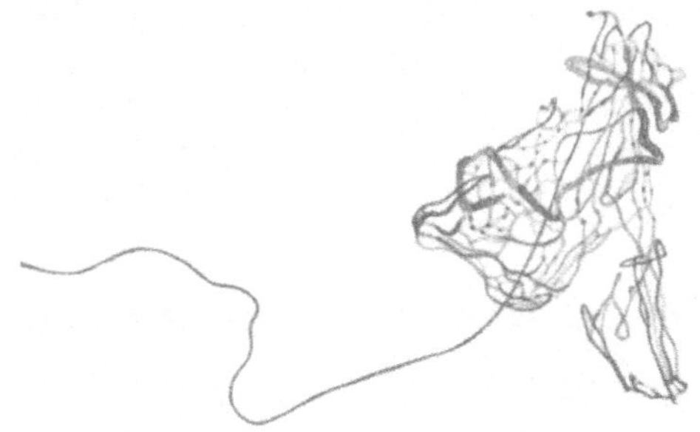

Abb. 73. Knäuelartige sensible Endigung aus der Adventitia einer Arterie der Pia mater. Mensch. Natronlauge-Silber-Methode von O. SCHULTZE. Vergr. 1250fach.

Ältere Angaben über das Vorkommen von Ganglienzellen in der Gefäßwand sind mit Vorsicht aufzunehmen. LEHMANN (1864), BEALE (1861), DARWIN (1871), ARNOLD (1871), KESSEL (1871), später BETHE (1895), DOGIEL (1895), GEBERG (1884), BREMER (1882), AGABABOW (1893) und LEONTOWITSCH (1906) stellen zwar zum Teil das Vorhandensein von Nervenzellen fest; jedoch sind die hier in Frage kommenden Zellen alle nur in der Um-

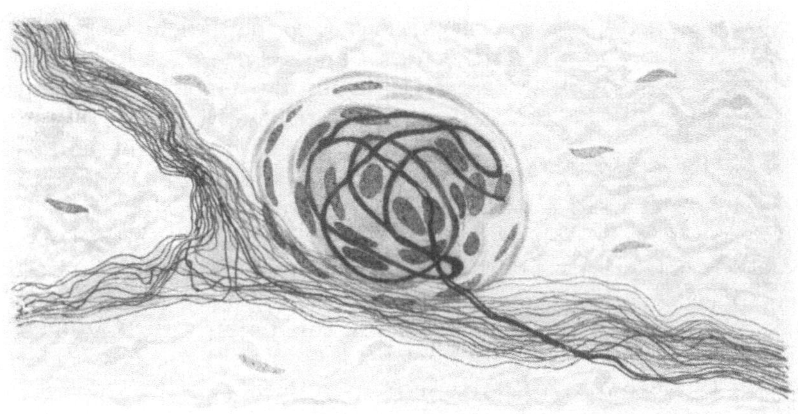

Abb. 74. Knäuelartiger, eingekapselter Endapparat aus der Adventitia der Arteria Femoralis. Mensch. Bielschowskymethode. (Nach HIRSCH.)

gebung der Gefäße, gar nicht aber in deren Wand gelegen; zum anderen Teil handelt es sich gar nicht um Ganglienzellen, sondern nur um SCHWANNsche Zellen an der Kreuzungsstelle von Nervenfasern (REMAKsche Knotenpunkte); schließlich wurden auch sternförmige Bindegewebszellen, die sich mit Methylenblau aufs schönste darstellen lassen, als multipolare Ganglienzellen beschrieben, ein Fehler, auf den besonders DOGIEL aufmerksam gemacht hat. Immerhin kommt nach den oben erwähnten positiven Befunden von Nervenzellen innerhalb der Gefäßwand den Angaben von RANVIER (1888), GSCHEIDLEN (1877), LAPINSKY (1905), MEYER (1880), KOLATSCHEWSKY (1877), MICHAILOW (1908) und BARBIERI (1897), die das

Vorkommen von Ganglienzellen in den Blutgefäßen in Abrede stellen, keine weitere Bedeutung mehr zu.

Sensible Endigungen von der allerverschiedensten Form sind in der Arterienwandung schon seit langer Zeit bekannt. Ein kleines Endkörperchen, das aus der Adventitia einer 1 mm breiten Piaarterie stammt, stellt Abb. 73 dar. Die zuführende marklose Faser bildet unter vielfacher Umwicklung eine Menge sich kreuzender und miteinander verflochtener Schlingen und ändert gleichzeitig hierbei auch einmal die Dicke ihres Kalibers. Manchmal können auch mehrere Fasern an der Bildung eines solchen Nervenbündels beteiligt sein, das gelegentlich auch eine mehr längliche Form annehmen kann; bisweilen sind zwei nahe aneinander gelagerte Nervenbündel durch einzelne Fasern miteinander verbunden. Nervöse Endkörperchen der verschiedensten Form (Abb. 74) erfahren in der Arbeit von HIRSCH (1926) eine kurze Schilderung.

DOGIEL (1898) hat fernerhin auch nervöse Endigungen von einer etwas komplizierteren Form beschrieben (Abb. 75). Feine Nervenfäserchen, die eine Markscheide aufweisen, zerfallen innerhalb der Arterienwandung in eine Menge feinster, kurzer Nervenfädchen, die sich miteinander verflechten und in kleinen plättchenartigen Verbreiterungen endigen. Derartige Endigungen hat DOGIEL (1898) sowohl direkt der Media aufliegend als auch in den äußeren Schichten der Adventitia bei Arterien festgestellt. Auch hier kann ein nervöser Zusammenhang zwischen mehreren solchen Endapparaten bestehen.

Die kleinen Arterien, besonders vor ihrem Übergang in das Capillarsystem, scheinen für die nervöse Gefäßregulation einen besonders wichtigen Abschnitt darzustellen. Denn hier pflegen sensible Endapparate in reichlichem Maße und ziemlich beträchtlicher Größe aufzutreten. Sie stammen sehr häufig, wie leicht zu beobachten ist, gar nicht von den in der Adventitia befindlichen Nerven ab, sondern laufen vorher irgendwo im Bindegewebe der betreffenden Organe umher, um sich erst kurz vor ihrer Endigung in die Adventitia der Gefäßwand

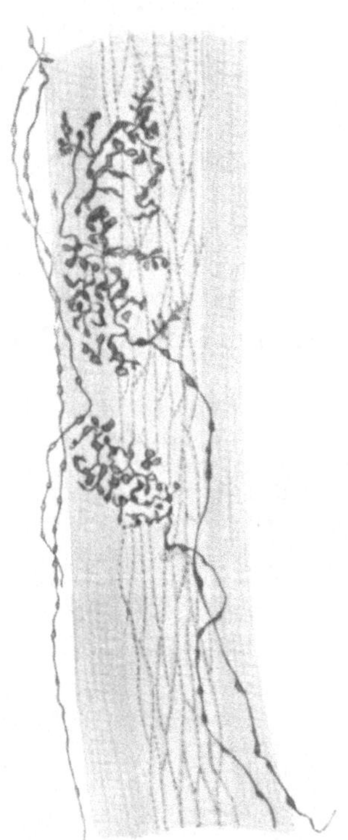

Abb. 75. Sensible Endigungen einer kleinen Arterie aus dem Epikard. *Katze.* Methylenblau. (Nach DOGIEL.)

zu begeben. Oft ziehen ganze Bündel feinster, markloser Fäserchen aus dem interstitiellen Bindegewebe zur Arterie hin, verflechten sich in deren Adventitia aufs innigste miteinander, gehen auch miteinander vielfache Verbindungen ein und stellen so schließlich ein sehr kompliziertes Endgebilde her, das der Wand der Arterie direkt aufliegt (Abb. 76). Auch sehr kleine birnförmige Endkörperchen können sich darin vorfinden. Die Form und die Größe derartiger Endigungen ist außerordentlich variabel; ihre Länge beträgt ungefähr 200—400 μ, ihre Breitenausdehnung ist ziemlich schwierig zu bestimmen, da sie die Gefäßwand sehr häufig eine kleine Strecke weit spiralig umgeben und hierbei ihre Breite verändern. Gewöhnlich lösen sich aus einem solchen Endapparat ein bis drei feinste, marklose Fäserchen ab, um die Arteriole dann auf ihrem weiteren Verlaufe zu begleiten.

Die sensiblen Endigungen, die LAPINSKY (1905) und GLASER (1914) in der Media von Arterien beschrieben haben, halte ich für sehr zweifelhafte Gebilde.

Brauchbare Abbildungen von Gefäßnerven sind in den Arbeiten von MICHAILOW (1908), DOGIEL (1898), JORIS (1906), JEGOROW (1892), LEONTOWITSCH (1906), BREMER (1882), E. MÜLLER (1892), RHINCHART (1912) und R. MONTI (1899) vorhanden. Die sonst sehr guten Darstellungen von KÖLLIKER (1896), CAJAL (1911), RETZIUS (1892), SALA (1892), BIETTI (1895), DE CASTRO (1923) und GEMELLI (1909), zeigen stets an den Gefäßnerven noch eine Menge feinster Nervenästchen, die entweder frei oder in knöpfchenartigen Anschwellungen endigen. Hier handelt es sich jedenfalls um unvollkommene oder irgendwie vorgetäuschte Imprägnierungsbilder, die auf den Gebrauch der Golgimethode zurückzuführen sind; denn ich habe freie Endigungen einzelner Fasern von Arteriennerven bei guter Darstellung derselben bis jetzt nicht beobachtet.

KERPER hat im Tierversuch das Ganglion cervicale inferius und den lumbalen Grenzstrang einseitig exstirpiert und nach 5 Wochen bis 3 Monaten die Extremitätenarterien der operierten Seite auf das Vorhandensein markloser Nervenfasern mit der Pyridin-Silber-Methode untersucht, wobei er die entsprechenden Arterien der nicht operierten Seite zum Vergleich heranzog. Hierbei soll sich eine Verringerung der marklosen Elemente ergeben haben, die an der Arterie der vorderen Extremität deutlicher als an der Arterie der hinteren Extremität zu bemerken war. Derartige Versuche müssen allerdings in großer Zahl angestellt werden, wenn sie größere Geltung beanspruchen sollten. Auch WOLLARD (1926) hat an Gefäßnerven bei der *Katze* einiges Wenige operiert.

Schließlich finden sich noch, wohl über das gesamte Kreislaufsystem verstreut, ent-

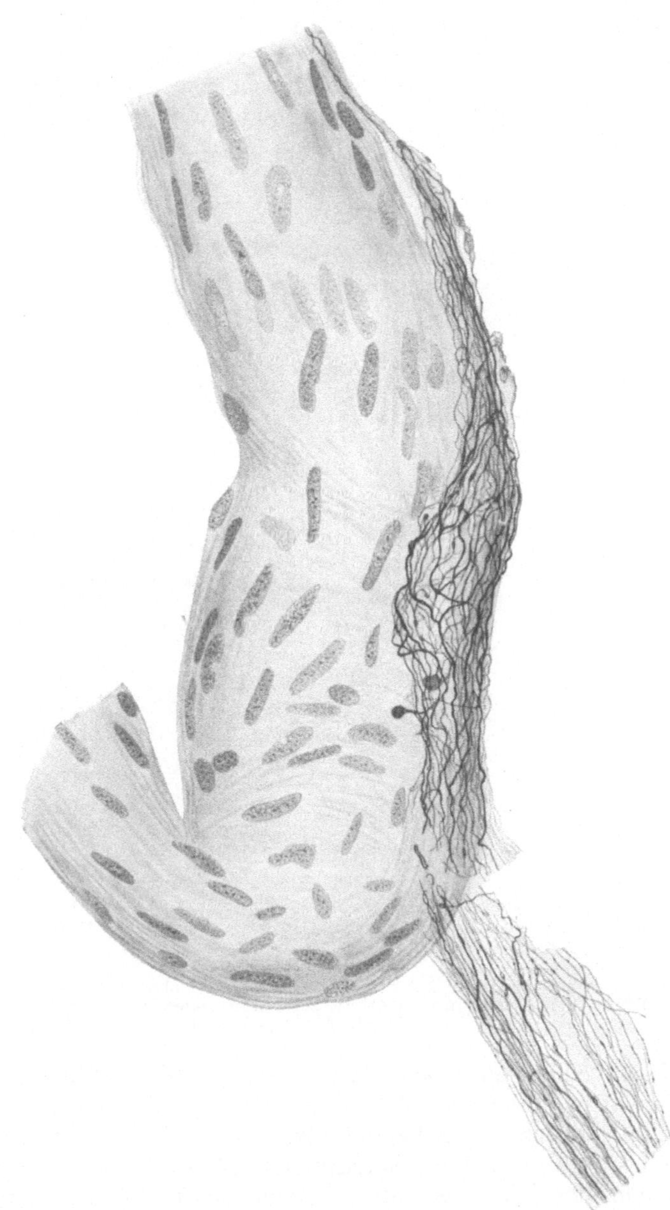

Abb. 76. Sensible Nervenendigung auf der Wand einer kleinen Arterie der Pia mater. Mensch. Natronlauge-Silber-Methode von O. SCHULTZE. Vergr. 440fach.

weder in der Adventitia der großen Gefäße selbst, oder in nächster Umgebung kleinerer Gefäße gelagerte VATER-PACINISCHE Körperchen vor, die schon vor langer Zeit W. KRAUSE (1860) und A. RAUBER (1867) gesehen haben. Besonders an und

in der Adventitia der Aorta sind diese Gebilde des öfteren schon beschrieben worden
(KÖLLIKER 1895, RACHMANOW 1901, THOMA 1884, MANOUÉLIAN 1912). Auch
LAWRENTJEW (1926) und DOWGJALLO (1926) weisen auf das Vorkommen von
VATER-PACINISchen Körperchen in der Nähe der Mesenterialgefäße bei der *Katze*
hin. WOLLARD (1926) erwähnt solche Endigungen an den Gefäßen der hinteren
Extremitäten beim gleichen Tier. Abb. 77 zeigt den Querschnitt eines PA-
CINISchen Körperchens, das sich zwischen Art. und Vena tibialis ant. im um-
gebenden Bindegewebe beim Menschen vorfand. An den kleineren Gefäßen trifft
man die Körperchen nur vereinzelt an; PACINISche Körperchen und knäuelartige Nervenapparate, ähnlich den KRAUSEschen Endkolben, die mit einer

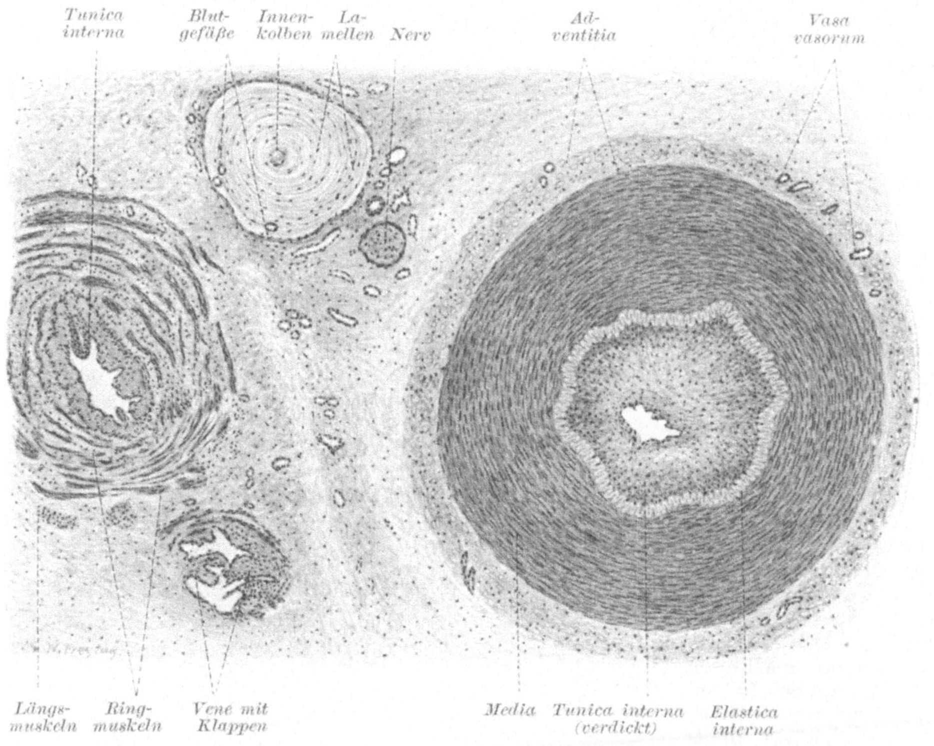

Abb. 77. Querschnitt der Arteria und Vena tibialis anterior mit dazwischen gelagertem VATER-PACINISchen
Körperchen. Die Intima der Arterie zeigt arteriosklerotische Verdickung. Mensch. Hämatoxylin-Eosin.
Vergr. 60fach. (Nach BRAUS: Anatomie, Bd. 2.)

Kapsel versehen waren, hat HIRSCH (1926) schließlich noch in der Adventitia
der Arteria femoralis des Menschen in großer Menge festgestellt.

Es unterliegt wohl keinem Zweifel, daß wir in der gesamten Masse der eben beschriebenen sensiblen Endigungen einen nervösen Kontrollapparat für die Regulation des Blutkreislaufs vor uns haben. Wahrscheinlich stehen die sensiblen
Endigungen, die in den serösen Häuten der Körperhöhlen aufgefunden wurden,
ebenfalls zum großen Teil im Dienste der Blutregulation, auch wenn sie nicht den
Blutgefäßen direkt anliegen (ARONSON 1900, DOGIEL 1910, v. SCHUMACHER 1910,
STÖHR jr. 1921, DOWGJALLO).

W. R. HESS (1923) und ODERMATT (1922) sehen in der Wanddehnung der Arterien und
Arteriolen den adäquaten Reiz für die sensiblen Nerven, denen sie die Regulation des Blut-
druckes, besonders in den Arteriolen, zuschreiben. Über die Schmerzempfindlichkeit der

Blutgefäße ist näheres aus der Arbeit von Odermatt (1922) zu sehen. Doch scheint mir bei der ungeheuren Kompliziertheit in Aufbau und Funktion der Gefäßelemente bei allen Aussagen nach experimentellen Eingriffen äußerste Vorsicht am Platze zu sein.

Die Nerven der Venen. Die größeren Venen zeigen in ihrer Innervierung häufig ein ähnliches Bild wie die Arterien. Stärkere Nervenbündel, die in der Adventitia verlaufen, splittern sich in eine Menge einzelner Fasern allmählich auf und bilden dann auf der Media ein feines Geflecht. Dies kann gelegentlich von einer außerordentlichen Regelmäßigkeit sein, wie aus Abb. 78, die ein Nervengeflecht aus der Vena cava des *Schafes* darstellt, leicht hervorgeht. An vielen Stellen gehen

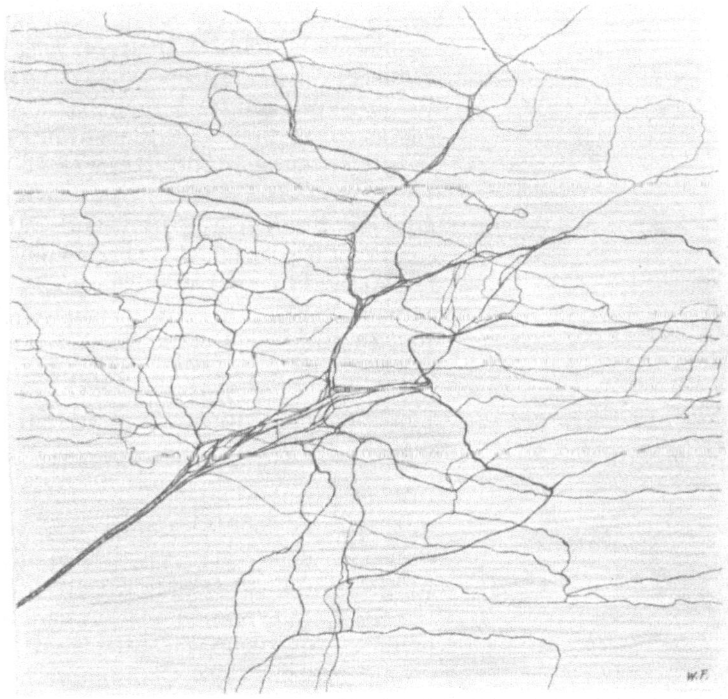

Abb. 78. Nervengeflecht in der Wand der Vena cava. *Schaf*. Goldmethode. Vergr. 110fach. Präparat von Prof. R. Bonnet.

hier sogar einzelne Fasern miteinander direkte Verbindungen ein und wir haben hier bereits Ansätze zu einer typischen Netzbildung vor uns, wobei die Maschen des Netzes nur einzelnen Fasern ihre Entstehung verdanken.

Bei kleineren Venen trifft man hingegen manchmal auf einen völlig regellosen Verlauf der nervösen Elemente. Fasern, von teilweise erheblicher Dicke, geben eine Menge feinster Ästchen ab, die unter sich die mannigfachste Schlingenbildung im Bindegewebe erkennen lassen (Abb. 79). Auch eine Menge kleiner knopf- und birnenförmiger Endigungen kann man beobachten, die in seltenen Fällen sogar eine ziemlich beträchtliche Größe erreichen können. Baumförmig verästelte Endapparate, angeblich in der Media der Vena cava vom *Meerschweinchen*, hat Rachmanow (1901) beschrieben. Vater-Pacinische Körperchen werden ebenfalls von Rachmanow (1901) in der Vena cava vom *Meerschweinchen* und von Eich (1914) in der Pfortader vom menschlichen Neugeborenen erwähnt. Im übrigen scheinen die kleinen Arterien einen größeren Nervenreichtum zu besitzen, als die kleinen Venen.

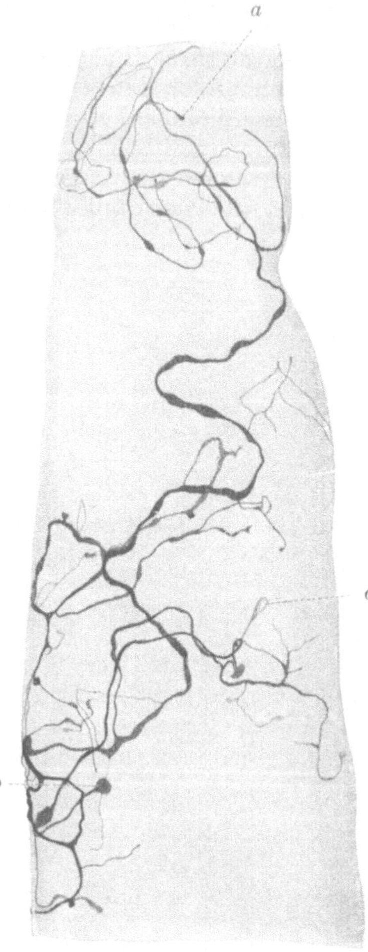

Abb. 79. Nervengeflecht in der Wand einer Vene aus der Pia mater. Mensch. Natronlauge-Silber-Methode von O. Schultze. *a* und *b* Nervenendkörperchen; *c* Endigung mit Schlingenbildung. Vergr. 200fach.

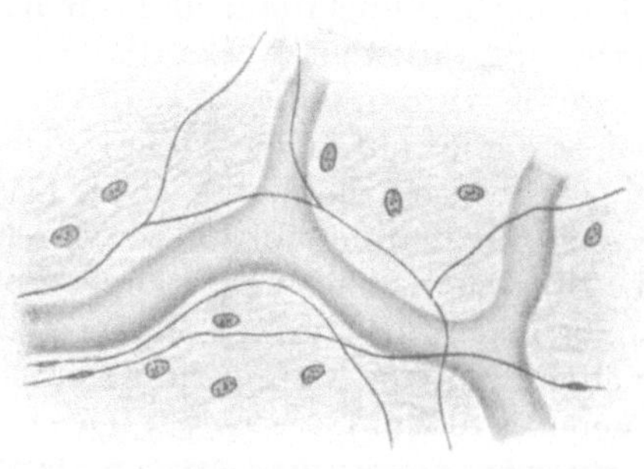

Abb. 80. „Capillar-Begleitnerven" nach Ciaccio.

An sämtlichen Arterien und Venen des Körpers sind bis jetzt Nerven aufgefunden worden. Es bestehen aber zwei Ausnahmen: 1. Die Gefäße der Placenta. Ich selbst konnte hier niemals eine Spur von Nerven auffinden; überdies müßten die Placentargefäße ihre Nerven vom Embryo erhalten und dann in der Nabelschnur in reichlichem Maße zu erkennen sein. Aber auch hier habe ich niemals Nerven gesehen, während Kölliker (1895) allerdings angibt, daß von der Bauchhaut des Embryo ein kleines Stück weit Nerven in den Nabelstrang hineinzögen. 2. Die Gefäße der Substanz des Zentralnervensystems. Hier sind bis jetzt Nerven noch nicht einwandfrei nachgewiesen worden. Alle hierauf bezüglichen Angaben (Gulland 1898, Hunter 1901, Morison 1899, Rohnstein 1900) basieren auf einer ungenügenden Technik und sind daher wertlos.

O. Schultze (1918) beschrieb auf der zweiten Kriegstagung der Deutschen Gesellschaft für Psychiatrie in Würzburg „eigenartige, marklose Fasermäntel um die Blutgefäße"; ich selbst habe derartige nervöse Bildungen auf dem Anatomenkongreß in Jena 1920 demonstriert. Hierbei handelt es sich um außerordentlich feine, ungeheuer dicht und parallel nebeneinander gelagerte Fäserchen, welche das Gefäß, wie aufgehängte Wollfäden ein horizontales Stäbchen, umgeben und sogleich wieder verlassen. Diese Bildungen sind wohl dadurch zu erklären, daß sich wachsende Gefäße in Züge markloser Fasern hineingeschoben und auf solche Weise diese auf die Seite gedrängt haben. Mit Gefäßnerven haben aber wohl die Fasermäntel nichts zu tun.

Die Nerven der Capillaren. Diese sind zweifellos am schwierigsten von allen Gefäßnerven darzustellen und man muß in der Tat neben einer sehr beträchtlichen Ausdauer auch etwas Glück haben, wenn man sie sehen will. Wenn man von Capillarnerven zu reden gedenkt, muß man sich zunächst einmal darüber klar sein, daß zwischen Nerv und Capillarwand irgendwie einmal ein inniger, direkter Kontakt vorhanden sein muß. Sonderbarerweise achten aber die meisten Autoren gar nicht auf einen solchen Zusammenhang, sondern legen schon Nerven, die das Capillarrohr in einiger Entfernung begleiten, die Bezeichnung Capillarnerv zu. Nebenstehende Abb. 80 von Ciaccio (1864) mag als Musterbeispiel gelten von dem, was die meisten

Leute unter Capillarnerven verstehen und zahlreiche Arbeiten (BEALE 1864, HIS 1863, TOMSA 1869, DARWIN 1874, GRÜNHAGEN 1883, KLEIN 1872), die älteren Datums sind, und neuere Untersuchungen von GAD und SIHLER MEYER (1880), JORIS (1906), MICHAILOW (1908) und GLASER (1914) haben ebenfalls derartige Angaben geliefert.

Die veralteten Resultate von NESTEROWSKY (1875) und KOLATSCHEWSKY (1877), sowie die Ergebnisse von ALLEGRA (1904) und BOTEZAT (1908) sind infolge ihrer allzu mangelhaften Technik für das Capillarnervensystem heute nicht mehr brauchbar. Auch die GOLGISCHE Methode ist im übrigen mit großer Vorsicht bei der Darstellung der Capillarnerven zu handhaben; denn ich glaube nicht, daß die Riesenmenge von Fasern, die CECCHERELLI an Capillaren für Nerven hält, in der Tat nervöser Natur sein sollten. Schließlich muß man sich noch davor hüten, Grenzen von Endothelzellen für Capillarnerven zu halten.

Sicherlich hat man schon sehr lange mit großer Mühe nach einer Endigungsform der Capillarnerven auf der Gefäßwand gesucht. Die mit der veralteten LÖWITSCHEN Goldmethode von BREMER (1882) und KRIMKE (1884) auf der Capillarwand hervorgezauberten Endknöpfchen halten einer ernsthaften Kritik wohl heute nicht mehr stand. Wenn überdies KRIMKE (1884) Varicositäten an Nervenfasern für Ganglienzellen hält, so beweist dies zur Genüge seine mangelhafte Beobachtungskunst, die eben nur durch den Gebrauch einer unvollkommenen Methode eine gewisse Entschuldigung verdient. Die Angabe von NATUS (1910), wonach im Pankreas von *Kaninchen* eine oder zwei Nervenfasern die Capillaren begleiten und teilweise mit Knöpfchen auf dem Endothel endigen sollen, ist, da entsprechende Abbildungen fehlen, nicht recht für unsere Zwecke verwertbar. Schließlich hat OHNO (1924) mit der Rongalitweißmethode im Mesenterium beim *Frosch* eine Menge von Nervenfäserchen dargestellt, welche die Capillaren begleiten, auch kolbig aufgetriebene Endigungen erkennen lassen, im übrigen aber eine solche Anzahl von Knötchen, Verdickungen und feine Ästchen aufweisen, daß mir die Moglichkeit von Artefakten doch hier sehr nahe zu liegen scheint. Denn die Rongalitweißmethode ist offenbar den] neuen Silbermethoden an Leistungsfähigkeit erheblich unterlegen. BARKSDALE hat schließlich ebenfalls im Mesenterium sowie in der Zunge des *Frosches* feine Nerven gefunden, welche die Blutcapillaren berühren sollen, in deren Wand aber nicht weiter zu verfolgen sind. Auch WOLLARD (1926) konnte an den Capillaren keine besonderen Nervenendigungen bemerken.

Mir ist es an Hunderten von Präparaten in der menschlichen Pia nur in zwei Fällen gelungen, feinste marklose Fäserchen auf der Capillarwand mit kleinen Knöpfchen endigen zu sehen. (Siehe Abb. 213 bei Pia.) In anderen Organen (Herz, Muskel, Harnblase, Haut) konnte ich aber eine derartige Endigungsform nicht mehr auffinden.

Wie ich durch einen besonders günstigen Zufall an den Capillaren des menschlichen Herzens gefunden zu haben glaube, zeigen offenbar die Capillarnerven ein ganz besonders eigentümliches Verhalten, auf das ich jetzt etwas näher eingehen will.

Zunächst ist einmal die Anschauung, wonach die Capillarnerven weiter nichts als die Fortsetzung der Nerven der präcapillaren Arterien seien und die Capillaren dann während ihres ganzen Verlaufes ohne Unterbrechung begleiten sollen, ganz sicher unrichtig. Vielmehr ziehen zu den Capillaren, wie ich das schon oben auch für die kleinen Arterien angegeben habe, feinste marklose Nerven aus dem umgebenden Bindegewebe heran (Abb. 81). Woher diese Nerven eigentlich stammen, ließ sich aus den Präparaten in keiner Weise genau feststellen. Sicher ist nur, daß sie von der äußersten Feinheit und nur sehr schwer auffindbar sind.

Das häufigste Bild ist nun dies, daß eine feine Nervenfaser ein Stück in nächster Nähe der Capillare und in gleicher Richtung mit dieser verläuft, sich dann aber stellenweise direkt auf die Gefäßoberfläche hinauflegt, somit einen direkten Kontakt mit dieser eingeht, wobei die Faser in den meisten Fällen eine größere Anzahl mäanderartiger, unregelmäßiger Windungen erkennen läßt. Ich glaube nicht, daß diese eigentümlichen Windungen, die ich so außerordentlich häufig auf der Capillarwand beobachtet habe, das Produkt eines Zufalls sein sollten. Sondern wir haben hier bereits eine gewisse Oberflächenvergrößerung der Faser auf dem

Capillargefäß vor uns, wodurch natürlich eine wesentlich innigere Verbindung zwischen Nervengewebe und Erfolgsorgan hergestellt wird.

Man kann nun freilich einwenden, eine derartige Nervenfaser begleite die Capillare nur zufällig ein Stück ihres Weges, um dann in irgendeinem anderen Gewebe, wie Drüsen, Muskeln usw., zu endigen. Eine solche Meinung würde überdies noch dadurch eine Stärkung erfahren, daß in der Tat ein feiner Nerv niemals ununterbrochen mit der Capillarwand in Berührung bleibt, sondern gewöhnlich, kleine Ausbiegungen ins Bindegewebe abgerechnet, wiederum die Capillare verläßt. Wie ich jedoch am menschlichen Herzen beobachten konnte, ziehen diese Fasern aber nur immer wieder zu benachbarten Capillaren, legen sich gleichfalls an diese heran oder umschlingen sie, um sich dann zu weiteren Capillaren zu begeben, wo sie das gleiche Spiel von neuem beginnen.

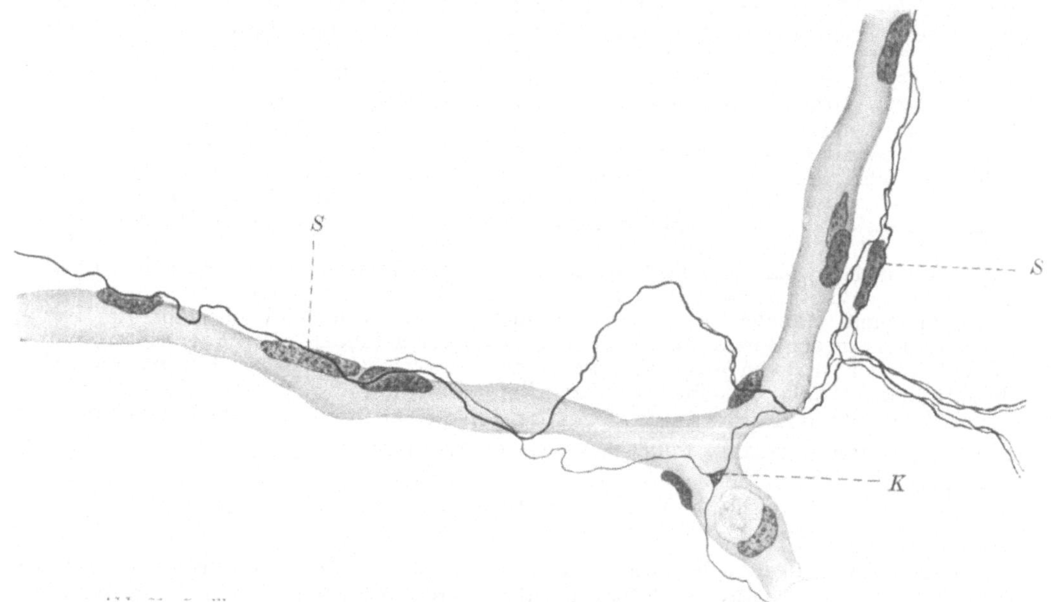

Abb. 81. Capillarnerven aus dem Herzen. Mensch. *S* SCHWANNsche Kerne; *K* Knotenpunkt. Bielschowskymethode. Vergr. 700fach.

Auf diese Weise wird das gesamte capillare Blutgefäßsystem durch einen nervösen Apparat zu einer physiologischen Einheit verknüpft. Da ich freie Nervenenden auf der Capillarwand am Herzen nicht finden konnte, so glaube ich, daß wir ein eingeschlossenes, nervöses Netz vor uns haben, das mit dem Capillargefäßnetz aufs engste verbunden ist.

Studiert man die Anordnung der Capillarnerven etwas genauer, so sieht man zunächst, daß ihre Zahl in einer Größe von 1—3 Fäserchen auf einer Capillare schwanken kann. Weiterhin ist eine verschiedene Dicke der Nervenfasern feststellen. Es kommen ziemlich starke Fasern neben solchen von einer kaum meßbaren Feinheit vor. Die schmalen Fäserchen teilen sich manchmal unter Auflockerung ihrer Fibrillen an den bekannten dreieckigen Knotenpunkten auf, was ebenfalls auf einen netzartigen Zusammenhang dieses feinsten Nervenapparates hinweist. Ein solcher Knotenpunkt scheint des öfteren mit der Capillarwand dicht verlötet zu sein und findet sich gewöhnlich an Teilungsstellen der Capillaren vor (Abb. 81).

Die Capillarnerven sind stets von SCHWANNschen Zellen begleitet, deren Kernmembran sie entweder eng aufliegen, teilweise sogar wie eine feine Rinne eindrücken (Abb. 81, 82, 83). Die Kerne sind gewöhnlich längsoval, zeigen einen feinen Chromatinbestand, lassen aber, wenigstens an meinen Präparaten, kaum eine Spur irgendeiner plasmatischen Hülle erkennen. Es ist klar, daß die Kerne mit der Nervenfaser irgendwie direkt zu tun haben müssen; ich kann mich aber einstweilen nicht dazu verstehen, von ihrer Anwesenheit sogleich auf das Vorhandensein eines Neurilemms zu schließen, von dem ich nichts entdecken konnte. Vielmehr laufen die feinen Capillarnerven ohne jede Hülle einher; was sie im Grunde mit den Kernen zu tun haben, wissen wir nicht. Denn eine Bezeichnung: „Trophisches Zentrum" für einen Kern ist schließlich auch nur ein Wort, unter welchem man sich nicht allzuviel vorstellen kann. Sehr gerne befinden sich die SCHWANNschen Zellen an Kreuzungsstellen mehrerer Nervenfasern (Abb. 82, 83).

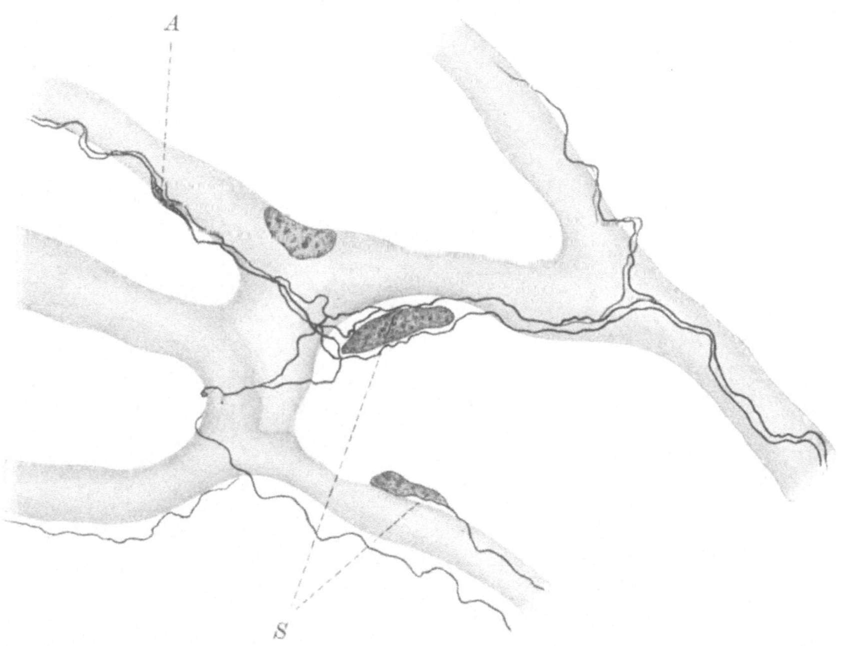

Abb. 82. Capillarnerven aus dem Herzen. Mensch. *A* fibrilläre Auflockerung; *S* SCHWANNsche Kerne. Bielschowskymethode. Vergr. 1200fach.

Im übrigen liegen die SCHWANNschen Zellen sehr häufig der Capillarwand direkt auf und sind nur durch ihre größere Länge von den Endothelkernen meistens zu unterscheiden. Damit scheint mir übrigens eine weitere Möglichkeit gegeben zu sein, einen Reiz vom Nervengewebe auf die Endothelwand oder umgekehrt zu übertragen. Denn es ist bei der außerordentlichen Enge, mit welcher oft Nervenfaser, SCHWANNsche Zelle und Endothelwand aneinander gepreßt sind, und bei dem zweifellos feinsten, plasmatischen Zusammenhang dieser Gebilde untereinander, sehr wahrscheinlich, daß sie sich auch gegenseitig irgendwie beeinflussen. Durch das enge Aufliegen der SCHWANNschen Zellen auf der Endothelwand wird die Verbindung zwischen Nervensystem und Gefäßapparat eine ganz besonders innige.

An Teilungsstellen von Capillarnerven, manchmal auch inmitten ihres Verlaufes, finden sich gelegentlich noch äußerst feine fibrilläre Auflockerungen (Abb. 82). Des weiteren ist an einem Zusammenfluß mehrerer Capillaren die Anordnung der Nervenfäserchen eine etwas verwickeltere, da sich diese hier häufig miteinander verflechten, aufteilen, sich gegenseitig überkreuzen und die Gefäße auf die verschiedenste Weise umschlingen (Abb. 82, 83).

Somit ist das Gesamtresultat meiner Beobachtungen dies, daß die Capillarnerven ein geschlossenes Netz bilden, welches in das Gefäßnetz gleichsam hinein geknüpft ist und mit diesem durch direktes Aufliegen seiner Fasern und SCHWANN-schen Zellen auf der Endothelwand in innigstem Zusammenhang steht. Daß jede Endothel- oder Rougetzelle mit einer Nervenfaser in Verbindung stehen sollte, wie KROGH (1924) vermutet, habe ich niemals gesehen. Ähnliche Verhältnisse der Capillarinnervation, wie ich sie beim Menschen gesehen habe, scheint A. C. JONES (1926) an den Capillaren der *Reptilien*lunge beobachtet zu haben.

Was die Capillarnerven für eine Funktion haben, läßt sich vom histologischen Standpunkt aus nicht beurteilen; sie können ebensogut motorisch wie sensibel

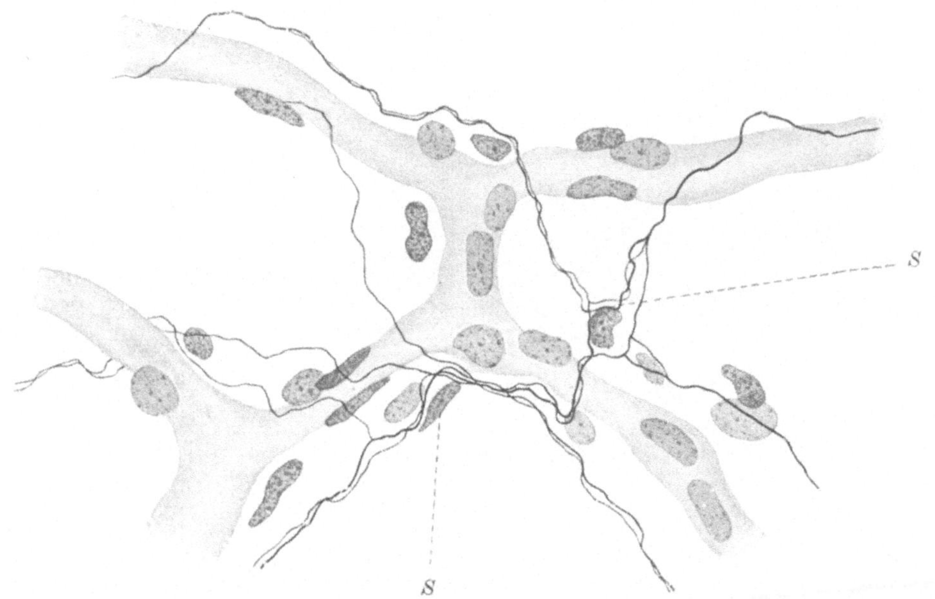

Abb. 83. Capillarnerven aus dem Herzen. Mensch. Bielschowskymethode. *S* SCHWANNsche Kerne. Vergr. 800fach.

sein; wir können nur sagen, daß das Nervensystem irgendwie an der Blutregulation im Capillarsystem beteiligt sein muß. Wie, das zu entscheiden ist Sache der Physiologie; doch scheint diese ganz erhebliche Schwierigkeiten beim Studium des nervösen Einflusses auf die Blutcapillaren zu haben. Sicheres wissen wir wenigstens hierüber nur wenig.

In der Physiologie gilt die Arbeit von STEINACH und KAHN (1903) als die erste, die auf Nervenreizung über eine Kontraktion der Capillaren in der Nickhaut des *Frosches* berichtete; nach E. SCHILFS (1927) Dafürhalten ist sie auch die einzige Arbeit geblieben, die für die vasokonstriktorische Innervation der Capillaren ins Feld geführt werden kann. KROGH will beim *Frosch* nach Reizung des 8.—10. sympathischen Ganglions zunächst eine Verengerung an den Arterien und einige Sekunden später auch an den Capillaren der Schwimmhaut beobachtet haben. LANGLEY (1922) wirft gegen die hieraus von KROGH gefolgerte sympathische Nervenversorgung der Capillaren mit Recht ein, daß die Wirkung der Nerven auf die Capillaren fast ebenso schnell eintreten müsse, wie auf die Arteriolen, da der Druck in den Capillaren auch deshalb fallen könne, weil sich die Arteriolen vorher verengt haben.

Gerade über jene, auch von LANGLEY (1922) angeführte Möglichkeit einer gewissen Abhängigkeit der Capillaren von der Tätigkeit der Arteriolen sieht KROGH bei seinen Schlußfolgerungen völlig hinweg, weshalb seine Angaben über die sympathische Innervation der Capillaren nur mit Vorsicht zu betrachten sind. KROGH (1927) nimmt zweifellos das Problem der Capillarinnervation ein wenig leicht, und wenn er z. B. schreibt, daß es unsicher sei, ob wirklich eine Verbindung der Nerven mit der Capillarwand bestehe, obwohl er doch eine Beeinflußbarkeit der Capillarwand durch eigene Nerven angeblich nachgewiesen hat, so beweist dies zur Genüge, daß seine biologische Denkweise etwas mehr Kritik benötigt. EBBECKES (1926) vorsichtiges Urteil, das die nervöse Einwirkung auf die Tätigkeit der Blutcapillaren hinter die chemischen Einflüsse stellt, ist wesentlich höher zu bewerten als KROGHS (1927) Hypothesengebäude.

SCHILF (1927) tut gut daran, KROGHS (1927) Behauptung mit einiger Reserve zu betrachten und wenn er sagt: „Das Problem der Capillarbewegung ist, wenn überhaupt, nur sehr unvollkommen zu lösen, weil dieser Teil der Blutgefäße in seiner Blutversorgung zu sehr von den Arteriolen und den Venen abhängig ist", so kann ich ihm hierin nur beistimmen. Die Eigentätigkeit der Capillarwandzellen, die doch letzten Endes etwas Lebendiges repräsentieren, mithin ein Regulationsvermögen besitzen, mag allein für sich unseren experimentellen Schlußfolgerungen mehr als genug Schwierigkeiten bereiten. (Näheres siehe bei OTFRIED MÜLLER, KROGH 1927, HEIMBERGER, EBBECKE 1926.)

VIII. Lymphatische Organe.

Das feinere mikroskopische Verhalten der Nerven in den lymphatischen Organen ist bis heute noch nicht genügend bekannt. Dies hat seine Hauptursache wohl darin, daß hier einer Darstellung der nervösen Elemente ganz erhebliche technische Schwierigkeiten entgegenstehen, die vielleicht zum Teil in einer besonderen, eine gute Imprägnierung der Nerven verhindernden chemischen Reaktionsweise des lymphatischen Gewebes gelegen sind. Sollten übrigens feine Nervenfäserchen im retikulären, lymphatischen Gewebe verlaufen, so könnte dies entweder intraprotoplasmatisch, also innerhalb des lymphadenoiden Plasmodiums, oder zwischen dessen Maschenwerk geschehen. Selbst wenn sich derartige feinste Nervenfäserchen imprägnieren ließen, so würde es äußerst schwer sein und sehr vieler Übung bedürfen, sie auch von dem Bindegewebe, das gar zu leicht die gleiche Silberreaktion annimmt, mit Sicherheit zu unterscheiden. Daher sind auch die mit der Golgimethode erzielten Resultate der früheren Autoren nur mit großer Vorsicht zu beurteilen; denn eine Menge der von ihnen als Nervenfasern abgebildeten Elemente stellen zweifellos bindegewebige Formationen dar.

Da die feineren Lymphgefäße schon von vornherein sehr schwer an gewöhnlichen Schnitten zu sehen sind, so bringt dieser Umstand sogleich eine weitere Erschwerung des Studiums ihrer Nerven mit sich. Daher sind auch die Angaben über das Vorkommen von Nerven an Lymphgefäßen äußerst spärlich (DOGIEL 1897, TIMOFEJEW 1896, KYTMANOF 1901) und erfreuen sich überdies, wie mir scheint, einer bedenklichen Unsicherheit. Bis jetzt gelangten nur Lymphgefäße des Samenstranges, des Praeputium penis und der Gallenblase zur Untersuchung. Die Nerven werden als marklos beschrieben, stammen von den in der Nähe befindlichen Blutgefäßnerven ab und bilden zunächst in der Adventitia der Lymphgefäße eine Art von Grundgeflecht. Von hier aus sollen dann eine Menge feinster Ästchen in die Media hineinziehen, um hier die glatte Muskulatur zu versorgen.

DOGIELS (1897) Darstellungen der Nerven der Lymphgefäße scheinen mir nicht ganz einwandfrei zu sein; mehr Vertrauen verdienen die mit der Methylenblaumethode gewonnenen Resultate von KYTMANOF (1901); doch sind die von ihm geschilderten sensiblen Endigungen in der Adventia ebenfalls zweifelhafter Natur.

Die Nervenversorgung des Ductus thoracicus wurde bis jetzt nur beim *Hunde* von KYTMANOF (1901) und LAWRENTJEW (1926) untersucht. Nach den Angaben des letztgenannten Autors erhält der Ductus seine Nerven vom sympathischen Grenzstrang, von Ästchen aus Intercostalnerven vor allem der linken

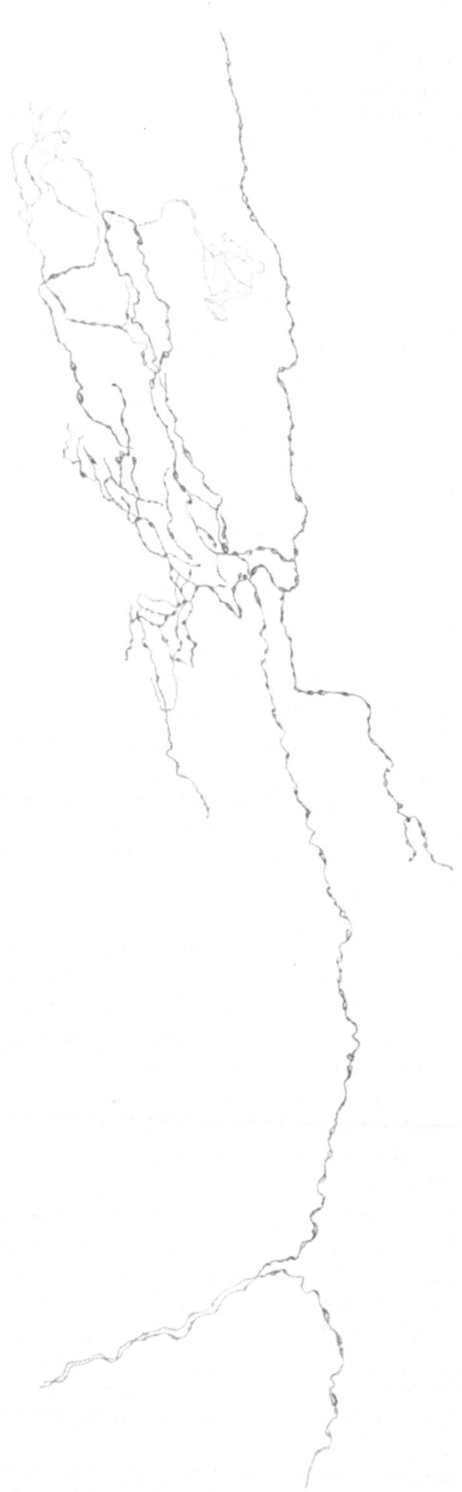

Seite, in seiner unteren Region vom Nervus splanchnicus und schließlich von dem um die Aorta befindlichen Nervenplexus, dem auch Vagusfasern beigemischt sein sollen. Alle diese Nervenfasern bilden in der Adventitia des Ductus thoracicus ein einheitliches Geflecht, in welchem LAWRENTJEW (1926) vereinzelte Ganglienzellen erwähnt. Die Nerven sind sämtlich marklos, ziehen zu schmalen Bündeln oder auch einzeln in der Adventitia einher und können stellenweise durch vielfache Umschlingungen und Überkreuzungen ein zierliches Maschenwerk hervorrufen (Abb. 84).

Von dem adventitiellen Geflecht scheinen noch vereinzelte Fäserchen mehr nach der Tiefe zu dringen und vielleicht in den glatten Muskelfasern zu endigen. Daß in der Intima noch ein subendotheliales Geflecht vorhanden sein soll, wie dies KYTMANOF (1901) beschreibt, halte ich einstweilen, für wenig wahrscheinlich, desgleichen das Vorkommen sensibler Nervenendigungen in der Adventitia.

In den meisten Lehrbüchern findet sich gewöhnlich die Angabe, daß die Innervation der Lymphgefäße derjenigen der Blutgefäße analog sei; nach LAWRENTJEWS (1926) Angaben weisen die Lymphgefäße wesentlich weniger Nerven wie die Blutgefäße auf. LAWRENTJEW (1926) hat mit der neuen, sehr beachtenswerten Methode des makro-mikroskopischen Grenzgebietes nach KONDRATJEW (1927) die Lymphgefäße in der Bauchhöhle bei der *Katze* untersucht. Er fand die Lymphgefäße von sympathischen Fasern aus den Grenzstrangganglien, dem Ganglion semilunare, mesent. sup. und inf. und den Nervi splanchnici versorgt; auch vom Vagus und N. pelvicus sollen einige Ästchen zu den Lymphgefäßen hinüberziehen. Die Cisterna chyli, der schon nach der Feststellung des alten WRISBERG beim Menschen Nervenfasern vom 11. Grenzstrangganglion und vom linken N. splanchnicus zufließen, ist bei der *Katze* nach LAWRENTJEWS (1926) Mitteilung von einem feinen Nervengeflecht umhüllt, das sich aus Ästen vom Ggl. coeliacum, vom Plexus aorticus, vom Splanchnicus major und minor der linken Seite sowie aus Nervenfädchen von dem um den Ductus thoracicus befindlichen Nervengeflecht zusammensetzt.

Im Vergleich zu den Blutgefäßen sind, wie LAWRENTJEW (1926) weiterhin be-

Abb. 84. Nerven in der Adventitia des Ductus thoracicus. *Hund.* Methylenblau. (Nach KYTMANOF.)

obachtet hat, die Lymphgefäße mit einer erheblich geringeren Nervenmenge ausgestattet; je feiner und dünner die Lymphgefäße, um so weniger Nerven sind ihnen zugedacht.

Über die Innervation der Lymphdrüsen stammen die ersten Angaben von KÖLLIKER (1854), der feine marklose Fäserchen gleichzeitig mit den Arterien vom Hilus aus in das Innere der Lymphknoten vordringen sah. Da die Resultate von RETZIUS (1893) und TONKOFF (1899) nicht viel weiter gelangt sind, so stellen sie im Grunde nur eine Bestätigung von KÖLLIKERS (1854) Beobachtung dar. Bündel feiner Nerven umflechten die Arterien und begeben sich gemeinsam mit diesen in die Tiefe der Lymphknoten, sich gleichzeitig mit den Gefäßen in immer feinere Äste und einzelne Fäserchen aufspaltend (Abb. 85). Wahrscheinlich sind die Nerven des Lymphknotens nicht alle als Gefäßnerven anzusehen, da auch im eigent-

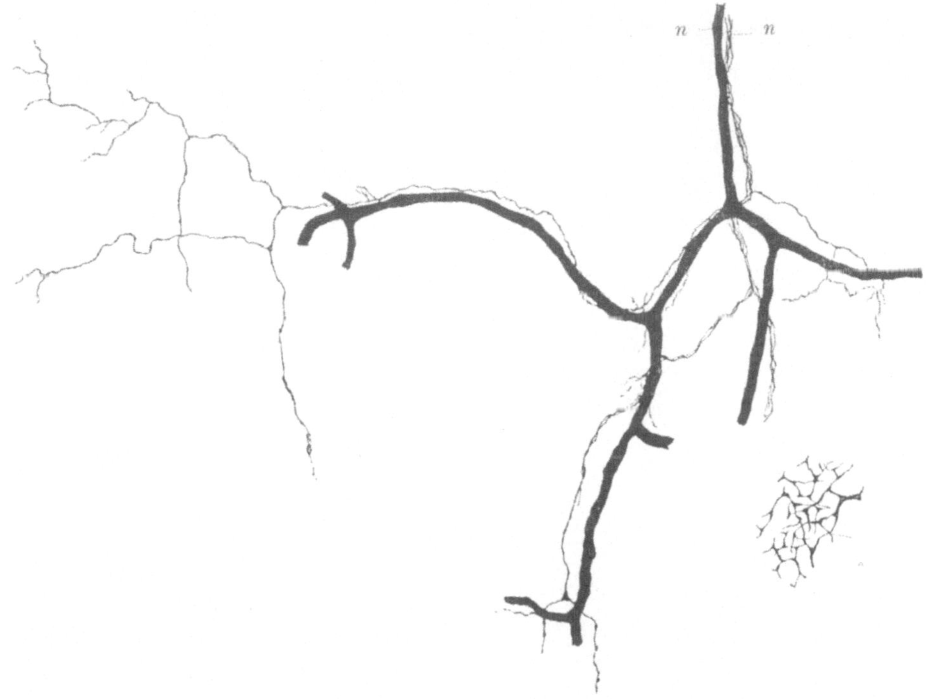

Abb. 85. Nerven aus dem Lymphknoten. *Hund.* *n* Nervenbündel, welches ein schmales Blutgefäß begleitet. Golgimethode. (Nach RETZIUS.)

lichen lymphatischen Gewebe, die Follikel ausgenommen, feine Nervenfäserchen beobachtet wurden; TONKOFF (1899) erwähnt bei der *Katze* in den Trabekeln der Lymphdrüse Nervenfasern, die zu den glatten Muskelzellen in Beziehung stehen sollen. Doch sind die Dinge, wie schon oben erwähnt, nicht genügend klargestellt. Ganglienzellen sind in den Lymphknoten bis jetzt nicht gefunden, wohl auch kaum vorhanden, da sie in dem so viel untersuchten Organ schon an einfachen Hämatoxylin-Eosin-Präparaten längst hätten gesehen werden müssen.

Die Nerven der Milz sind bis auf wenige Fasern ohne Mark, stammen vom Plexus coeliacus, umflechten die Arteria lienalis und dringen gemeinsam mit deren Ästen in das Innere des Organs ein. Bei manchen *Säugern* sind die großen Milznerven neben der Arterie sehr kräftig und von einem ganz charakteristischen Aufbau. (Näheres hierüber siehe Kap. 4.) In der Hauptsache verlaufen die Nerven als feine Bündel neben den Arterien einher und werden noch an

kleinen Gefäßen innerhalb der Malpighischen Körperchen von Kölliker (1854)
beschrieben. Andere Autoren (Retzius 1892, Billroth 1861, W. Müller 1865,
Ruffini 1906, Monti 1899, Corti 1903) gelangten im wesentlichen zu dem
gleichen Ergebnis. Manchmal splittern sich in einem Milztrabekel einzelne Fäserchen auf und entwickeln dort ein zierliches Geflecht, das vielleicht zu den glatten
Muskelzellen einige Ästchen abgibt (Abb. 86).

Sollten in der Pulpa Nerven vorkommen, so kann es sich hierbei nur um einzelne allerfeinste Fäserchen handeln; manche Autoren wollen solche Gebilde ge-

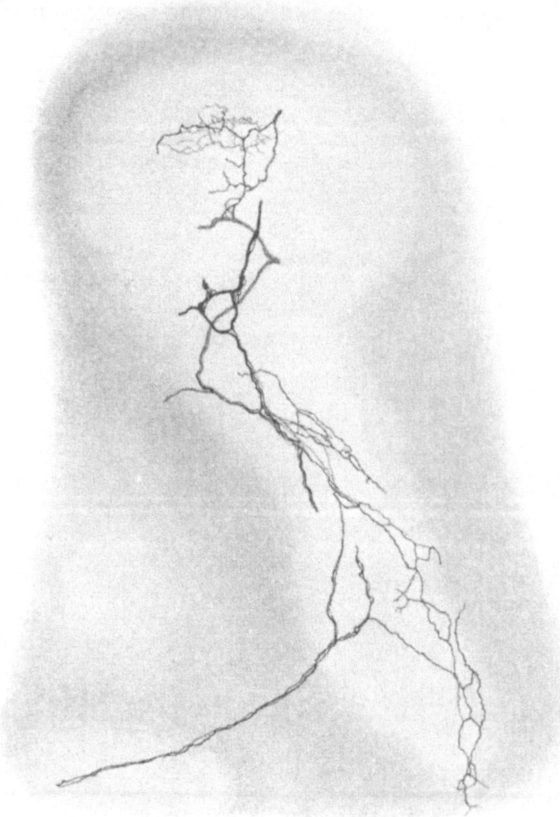

Abb. 86. Nerven in der Milz. *Maus.* Golgimethode. Vergr. 150fach.

sehen haben, Ruffini (1906) schildert sogar ganze Netze von Nerven. Doch
lassen seine Abbildungen eine Silberimprägnierung des Bindegewebes vermuten,
wie denn überhaupt die mit der Golgimethode erzielten Resultate der erwähnten
Autoren heutzutage nur noch wenig Vertrauen erwecken. Wir wissen also nichts
Sicheres über das Verhalten von Nerven in der Milzpulpa. Ganglienzellen wurden
in der Milz nicht beobachtet. In der Milzkapsel sollen sich einzelne Nervenfasern
vorfinden.

IX. Herz.

Das menschliche Herz erhält seine Nerven vom Vagus und Sympathicus. Von
letzterem ziehen gewöhnlich drei Zweige zum Herzen, die N. cardiacus sup., med.
und inf. Der N. cardiacus sup., der sich häufig mit einem Zweig aus Laryngeus

sup. oder Vagus verbindet, läßt zuweilen in der Gegend der oberen Brustapertur ein kleines Ganglion erkennen (Ggl. cardiacum sup. Valentini); er selbst stammt vom Gangl. cervicale supremum. Der Nervus cardiacus medius entspringt aus dem mittleren sympathischen Halsganglion, fehlt dies, direkt aus dem sympathischen Grenzstrang, und weist ebenfalls manchmal ein kleines Ganglion auf (Ggl. cardiacum med. Arnoldi). Der Nervus cardiacus inf. kommt vom Ggl. cervicale inf. TANDLER (1913) erwähnt in einigen Fällen noch einen Nervus cardiacus imus, der sich vom Ganglion thoracale I herleiten soll. PERMAN (1924) weist ganz besonders auf eine beträchtliche Anzahl von Variationen hin, die sich im Ursprung und Verlauf der sympathischen Herzäste beobachten lassen.

Nach den Beobachtungen von JONESCU und ENACHESCU (1928) vermag der sympathische Grenzstrang beim Menschen noch bis zum 5. und bei manchen *Säugern* bis zum 6. Thorakalganglion Äste zum Herzen abzugeben. Kurz vorher hat freilich schon BRAEUCKER (1928) den präparatorischen Nachweis erbracht, daß von den Rami mediastinales der 5 oberen Brustsegmente beim Menschen Zweige zum Aortenbogen und zum Herznervengeflecht konstant gelangen.

Der Vagus gibt die Rami cardiaci sup. und inf. zum Herzen ab, die infolge mancherlei Verflechtungen mit den sympathischen Nerven bald nicht mehr von letzteren genau zu unterscheiden sind. Schließlich entsteht aus der völligen Vereinigung der Vagus- und Sympathicusäste der Plexus cardiacus, dessen oberflächliche Schicht ventral vom Aortenbogen an der Teilungsstelle der Art. pulmonalis, und dessen tiefe Schicht zwischen Aorta und Bifurcatio tracheae ausgebreitet ist. Aus Fasern beider Herzgeflechte entstehen schließlich die Plexus coronarii dexter und sinister, die sich nun mit ihrer Fasermasse zum Herzen begeben.

Das Ganglion Wrisbergi, das nicht ganz konstant ist, findet sich nach GLASERS (1914) Angaben an der Hauptvereinigungsstelle von Vagus und Sympathicus. Seine Zellen, die L. R. MÜLLER (1911) näher beschrieben hat, sind multipolar und denen im sympathischen Grenzstrang sehr ähnlich; eine Kapsel fehlt meist oder ist sehr fein. Die gleiche Zellart wird wohl auch in den obenerwähnten kleinen Ganglien zu beobachten sein. Wenn auch PERMAN (1924) und GLASER (1914) des öfteren Fasern vom N. laryngeus sup. zum Herzen gesehen haben, so ist doch ein eigener N. depressor beim Menschen offenbar nicht vorhanden. TANDLER (1913) erwähnt schließlich noch für die Herzinnervation einen inkonstanten Ast aus der Ansa hypoglossi, der Zweige von Vagus und Sympathicus mit Wahrscheinlichkeit enthalten soll. BRAUS (1924) weist auf die gemeinsame Nervenversorgung der Schilddrüse, Epithelkörperchen, der Thymus und des Herzens von den Halsabschnitten des Vagus und Sympathicus hin; vielleicht ist eine derartig enge nervöse Verknüpfung dieser Organe für ein Verständnis verschiedener Krankheitssymptome von Bedeutung.

Die ganze Fülle der aus Vagus und Sympathicus stammenden, zu einem ungeheuer komplizierten Geflecht zusammengeschlossenen Nerven hat RIEGELE (1926) bei einigen *Affen* sehr gut präparatorisch dargestellt; eine ähnlich mühevolle, aber sehr gründliche und beachtenswerte Arbeit hat BRAEUCKER (1927) an menschlichem Material geleistet.

Die Plexusbildung, sei es im makroskopischen Grenzgebiet, sei es bei Anwendung unserer stärksten mikroskopischen Vergrößerungen, stellt zweifellos eine Grundeigenschaft des peripherischen, autonomen Nervensystems dar. Es ist sicher und schon seit langem bekannt, daß es durch die zahlreichen Verbindungsäste zwischen den benachbarten stärkeren Nervenstämmchen zu einem sehr verwickelten Austausch der einzelnen Nervenfasern kommt. Es läßt sich weiterhin, besonders leicht bei mikroskopischen Verhältnissen, beobachten, daß in einem derartigen Geflecht eine einzelne Nervenfaser die allerverschlungensten Wege, mitunter sogar ihrer früheren Verlaufsrichtung entgegengesetzt, ausführt.

Es unterliegt wohl keinem Zweifel, daß die einzelnen Nervenfasern den pulsatorischen Bewegungen oder sonstigen Verschiebungsmöglichkeiten des Herzens mit ihrer Länge aufs beste angepaßt, d. h. um ein bedeutendes länger sind, als wenn sie auf kürzestem, geradem Wege von ihrer Abgangsstelle aus dem Hauptstamm zur Herzmuskulatur hinleiten würden. Ich glaube, daß die Natur durch diese Plexusbildung die Menge der scheinbar überlangen Nervenfasern mit einem besonderen Kunststücke zu jener wunderbaren morphologischen Konstruktion zusammengeschlossen hat, die eine absolute Sicherheit der Nervenfasern gegen Dehnung oder Zerreißung innerhalb der physiologischen Grenzen gewährleistet.

Freilich liegt in dem Begriff der Plexusbildung eine sehr beträchtliche Variabilität im Verlaufe der zugehörigen Nervenästchen von vornherein enthalten; daher darf man auf eine ins Feinste gehende Schilderung oder Zählung an einem Geflecht beteiligter Nervenästchen keinen allzu großen Wert legen.

Die für das Herz bestimmten Nervenfasern wachsen nach den Angaben von HIS (1893), ABEL (1912) und PERMAN (1924) durch das arterielle und venöse Mesokard ein. Beim menschlichen Embryo von 13 mm findet man schon Nerven, die bis zur Basis der großen Arterien sich in das Myokard hineinsenken, und ebenso in den dorsalen Vorhofswänden verlaufend vor. Beim menschlichen Embryo von 18 mm hat PERMAN (1924) schon Ganglienzellen am kranialen Ende des arteriellen

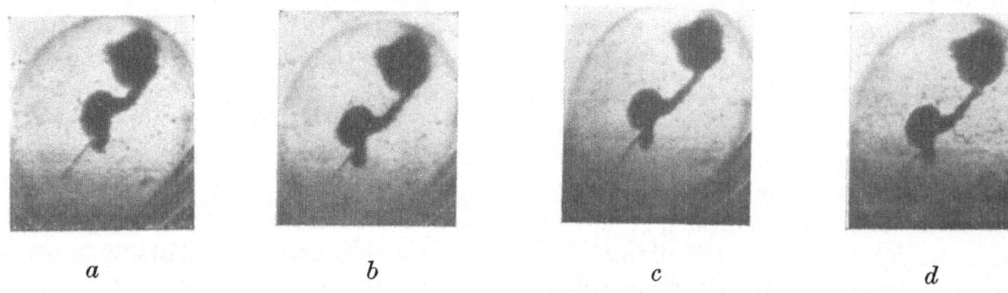

a   b   c   d

Abb. 87. Kinematographische Aufnahme eines explantierten, nervenlosen *Amphibienherzens* in vier verschiedenen Stadien der Pulsation. *a* Systole; *d* Diastole; *b* und *c* dazwischenliegende Stadien.

Mesokards und im venösen Mesokard, teilweise schon auf den dorsalen Vorhofswänden, gesehen, während ABEL (1912) beim *Hühner*embryo von vier Tagen und zwölf Stunden Nervenzellen und Fasern am kranialen Ende des Truncus arteriosus beschrieben hat. Es wachsen offenbar zuerst die Nerven durch das arterielle und venöse Mesokard ein, dann schieben sich ihrer Bahn entlang die Nervenzellen vor, um schließlich die Herzganglien entstehen zu lassen.

Die Frage, ob bei Entstehung der ersten Herzkontraktionen Nerven beteiligt sind oder nicht, ist histologisch außerordentlich schwer zu entscheiden, weil uns an derartig frühen Stadien die Methoden zur Darstellung der Nervenfäserchen bis jetzt im Stiche lassen. Notwendig sind aber Nerven zur Auslösung der ersten Herzkontraktionen ganz sicher nicht. Denn entnimmt man, wie EKMAN (1921) und ich (1924) gezeigt haben, einem *Unken*embryo im Stadium der offenen Medullarplatte, wo unmöglich Nerven ausgewachsen sein können, die Herzanlage und züchtet sie unter Ektodermumhüllung in der Kultur weiter, so beginnen die explantierten, undifferenzierten Herzzellen alsbald zu pulsieren, einen in vier Abschnitte gegliederten Schlauch zu formen und können ihre immer kräftiger werdenden Kontraktionen drei Wochen lang ausführen. Die Herzzellen haben somit zweifellos die Fähigkeit, wie auch aus den Explantationsresultaten anderer Autoren hervorgeht, ohne nervösen Einfluß zu pulsieren sowie die Pulsation zu beginnen. (Abb. 87.)

Die ältesten mikroskopischen Angaben über die Herznerven, die einer Beachtung wert sind, stammen von REMAK (1844), LUDWIG (1848), BIDDER (1852) und KÖLLIKER (1854). Den ersten drei Autoren verdanken wir die Entdeckung der nach ihnen benannten Ganglien bei verschiedenen Tieren, KÖLLIKER (1854) beschrieb zum erstenmal Ganglien im Atrium und Ventrikel beim Menschen. Sogar das endokardiale Nervengeflecht war KÖLLIKER (1854) schon um die gleiche Zeit bekannt.

Unter dem Epikard ist ein ausgedehntes Nervengeflecht schon seit langem präparatorisch dargestellt worden. Die neuesten, auf die gleiche Weise erhaltenen, sehr beachtenswerten Resultate stammen von PERMAN (1924). Doch ist der präparatorischen Arbeit durch das allmähliche Feinerwerden der Nervenfasern eine Grenze gesetzt, die man nicht mehr überschreiten kann, ohne eine Verwechslung der Nerven mit Bindegewebe zu riskieren. Diese Grenze haben aber jetzt manche Autoren, vor allem WOROBIEW (1925), dadurch weiter hinausgeschoben, daß sie durch verschiedene Färbemethoden das gesamte gröbere Nervengewebe am makroskopischen Präparat aufs schönste sichtbar machten. So findet sich nach WOROBIEWS (1925) vorläufiger Angabe an der äußeren Wand des rechten Vorhofes beim Menschen ein außerordentlich dichtes, aus Ganglien und Faserzügen zusammengesetztes Nervengeflecht vor, das alle seitherigen Schilderungen makroskopischer Natur an Menge seiner Elemente weit überschreitet. Das subepikardiale Nervengeflecht des makro-mikroskopischen Gebietes erfährt bei *Vögeln* durch KONDRATJEW (1927) eine ausgezeichnete Darstellung. Ganglienzellen an der Herzspitze werden hierbei in jedem Falle beobachtet.

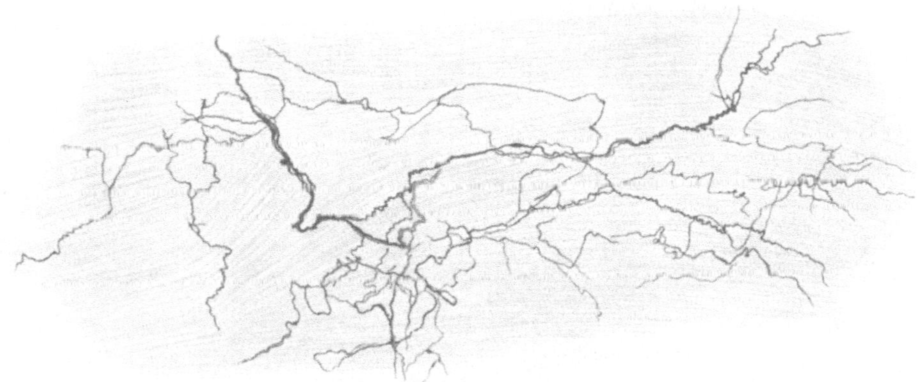

Abb. 88. Übersichtspräparat über den Nervenverlauf in der Vorhofsmuskulatur. Herz. *Frosch*. Golgimethode. Vergr. 200fach.

Von diesem zwischen Epikard und Myokard gelegenen Nervengeflecht (Grundplexus, GERLACH 1876), subepikardiales Geflecht, DOGIEL 1899) stammen sämtliche Nerven des Herzens ab; sie verlaufen einerseits im Bindegewebe des Epikards, senken sich dann in die Tiefe zwischen die Muskulatur hinein, um diese zu versorgen und gelangen schließlich zum Teil durch diese hindurch ins Endokard. Das Grundgeflecht besteht aus teilweise ziemlich starken Bündeln markhaltiger und markloser Nerven, die einen vielfach gewundenen, oft sehr verwickelten Verlauf nehmen. Was die Markhaltigkeit einer Faser betrifft, so ist es verfehlt, derselben irgendwelche Bedeutung bezüglich ihrer Herkunft oder Funktion beizulegen. Schon DOGIEL (1898) hat festgestellt, daß bereits im Grundgeflecht markhaltige Fasern ihre Markscheide verlieren können, während MICHAILOW (1908) markhaltige Fasern marklos und dann wieder markhaltig werden sah. Es ist daher histologisch ganz unmöglich, die Faser je nach ihrem Markgehalt dem Vagus, Sympathicus oder cerebrospinalen System zuzurechnen, oder auf ihre Zugehörigkeit zum präganglionären oder postganglionären Neuron zu schließen; denn auch von Ganglienzellen innerhalb des Herzens können markhaltige Fasern ihren Ursprung nehmen. SKWORZOW (1874) beschreibt noch ein zweites, mehr oberflächliches subepikardiales Geflecht, dessen Maschen viel feiner und dessen Fasern marklos sein sollen. Die Fasern des Grundgeflechtes kümmern sich, worauf JACQUES

(1894) hingewiesen hat und was im übrigen für sämtliche Nervengeflechte gilt, nicht um den Verlauf der Gefäße.

Nerven des Myokards. Die Nervenbündel, die ins Myokard hineinziehen, benutzen hingegen in der Hauptsache den Verlauf der Gefäße zu ihrem Wege und man kann sie daher in dem um die Gefäße befindlichen Bindegewebe leicht antreffen. Die Bündel zeigen die verschiedenste Stärke, sie können sogar aus mehreren hundert sehr feinen Fasern sich zusammensetzen. Meist verflechten sich nun diese Bündel auf die mannigfachste Art miteinander und verzweigen sich

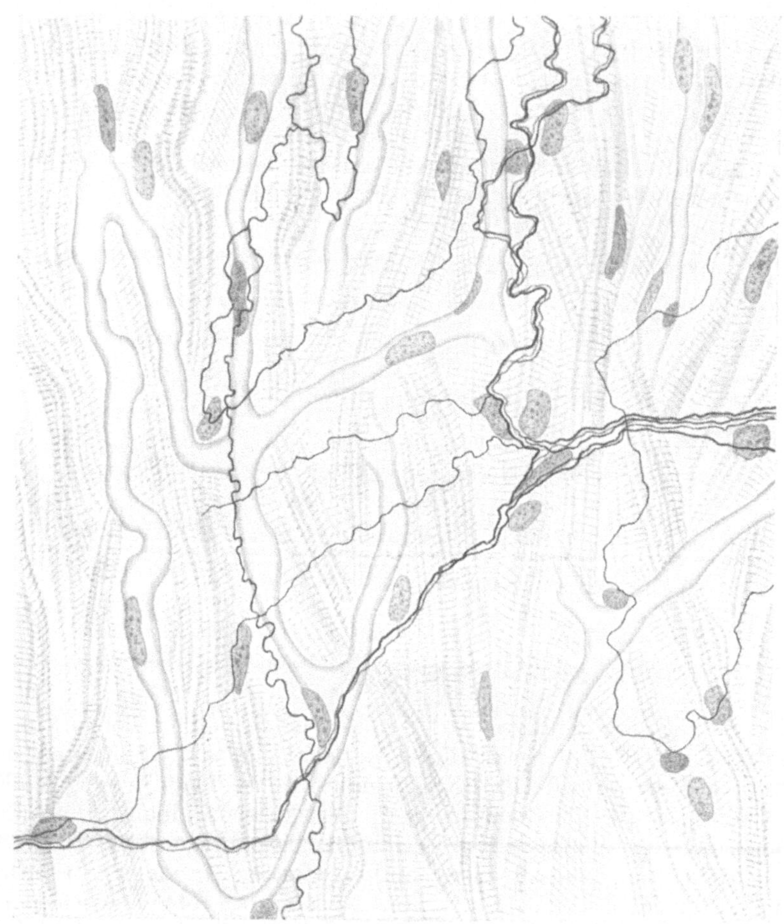

Abb. 89. Nerven aus der Kammermuskulatur. Herz. Mensch. Bielschowskymethode. Vergr. etwa 750fach.

auch an den Teilungsstellen der Gefäße in entsprechender Weise. Diese Bündel geben nun die Fasern für die Herzmuskulatur ab. In der manchmal ganz beträchtlichen Bindegewebsmasse, welche die größeren Gefäße umhüllt, konnte ich sehr häufig ein aus feinsten Fäserchen bestehendes, manchmal sehr dichtes Nervengeflecht beobachten. Ich glaube, daß die für die Muskeln bestimmten Fäserchen erst noch einmal in dieses Geflecht auf die komplizierteste Weise verwickelt werden, ehe sie sich zu ihrem Erfolgsorgan begeben.

Es kommen im übrigen im Myokard auch Nervenbündel vor, die von den Gefäßbahnen getrennt einherziehen. Die Nervenbündel des gesamten Myokards bilden wahrscheinlich untereinander ein zusammenhängendes, grobmaschiges Geflecht, von welchem sich dann die Nervenfasern zu dem zwischen die einzelnen Muskelfasern hineingeflochtenen Endgeflecht (intermuskulärer Plexus) abspalten. Eine Übersicht über ein Nervengeflecht in der Vorhofsmuskulatur des *Frosch*herzens stellt Abb. 88 dar; die gröberen Nerven verlaufen hier zum größten Teil in der ungefähren Richtung der Faserzüge der Muskulatur. Markhaltige Fasern scheinen überall im Myokard vorzukommen, bis zur Spitze werden sie von J. DOGIEL (1882) beim *Frosch* beobachtet.

Der intermuskuläre Plexus setzt sich aus allerfeinsten, marklosen Fäserchen zusammen. Sie verlaufen häufig in der Längsrichtung der Muskelfasern, liegen diesen gewöhnlich sehr eng auf, bleiben aber nicht in stetem Kontakt mit ihnen, sondern biegen bald wieder ab, um sich zu weiteren Muskelfasern zu begeben.

Die Frage, ob die Masse der intermuskulären Nerven als Geflecht (Plexus) oder Netz (Rete) zusammenzufassen ist, kann für den Menschen nur so beantwortet werden, daß wir es hier vielleicht mit einem feinen Nervengeflecht, vielleicht aber auch mit einer netzartigen Bildung zu tun haben (Abb. 89). In meinen eigenen Präparaten konnte ich mich wenigstens nicht recht von einer netzartigen Verbindung unter den Nervenfäserchen überzeugen. Im Verlaufe der Nervenfasern finden sich stets SCHWANNsche Kerne vor, eine umgebende protoplasmatische Hülle habe ich hierbei nicht beobachtet. Auch FUKUTAKE (1925) kommt in seinen bei *Eidechse, Huhn, Maus, Ratte, Meerschweinchen* und menschlichen Embryonen angestellten Untersuchungen zum gleichen Ergebnis.

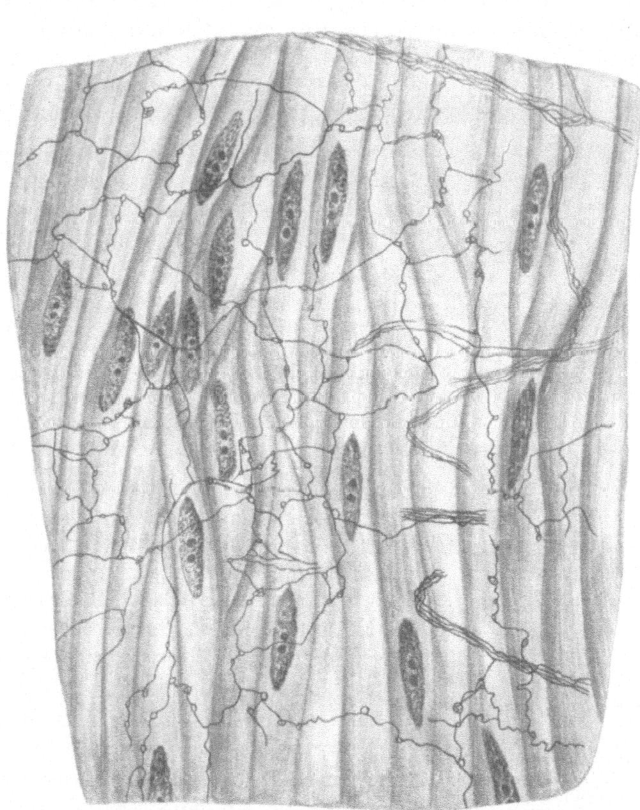

Abb. 90. Nervengeflecht aus dem Herzen des *Frosches*. Silber-Methode. (Nach MICHAILOW.)

Beim *Frosch* scheinen hingegen, nach der sehr guten Darstellung von MICHAILOW (1908), auch netzartige Bildungen unter den Nervenfasern vorzukommen (Abb. 90), allerdings gemeinsam mit Nervengeflechten.

BETHE (1903) hält die intermuskulären Nervenfäserchen des *Frosch*herzens für ein in sich geschlossenes Nervennetz, in das eine Menge von Ganglienzellen hineingewoben seien. Seine Abbildungen sind aber bei der heutigen Technik der Nervendarstellung nicht mehr sehr vertrauenerweckend, ja es ist nicht unmöglich, daß BETHE (1903) teilweise Bindegewebe und Nervengewebe verwechselt hat.

Die Schilderung des feinen intermuskulären Nervenplexus stimmt bei den
meisten Autoren, wie J. DOGIEL (1882), A. S. DOGIEL (1898), GERLACH (1876),
JACQUES (1894), FUKUTAKE (1925), HUBER (1897), BOEKE (1924), MICHAILOW
(1908), WOLLARD (1926) ungefähr überein. Die Art des Zusammenhangs zwischen
Nervengewebe und Herzmuskelgewebe ist natürlich von außerordentlicher Bedeutung. Zunächst ist sicher, daß im Herzen nervöse Endorgane, ähnlich den
motorischen Platten in der Skelettmuskulatur, nicht vorhanden sind. HEY-
MANNS und DEMOOR (1894), CAJAL (1911), RETZIUS (1892), HUBER (1897), SMIR-
NOW (1900) und MICHAILOW (1908) lassen die Nervenfäserchen mit feinsten
knopfähnlichen Verdickungen auf den Muskelfasern endigen; HUBER (1897) beschreibt des weiteren vor der eigentlichen Endöse noch feinste fibrilläre Auflockerungen an den Nervenfäserchen. Nach BOEKE (1924) und WOLLARD (1926) sind

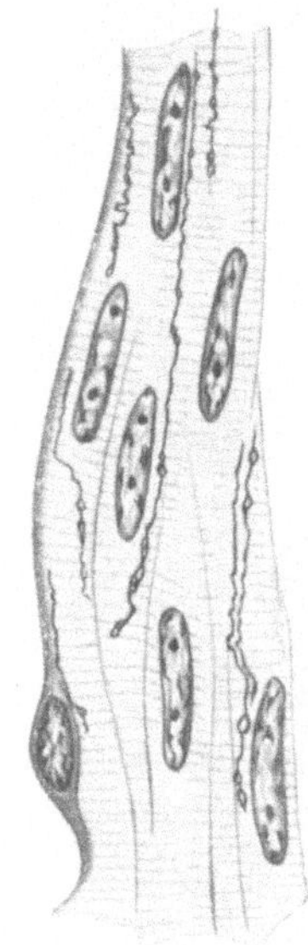

Abb. 91. Nervenendi-
gungen innerhalb von
Muskelfasern. Herz-
ohr von *Emys euro-
paea*. Bielschowsky-
methode.
(Nach BOEKE.)

die feinen Endösen innerhalb des Sarkoplasmas gelegen (Abb. 91).
Wenn es mir auch trotz mühevollsten Suchens nicht gelingen
wollte, solche Endigungen aufzufinden, so zweifle ich doch,
auf Grund ähnlicher Befunde an glatten Muskelfasern, nicht
daran, daß BOEKE (1924) mit seiner Beobachtung im Recht ist.
FUKUTAKE (1925) konnte übrigens ebenfalls keine Nervenendigungen auffinden.

Die Arbeit von TSUNODA und KASAHARA (1928) über Nervenendigungen im Herzmuskel scheint mir insofern verfehlt zu sein,
als die Verfasser, freilich in voller Absicht, die an marklosen Nervenfäserchen so häufig vorkommenden Varikositäten für Endnetze aus-
geben. Dies kann unmöglich richtig sein; denn es müßte sonst manche
marklose Faser während ihres ganzen Verlaufes aus hintereinander
geschalteten „Endnetzen" bestehen.

JONES schildert im Myokard der *Katze* ein mit Methylenblau
dargestelltes feines Nervennetz, von welchem sich einzelne dünne
Fäserchen abspalten sollen, um innerhalb des undifferenzierten Sarkoplasmas der Nervenfasern in der Nähe des Kerns mit einem feinsten
Netzchen zu endigen.

Im übrigen hat BOEKE (1924) mit seinem Nachweis der intracytoplasmatischen Endigung der Herznervenfäserchen nur eine
alte Behauptung RANVIERS (1888) bestätigt. Im gesamten
Myokard lassen sich durchgehend nervöse Elemente beobachten; daß aber jedes um einen Muskelkern befindliche Terri-
torium von einer nervösen Endigung versorgt würde, vermag
ich aus meinen Präparaten nicht anzunehmen, ja, daß jeder
Muskelfaser eine eigene Nervenfaser zukomme, halte ich ebenfalls nicht für wahrscheinlich.

Auch im HISschen Bündel kommen Nerven vor, wie MORISON (1912) für den
Menschen, BOEKE (1925) für die *Schildkröte*, ENGEL (1910) und MEIKLEJOHN
(1913) für *Artiodactyla* angeben, wie fernerhin im Sinusknoten und TAWARAschen
Knoten ebenfalls Nerven beobachtet wurden. JACQUES (1894) will an den PUR-
KINJEschen Fasern noch ein eigenes, feines nervöses Netz bemerkt haben.

Nerven des Endokards. Diese wurden von KÖLLIKER (1854) entdeckt,
später bei TOLDT (1884) erwähnt und erfuhren schließlich genauere Schilderungen
von SMIRNOW (1895), MICHAILOW (1908), DOGIEL (1898) und GLASER (1914). Sie
stammen von den Nerven des Myokards ab und bilden verschiedenerlei Geflechte
im Bindegewebe des Endokards. Die Anordnung der Geflechte scheint eine
ziemlich lockere zu sein in den Vorhöfen, Herzohren und Ventrikeln und wird
an der Basis der Papillarmuskeln und an den Chordae tendineae sehr fein. Auch
an den Atrioventrikularklappen sowie an den Semilunarklappen wurden feine
Nerven beschrieben. Ein Teil der Nerven des Endokards ist markhaltig, doch

verlieren die Fäserchen bei ihrer Aufteilung allmählich ihre Markscheide. SMIR-
NOW (1895) erwähnt noch ein weiteres feines subendotheliales Geflecht und will

bei *Säugern* auch feine
Nerven, die ins Endo-
thel eindrangen (inter-
endotheliales Geflecht),
beobachtet haben.

Sensible Endigun-
gen. Wie DOGIEL (1898),
MICHAILOW (1908) und
SMIRNOW (1895) be-
obachtet haben, finden
sich im Herzen von
Mensch, *Katze*, *Hund*,
Pferd und einer weiteren
Anzahl kleiner *Säuge-
tiere*, ebenso bei *Frosch*
und *Kröte*, sensible Endapparate von der man-
nigfachsten Form vor.
Sie sind zunächst im Epi-
kard nach DOGIELS
(1898) Feststellungen
sehr reichlich anzutref-
fen, wobei fast 300 Endi-
gungsformen auf 1 qcm
gezählt wurden. Wie
überall, so lassen sich
auch hier die sensori-
schen Endapparate nur
sehr schwer in bestimmte
morphologische Typen
einteilen, da sie niemals

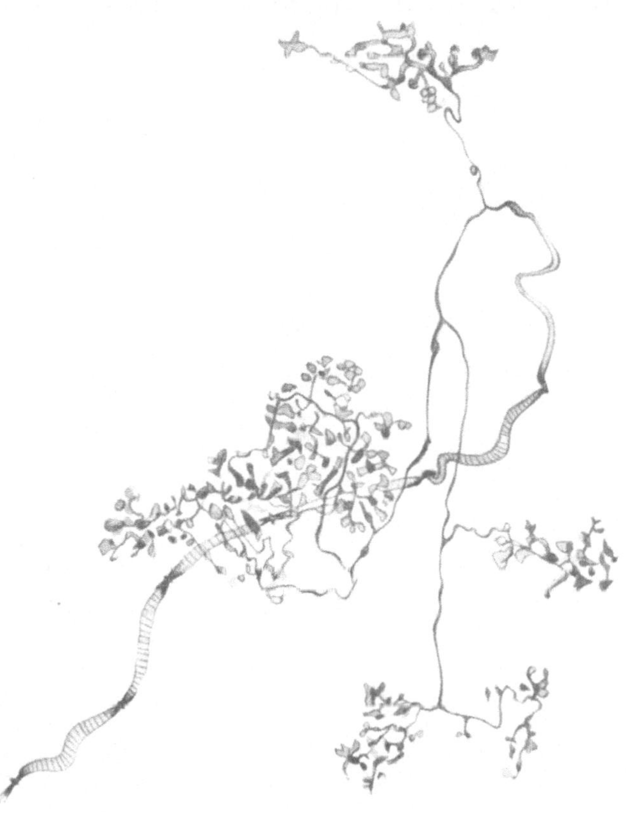

Abb. 92. Sensible Endverzweigungen unterhalb des Epikards. Vorhof.
Katze. Methylenblau. (Nach DOGIEL.)

eine feste morphologische Form einhalten, sondern eine ungeheure Mannigfaltigkeit ihr Hauptcharakteristikum darstellt.

Zunächst seien im Epikard Endbäumchen erwähnt, die durch Aufteilung feiner
markhaltiger Fasern entstehen und dann an umschriebener Stelle ein dichtes Ge-
äst kleiner Endplättchen erkennen lassen (Abb. 92). Zwischen
einem solchen Endgeflecht kann man gelegentlich eine Menge
kleiner Kerne sehen, die wohl bindegewebiger Natur sind.
Ferner bekommt man knäuelartige Endverzweigungen zu
Gesicht (Abb. 93), die einer vielfältigen Umwicklung und
Umschlingung einer einzelnen Faser auf sehr engem Raume
ihre Entstehung verdanken.

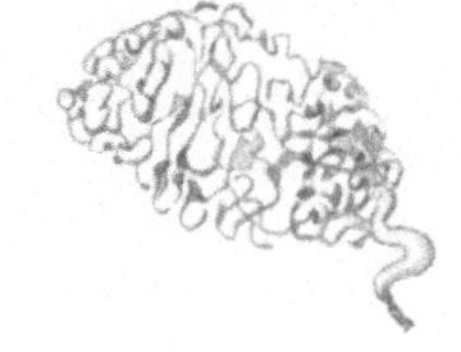

Abb. 93. Knäuelartige
Endigung unterhalb des
Epikards. Vorhof. *Katze*.
Methylenblau.
(Nach DOGIEL).

Sämtliche Endapparate können eine bindegewebige Kapsel besitzen, die aber auch in vielen Fällen fehlt. Abb. 94
stellt schließlich einen eingekapselten Endapparat dar, der
als weitere Besonderheit noch eine Anzahl platten- und
keulenartiger Gebilde in seinem Schlingenwerk aufweist. An der Bildung eines
Endorganes können eine wie mehrere Fasern beteiligt sein, sei es mit, sei es ohne
Markscheide. Feste morphologische Grundtypen lassen sich eben gar nicht
aufstellen. Auch in der Nähe der Blutgefäße wurden sensible Endigungen be-

obachtet. Verbindende Fasern, die die Endorgane wohl zu einem einheitlichen, physiologischen Komplex zusammenfassen, wurden gewöhnlich noch beschrieben.

Im Endokard hat zuerst SMIRNOW (1895) baumförmige Endapparate aufgefunden, eine Entdeckung, die später von DOGIEL (1898) und MICHAILOW (1908) ihre Bestätigung erhielt. Meistens handelt es sich bei den Endigungen um Nervenknäuel (Abb. 95), die mit und ohne bindegewebige Kapsel auftreten können, bald einzeln, bald in Gruppen gelegen sind und gewöhnlich durch markhaltige wie marklose Fasern noch einmal in Verbindung miteinander stehen. Es scheint im Endokard auch regelrechte, feinste Endnetze zu geben, an deren Bildung sich meist mehrere Nervenfasern beteiligen.

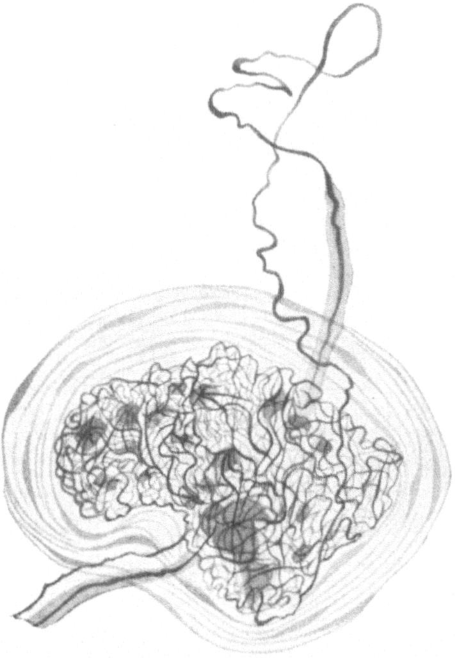

Die Blutgefäße des Herzens sind sämtlich von Nerven versorgt. Im perivasculären Nervengeflecht der Aorta und Art. coronaria wurden überdies auch Ganglienzellen mit langen Fortsätzen aufgefunden, während sensible Endigungen nur in der Adventitia der Coronargefäße von DOGIEL (1898), MICHAILOW (1908) und GLASER (1926) beobachtet wurden. GLASER (1926) hat die Nerven der Kranzgefäße bei Mensch, *Kalb* und *Schwein* einem

Abb. 94. Eingekapselte Nervenendigung mit Endplatte aus dem Epikard. *Pferd*. Methylenblau. Leitz Obj. 7, Ok. 4. (Nach MICHAILOW.)

genaueren Studium unterzogen und in der Adventitia ein aus ziemlich starken Bündeln bestehendes Geflecht, eine Reihe von Endapparaten wahrscheinlich afferenter Natur und kleine Ganglien aufgefunden. WOLLARDS (1926) Schlußfolgerungen, wonach die größeren Äste der Coronararterien ihren Nervenzufluß hauptsächlich vom Sympathicus, die schmäleren vom Vagus erhalten sollen, überschreiten die Kompetenzen des Mikroskopikers, da man aus der Morphologie einer Nervenfaser niemals einen Schluß auf deren Funktion tun kann. Die Capillaren werden nicht, wie MICHAILOW (1908) angibt, von ein oder zwei feinen Nerven-

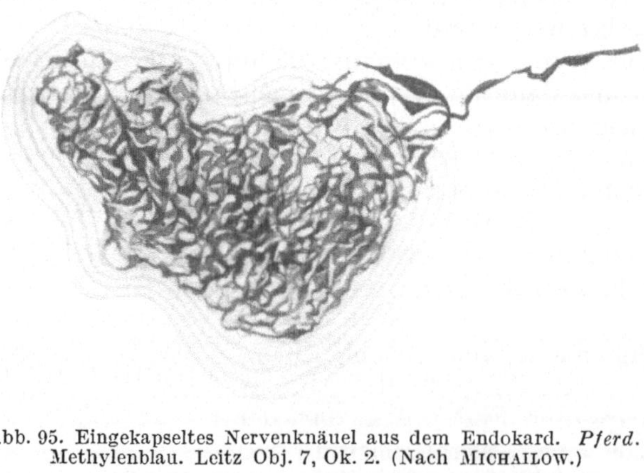

Abb. 95. Eingekapseltes Nervenknäuel aus dem Endokard. *Pferd*. Methylenblau. Leitz Obj. 7, Ok. 2. (Nach MICHAILOW.)

fäserchen stets begleitet, die sich gleichzeitig mit den Blutgefäßen verzweigen, sondern zwischen das Capillargefäßsystem ist, wie ich nachweisen konnte, ein feines Geflecht oder Netzwerk markloser Fasern hineingewoben (Abb. 82, 83).

Diese Fäserchen liegen dem Endothel streckenweise unter vielerlei Krümmungen direkt auf (Abb. 96), wobei gelegentlich kleine, fibrilläre Auflockerungen zu erkennen sind. Sie verlassen aber alsbald wieder das Gefäß, um sich zu benachbarten Capillaren zu begeben; häufig teilen sie sich hierbei dichotomisch auf. Eine zweite Form innigsten Kontaktes zwischen Nerv und Capillarwand wird durch die SCHWANNschen Zellen hergestellt, die, wie das aus dem vorhergehenden

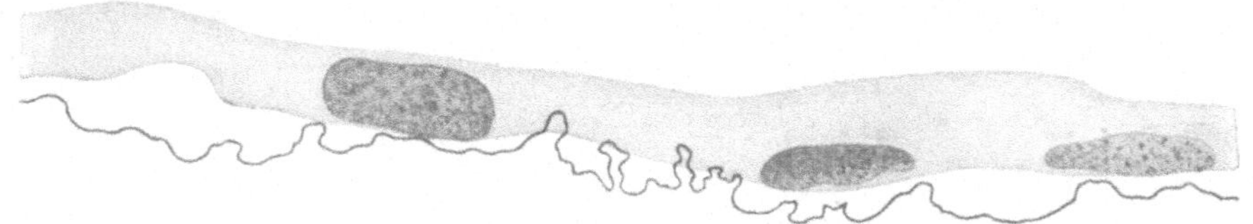

Abb. 96. Stark gewundener Capillarnerv aus dem Herzen. Mensch. Bielschowskymethode. Vergr. 1200fach.

Abschnitt über die Nerven der Blutgefäße näher zu ersehen ist, ebenfalls zum großen Teil mit dem Endothel in dichtester Berührung stehen.

Die Ganglienzellen des Herzens. Die Mehrzahl der Ganglienzellen im Herzen bei Mensch und *Säugetier* liegt ziemlich oberflächlich, an der Grenze zwischen Myokard und Epikard, und ist im wesentlichen dem Verlaufe der großen, das Grundgeflecht bildenden Nervenstämme angeschlossen. Exakte topographische Angaben lassen sich über die Lage der Ganglien beim Menschen und bei den *Säugetieren* nur schwer liefern, da hier die Ganglien individuell sehr stark an Größe und Lage variieren und überdies durch eine Menge verbindender Zellen sich gar nicht scharf voneinander abgrenzen lassen. Wenn auch WOROBIEW (1925) neuerdings sechs Ganglienzellenfelder an der Außenfläche des Herzens unterscheidet, so scheint doch zunächst einmal die Hauptmasse der Ganglienzellen auf den dorsalen Wänden der Vorhöfe gelegen zu sein, sowie an der Einmündungsstelle der Hohlvenen (L. R. MÜLLER 1924, FAHR 1910, ASCHOFF 1913, PERMAN 1924, LISSAUER 1909 u.a.). Nach MICHAILOW (1912) soll der rechte Vorhof die größte Anzahl Ganglienzellen von allen Herzabschnitten beherbergen; die Menge der an der Einmündungsstelle der oberen Hohlvene (Cavatrichter) gelegenen Nervenzellen erstreckt sich bis zum Sinusknoten hin, in welchem sie ebenfalls noch aufgefunden werden können.

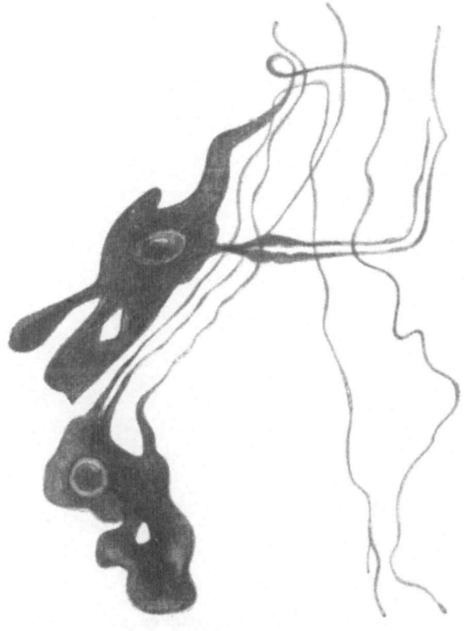

Abb. 97. Gefensterte sympathische Ganglienzellen aus dem Herzen. Methylenblau. Leitz Obj. 7, Ok. 4. (Nach MICHAILOW.)

Ferner kommen sie im Septum atriorum, im Atrioventrikularknoten und im ventrikulären Abschnitt des Reizleitungssystems vor.

Des weiteren liegen erhebliche Mengen von Ganglienzellen noch auf dem proximalen Teil der vorderen und hinteren Kammerwand, vor allem in der vorderen und hinteren Längsfurche und im Sulcus coronarius. Schließlich finden sich noch an der Basis von Aorta und Arteria pulmonalis Nervenzellen in größerer

Masse vor, die aber nur etwa bis zur Umschlagstelle des Perikards hinaufreichen (DOGIEL 1899, MICHAILOW 1908). Je mehr wir uns der Herzspitze nähern, um so mehr nimmt Zahl und Umfang der Ganglien ab. Die Zellen werden in den zwei unteren Dritteln der Kammerabschnitte nur noch in kleinen Gruppen oder ganz vereinzelt beobachtet. In der Kammerscheidewand scheinen die Nervenzellen sehr selten zu sein.

Im unteren Drittel der Kammer werden Ganglienzellen nur in seltenen Fällen angetroffen, ja manche Autoren verneinen hier jedes Vorkommen nervöser Zell-

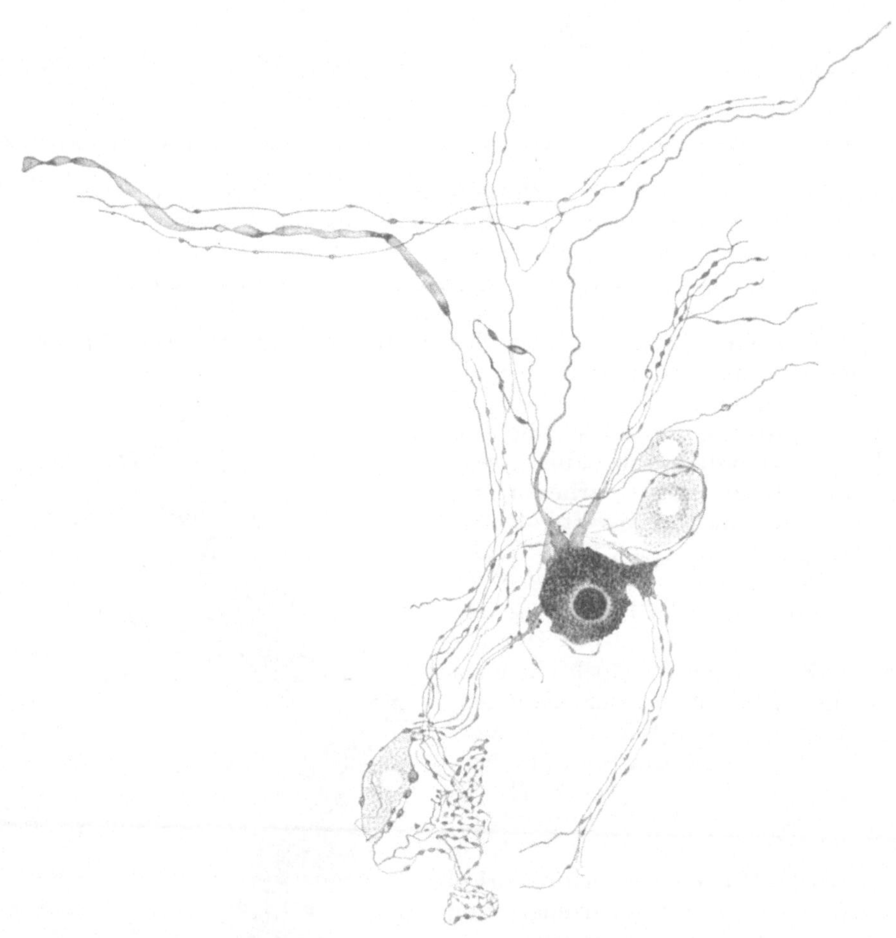

Abb. 98. Ganglienzellen aus dem Vorhof der *Katze*. Methylenblau. (Nach DOGIEL.)

elemente. Hingegen wollen PISSKUNOFF (1911) bei *Elster, Dohle* und *Habicht,* und SMIRNOW (1905) bei *Säugern* auch in der Herzspitze Ganglienzellen bemerkt haben, während VALEDINSKY (1905) beim *Kalb* noch 3 mm oberhalb der Herzspitze an deren Vorderfläche solche beschreibt.

Die Topographie der Ganglien des Herzens beim menschlichen Embryo von 234,3 mm Länge wurde kürzlich durch FRANCILLON (1928) sehr genau geschildert. Die Grenze für das Vorkommen ganzer Ganglien scheint demnach der Sulcus coronarius zu sein; apikal hiervon lassen sie sich nur selten bemerken und auch dann nur in nächster Nähe der Kranzfurche. Weitere Einzelheiten sind bei FRANCILLON (1928) zu ersehen.

Beim *Frosch* ist die Verteilung der großen Ganglienzellanhäufungen eine viel regelmäßigere wie bei *Säugern*. Man unterscheidet hier a) den BIDDERSchen Knoten in der Nähe der Atrioventrikulargrenze, b) den REMAKSchen Knoten auf der Hinterfläche des Sinus venosus und c) den LUDWIGSchen Knoten längs des Verlaufes der Hauptnerven des Herzens auf der Vorhofscheidewand.

Sämtliche Ganglien sind durch zahlreiche Nervenfasern miteinander verbunden. Im Myokard sind Ganglienzellen selten und nur vereinzelt in dessen mehr oberflächlichen Partien anzutreffen (DOGIEL 1914, MICHAILOW 1912, JACQUES 1894, VALEDINSKY 1905).

Im Herzen von *Mollusken* hat J. DOGIEL vereinzelte Ganglienzellen beobachtet; über die Innervation des *Insekten*herzens finden sich nähere Angaben bei ZAWARZIN (1911) und ALEXANDROWICZ (1926). Die Verteilung der Ganglien im subepicardialen Geflecht bei *Vögeln* läßt sich aus der oben zitierten Arbeit von KONDRATJEW gut ersehen.

Die Nervenzellen sind bei Mensch und *Säugetier* in ihrer weitaus größten Mehrheit multipolar, selten bipolar oder unipolar und zeigen, was ihren eigentlichen Körper anbelangt, jene ungeheure Mannigfaltigkeit der Form, wie sie eben für die sympathischen Zellen charakteristisch ist. Sie weisen meistens einen rundlichen, eiförmigen oder spindelartigen Körperumfang auf und lassen gelegentlich zwei Kerne in ihrem Innern erkennen. Der Pigmentgehalt ist unter den einzelnen Zellen sehr verschieden; eine bindegewebige Kapsel, die sich auch etwas auf die Fortsätze erstreckt, umgibt gewöhnlich die Zelle.

Wie bei allen sympathischen, multipolaren Nervenzellen, so kann man auch hier Dendriten und Neuriten nicht mit Sicherheit unterscheiden, und die Möglichkeit, daß eine einzelne Zelle mehrere Neuriten aufweist, scheint mir eine sehr große zu sein. Sicher ist jedenfalls, daß eine ungeheure Menge von Nervenfasern im Herzen als Fortsätze der hier befindlichen Ganglienzellen zu gelten hat. Hierbei können diese Fasern markhaltig wie marklos sein, so daß hier eine Unterscheidung von präganglionärer und postganglionärer Faser, sympathischer oder möglicherweise parasympathischer Faser überhaupt nicht im mikroskopischen Präparat ausführbar ist.

Da keine einzige Ganglienzelle der anderen morphologisch völlig gleicht, und da wir ferner über eine etwa spezifische Wirkungsweise oder Abkunft verschieden gebauter Ganglienzellen gar nichts wissen, so hat es meiner Ansicht nach keinen rechten Zweck, eine Typeneinteilung der Nervenzellen nach Form (DOGIEL 1914) oder Endigungsweise der Dendriten (MICHAILOW 1912) vorzunehmen. Überdies fassen beide Autoren, wie dies eben nicht anders möglich ist, den Begriff ihrer Zelltypen derart unscharf, so daß schon hiernach die Aufstellung von Zelltypen zum Scheitern verurteilt ist.

Die Abb. 43, 97, 98 mögen nur eine Anzahl verschiedener Zellformen vor Augen führen, ohne daß hiermit eine Einteilung der Ganglienzellen nach ihrer äußeren Gestalt versucht sein soll. Die Zahl der Fortsätze ist äußerst schwankend; sie können kurz, keulenförmig oder kolbenartig sein, in direkter Umgebung der Zelle mit einem feinen Strauchwerk oder mehreren Endplättchen endigen oder auch eine beträchtliche Länge aufweisen und sich mit vorbeiziehenden Fasern gemeinsam in die Muskulatur hinein begeben.

In den Ganglien finden sich zwischen den Zellen feine Geflechte markloser wie markhaltiger Fasern, die auch um die einzelnen Zellen als pericapsuläre oder pericelluläre Geflechte angeordnet sein können. Hierbei handelt es sich entweder um Bildungen von Fortsätzen von Zellen benachbarter Ganglien oder um Formationen der Sympathicus- oder Vagusfasern. Im übrigen kann man auch den Zellen nicht ansehen, ob sie vom Sympathicus oder Vagus abstammen; den nervösen Elementen allein nach dem histologischen Bilde irgendeine bestimmte funktionelle Bedeutung zuschreiben zu wollen, heißt jedenfalls nur leere Spekulationen treiben.

Beim *Frosch* scheint es sehr viele unipolare Ganglienzellen zu geben, an deren Fortsatz

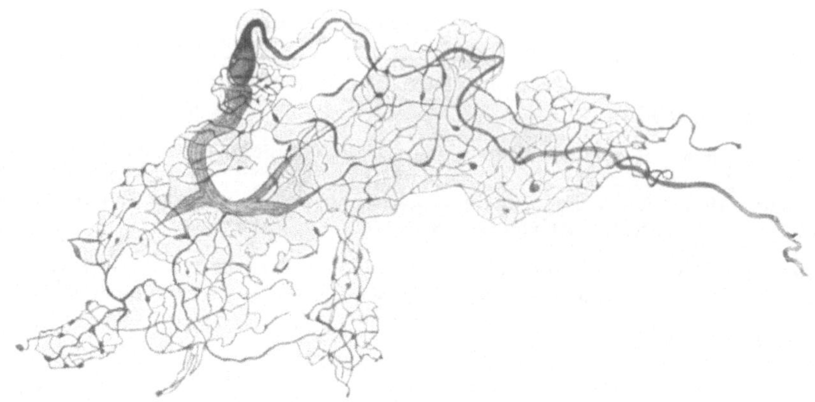

Abb. 99. Knäuelförmiger Endapparat aus dem Perikard. Mensch. Methylenblau. Zeiss Obj. A, Ok.3. (Nach MARTYNOFF.)

häufig eine von einer anderen Nervenzelle stammende feine Faser mit spiraligen Windungen ihr Ende findet.

Nerven des Perikards. Sie stammen vom Vagus, Sympathicus und Phrenicus ab und bilden auf dem gesamten Perikard ein breitmaschiges Geflecht markhaltiger und markloser Fasern. Ihr Vorhandensein wurde zuerst von SKWORZOW (1874) und JANTSCHITSCH (1874) mit dem Mikroskop bei *Hund* und *Katze* studiert, während genauere Angaben vor allem über die Endigungsweise der Nerven im Perikard von MICHAILOW (1910), MARTYNOFF (1914), PIANESE (1892) und RUHEMANN (1925) herrühren.

Die Nervengeflechte sind stellenweise sehr dicht, eine Menge von Nerven begleitet die Gefäße, steht aber mit den Nervi proprii des Perikards in enger Verbindung; die größte Nervenmenge scheint in den äußeren Schichten des Perikards zu liegen. Der Formenreichtum der Endigungen ist ein äußerst mannigfacher, wobei der Endapparat in manchen Fällen auch von einer bindegewebigen Kapsel

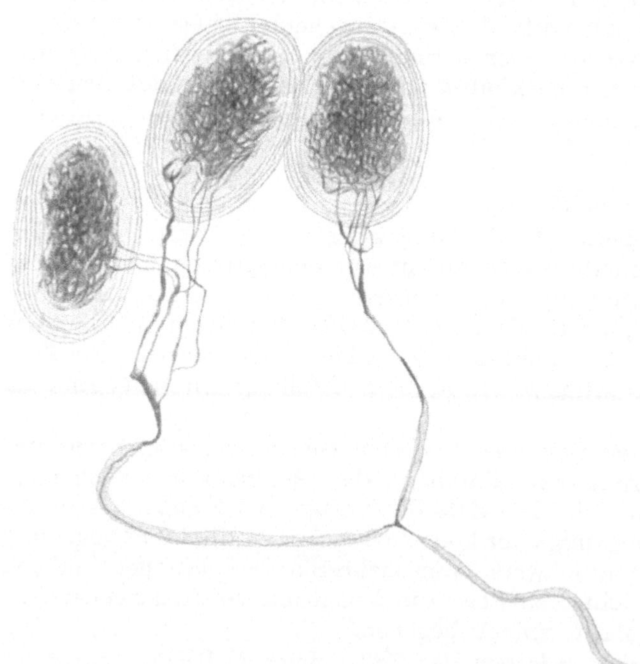

Abb. 100. Eingekapselte Nervenknäuel aus dem Perikard. *Pferd.* Methylenblau. Leitz Obj. 5, Ok. 2. (Nach MICHAILOW.)

umgeben sein kann. Es gibt baumförmige und knäuelartige Endigungen (Abb. 99), die aus markhaltigen wie marklosen Fäserchen entstehen können. Öfters sind eine ganze Menge markloser Fäserchen an der Bildung derartiger Körperchen beteiligt.

Eingekapselte Knäuel (Abb. 100) finden sich des öfteren in Gruppen vor, wie besonders aus den Abbildungen von MICHAILOW (1910) und PIANESE (1892) zu ersehen ist; RUHEMANN (1925) gibt die größte Länge dieser Gebilde mit 90 μ, ihre größte Breite mit 60 μ an. MICHAILOW (1910) erwähnt schließlich noch netzförmige und girlandenförmige Endapparate, doch scheinen mir seine Darstellungen hier nicht ganz einwandfrei zu sein. Über vereinzeltes Vorkommen von Ganglienzellen wird endlich noch von MARTYNOFF (1914) berichtet.

Daß wir es bei sämtlichen Endapparaten im Endokard, Epikard und Perikard mit solchen afferenter Natur zu tun haben, ist zweifellos. Wahrscheinlich stehen sie normalerweise im Dienste der Blutregulation. Daß sie in pathologischen Fällen schmerzempfindend sein können, ist wohl möglich.

X. Die innersekretorischen Drüsen.

Thyreoidea. Die Schilddrüse erhält, wie besonders aus den sehr gründlichen präparatorischen Untersuchungen von BRAEUCKER (1922) hervorgeht, ihre Nerven in der Hauptsache aus Vagus und Sympathicus. Letzterer schickt Ästchen aus allen drei Ganglien des Halsgrenzstranges zur Drüse; da dem Herzen aus dem gleichen Symathicusabschnitt Fasern zuströmen wie der Schilddrüse, so wäre bei deren Erkrankung denkbar, daß dem Sympathicus an dem Auftreten pathologischer Herzsymptome unter Umständen eine gewisse Rolle zukommt. Die Hauptmasse der Vagusfasern gelangt über den Laryngeus superior und Recurrens zur Schilddrüse; auch von den Rami cardiaci spalten sich feine Ästchen nach dorthin ab. Schließlich stammen noch einige Nerven von dem Plexus caroticus communis ab, der sich aus Elementen von Vagus, Sympathicus und Glossopharyngeus zusammensetzt.

Auch von der Ansa hypoglossi wurden feine zur Schilddrüse ziehende Fädchen beschrieben; BRAEUCKER (1922) meint, daß es sich hierbei nicht um Hypoglossusfasern, sondern um solche aus Vagus und Sympathicus handelt, die lediglich die Bahn der Ansa hypoglossi in Anspruch nehmen. Ein Beweis für die Richtigkeit dieser Ansicht wird aber nicht von ihm erbracht.

Die für die Schilddrüse bestimmten Nerven lassen, ehe sie ins Innere des Organs eindringen, erst in der Kapsel ein ziemlich grobmaschiges Geflecht entstehen, in welchem nach den Angaben von VERSON (1907) auch marklose Fasern vorkommen sollen. Das Geflecht ist, wie BRAEUCKER (1922) hervorhebt, in der Gliederung seiner Faserbündel unabhängig von dem Verlauf der Gefäße konstruiert.

Im Innern der Drüse scheint mit Hilfe des Mikroskopes zuerst KÖLLIKER (1854) Nerven aufgefunden zu haben, die er an Zahl gering und nur für die Gefäße bestimmt schildert. Später wurde das feinere Verhalten der Nerven von einer ganzen Reihe von Autoren studiert (CRISAFULLI 1892, ANDERSON 1892, SACERDOTTI 1893, TRAUTMANN 1895, JACQUES 1897, BERKLEY 1894, POINCARÉ 1875, RHINEHART 1912, PEREMESCHKO 1867); doch sind die meisten der von den genannten Autoren stammenden Angaben veraltet und als nicht mehr ganz zuverlässig anzusehen.

Bis jetzt wurden in der Schilddrüse nur marklose Nervenfäserchen beobachtet. Sie verzweigen sich hauptsächlich zu einem feinen, teilweise um die Gefäße gewickelten Geflecht, woraus man wohl einen Einfluß des Nervensystems auf die Blutregulation der Drüse folgern mag. Ein anderer Teil der Nerven sondert sich von diesem Geflecht ab und bildet um die Follikel herum einen sehr feinen Plexus (perifollikuläres Geflecht). Feinste Nervenfäserchen steigen von hier zum Epithel empor, um zwischen oder in den Drüsenzellen ein Ende zu finden. Zwischen jenen feinen Nervenfäserchen bildet SACERDOTTI des öfteren direkte Verbindungen ab; möglicherweise hat er hier schon so etwas Ähnliches wie die von mir behauptete Netzbildung des terminalen, sympathischen Nervengewebes gesehen.

Nach dem anatomischen Befund ist somit ein nervöser Faktor an der Tätigkeit der Drüsenzellen mit Sicherheit beteiligt. Gefäßnerven und Drüsennerven sind wie bei allen drüsigen Organen aufs engste miteinander verknüpft, und daher meist gar nicht mit Sicherheit voneinander zu unterscheiden.

Ganglienzellen wurden bis jetzt nicht aufgefunden; wären sie zahlreich, so würden sie schon an gewöhnlichen Hämatoxylinpräparaten leicht zu sehen sein. Im übrigen wäre ein vereinzeltes Vorkommen einer sympathischen Ganglienzelle wohl ohne große Bedeutung.

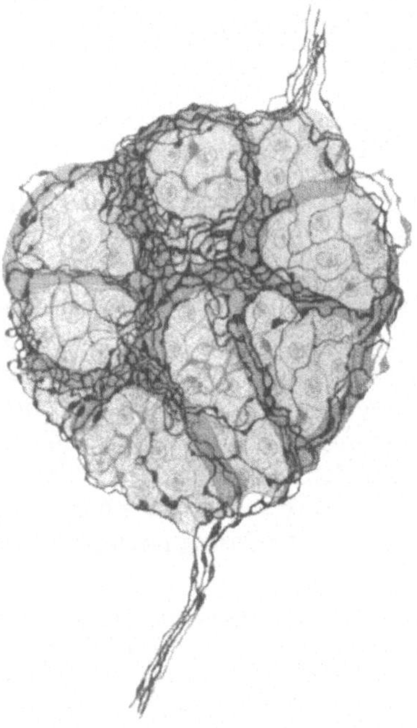

Die Angaben verschiedener Autoren, welche Ganglienzellen in der Thyreoidea beobachtet haben wollen, verdienen nur wenig Vertrauen; möglicherweise kann PEREMESCHKO (1867) eine Nervenzelle vor sich gehabt haben. Die Gebilde, die SACERDOTTI als Nervenzellen schildert, sind sicher keine solchen. In dem der Kapsel anhaftenden Bindegewebe hat WEGELIN einmal kleine Ganglien angetroffen. Über angeblich kolbenartig gebaute Endapparate, die im intervesiculären Bindegewebe vorkommen und receptorischer Natur sein sollen, berichtet POPOW (1927) einiges Unsichere.

Epithelkörperchen. Diese übernehmen ihre Nerven aus dem Kapselgeflecht der Schilddrüse, beziehen also Fasern aus Vagus und Sympathicus. Nach RHINEHART (1912) soll es sich hierbei nur um Vasomotoren handeln. Freilich beweist der Verlauf von Nervenfasern in der Nähe der Gefäße, wie dies auch SACERDOTTI schildert, noch lange nicht, daß es sich hierbei lediglich um Vasomotoren handelt. Ganglienzellen wurden nicht aufgefunden.

Abb. 101. Nervengeflecht um eine LANGER-HANSsche Insel. *Hund.* Golgimethode. (Nach PENSA.)

Thymus. Die Nerven der Thymus stammen, wie neuerdings BRAEUCKER (1923) präparatorisch dargestellt hat, in der Hauptsache aus den Halsabschnitten von Vagus und Sympathicus und gelangen vor allem durch das Herznervengeflecht zur Drüse; manchmal spalten sich auch von dem Nervenplexus der anliegenden großen Gefäße sowie vom Nervus phrenicus feine Ästchen zur Thymus ab. Sie bilden auf deren Kapsel ein feines Geflecht und dringen dann, wie schon KÖLLIKER (1854) angibt, mit den Gefäßen in das Innere ein.

Über das feinere Verhalten der Thymusnerven sind wir schlecht unterrichtet. JOSIFOW (1899) behauptet nur, daß die Fasern sich aus markhaltigen und marklosen Elementen zusammensetzen, BOVERO (1899) läßt an Hand der sehr unsicheren Golgimethode die Nerven feine Geflechte um die Gefäße im interlobulären Bindegewebe entwickeln, von welchen spärliche Fäserchen in das Mark eindringen und mit kleinen Anschwellungen dort frei enden sollen. Doch verdienen diese Schilderungen nur wenig Vertrauen.

Hypophyse. Die Frage nach der Innervation der Hypophyse hat schon eine große Anzahl von Autoren beschäftigt (CAJAL 1894, KÖLLIKER 1896, GEMELLI 1906, TRAUTMANN 1909, GENTES 1907, THAON, SAVAGNONE 1909, BOCHENEK 1902, STENDELL 1913, WATRIN und BAUDOT 1922, BERKLEY 1894, HOENIG 1922, GREVING 1925, PINES 1925); doch scheint mir das feinere Verhalten der Nervenfasern innerhalb dieses Organs noch nicht mit der nötigen Klarheit erfaßt zu sein. Das hat seine Ursache vor allem darin, daß, wenn wir zunächst das Verhalten der Nerven im Hinterlappen betrachten, eine Menge von Gliaelementen sich dort vorfinden, deren Anwesenheit in sehr vielen Fällen zur Verwechslung mit Nervengewebe den Anlaß gegeben hat.

Daß überhaupt Nervenfasern in den Hinterlappen eindringen, ist durch die Untersuchung von PINES, STENGEL und GREVING (1925), wonach die Fasern von der Zwischenhirnbasis den Weg durch das Infundibulum zur Drüse einschlagen,

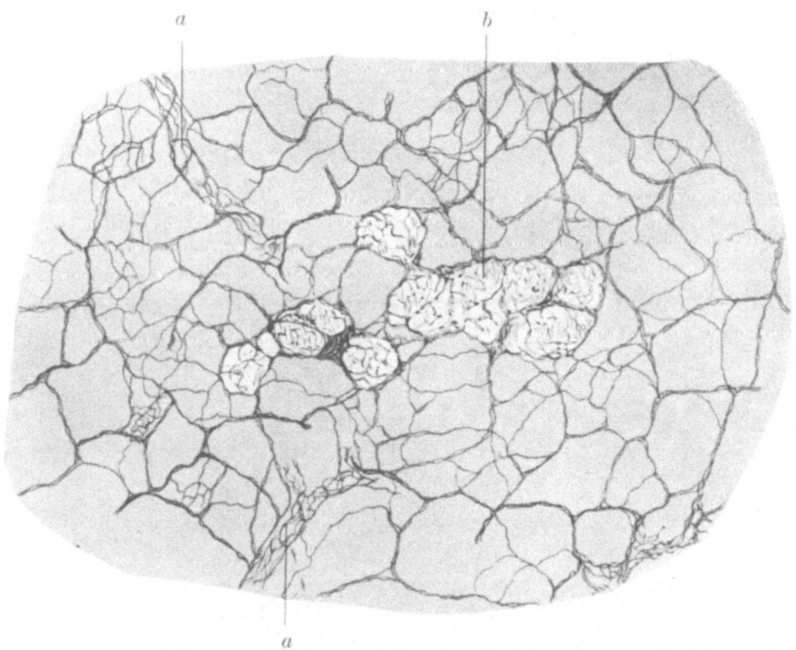

Abb. 102. Nerven des Pankreas und der LANGERHANSSchen Inseln bei *Tropidonotus natrix*. Golgimethode. *a* Um Blutgefäße verlaufende Nerven; *b* Nerven um LANGERHANSSche Inseln. (Nach PENSA.)

wohl ziemlich gesichert. Als Ursprungsstätte der Fasern wird eine am Boden des Ventrikels etwas hinter- und oberhalb des Chiasmas gelegene, mit Nucleus supraopticus bezeichnete Kerngruppe angegeben, welche GREVING (1925) mit einer gewissen Wahrscheinlichkeit den vegetativen Zentren zuteilt. Auch vom zentralen Höhlengrau des 3. Ventrikels scheinen Fasern zum Nucleus supraopticus und von hier zur Hypophyse zu ziehen. Doch sind unsere Kenntnisse über den Verlauf der Nervenfasern im Hinterlappen mehr als zweifelhaft; nach PINES (1925) sollen sie zum Teil feine Äste nach dem Mittellappen abgeben, um hier mit intraepithelialen Verzweigungen ein Ende zu finden.

Der Vorderlappen soll seine Nervenfasern nach den Angaben von DANDY (1914) und PINES (1925) vom Sympathicus aus dem Plexus carotideus erhalten und ein feines, aus marklosen Fäserchen bestehendes Geflecht zwischen den Drüsenzellen erkennen lassen, das schließlich zu jenen in engste Beziehung tritt. Nervenzellen in der Hypophyse wurden bis jetzt nicht mit Sicherheit beobachtet.

Epiphyse. Die Angaben der Autoren über das Vorkommen von Nervenelementen sind hier nur wenig zuverlässig. Nach CAJAL (1911), KRABBE (1917), WALTER (1922), JOSEPHY (1920) u. a. sollen Nervenfasern von der hinteren Commissur und der Commissura habenularum in die Epiphyse eindringen. KÖLLIKER (1896) konnte nur bei *Katze* und *Kaninchen* Nerven in der Zirbeldrüse feststellen; beim Menschen ist das Organ nach seiner Anschauung nervenlos. Ich glaube, daß auch hier, wie in der Hypophyse, sehr häufig eine Verwechslung von Nerven-

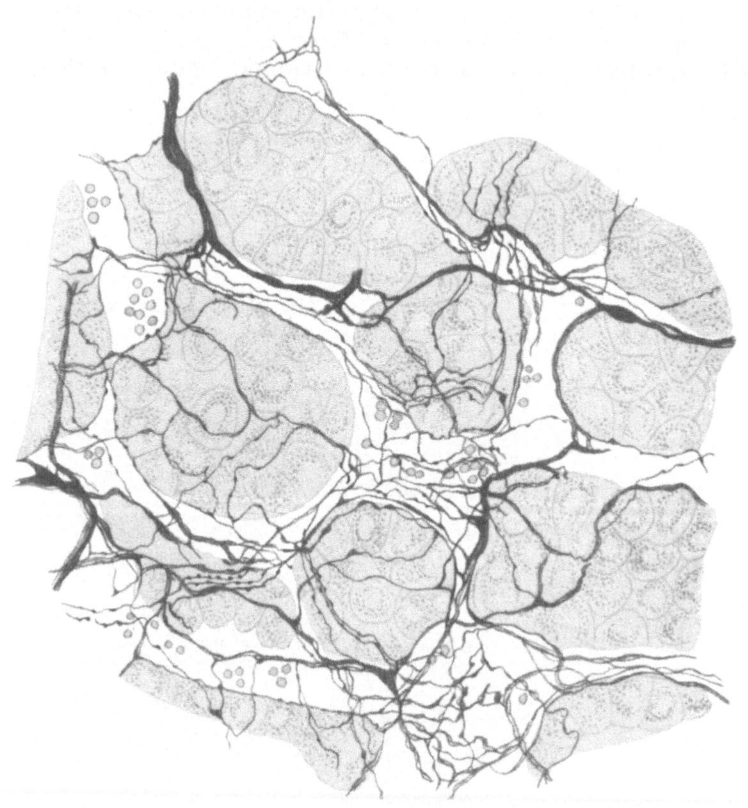

Abb. 103. Nervengeflecht in der Nebenniere vom *Meerschweinchen*. Zellgruppen der Zona reticularis. Golgimethode. (Nach DOGIEL.)

gewebe mit Glia stattgefunden hat. Eigentümliche Zellen, die als Ganglienzellen beschrieben worden sind (KRABBE 1917, ACHÚCARRO und SACRISTÁN 1912), sind ganz sicher keine solchen, sondern gehören entweder teilweise zur Glia oder sind spezifischer Natur, eine Anschauung, die von WALTER (1922) vertreten worden ist.

LANGERHANSsche Inseln. Diese erhalten ihre nervöse Versorgung von der im Pankreas befindlichen Nervenmasse. Eine Menge von marklosen Fäserchen umspinnen, besonders nach den Angaben von PENSA (1905) und CASTRO 1922), mit einem dichten Gewirr die Drüsenzellen der LANGERHANSschen Inseln, wobei sie gewöhnlich mit den Gefäßen in den Zellkomplex hineingelangen (Abb. 101). Ein Einfluß des Nervensystems auf die Tätigkeit der LANGERHANSschen Inseln steht somit außer Zweifel. DE CASTRO (1922) hat in der Nähe der LANGERHANSSchen Inseln des öfteren kleine Ganglien beobachtet, GLASER (1926) will sogar in jeder LANGERHANSSchen Insel bei Mensch und *Maus* Ganglienzellen gesehen haben, die er aber mit den gebräuchlichen Silbermethoden nicht zur Darstellung gebracht hat.

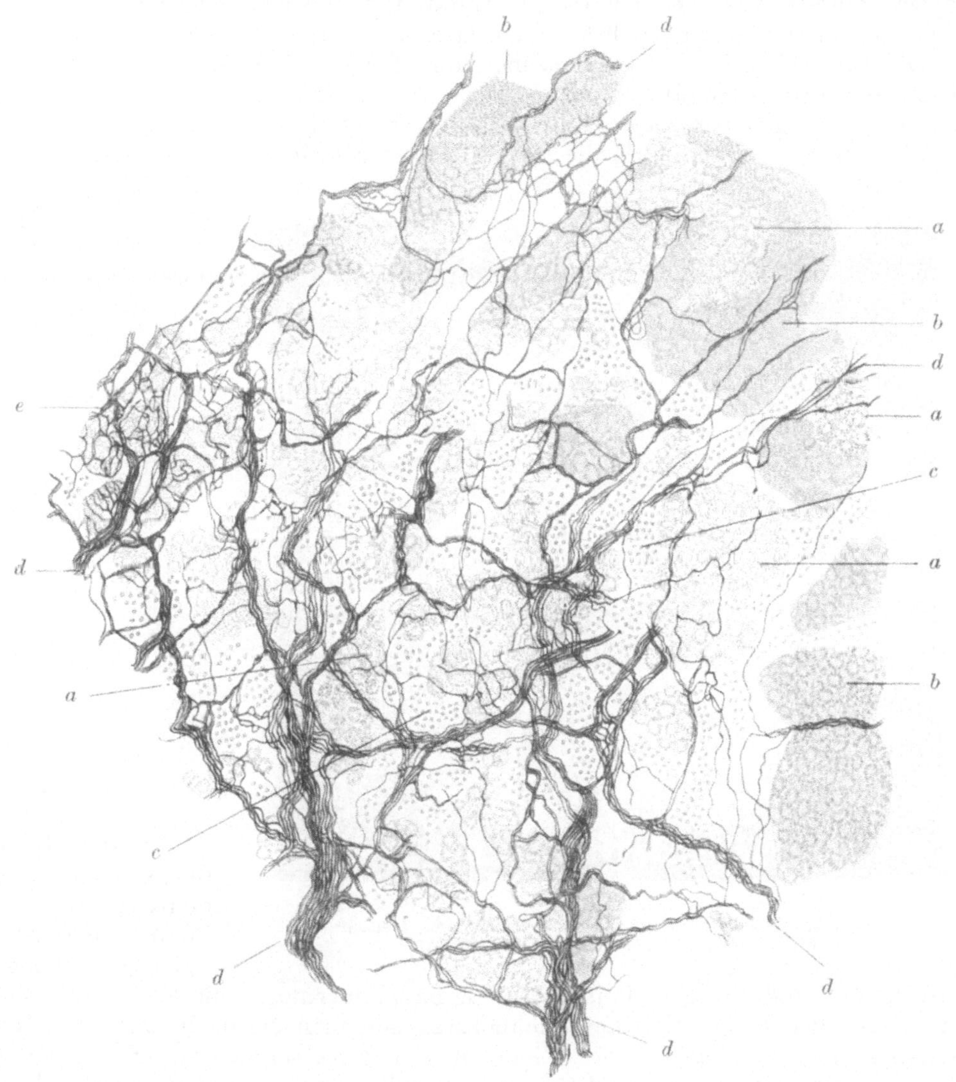

Abb. 104. Nervengeflecht aus der Nebenniere vom *Meerschweinchen*. (Nach DOGIEL.) *a* Zellgruppen vom Mark; *b* Zellen der Zona reticularis; *c* Gefäße; *d* Nerven. Golgimethode.

Auch bei *Tropidonotus natrix* hat PENSA (1905) zu den LANGERHANSSchen Inseln verlaufende Nerven beobachtet, wovon in Abb. 102 das Weitere zu sehen ist.

Nebenniere. Die Nerven der Nebenniere stammen größtenteils aus einem eigenen Geflecht, dem Plexus suprarenalis, der seine Fasern aus dem Plexus coeliacus, somit vom Vagus und Splanchnicus bezieht; auch direkte Äste der beiden letztgenannten Nerven zur Nebenniere sind beschrieben worden (RENNER 1914, HIRT 1924). Kleine verstreute Anhäufungen von Ganglienzellen sind

in den zur Nebenniere ziehenden Nerven schon seit langer Zeit bekannt (BERG-
MANN 1839, PAPPENHEIM 1840). Die Nervi suprarenales sind von den für die
Niere bestimmten Nerven nicht scharf zu trennen; auch mehrfache Verbindungen
der in der Kapsel der Nebenniere befindlichen Nerven mit den Nerven der Nierenkapsel kommen vor. Ob in diesen Verbindungsästen die Fasern von der Niere
zur Nebenniere oder umgekehrt ziehen, läßt sich präparatorisch nicht feststellen.

Die Entdeckung der Ganglienzellen im Mark der Nebenniere ist wohl auf
HOLM und MOERS (1866) zurückzuführen; ein reichliches Auftreten von Nervenfasern in der gleichen Gegend hatte schon KÖLLIKER (1854) beobachtet, der
im übrigen zum ersten Male die Marksubstanz als einen „höchstwahrscheinlich
zum Nervensystem gehörenden Appa-
rat" bezeichnet. In dieser Frage hat das
Studium der Ent-wicklungsvorgänge
zu dem Resultat geführt, daß die Rinde
der Nebenniere eine Bildung des Coelom-
epithels darstellt, während das Mark
als ein Produkt sym-pathisch-chromaffi-
ner Zellelemente an-zusehen ist, die von
der medialen Seite her gegen das Zentrum der zuerst vor-handenen, prä-
sumptiven Rinden-zellen einwachsen.

In der Kapsel der Nebenniere bilden die Nervenfaser-bündel zunächst ein
dichtes Geflecht

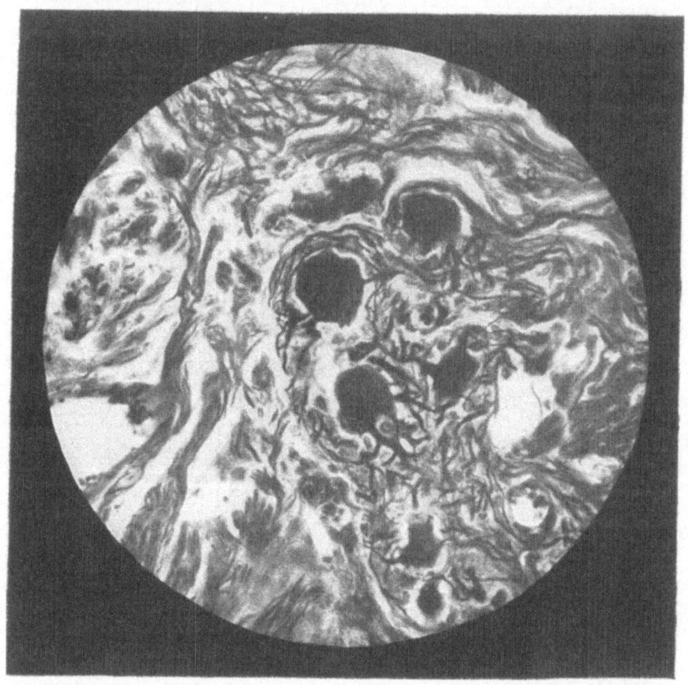

Abb. 105. Ganglienzellen im Mark der Nebenniere. Mensch.
Bielschowskymethode. (Nach L. R. MÜLLER.)

miteinander und dringen dann in die Zona glomerulosa, hierauf in die Zona
fasciculata der Rinde ein; am reichlichsten scheinen sie nach DOGIELS (1894)
Angaben im innersten Teil der Rinde, in der Zona reticularis aufzutreten, wo
sich die Nervenstämme in sehr feine, vielfach miteinander verwirrte Fasergeflechte
um die Epithelzellen und Blutgefäße aufsplittern (Abb. 103). Über das feinere
Verhalten der Nervenfasern zu den Drüsenzellen der Rinde sind wir bis jetzt
nicht genügend unterrichtet.

Die Hauptmasse der Nervenfasern ist zweifellos im Mark ausgebreitet, wo
dieselben aufs engste zwischen die Zellen des Markes hinein verklammert sind,
Gruppen von Markzellen umschlingen oder mit feinsten Ästchen in diese hineindringen (Abb. 104). Nach den Beobachtungen von FUSARI (1891) sollen die Nervenfäserchen auf der Oberfläche der Markzellen mit einem feinen Netzchen ihr Ende
finden.

In dieses, zwischen die Maschen der Markzellen eingelagerte nervöse Geflecht
sind noch eine Menge von Ganglienzellen, sei es einzeln, sei es in ganzen Gruppen,

eingeschaltet. Die Nervenzellen zeigen, wie alle Zellen des sympathischen Systems, in Größe und Form erhebliche Unterschiede und sind multipolarer Natur (Abb. 105); einzelne Ganglienzellen scheinen gelegentlich auch einmal in der Rinde vorzukommen (DOGIEL 1894). Ihre Bedeutung ist, was wohl für alle in den Eingeweiden befindlichen Ganglienzellen Geltung hat, unbekannt. Die Anwesenheit von Nervenelementen an den Drüsenzellen von Rinde und Mark sowie an den Gefäßen der Nebenniere beweist, daß dieses Organ dem Nervensystem in seiner Funktion irgendwie unterstellt ist.

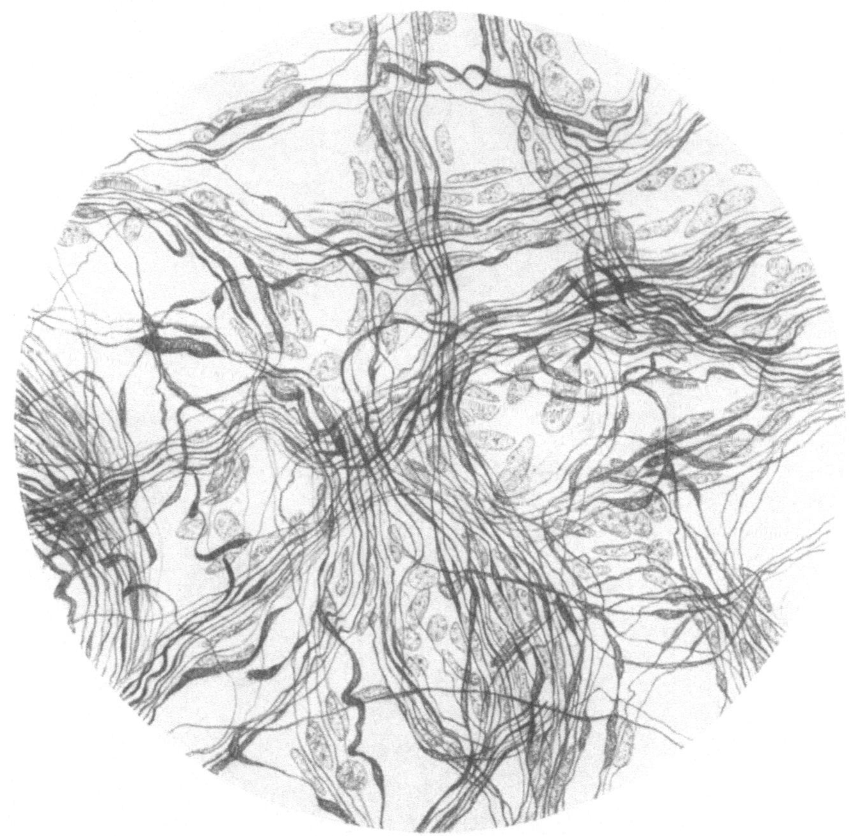

Abb. 106. Internodialgeflecht aus dem Glomus caroticum. Mensch. Bielschowskymethode. Vergr. 300 fach. (Nach RIEGELE.)

Einige Angaben über die vergleichende Innervation der Nebenniere sind bei KOHNO (1925) zu ersehen; doch sind im allgemeinen vergleichende, histologische Angaben über das Verhalten von Nervenfasern in Organen, wenn man nicht über ein sehr bedeutendes Material verfügt, nur von sehr bedingtem Wert.

HOSHI (1926) berichtet in einer kürzlich erschienenen Arbeit, daß er beim *Kaninchen* nach Durchschneidung des Nervus splanchnicus oberhalb und unterhalb des Ganglions coeliacum eine Degeneration der Nerven innerhalb der Nebenniere beobachtet habe, während Vagusdurchschneidung ohne Einfluß auf die Nebennierennerven geblieben sei. Demnach würde in der Hauptsache der Splanchnicus beim *Kaninchen* die Tätigkeit der Nebenniere beeinflussen. Bemerkenswert ist die Angabe, daß die marklosen Nervenfäserchen so außerordentlich schwer zur Degeneration zu bringen sind. Ich habe dies schon an anderer Stelle mit einer Netzbildung des nervösen Gewebes in der äußersten Peripherie zu erklären versucht.

Carotisdrüse. Das Glomus caroticum erhält seine Nerven, wie aus LUSCH-KAS Anatomie zu ersehen ist, und was später durch KOHN (1899), neuerdings durch WILSON und BILLINGSLEY (1923) eine Bestätigung erfahren hat, aus dem Ganglion cervicale supremum, aus N. laryngeus sup., aus Vagus und Glossopharyngeus. Auch vom Hypoglossus sollen sich manchmal feine Ästchen zum Glomus hin abspalten. Die Nerven vermengen sich, bevor sie zur Drüse ziehen, miteinander zu einem dichten Geflecht, dem Plexus intercaroticus, der sich allmählich in die Kapsel hineinversenkt und mit deren Bindegewebszügen

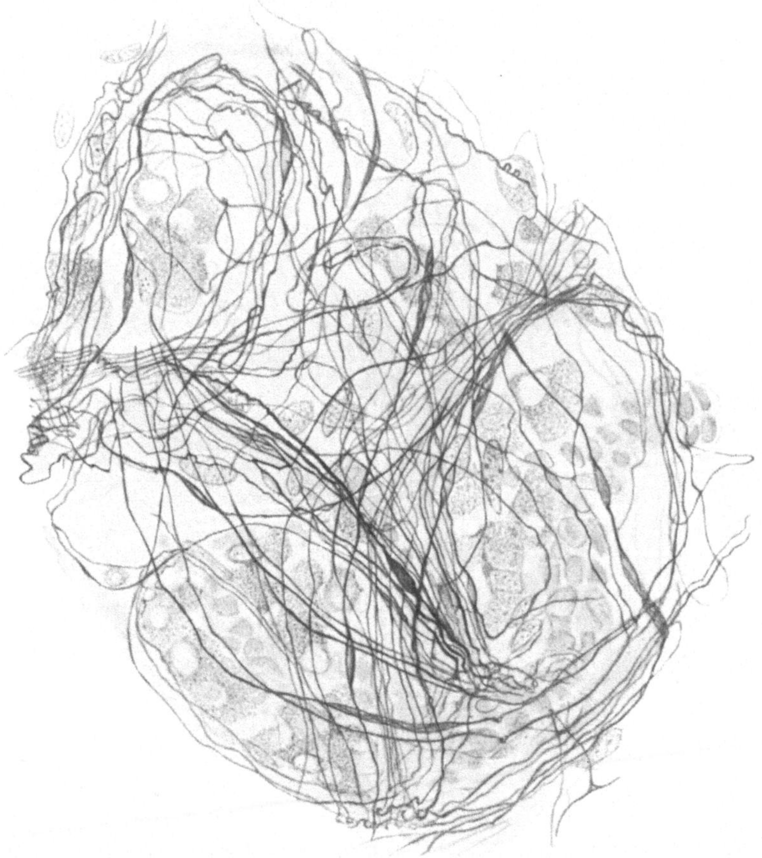

Abb. 107. Nervengeflecht an der Oberfläche eines Sekundärknötchens aus dem Glomus caroticum. Mensch. Bielschowskymethode. Vergr. 300fach. (Nach RIEGELE.)

als Internodialgeflecht zwischen die einzelnen Sekundärknötchen des Glomus in die Tiefe dringt (Abb. 106). Von jenem, aus markhaltigen und marklosen Fasern zusammengesetzten Internodialgeflecht spalten sich dann, nach der sehr gründlichen Darstellung von RIEGELE (1928), feine Fäserchen ab, welche auf der Oberfläche eines Sekundärknötchens ein lockeres Flechtwerk entstehen lassen (Abb. 107).

Von hier aus zweigen sich schließlich wiederum feine Nervenfäserchen in Menge ab und eilen, meist in Begleitung der kleinen Nerven, zwischen die Haufen der Glomuszellen hinein, verwickeln sich an deren Rand aufs innigste und mannigfachste miteinander, spalten sich auch häufig dichotomisch auf und gehen direkte Verbindungen miteinander ein, so daß man die Bildung eines nervösen, terminalen Netzwerkes hier zweifellos vor sich sieht (Abb. 108). In manchen Fällen scheint ein feinstes Nervenfäserchen an einer Glomuszelle als Retikulare ihr Ende zu finden (Abb. 109). Wie fast überall in der Peripherie, so kann man auch hier Gefäßnerven und Drüsennerven wegen ihres engen Zusammenhanges nicht voneinander unterscheiden.

Multipolare Ganglienzellen kommen, wie auch schon SCHAPER (1892) beobachtet hat, im Plexus intercaroticus und im Kapselgeflecht gelegentlich in geringer Anzahl zu Gesicht; im Internodialgeflecht und innerhalb der Sekundärknötchen sind sie nur sehr selten anzutreffen. Eine kolbenförmige, wohl sensible Endigung wird schließlich noch von RIEGELE (1928) im Bindegewebe des Glomus caroticum erwähnt.

Bei der *Maus* gibt DE CASTRO (1925) in seiner vorläufigen Mitteilung eine kurze Schilderung über die Innervation der Carotisdrüse. Menge und Verteilungsmodus der Nervenfäserchen scheint mit den An-

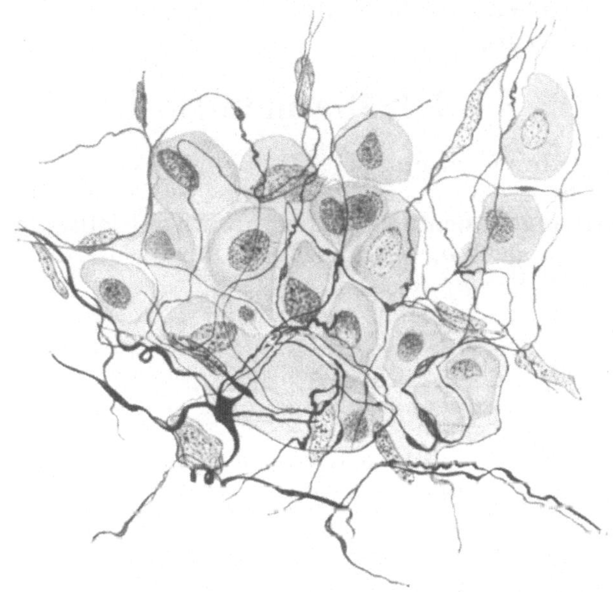

Abb. 108. Nervöses Netz innerhalb eines Zellhaufens aus dem Glomus caroticum. Mensch. Bielschowskymethode. Vergr. 660 fach. (Nach RIEGELE.)

gaben RIEGELES (1928) im wesentlichen übereinzustimmen. Die feinsten terminalen Fäserchen sollen nach DE CASTRO mit kleinen Netzchen oder Knöpfchen auf der Oberfläche der Glomuszellen endigen. Leider treten in seinen beigegebenen Abbildungen die geschilderten Verhältnisse nicht klar genug zum Vorschein.

Daß bei *Chiropteren* nach WINIWATERS (1926) Angaben sich im Glomus caroticum ebenfalls markhaltige und marklose Nervenfasern vorfinden, sei der Vollständigkeit wegen noch beigefügt.

Sich über die Bedeutung der Nervenfasern im Plexus caroticus eine genügend klare Vorstellung zu bilden, ist nicht ganz einfach. Da die Fasern nach den Beobachtungen von DE CASTRO (1925) und RIEGELE (1928) zu den Glomuszellen in sehr innige Beziehung treten, so liegt der Versuch von WILSON und BILLINGSLEY (1923), sie den sekretorischen Elementen zuzurechnen, unserer Überlegung scheinbar am nächsten. Freilich wäre dann erst noch der Nachweis einer sekretorischen Arbeitsweise der Glomuszellen herbeizubringen.

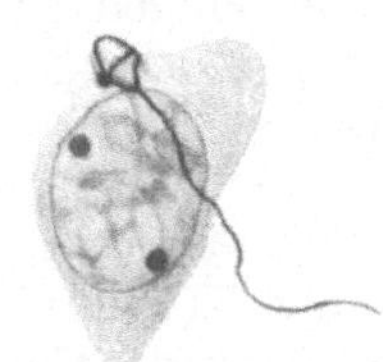

Abb. 109. Reticulare an einer Zelle aus dem Glomus caroticum. Mensch. Bielschowskymethode. Vergr. 2000 fach. (Nach RIEGELE.)

Am auffallendsten scheint mir der ungeheure Nervenreichtum für das verhältnismäßig kleine Organ, sowohl in seinem Innern, wie in seiner nächsten Umgebung. Vielleicht ist ein großer Teil der Nervenfasern den Vasomotoren der Carotiden zuzurechnen und in das nervöse Netz im Glomus nur mit hineingewebt.

Steißdrüse. Die Nerven der Glandula coccygea stammen nach den Angaben von LUSCHKA (1862) und TESTUT aus einem letzten unpaaren sympathischen Ganglion am caudalen Ende des Grenzstranges, dem Ganglion coccygeum, oder

in dessen Ermangelung aus einem Verbindungsfaden der beiden unteren Grenz-
strangenden. LUSCHKA (1862) erwähnt in der Nähe des Knötchens ein nervöses
Geflecht, in welchem vereinzelte VATER-PACINIsche Körperchen anzutreffen sind.
Innerhalb des Organs sollen nach LUSCHKA (1862) markhaltige und marklose
Nerven vorkommen; KÖLLIKER (1896) rechnet die vorhandenen Nervenelemente
zu den Gefäßnerven. Eine genauere Darstellung über das Verhalten der Nerven
im Steißknötchen fehlt, dürfte auch wahrscheinlich keine allzugroße Bedeutung
beanspruchen.

XI. Die motorischen Endigungen.

In den Organen mit glatter Muskulatur, wie Blutgefäßen, Darmtractus,
Harnblase, Uterus, finden sich oft Nervengeflechte markloser Fäserchen in einer
ganz außerordentlichen Dichte. Diese Geflechte zeigen meistens eine völlige
Regellosigkeit in der Anordnung ihrer Fasern, z. B. bei den der Tunica media
der Gefäße aufgelagerten Nervenplexus; manchmal sind die Fäserchen in ihrer
Hauptmasse ungefähr parallel zur Längsrichtung der Muskelfaserzüge gestellt
(Abb. 110), oder zeigen gelegentlich mit gleichzeitig eingelagerten Ganglienzellen
ein wohlgeordnetes Maschenwerk, wie das vom Plexus myentericus und submucosus im Darm bekannt ist.

Niemals habe ich aber aus einem derartigen Geflecht Fasern direkt an die
glatten Muskelzellen herangehen sehen; sondern zwischen den Muskelelementen
verlaufen auf vielfach verschlungenen und verwickelten Umwegen feinste marklose Nervenfäserchen, die manchmal miteinander in Verbindung stehen, den Endplexus (Plexus terminalis) oder wahrscheinlich ein Endnetz (Rete terminale) bilden
und als die eigentlichen für die Muskelfasern bestimmten Elemente anzusehen
sind. Nicht nur auf großen Wegstrecken, sondern auch in kürzester Reihenfolge
zeigen die Nervenfäserchen neben kleinen fibrillären Auflockerungen wiederum
feine Ausbiegungen und Schlingen (Abb. 111). Diese manchmal spiraligen
Drehungen und Windungen können bei einzelnen Fäserchen so klein sein und
in so kurzen Abständen aufeinander folgen, daß man erst bei 2000facher Vergrößerung den Weg einer solchen Faser einigermaßen zu entwirren vermag.
Durch ein solches Verhalten, das ja letzten Endes auf eine ganz enorme Weg-
streckenverlängerung der Faser hinausläuft, wird offenbar das Nervengewebe
dem jeweiligen Dehnungszustand der glatten Muskulatur ohne die geringste
Zerrung nachzugeben in den Stand gesetzt.

Das wichtigste und zugleich technisch schwierigste morphologische Problem,
um dessentwillen man so häufig vor allem die Harnblase des *Frosches* zum Untersuchungsobjekt gewählt hat, liegt zweifellos in der Art des Zusammenhanges
zwischen Nerv und glatter Muskulatur. Es sind von vornherein drei Möglichkeiten
einer nervösen Endigungsart in Erwägung zu ziehen: 1. Die Nervenfasern enden
frei an den Muskelzellen. 2. Die Nervenfasern dringen in die Muskelzellen hinein.
3. Die Nervenfasern bilden unter sich ein geschlossenes Netz, das zwischen den
Muskelzellen angeordnet ist oder auch durch die Muskelzellen hindurchdringen
kann. In der Tat ist jede dieser Möglichkeiten als gesichert beschrieben worden,
woher denn. wenn man die Literatur allein sich zur Führung gewählt hat, kaum
eine Möglichkeit besteht, den rechten Weg zu finden.

Ohne Zweifel sind aber in dieser Schwierigkeit die besten Resultate bei dem-
jenigen zu suchen, der in der Darstellung der peripherischen Nerven die beste Technik in Anwendung bringt, weshalb wir den Schilderungen älterer Autoren, die alle
mit ziemlich unvollkommenen Methoden gearbeitet haben, große Vorsicht entgegen-
bringen müssen. Freilich darf man in dieser Kritik, älteren Arbeiten infolge ihrer

häufig mangelhaften Technik ein allzu geringes Vertrauen zu schenken, nicht zu
weit gehen oder hierüber vergessen, daß man die Eigenschaft, sich zu irren, im
nämlichen Maße zugeteilt erhalten hat, wie unsere histologischen Vorgänger.
Wenn wir also, wie das BOEKE (1905) getan hat und ich selbst notgedrungener-
weise ebenfalls tun mußte, feinste, intracyto-
plasmatische Nervenendigungen bei einer linea-
ren Vergrößerung über das 2000fache hinaus
untersuchen wollen, so ist gar wohl zu bedenken,
daß wir hierbei Bilder bekommen können, die
nicht mehr ganz der Wirklichkeit entsprechen;
das nötigt uns, unsere eigenen Angaben ebenfalls mit größter Vorsicht aufzustellen.

Betrachten wir in einer kurzen, kritischen Übersicht die Angaben, die über den Zusammenhang zwischen Nerv und glatter Muskelfaser bis jetzt geliefert
wurden, so ist zunächst eine völlig unbrauchbare, an
der *Frosch*harnblase gemachte Arbeit älteren Datums
diejenige von TOLOTSCHINOFF (1869), wobei sich der
Verfasser über die Art der Endigung nicht einmal
klar wurde. LÖWIT (1875) und DRASCH(1881) sind infolge des Gebrauchs der doch nur recht mittelmäßigen
Goldchloridmethode und einer allerdings sehr verfehl-
ten Beobachtungsweise in den Irrtum verfallen, einen
zwischen den Muskelfasern der *Frosch*harnblase dargestellten Niederschlag für Nervenfasern zu halten,
weshalb ihre Angaben keine weitere Beachtung verdienen. Schließlich sind die von MAIER (1881) an
den Muskelzellen des Ureters erhaltenen Ergebnisse
infolge ihrer mangelhaften Technik heutzutage be-
deutungslos.

Die ersten genaueren Resultate über die Nerven
der Harnblase und ihr Verhältnis zur glatten Muskulatur verdanken wir nach REMAK (1840), der sie
wohl hier zuerst gefunden hat, KÖLLIKER (1850) und
BEALE (1862); und zwar stellte KÖLLIKER (1850)
zum ersten Male die Behauptung auf, an der er auch
sein ganzes Leben festgehalten hat, daß die motorischen Nerven zwischen den glatten Muskelzellen
frei endigen und sich an die Wand dieser Zellen direkt
anlegen, wobei es undenkbar sei, daß alle Muskelzellen
mit Nervenenden in Berührung kommen sollten.

Diese Angabe wurde später mit Hilfe der Golgi-
Methylenblau- und anderer Methoden nachgeprüft
und von RETZIUS (1892), JORIS (1906), E. MÜLLER
(1908), NEMILOFF (1900), BERKLEY (1893), HUBER
(1897), LONDON (1906), ARNSTEIN (1887), PLOSCHKO
(1897), GLASER (1924) und JONES (1926) an den
glatten Muskelzellen der Harnblase, der Darmwand,
der Speiseröhre und Trachea von *Frosch*, *Reptilien*
und verschiedenen *Säugetieren* mit zum Teil sehr
guten Abbildungen bestätigt. Wenn auch GRÜN-
STEIN (1900), BERNHEIM (1892) und WOLFF (1882)
an den Muskeln der *Frosch*harnblase, v. CSIKY (1897)
an denen des *Blutegels* und *Frosches*, und endlich
AGABABOW (1912) beim M. ciliaris von *Katze* und
Mensch scheinbar zum nämlichen Resultate wie die

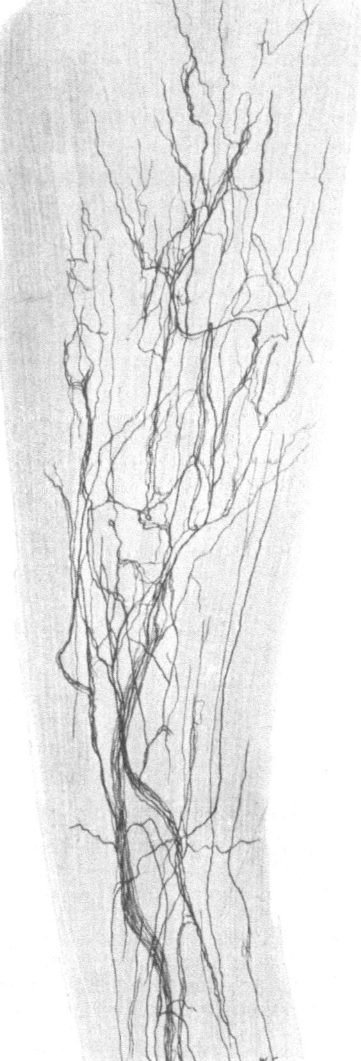

Abb. 110. Geflecht markloser Nervenfasern
aus der Muscularis der Harnblase. Mensch.
Bielschowskymethode. Vergr. 150fach.

eben genannten Autoren gelangen, so sind doch ihre Abbildungen viel zu undeutlich, um
ihre Ansicht in genügendem Grade beweiskräftig zu unterstützen.

DISSELHORST (1894) scheint in der glatten Muskulatur des menschlichen Ureters die
feinsten Nervenendigungen gar nicht gesehen zu haben; ferner werden von GSCHEIDLEN
(1877), KLEBS (1865) und ENGELMANN (1869) in der *Frosch*harnblase verschiedentliche
nervöse Geflechte und Netze beschrieben, ohne daß über die engere Beziehung derselben

zu den Muskelfasern eine bestimmte Aussage gemacht würde. Endlich läßt sich aus der Arbeit von GONIAEW (1875) kein Schluß auf eine Verbindung zwischen Nervensystem und Muskulatur ziehen, da die Technik dieses Autors noch sehr im argen liegt.

Schon im Jahre 1867 gelangte FRANKENHÄUSER an den glatten Muskelfasern von Ureter und Lig. latum des Menschen zu der Behauptung, daß die feinen Nervenfäserchen in das Sarkoplasma der Muskelzellen selbst eindringen, ja sich sogar mit dem Nucleolus kontinuierlich verbinden, was an einer großen Zahl von Abbildungen darzustellen versucht wird. Ohne Zweifel machen seine Abbildungen einen stark schematischen Eindruck und ebenso ist seine Methode: Isolierung der Muskelfasern mit Chromsäure, Untersuchung der zerzupften Fasern in Holzessig-Glycerin eine nach heutigen Begriffen sehr primitive; trotzdem läßt sich aber a priori die Möglichkeit nicht ableugnen, daß FRANKENHÄUSER (1867) ein Eindringen der Nervenfaser in die Muskelzelle bereits beobachtet hat. Daß aber die Nervenfaser sogar im Nucleolus der Muskelzelle endigen soll, ist ganz sicher eine Täuschung; denn FRANKENHÄUSER (1867) verfügte damals noch nicht über die genügende Technik, Optik und Beleuchtung, um diese schwierige Frage überhaupt in Angriff nehmen zu können.

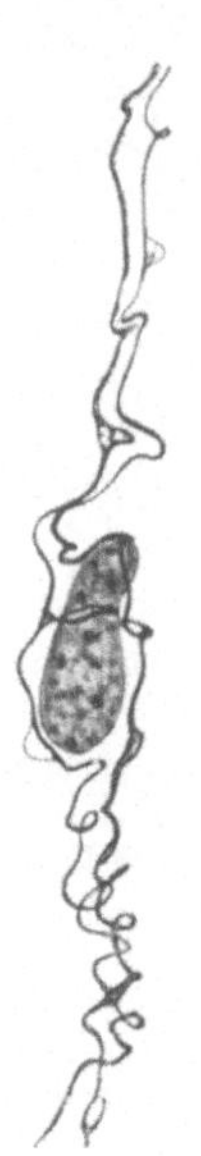

Abb. 111. Marklose Nervenfäserchen mit feinsten Auflockerungen aus der Muscularis der Harnblase. Mensch. Bielschowsky-methode. Vergr. 1500 fach.

Daß die Abbildung ARNOLDS (1871), die sogar ein geschlossenes nervöses Endnetz mit den Nucleolen der Kerne von glatten Muskelfasern als Knotenpunkte vorstellen will, ein Phantasiegebilde ist, ersieht man allerdings auf den ersten Blick; denn bei einer nur 380fachen Vergrößerung kann man die feinsten Nerven noch kaum sehen, geschweige denn derartige komplizierte Details. Die Resultate ARNOLDS (1871) wurden an der *Frosch*harnblase von HEITZ und LIPMANN (1869) nachgeprüft und sogar bestätigt, weshalb man aber trotzdem diesen beiden Autoren nur wenig Glauben schenken darf, da ihre Hilfsmittel ja keine besseren waren, wie diejenigen ARNOLDS (1871).

Später haben ein Eindringen von Nervenfasern in die Muskelzellen der Harnblase von *Meerschweinchen* und *Hund* noch LUSTIG (1881) und OBREGIA (1890) behauptet; doch sind ebenfalls ihre Methoden und Abbildungen für eine klare Entscheidung der Dinge ohne Wert, was besonders für die Angabe OBREGIAS (1890) gilt, wonach sogar durch den Kern der Muskelzellen hindurch die Nervenfaser verlaufen soll. Wenn im übrigen v. CSIKY (1897) neben der einfachen Berührung noch eine intracytoplasmatische Endigung der Nervenfaser festgestellt haben will, so ist das aus seinen ungenügenden Abbildungen absolut nicht zu ersehen; desgleichen haben die nur sehr primitiven Darstellungen von ELISCHER (1876), welche die Nervenfasern sogar im Innern des Kerns mit kleinen Körperchen enden lassen, wenig Glaubhaftes an sich. Eine von BERNHEIM (1892) beschriebene Endigungsart: eine parallel zur Muskelfaser verlaufende Nervenfibrille, die fast im rechten Winkel in regelmäßigen Abständen feine Ästchen in die Muskelzelle hinein abgibt, ist noch von niemand gesehen worden und beruht sicher auf einer falschen Beobachtung bei der ohnehin sehr oberflächlichen Arbeitsweise des Autors.

Es ist ohne Zweifel ein ausgezeichnetes Verdienst von BOEKE (1915), zum erstenmal an der Hand einer glänzenden Technik die innigen Beziehungen zwischen Muskulatur, Epithel und Bindegewebe einerseits und Nervengewebe andererseits systematisch untersucht und aufgedeckt zu haben. So gelangte er schon 1915 am Musculus ciliaris des Menschen zu dem Ergebnis, daß die Nervenfaser in der Tat in die Muskelfaser hineindringt und hier innerhalb des Cytoplasmas mit einer feinen Retikulare häufig in der Nähe des Kerns endigt. Ich selbst (1926) habe die gleiche Frage noch einmal an der menschlichen Harnblase nachgeprüft und hier die nämlichen Resultate wie BOEKE (1915) erhalten.

Auch HILL (1927) bestätigt neuerdings BOEKES (1915) Ergebnisse durch eine

Schilderung eines feinsten Netzwerkes mit intracytoplasmatischen Endigungen in der Muskulatur der Darmwand.

Zunächst finden wir zwischen den Muskelfasern feinste, von dünnen Nervenbündeln sich abspaltende Nervenfäserchen, die sich gelegentlich um die Muskelzellen herumwinden, einander des öfteren auch überkreuzen, gewöhnlich sich wiederholt teilen (Abb. 112, 113, 114) oder sogar Verbindungen miteinander eingehen, so daß wir sehr häufig eine netzartige Anordnung des Nervengewebes beobachten können. Kein Zweifel, daß wir es hier mit jenem terminalen Netzwerk zu tun haben, wie es vor allem von AGABABOW (1912) und BOEKE (1915) geschildert, aber wohl schon früher von JORIS (1906) und NEMILOFF (1900) sehr gut beobachtet worden ist. Hiergegen sind die Darstellungen LAPINSKYS (1905) von Nervennetzen innerhalb der Muskulatur der Blutgefäße gänzlich unbrauchbar.

Wie aus den Abb. 113 und 114 hervorgeht, sind an den einzelnen Fäserchen des Endnetzes häufig kleine variköse Anschwellungen zu bemerken, die in ihrem Innern eine allerfeinste, fibrilläre Auflockerung gelegentlich erkennen lassen. Man muß sich aber hüten, solche Varicositäten etwa für eine Endigung anzusehen, was sehr leicht passieren kann, wenn die Faser gerade an einer Varicosität ihre Richtung im Präparat nach oben oder unten geändert hat und hier infolgedessen vom Schnitt getroffen wurde. Daher ist äußerste Vorsicht bei der Beobachtung von Nervenenden sehr am Platze. An dem nervösen Endnetz sind fernerhin noch vereinzelte SCHWANNsche Zellen zu beobachten, um die sich die Fäserchen manchmal herumschlingen (Abb. 111) oder deren Kernoberfläche eng anliegen und etwas eindrücken (Abb. 113).

Auch I. B. LAWRENTJEW (1925) läßt in seiner Studie über die Verbreitung der nervösen Elemente in der glatten Muskulatur die marklosen Fasern zu einem System untereinander verbundener Protoplasmastränge zusammengeschlossen sein, also ein Syncytium darstellend, in dessen Protoplasma Komplexe von Fibrillen einherziehen sollen. Abgesehen von den Protoplasmasträngen, die ich nie so recht bemerken konnte, habe ich das, was LAWRENTJEW (1925) an nervösen Strukturen abbildet, ebenfalls gesehen. Nur scheint mir die Deutung, die er den Dingen gibt, nicht ganz die rechte zu sein. Was er Fibrillen nennt, halte ich immer noch für Nervenfasern, wenn auch von allerfeinstem Ausmaße. Eine Fibrille gilt im allgemeinen, wenn sie überhaupt existieren sollte, als ein nicht weiter zerlegbares Strukturelement innerhalb einer Nervenzelle oder

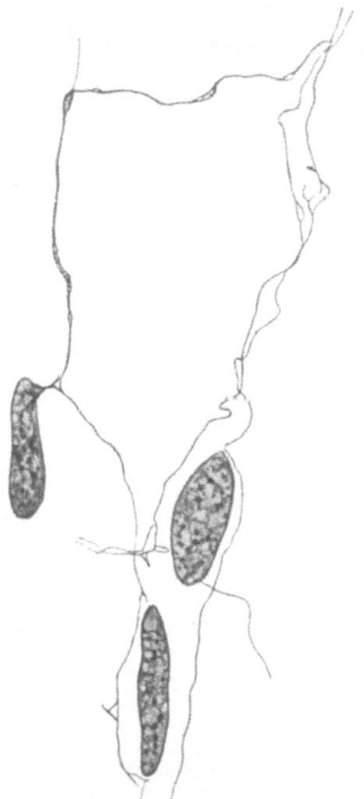

Abb. 112. Marklose Nervenfäserchen aus dem terminalen Netz in der Muscularis der Harnblase. Mensch. Bielschowskymethode. Vergr. 1000 fach.

Nervenfaser. Wenn man aber die feinen Fädchen des terminalen Netzes eine Strecke weit verfolgt, so kann man vor allem an ihren Varicositäten gelegentlich noch einmal eine Auflockerung des Gewebes und allerfeinster Fäserchen darin erkennen. Dies veranlaßt mich, die fädigen Elemente des terminalen Netzes mit Fasern zu bezeichnen.

Freilich scheint mir die Frage, ob man die feinsten nervösen Elemente in der Peripherie Fasern oder Fibrillen nennen will, nicht von allzu großer Bedeutung zu sein. Es kommt hier nur darauf an, das Richtige zu sehen und den zusammenhängenden Aufbau des Nervensystems nach Möglichkeit zu verstehen.

Wenn wir nun die eigentliche Verbindungsart zwischen Nerv und Muskelfaser genauer betrachten, so unterliegt es keinem Zweifel, daß die Nervenendigung eine intracytoplasmatische ist. So liegt die in Abb. 112 aus dem terminalen Netzwerk an dem dreieckigen Knotenpunkt sich abspaltende feinste Faser der Kernmembran direkt auf, muß sich also innerhalb des Cytoplasmas der Muskelfaser befinden. Dasselbe gilt für die in Abb. 115 dargestellte Endigung, wo die bei 2150facher Vergrößerung gezeichnete Endöse oder Retikulare deutlich an die Kernmembran angelagert zu erkennen war. Auch die in Abb. 114 gezeichnete, vom terminalen Netzwerk abgezweigte Faser sah man bei stärkster Vergrößerung mit ihrer Endöse innerhalb des Muskelprotoplasmas in gleicher Höhe mit der einen Polseite des Kernes liegen. Die Form dieser Endapparate kann mannigfach innerhalb geringer Grenzen variieren und entspricht wohl der Form der von BOEKE (1915) beschriebenen Retikularen, weshalb mir auch ihre motorische Natur als gesichert erscheint. Es ist im übrigen notwendig, daß man diese Endorgane in direktem Zusammenhang mit dem zwischen den Muskelfasern befindlichen, feinen nervösen Netzwerk beobachtet, da sonst bei dem Gebrauch stärkster Vergrößerungen Täuschungen mit großer Leichtigkeit auftreten können.

Die motorischen Endigungen verlassen meist in größeren, manchmal sogar in sehr weiten Abständen voneinander das terminale Netzwerk; möglicherweise stellt die mit *b* in Abb. 113 bezeichnete Endigung einen receptorischen Apparat dar, was auch mit den von BOEKE (1915) erhaltenen Resultaten in Einklang zu bringen wäre. Mit Sicherheit läßt sich aber eine derartige Behauptung nicht aufstellen.

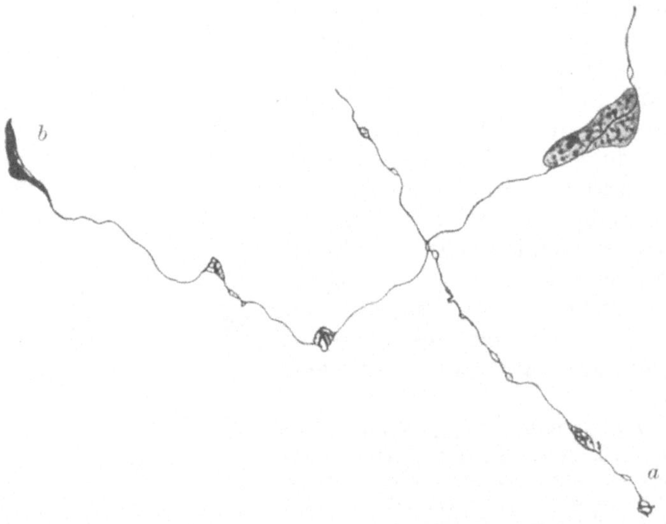

LAWRENTJEW (1925) meint, ähnlich wie bei der quergestreiften Muskulatur, so auch bei den glatten Muskelelementen, von ultraterminalen Fäserchen dann reden zu können, wenn die gleiche Nervenfaser mehrere Muskelfasern mit verschiedenen Zweigen hintereinander versorgt.

Abb. 113. Marklose Nervenfäserchen aus dem terminalen Netz in der Muscularis der Harnblase. Mensch. Bielschowskymethode. Vergr. 1000fach.
a motorische Endigung; *b* sensible Endigung (?).

Ein solcher Vergleich scheint mir hier jedoch sehr gesucht, wenig passend und im Grunde überflüssig. Bei unserer Vorstellung, daß die terminalen Fasern ein geschlossenes Netz bilden, führt jede weitere Bezeichnung mehr zu Verwirrung wie Klarheit.

Eine Anzahl feinster Nervenendigungen zwischen den glatten Muskelfasern der *Reptilien*lunge erwähnt JONES. Die Endapparate sollen angeblich sensibel sein und stellen eigentümlich verschlungene Nervenfasern dar. Ich habe dergleichen nie gesehen.

Schon KÖLLIKER (1850) und ENGELMANN (1869), später DISSELHORST (1894), WOLFF (1882) und HUBER (1897), geben an, daß nicht jede Muskelzelle mit einer Nervenendigung versehen sei, womit also verschieden weit ausgedehnte Muskelfaserbezirke frei von direkter, nervöser Beeinflussung wären. Demgegenüber behaupten LUSTIG (1881), AGABABOW (1912) und GSCHEIDLEN (1877) eine nervöse Versorgung jeder einzelnen Muskelfaser, v. CSIKY (1897) läßt 2—4 und mehr Nervenendigungen an und in der glatten Muskelfaser in Erscheinung treten, was er aber an Hand seiner mangelhaften Abbildungen nicht zu beweisen vermag. Da die Arbeiten der drei anderen Autoren auf der gleichen primitiven Färbetechnik basieren, so scheint mir bis jetzt eine nervöse Versorgung jeder einzelnen glatten Muskelfaser aus der Literatur in keiner Weise bewiesen zu sein.

Gerade in dieser Hinsicht habe ich Hunderte von Präparaten auf das Genaueste durchgemustert, mit dem Ergebnis, daß wohl nicht einmal jede hundertste Muskelfaser mit einer nervösen Endigung ausgestattet ist. Besonders an 15—20 μ dicken Schnitten, welche nervöse Geflechte und einzelne Fasern bei guter Vergrößerung in reichlichem Maße aufweisen, sind fast nervenfreie, unter Umständen beträchtlich ausgedehnte Muskelbezirke eine ganz gewöhnliche Erscheinung, ja es besteht auch in Gegenden, wo das terminale Netz in dieser Ausbildung anzutreffen ist, oft erhebliche Mühe, einige der oben angegebenen Nervenendigungen aufzufinden.

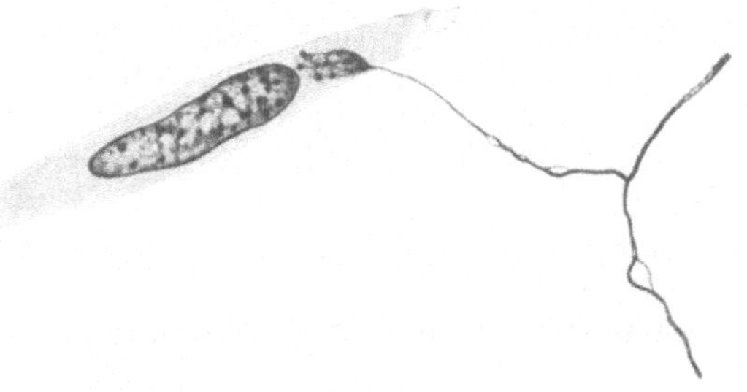

Abb. 114. Motorische Endigung innerhalb einer glatten Muskelfaser. Harnblase. Mensch. Bielschowskymethode. Vergr. 1500fach.

Auch bei den Muskelfasern der Gefäße ist das nämliche der Fall. Keinem einzigen Autor ist es bis jetzt gelungen, in der Media der Arterien eine nervöse Versorgung jeder Muskelfaser nachzuweisen, ja ich selbst glaube, daß das, was bis jetzt von DOGIEL (1898) und GLASER (1924) als Netzwerk der Media beschrieben worden ist, gar nicht in dieser selbst, sondern zwischen Adventitia und Media seinen Platz hat. Mir selbst ist es trotz eingehenden Studiums eines großen Materials nicht geglückt, eine größere Nervenansammlung innerhalb der Media zu beobachten, von einigen minimalen Zweigen zweifelhafter Natur abgesehen.

Somit komme ich zu dem Schlusse, daß die Media der Gefäße höchstens in der äußeren Schicht von Nerven versorgt sein kann, was natürlich eine direkt vom Nervensystem unabhängige Arbeitsleistung für einen großen Teil der glatten Muskelfasern bedeutet. Daß eine solche unabhängig vom Nervensystem geleistete Arbeit der glatten Muskelfaser aber möglich ist, ersehen wir an den Placentargefäßen, die, ganz sicher nervenlos, dennoch einer regulatorischen Komponente, und zwar einer chemischen, unterliegen, wie dies verschiedentlich experimentell gezeigt worden ist.

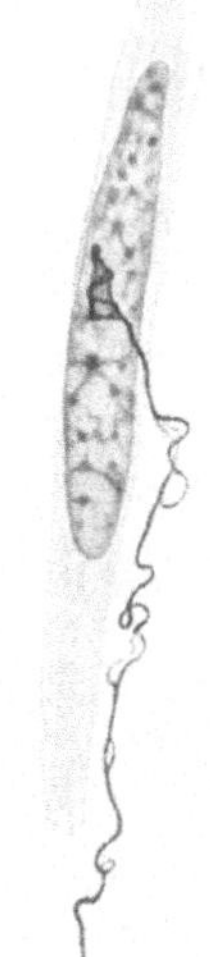

Abb. 115. Motorische Endigung auf dem Kern innerhalb einer glatten Muskelfaser. Harnblase. Mensch. Bielschowskymethode. Vergr. 1500fach.

Die neuerdings von MABUCHI in der Placenta beschriebenen Nerven scheinen mir keine solchen zu sein.

Wenn weiterhin nach L. R. MÜLLER (1924) trotz Durchschneidung sämtlicher zur Blase führender Nerven sich doch immer wieder spontane, periodische Entleerungen der Blase einstellen, wenn nach O. B. MEYER (1924) sogar die isolierte, aus dem Körper herausgenommene Blase imstande ist, automatische Kontraktionen auszuführen, so muß eben diese Fähigkeit der Kontraktion selbst in der glatten Muskelfaser gelegen sein. Die Anwesenheit von Ganglienzellen in manchen Regionen kann mit der Kontraktion nervenloser Muskelfaserbezirke nichts zu tun haben.

Es wäre noch einzuwenden, daß das Fehlen von Nervenenden in den meisten Muskelfasern auf die launenhafte und unvollkommene Wirkungsweise unserer Silbermethoden zurückzuführen sei. Obgleich diese Möglichkeit von vornherein nicht abzuleugnen ist, war es und ist es immer bedenklich, an sogenannten „schönen Stellen" im Präparat gemachte Befunde zu verallgemeinern. Sollte jemand das Glück haben, in einem einzigen Präparat sämtliche Muskelfasern von Nervenenden versorgt zu sehen, so mag an der Abhängigkeit jeder einzelnen glatten Muskelfaser vom Nervensystem kein Zweifel mehr bestehen. Vorher glaube ich aber nicht daran.

Sind es doch ganz sicher mindestens zwei Komponenten, ein chemischer und ein nervöser Faktor, welche die Arbeitsleistung der glatten Muskulatur dirigieren, regulieren und sich überdies gegenseitig vertreten können, was die Durchschneidungsexperimente sympathischer Nerven gewöhnlich zu so unklaren Resultaten führt. Dieses offenbar sehr verwickelte Zusammenwirken jener beiden Faktoren stellt wahrscheinlich eine Einrichtung dar, die man mit „doppelter Sicherung" bezeichnen könnte.

In mehreren Fällen habe ich übrigens auch beobachtet, daß aus einer in der Muscularis der menschlichen Harnblase gelegenen multipolaren Ganglienzelle sich eine ganze Menge feiner Fortsätze tief zwischen die Muskelfasern hinein verloren

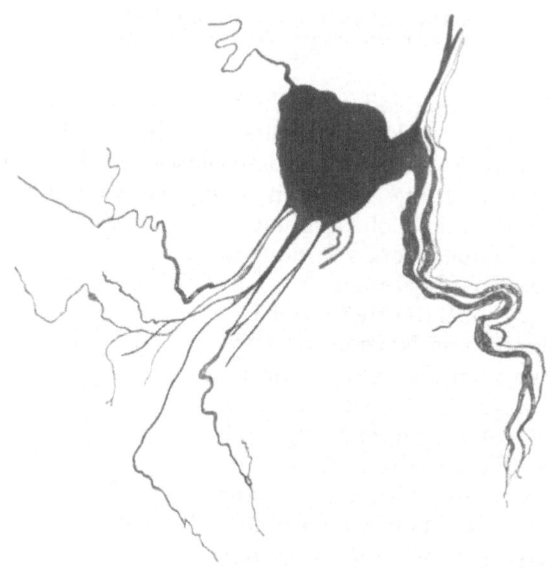

und direkt an ihrer Oberfläche verliefen; von mehreren der allerfeinsten Fäserchen hatte ich den Eindruck, daß sie innerhalb des Protoplasmas der Muskelzellen endigten und somit sehr wahrscheinlich motorischer Natur sind (Abb. 116). Kleine Endösen habe ich aber hierbei nicht finden können. Eine Ganglienzelle, die sich mit ihren Fortsätzen auf ähnliche Weise zwischen den glatten Muskelzellen verästelte, wird übrigens schon von Ploschko (1897) in der hinteren Trachealwand des *Hundes* beschrieben.

Abb. 116. Multipolare Ganglienzelle aus der Muscularis der menschlichen Harnblase. Bielschowskymethode. Vergr. 400fach.

Zwischen der glatten Muskulatur des Verdauungstractus hat Cajal (1911) eigentümliche Gebilde, die interstitiellen Zellen, entdeckt, die er, von E. Müller (1908) und P. Schultz in seiner Ansicht unterstützt, für nervöse Zellen hält, während Dogiel (1895) und Heidenhain (1911) in ihnen bindegewebige Elemente zu erkennen glauben. Neuerdings hat Lawrentjew (1925) diese Frage am Darmtractus und der Harnblase kleiner *Säugetiere* einer genauen Prüfung unterzogen, um sich entschieden für eine nervöse Natur der interstitiellen Zellen auszusprechen. Wenn auch die Formationen, die er darstellt, sicher den Nervenelementen zuzurechnen sind, so scheint mir doch sein Nachweis, daß es sich hier um Cajals interstitielle Zellen handelt, einstweilen nicht recht geglückt zu sein; offenbar hat er nur Schwannsche Zellen dargestellt. Weiteres siehe bei Verdauungsapparat.

Lawrentjew hat nur Schwannsche Zellen abgebildet, wie sie sich allgemein in Begleitung der Nervenfasern vorfinden. Ich sehe nicht ein, warum man diese längst bekannten Gebilde mit „interstitielle Zellen" bezeichnen soll. Offenbar wird Lawrentjew (1925) durch den Umstand, daß er Nervenfasern mit Fibrillen verwechselt, zu jener Benennung geführt. Zellkerne an den Knotenpunkten markloser Nervenfäserchen waren übrigens schon von dem alten Remak gesehen worden. Auch Leontowitsch (1926) beschreibt neuerdings diese Zellen richtig, ohne daß ich deshalb seiner Meinung, es handle sich hierbei um Ganglienzellen, zustimmen würde. Weiteres über interstitielle Zellen siehe bei Verdauungsapparat.

XII. Der Respirationsapparat.

Larynx. Der Kehlkopf erhält seine Nerven vom Vagus durch dessen Äste Laryngeus sup. und inf. Der Laryngeus sup. ist vorwiegend sensibel und für die Schleimhaut bestimmt; nur mit einem Ast versorgt er den M. cricothyreoideus. Der Recurrens übernimmt die motorische Innervation aller übrigen Muskeln, schickt aber auch sensible Zweige zur Schleimhaut in das unterhalb der Stimmbänder gelegene Larynxgebiet und geht mit dem Laryngeus sup. eine anastomotische Verbindung ein (Ansa Galeni). Auch vom sympathischen Grenzstrang begeben sich feine Zweige in das Geflecht der Vagusäste hinein, um gemeinsam mit diesen in den Kehlkopf zu gelangen.

Im Nervus recurrens kommen nach den Angaben von L. R. MÜLLER (1910) sowohl starke, markhaltige Fasern wie sehr zarte Nervenelemente vor.

An der Stelle, wo der Laryngeus sup. in seine gröberen Äste zerfällt, fand NICOLAS (1894) ein kleines Ganglion. ELZE (1923) beschreibt ein zweites konstantes Ganglion an der Verschmelzungsstelle der beiden kleineren Äste des Laryngeus sup., welche kranialwärts von der Ansa Galeni einherziehen; das Ganglion besteht aus 20—30 Zellen, die nach seiner Angabe an Kresylviolett-Zupfpräparaten den unipolaren Typus der Spinalganglienzelle erkennen lassen.

Auch im Ausbreitungsgebiet des Recurrens scheinen des öfteren gangliöse Bildungen an verschiedenen Stellen aufzutreten (PERNA 1905, GRYNFELT und HEDON 1909). Die gefundenen Ganglienzellen, die in ihrer Form und Größe äußerst schwankend sind, sollen übrigens nach PERNA (1905) zum multipolaren Typus gehören.

Die motorischen Endigungen der Kehlkopfnerven in den Muskeln wurden schon verschiedentlich untersucht (GRABOWER 1902, MERELLI 1915, ARIONE 1924). Besonders letzterer gibt eine ausführliche Schilderung der Endplatten in den verschiedenen Kehlkopfmuskeln bei Mensch und *Säugetieren*; hierbei scheint sich der M. vocalis durch eine größere Feinheit seiner Endplatten auszuzeichnen.

Die Frage nach dem Verhalten der Nervenelemente in der Kehlkopfschleimhaut wurde schon mehrfach in Angriff genommen (LINDEMANN 1869, FUSARI 1894, SIMANOWSKY 1883, STIRLING 1883, ARNSTEIN 1897, RETZIUS 1892); Ganglienzellen im Verlauf des Laryngeus sup. innerhalb der Schleimhaut waren schon dem alten REMAK (1844) bekannt.

Im allgemeinen ist die feinere Anordnung der Nerven in den oberen, mit geschichtetem Pflasterepithel ausgestatteten Partien der Schleimhaut von Kehlkopf und Epiglottis nicht von derjenigen in der Mundschleimhaut zu unterscheiden. Man trifft daher zunächst auf einen tiefer gelegenen, aus schmalen Bündeln bestehenden Nervenplexus, von welchem sich dann eine Menge feiner Fäserchen teils zu den Drüsen, teils nach dem Epithel hin absplittern. Gerade wie in der Mundschleimhaut sind auch hier unter dem Epithel eine Reihe von Nervenendigungen zu erkennen, die fast sämtlich zu den knäuelartigen Gebilden zu rechnen sind. Häufig entstehen dieselben aus markhaltigen Fasern, die sich dann an umschriebener, von einer bindegewebigen Kapsel umhüllten Stelle in ein Gewirr feinster markloser, vielfach miteinander verschlungener Fäserchen auflösen (Abb. 117). Auch Endbäumchen, ohne eine Kapsel sind in dem subepithelialen Geflecht bei *Ratte* und *Kaninchen* von ARNSTEIN (1897) beschrieben worden.

Zum Epithel steigen von dem darunter befindlichen Nervengeflecht feinste marklose Fäserchen empor, nehmen gewöhnlich eine zur Oberfläche desselben senkrechte Richtung ein und finden hier wohl innerhalb der Zellen ein Ende. Da ferner Geschmacksknospen im Epithel der Epiglottis vorhanden sind, so sind die mit diesen verbundenen Nerven als spezifische Fasern anzusehen (Abb. 118). Die

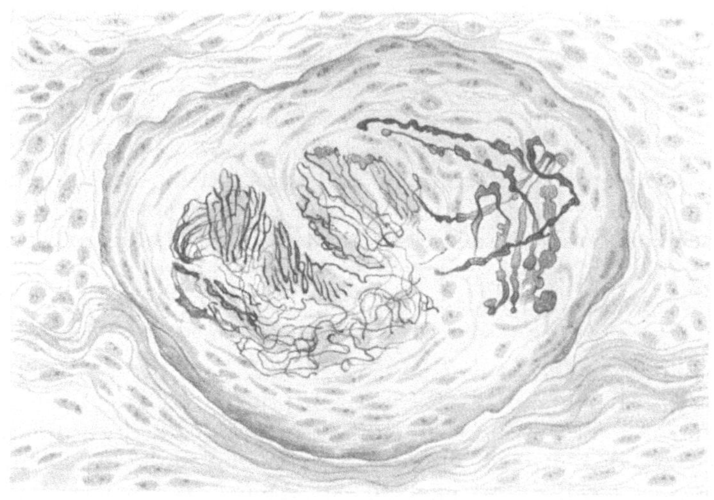

Abb. 117. Nervenendigung unter dem Epithel der Epiglottis. Mensch. Bielschowskymethode. Zeiss Imm.-Ok. 0. Präparat von Dr. KADANOFF.

Ligamenta aryepiglottica zeigen die gleichen Innervationsverhältnisse wie die Epiglottis. Im Epithel der oberen Stimmbänder des *Kaninchens* werden von ARNSTEIN (1897) noch schmale, stiftförmige Zellen erwähnt, die mit einem besonderen Netz markloser Nervenfäserchen umfaßt sind.

Im Epithel der unteren Stimmbandregion wurden vor allem von RETZIUS (1892) außerordentlich dicht gelagerte, feine Fäserchen beschrieben (Abb. 140); auch STIRLING (1883) und SIMANOWSKY (1883) haben hierüber berichtet. Alle die erwähnten Nerven, außer den Drüsenfasern, sind wohl sensibler Natur.

Nervenzellen finden sich hauptsächlich in den tiefer gelegenen Nervenplexus der Schleimhaut von Larynx und Epiglottis vor, manchmal zu kleinen

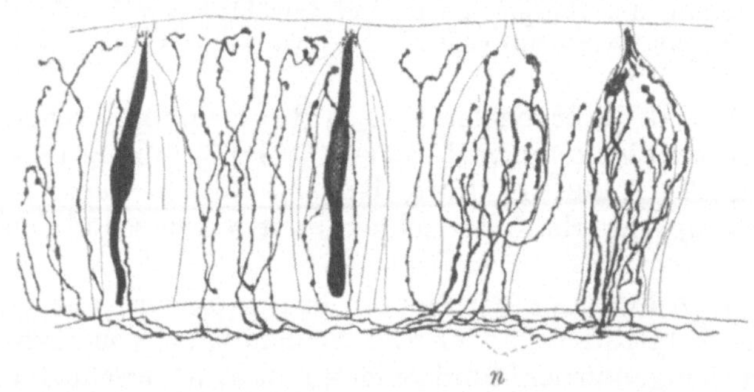

Abb. 118. Intraepitheliale Nerven aus der unteren Region der Epiglottis mit vier Geschmacksknospen. *Katze.* n Nervenfasern. Golgimethode. (Nach RETZIUS.)

Ganglien angehäuft (LINDEMANN 1869, FUSARI 1894). In ihrer Größe sind sie nach ARNSTEIN (1897) stark wechselnd, im übrigen von multipolarer Gestalt.

Trachea. Die Luftröhre erhält ihre Nerven vom Laryngeus inf. und direkt vom Vagus; auch Fasern vom sympathischen Grenzstrang treten hinzu. Die feineren Innervationsverhältnisse, über die genauere Angaben von BENEDICENTI (1892) vorliegen, gleichen denen der Bronchien und sollen dort abgehandelt wer-

den. Zahlreiche Ganglien sind in der Trachealwand zu beobachten; die Nerven-
zellen, die zum multipolaren Typus gehören, kommen vor allem an der hinteren
Trachealwand wie an der Teilungsstelle der Trachea in gehäuftem Maße vor
(KANDARAZKI 1881, ARNSTEIN 1897). In den äußeren Schichten der Trachealwand sind die Ganglienzellen an Zahl am stärksten vertreten, in der Submucosa
lassen sie sich nur noch ganz vereinzelt auffinden. Mehrere Fortsätze einer
Ganglienzelle scheinen nach ARNSTEINS (1897) Schilderung gleichzeitig zu glatten
Muskelfasern hinziehen zu können, ein Befund, wie ich ihn bei manchen Gan-
glienzellen in der Muscularis der Harnblase ebenfalls zu sehen bekam.

Über die Nervenversorgung der Trachea und der Bronchien beim *Hunde* hat TSCHE-
LIUSTKIN (1927) eine Studie veröffentlicht, worin vor allem die mit der sehr beachtenswerten Färbemethode der neueren russischen Autoren hergestellte Nervenanordnung des
makro-mikroskopischen Grenzgebietes eine genauere Schilderung erfährt.

Eine sehr feine und gründliche präparatorische Arbeit über die Innervation der Trachea
und der größeren Bronchien bei einigen *Affen* hat RIEGELE (1926) geleistet.

Lunge. Die Nerven der Lunge stammen vom Vagus und Sympathicus.
Ersterer und die vom untersten Cervicalganglion und Plexus cardiacus herzu-
leitenden sympathischen Äste bilden am Lungenhilus zwei starke Geflechte (Plexus pulmonalis ant. und post.).
Von hier ziehen dann die Nervenfasern, hauptsächlich in Begleitung
der Bronchien, in geringerer Anzahl
mit den Lungengefäßen in das
Innere der Lunge hinein. Ganglien
in der Lunge wurden zuerst von
REMAK (1844) gesehen und später
von KÖLLIKER (1850), VERSON
(1868) und TOLDT (1884) bestätigt.

Was zunächst die Innervierung
der größeren und mittleren Bronchien anbelangt, so kann man,
wie auch LARSELL (1923) und GLA-
SER (1927) neuerdings hervorheben,

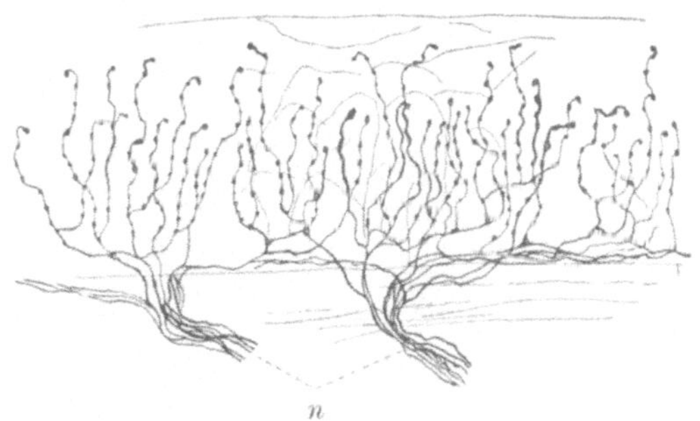

Abb. 119. Intraepitheliale Nerven aus dem unteren
Stimmband einer *Katze. n* Nervenfasern. Golgimethode.
(Nach RETZIUS.)

zwei Nervengeflechte deutlich voneinander unterscheiden. Das eine findet sich
außerhalb der Knorpelspangen in dem zwischen diesen und dem Lungenparenchym gelegenen Bindegewebe vor und weist eine große Anzahl vorwiegend markhaltiger Fasern auf, die, in Bündeln zusammengefaßt, in der Längsrichtung des
Bronchus einherziehen. Zwischen den Bündeln dieses perichondralen Geflechtes
(extrachondriales Geflecht, LARSELL 1923) trifft man, ohne besondere Schwierigkeit und schon mit der einfachen Hämatoxylinfärbung deutlich hervortretend,
kleine Anhäufungen von Ganglienzellen an. Sie wurden schon des öfteren bei
Mensch und kleinen *Säugetieren* beschrieben (BUDDE 1904, FRANKENHÄUSER 1879,
MILLER 1918, KANDARAZKI 1881, LARSELL 1923, GLASER), ihre multipolare Natur
jedoch zuerst von L. R. MÜLLER (1910) erkannt. Um die Ganglienzellen findet
man sehr häufig feine pericelluläre Geflechte (Abb. 120); marklose Fäserchen,
die im perichondralen Plexus verlaufen, stammen vielleicht zum Teil von den
hier gelegenen Ganglienzellen ab.

In das Perichondrium der Knorpelspangen sollen sich gelegentlich einige Nervenfäserchen hineinverlieren, wie GLASER angibt.

Das zweite Nervengeflecht ist in das zwischen Knorpel und Muscularis gelegene
Bindegewebe der Submucosa eingelagert (Subchondraler Plexus). Die Nervenbündel sind hier wesentlich schmaler, die gebildeten Maschen kleiner, die Fasern
feiner und überwiegend marklos. Dieser Plexus steht mit dem außen gelegenen

Geflecht durch eine Reihe von Nervenfasern in enger Verbindung. Ganglienzellen kommen hier nur noch vereinzelt und sehr selten vor; sie nehmen überdies mit dem Feinerwerden der Bronchien an Zahl entsprechend ab.

Von dem in der Submucosa befindlichen Geflecht ziehen die Nervenfäserchen schließlich zu den für sie bestimmten Geweben. Die Drüsen werden zunächst von einem feinen Plexus markloser, sekretorischer Elemente versorgt (Abb. 121); eine weitere große Gruppe von Fasern begibt sich zur glatten Muskulatur, um hier nach Bildung eines feinsten Netzes mit kleinen Endästchen wohl im Innern der Muskelzellen ein Ende zu finden.

LARSELL (1923) und JONES (1926) beschreiben innerhalb der Muskulatur noch markhaltige Fäserchen, die in eine Anzahl feiner, mit Endösen und Endplättchen ausgestatteter Ästchen zerfallen und sensibler Funktion sein sollen („smooth muscle nerve-spindles"). CARPENTER (1924) erwähnt in der Muscularis des Darmtractus ähnliche Gebilde. Ehe nicht eine größere Anzahl gleichlautender Befunde vorliegt, scheint mir jedoch die Deutung sensibler Endorgane nicht genügend gesichert. Ich selbst konnte wenigstens in der glatten Muskulatur niemals derartige Dinge beobachten.

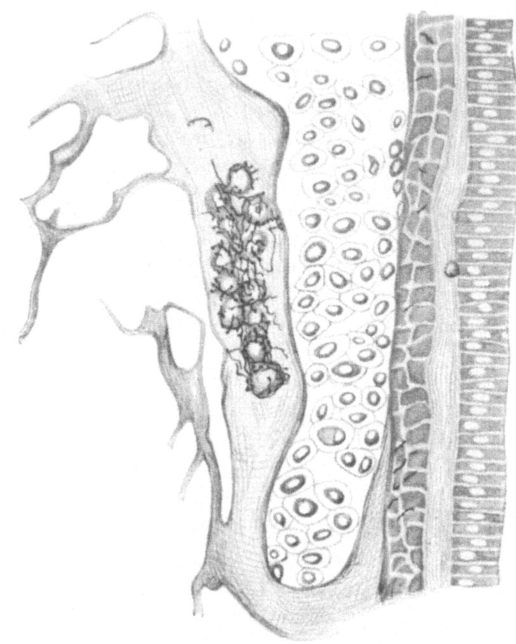

Abb. 120. Ganglienzellen mit pericellulärem Geflecht aus dem extrachondralen Plexus eines Bronchialastes. *Kaninchen.* Methylenblau. Vergr. 270fach. (Nach LARSELL.)

Unter dem Epithel der Bronchien haben BERKLEY (1893) und PONZIO (1906) noch ein feines Geflecht geschildert, das seine Fasern zwischen und in die Epithelzellen hineinschickt (Subepithelialer Plexus). Je kleiner die Bronchien werden, um so mehr gehen die oben beschriebenen Nervengeflechte ineinander über; die Zahl der Nervenfasern und Ganglienzellen nimmt gleichzeitig ab. Kleine Bronchien haben schließlich nur noch einen einzigen Plexus.

GLASER erwähnt noch eigentümliche, wohl afferente Nervenendigungen, die nur in der Faserhaut der Bronchien vorkommen sollen; mir scheinen jedoch die von ihm beschriebenen Gebilde von etwas fraglicher Natur zu sein.

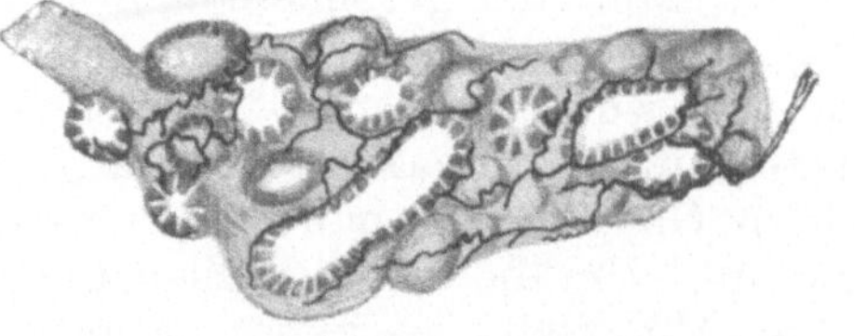

Abb. 121. Nervengeflecht an Bronchialdrüsen. *Hund.* Methylenblau. Vergr. 178fach. (Nach LARSELL.)

Wie weit die Nerven von den äußersten Verästelungen des Bronchialbaumes in das eigentliche Lungenparenchym hineinreichen, ist noch nicht genügend klargestellt; RETZIUS (1893) beschreibt bei einem 15 cm langen menschlichen Embryo Nervenfasern, die bis zum Halse der Alveolen zu verfolgen waren, BERKLEY (1893) will in der gleichen Gegend Nerven gesehen haben, während PONZIO (1906) ein reichstes nervöses Netz im Alveolargewebe darstellt; es scheint mir aber doch sehr fraglich, ob nicht der letztgenannte Autor Nervenfasern mit elastischem Gewebe verwechselt hat.

Die Gefäße der Lungen, Arterien wie Venen, weisen eine reichliche Innervation auf (KÖLLIKER 1896, BERKLEY 1893, LARSELL 1923); ihre Nervengeflechte stehen mit denen der Bronchien vielfach in inniger Verbindung.

Nach GLASERS kürzlich erschienener Arbeit zeigen die Blutgefäße der Lunge die gleiche Anordnung ihrer Nerven, wie sie bei den übrigen Gefäßen des Körpers oben geschildert worden ist. Auch feine Nerven an den Vasa vasorum der größeren Arterien hat GLASER beobachtet; hingegen konnte er keine Ganglienzellen in der Gefäßwand auffinden.

Die Physiologie scheint mit der Feststellung der Gefäßnerven für die Lungen erheblich größere Schwierigkeiten gehabt zu haben, als die Anatomie, da der Nachweis der Vasomotoren für die Lungengefäße lange nicht erbracht werden konnte. Jetzt nimmt man an, daß die sympathischen Vasokonstriktoren für die Lungengefäße aus dem 3.—6. Thorakalsegment stammen und über das Ganglion stellatum verlaufen. Inwieweit der Vagus Gefäßnerven für die Lunge führt, ist nicht gesichert.

Der Vagus innerviert, wie Durchschneidungsexperimente beim *Kaninchen* und bei der *Katze* ergeben haben (LARSELL 1921, IWAMA 1925), zum größten Teil die gleichseitige Lunge, zum geringen Teil die gegenüberliegende. Jede Lunge erhält also markhaltige Fasern — denn nur um solche handelt es sich bei Feststellung der Degeneration — von beiden Vagi, die ihre Elemente durch eine Anastomose unterhalb der Lungenwurzeln austauschen.

LARSELL (1921) glaubt, daß die Vagusfasern mit feinen Körben um die in der Bronchialwand gelegenen Ganglienzellen ein Ende fänden, da die pericellulären Geflechte nach Vagusdurchschneidung nicht mehr darzustellen waren; er rechnet somit die Vagusfasern „zu typisch präganglionären" Fasern. Ich habe oben in dem Abschnitt über den sympathischen Grenzstrang darauf hingewiesen, daß unsere Methoden derartige Schlüsse bis jetzt nicht mit Sicherheit zulassen, da Ganglienzellen ohne pericelluläre Geflechte entweder infolge Launenhaftigkeit der Methode oder unvollkommener Technik des Autors schon an sich beim normalen Tier das weitaus häufigste Bild darstellen. Im übrigen scheinen viele Nervenzellen überhaupt keine Faserkörbe zu besitzen.

Über die Anordnung der Nervengeflechte in der Lunge von *Rana temporaria* und *Triton cristatus* ist bei CUCCATI (1889) genaueres nachzusehen, während über die Innervation der *Reptilien*lunge sehr gute Angaben von JONES (1926) geliefert werden. SMIRNOW (1888) hat in der Lunge beim *Frosch* sensible Endknäuel beschrieben, die besonders zahlreich am Hilus vorkommen sollen. Beim Menschen und *Säugetier* ist noch nichts Ähnliches mit Sicherheit beobachtet.

Was die Physiologie der Lungennerven anbelangt, so wird dem Vagus Verengerung, dem Sympathicus Erweiterung der Bronchien zugeschrieben. Doch sollen auch, wie bei SCHILF (1926) zu ersehen ist,

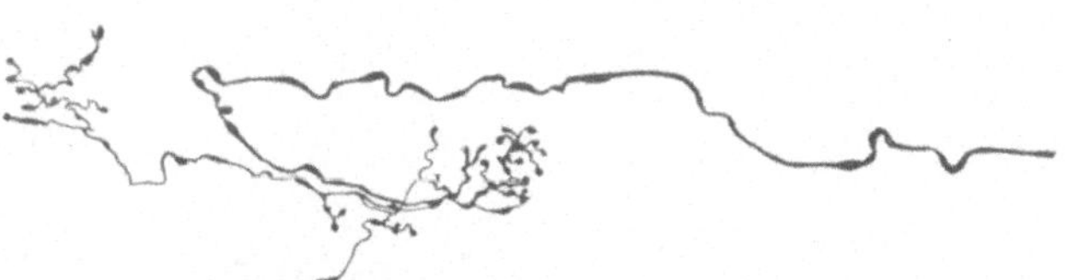

Abb. 122. Nervenendigungen in der Pleura pulmonalis vom *Hund*. Methylenblau. Vergr. 270fach. (Nach LARSELL.)

dilatatorische Fasern für die Bronchien im Vagus verlaufen.

Über die chirurgisch-klinische Bedeutung der Lungennerven ist aus den Arbeiten von BRAEUCKER (1927) weiteres zu finden.

Nerven in der Pleura parietalis wurden von LUSCHKA (1851) aufgefunden; sie stammen aus Ästen vom Phrenicus, Sympathicus, Vagus und von den Intercostalnerven. DOGIEL (1903) erwähnt ein weitmaschiges Geflecht markloser und markhaltiger Fasern. Von eingekapselten Endapparaten konnte er VATER-PACINIsche Körperchen mit allen möglichen Modifikationen bis zu den GOLGI-MAZZONIschen Körperchen beobachten. Uneingekapselte Endigungen kommen gelegentlich in Form kleiner Endbäumchen zu Gesicht. Die Endorgane sind sowohl in der äußeren, wie in der inneren Schicht der Pleura anzutreffen; auch zwischen

den Fettzellen der Pleura laufen Nerven einher. Im allgemeinen scheint die Innervation der Pleura parietalis der des parietalen Peritoneums sehr ähnlich zu sein.

In der Pleura pulmonalis hat zuerst KÖLLIKER (1850) feine Nerven
und vereinzelte Ganglienzellen beschrieben. LARSELL (1923) bemerkt bei *Kaninchen*
und *Hund* markhaltige Fasern, die sich von den periarteriellen Geflechten abgespalten haben und deren knäuelartige Endigungen hauptsächlich in den
Rändern der Lungenlappen gelegen sind (Abb. 122). Die Fasern sind wohl afferent.

XIII. Verdauungsapparat.

Die sensiblen Nerven der Lippe stammen aus den Trigeminusästen Infraorbi-
talis, Mentalis, Buccinatorius, gelegentlich auch vom Auricularis magnus (ZAN-
DER 1897), während der Facialis die Muskulatur mit motorischen und vielleicht
die Drüsen mit sekretorischen Fasern versorgt. Daß sympathische Nerven gleichzeitig mit den Blutgefäßen in die Lippe eindringen, ist anzunehmen.

Daß innerhalb der Mucosa ein weitmaschiger Plexus feinster Nervenästchen zu beobachten sei, wußte bereits KÖLLIKER (1854), wobei er auf die große Ähnlichkeit in der Anordnung der nervösen Elemente mit derjenigen in der äußeren Haut hinwies. Die
Schleimhautpartie in der Lippe zeigt im allgemeinen die gleichen nervösen Verhältnisse wie die Mundschleimhaut; der Reichtum an sensiblen Endorganen ist außerordentlich groß. Im Bindegewebe der Submucosa sind in das Flechtwerk markloser,
weniger markhaltiger Fäserchen KRAUSEsche oder MEISSNERsche Endkörperchen von
der mannigfaltigsten Form mit hinein verwoben. Im Stratum papillare finden wir die ganze
Skala jener knäuelförmigen Endorgane aufs engste zu-

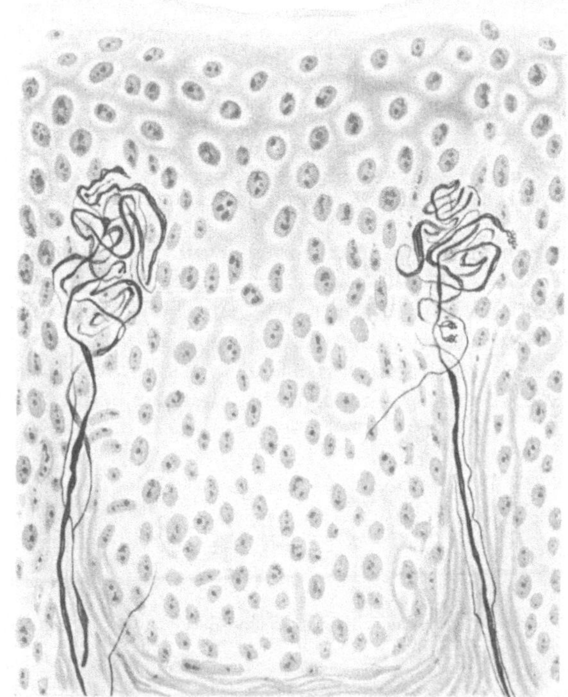

Abb. 123. Sensible Nervenendigungen aus der Lippe. Mensch.
Bielschowskymethode. Leitz Imm.-Ok. 0.
Präparat von Dr. KADANOFF.

sammengeballt vor, wobei es ganz unmöglich ist, die einzelnen Körperchen
in bestimmte Klassen einteilen zu wollen. Es ist eben jede Endigung von der
anderen morphologisch verschieden.

Die Abb. 123, 124, 125 mögen eine Reihe derartiger Endorgane vor Augen führen. Wahrscheinlich handelt es sich in sehr vielen Fällen hierbei gar nicht um die
eigentliche nervöse Endigung, da man sehr häufig von den Endgebilden ein Absplittern feinster markloser Fäserchen in das Epithel hinein beobachten kann.
Doch ziehen auch direkt aus dem Stratum papillare marklose Fasern in das

Epithel, wie schon G. Retzius (1892) bei einem 23 cm langen menschlichen Embryo beschrieben hat. Auch die Labialdrüsen erhalten ein reichliches Geflecht markloser Nerven; an der Wand ihrer Ausführungsgänge fand Ceccherelli (1908) gelegentlich knäuelartige Nervengebilde in Form der Krauseschen Endkolben.

Die afferenten Nerven der Zunge stammen aus dem Nervus lingualis, in welchem noch Fasern aus der Chorda tympani verlaufen, ferner aus dem N. glossopharyngeus und dem N. hypoglossus, sympathische Elemente kommen wohl zum größten Teil mit der Arteria lingualis hinein.

Schon vor mehr als 70 Jahren waren Kölliker (1854) und Remak (1844) sehr

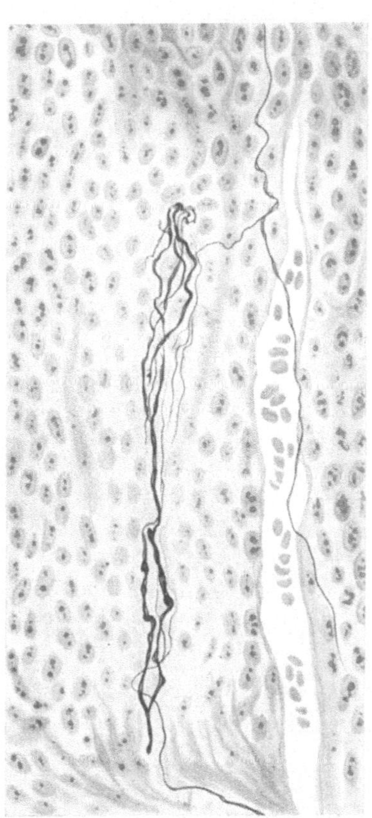

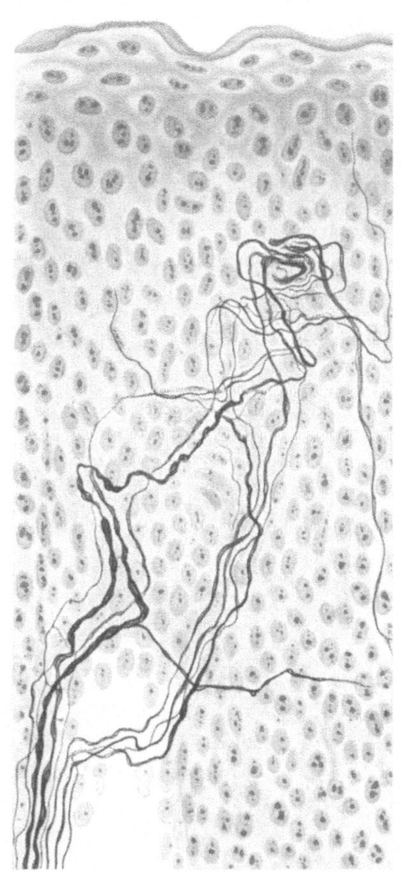

Abb. 124. Subepitheliale, sensible Nervenendigungen aus der Lippe. Mensch. Bielschowskymethode. Leitz Imm.-Ok. 0. Präparat von Dr. Kadanoff.

Abb. 125. Sensible Nervenendigung mit intraepithelialen Fasern. Lippe. Mensch. Bielschowskymethode. Leitz Imm.-Ok. 0. Präparat von Dr. Kadanoff.

genau über den Verlauf der Nerven in der Zungenschleimhaut unterrichtet. Köllikers Abbildung über die Nerven der Papilla vallata vom Jahre 1854 zeugt heute noch von meisterhafter Beobachtung vergangener Zeiten mit primitivsten Hilfsmitteln.

Die Menge der im Bindegewebe der Zungenschleimhaut vorhandenen Nerven ist sehr beträchtlich. Eine große Masse aus markhaltigen und marklosen Fasern bestehender Bündel bildet einen dichten, kaum entwirrbaren Grundplexus, aus welchem sich dann die einzelnen Fasern für das Epithel, für die Geschmacksknospen, für die sensiblen Endorgane, die Drüsen und teilweise für die Gefäße absondern. Abb. 126 gibt einen Überblick über diese gröberen Innervationsverhältnisse in der Mucosa. Es findet offenbar in diesem Grundgeflecht eine außer-

ordentliche Durchmischung aller Nervenelemente statt, ehe dieselben zu ihrem
eigentlichen Erfolgsorgan gelangen.

In dem Grundgeflecht, das sich zum Teil noch zwischen die Drüsen und Muskulatur hinein erstreckt, trifft man sehr häufig im Bereiche des N. lingualis, wie
vor allem in dem des N. glossopharyngeus in der Gegend der Papillae vallatae
kleine Ganglien, die von REMAK (1844) entdeckt wurden und dessen Namen
führen (REMAKsche Hemiganglien) (Abb. 127). Auch vereinzelt kommen die Ganglienzellen im Verlaufe von Nervenbündeln vor (Abb. 128); sie sind multipolar
und lassen sich manchmal noch ziemlich hoch im Körper der Papillae vallatae
auffinden.

Nach KOLMER (1927) könnte es sich bei diesen Ganglien möglicherweise auch um solche
sympathischer Natur handeln, bei v. LENHOSSÉK, der mit der Golgimethode zum ersten

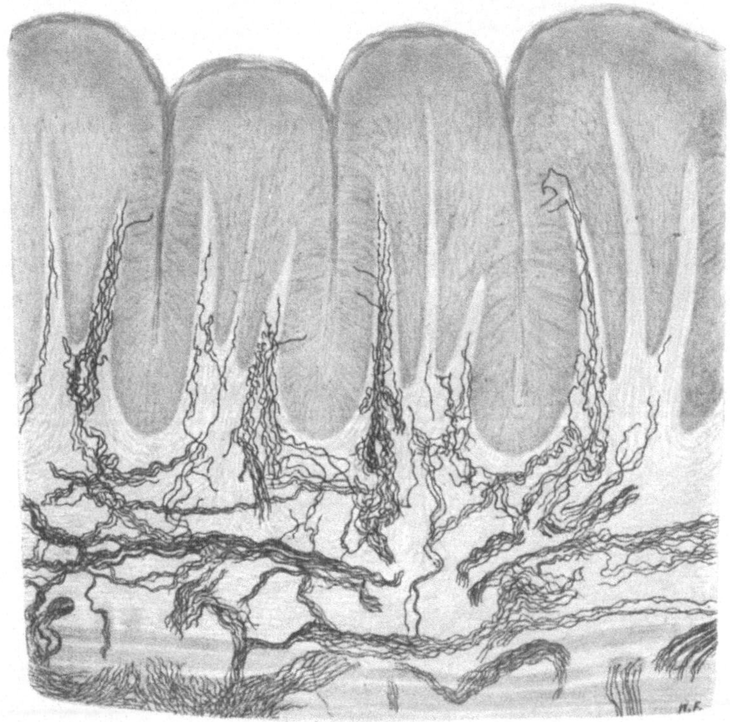

Abb. 126. Nervengeflecht in der Zungenschleimhaut. Übersicht. *Kaninchen.* Golgimethode. Vergr. 100fach.

Male die multipolare Form der Nervenzellen in den REMAKschen Hemiganglien erweisen
konnte, findet sich eine ähnliche Vermutung. Die Multipolarität der Zellen würde, freilich
nicht unter allen Umständen, zugunsten einer Zugehörigkeit zum Sympathicus sprechen.
Neue Forschungen in der Entwicklungsgeschichte (STEWARD) scheinen hingegen der alten
Ansicht, daß die Nervenzellen dem Glossopharyngeus zuzurechnen sind, eine Bestätigung
zu verleihen. Im übrigen ist hier der Forderung KOLMERS (1927) nach einer Klarlegung
der Verhältnisse durchaus beizustimmen.

In sämtliche Papillen treten aus dem Grundgeflecht kleine Stämmchen markhaltiger Nerven hinein, die je nach der Größe der Papillen eine verschiedene
Stärke aufweisen, bei den Papillae fungiformes nur etwa aus einem Dutzend Fasern
zu bestehen pflegen (Abb. 129). Nach Verlust der Markscheide bilden die Nerven
zum Teil sensible Endorgane, deren Formenreichtum, geradeso wie bei der Lippe,
ein ganz enormer ist. Die Endknäuel, um die es sich gewöhnlich handelt, können

sogar dicht gehäuft nebeneinander in einer einzigen Papille auftreten (Abb. 130); meistens sind sie noch durch eine Anzahl feiner Fasern zu einem größeren Komplex miteinander verknüpft. An der Bildung dieser Endknäuel sind auch marklose Fäserchen in größerer Anzahl beteiligt, die hierauf in das Epithel manchmal weiterziehen. In der Zunge der *Ente* sind auch HERBSTsche und GRANDRYSche Körperchen beschrieben worden (Abb. 131).

Ausgezeichnete Untersuchungen über die sensiblen Endorgane in der Zunge stammen von CECCHERELLI (1904); CIVALLERI (1908) hat bei der *Katze* PACINIsche Körperchen direkt unter dem Zungenepithel gefunden, während DUCCESCHI (1912) die Anwesenheit von RUFFINIschen Körperchen in der Zunge vom *Papagei* festgestellt hat.

Ohne Zweifel sind die gefundenen Endorgane sämtlich sensibler Natur; eine bestimmte Reizqualität für eine bestimmte Endform läßt sich nicht festsetzen, vor allem deshalb, weil die verschiedenen Endformen alle ineinander übergehen. Viele markhaltigen Fasern teilen sich unter dem Epithel in feine marklose Fäserchen auf und formieren einen subepithelialen Plexus. Von hier aus verlieren sich die letzten Nervenelemente in das Epithel hinein und finden dort teils in den Geschmacksknospen, teils im Epithel selbst ihr Ende. KÖLLIKER (1906), RETZIUS (1905), BOTEZAT (1902), NIEMACK (1892) und ROESKE (1897) lassen die Fäserchen mit kleinen Knöpfchen zwischen den Zellen endigen, wahrscheinlich ist aber

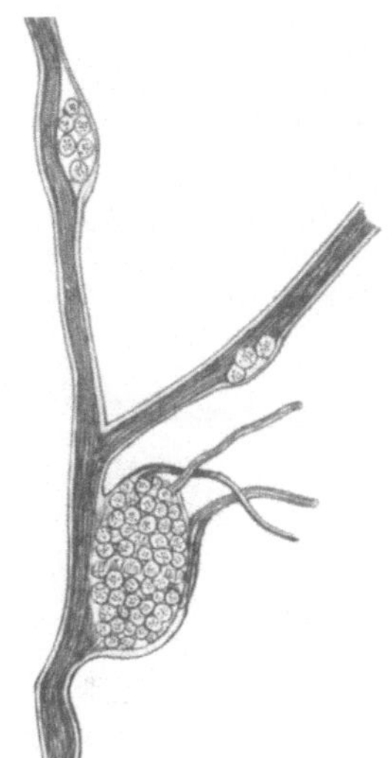

Abb. 127. Nervenbündel des Glossopharyngeus mit 3 Ganglien. Zunge. Mensch. (Nach KÖLLIKER.)

das letzte Ende intracytoplasmatisch. Die zwischen den Geschmacksknospen im Epithel befindlichen Nervenfasern werden auch als „intergemmale" Fasern bezeichnet.

Über die Nerven der Geschmacksknospen siehe KOLMER: Geschmacksorgan in v. MÖLLENDORFFS Handb. der mikroskop. Anat., Bd. 3, 1927. Experimentelle Ergebnisse über die Beteiligung des Glossopharyngeus und Lingualis an der Innervation der Geschmacksknospen bei der *Ratte* hat kürzlich WHITESIDE veröffentlicht.

Auch in der Muskulatur der Zunge werden sensible Endorgane in Form von Muskelspindeln beobachtet (Abb. 132); sie wurden von SCHAFFER (1920) beim Menschen, von LANGWORTHY bei *Katze*, *Affe*, *Opossum* und *Ratte* beschrieben und lassen sich ohne Schwierigkeiten auffinden. Da sie nach Durchschneidung vom Hypoglossus degenerieren, nach Lingualis- und Glossopharyngeusausschaltung hingegen intakt bleiben, so erblickt LANGWORTHY in ihnen Endigungen proprioceptiver, im Hypoglossus selbst verlaufender Fasern. Freilich muß man sich hierbei in acht nehmen, motorische Endplatten mit sensiblen Endigungen an den Muskelspindeln zu verwechseln, was sich manchmal gar leicht ereignen kann.

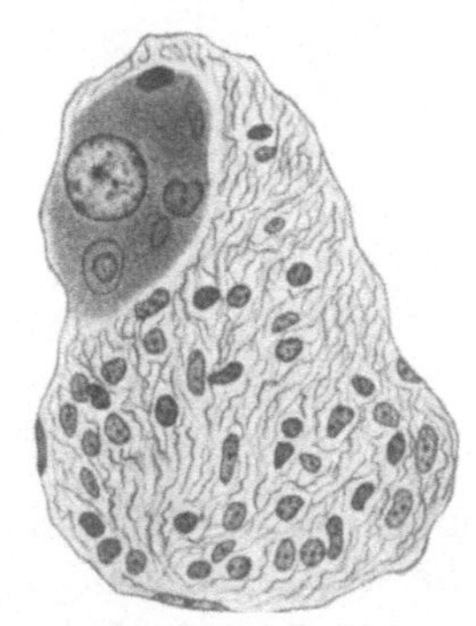

Abb. 128. Ganglienzelle zwischen Fasern vom Glossopharyngeus. Mensch. Hämatoxylin-Eosin. Zeiss Obj. 00, Ok. 6.

Über die mikroskopische Anatomie der großen Zungennerven stammen ebenfalls nähere Angaben von LANGWORTHY; hiernach enthält der Hypoglossus fast lauter dicke, markhaltige und nur wenig marklose Fasern, der Lingualis dicke und mitteldicke, markhaltige, sowie marklose Fasern zu gleichen Teilen gemischt, während der

Glossopharyngeus durch überwiegend marklose Elemente bei nur wenigen mittel-
dicken markhaltigen Fasern gekennzeichnet ist.

Zähne. Die erste eingehende Schilderung des Nervenapparates innerhalb der
menschlichen Zahnpulpa verdanken wir CZERMAK (1850); wenn auch seiner Ab-
handlung bildliche Darstellungen leider fehlen, so scheint sie immerhin an Schärfe
der Beobachtung und Genauigkeit der Schilderung manche Arbeit zu übertreffen,
die 30—60 Jahre später das gleiche Thema zum Ziele hatte. Auch in KÖLLIKERS
Mikroskopischer Anatomie (1854) findet sich manches Bemerkenswerte hierüber vor.

Die Nerven für die Zähne am Oberkiefer stammen aus dem II., für diejenigen des Un-
terkiefers aus dem III. Ast des Trigeminus. Daß neben diesen sensiblen Fasern auch noch
sympathische Äste gleichzeitig mit den Gefäßen in das Innere der Pulpahöhle eindringen,
ist anzunehmen; die sympathischen Ele-
mente würden in diesem Falle aus dem
Nervengeflecht der Maxillaris interna herzuleiten sein.

Gleichzeitig mit den Gefäßen, jedoch ohne sich streng an deren Verlauf zu binden, begeben sich markhaltige wie marklose Fasern, gewöhnlich
zu Bündeln zusammengefaßt, in die
Pulpa. Von den Nervenbündeln, deren
Zahl vier bis sechs beträgt, ist meistens
das zentrale durch eine etwas größere
Dicke, die bis zu 90 μ steigen kann, ausgezeichnet, während die übrigen einen
Durchmesser von etwa 20—40 μ aufweisen. Die Bündel steigen in dem zentralen Bezirk der Pulpa von unten nach
oben ein wenig divergierend empor und
tauschen in ihrem Verlaufe ziemlich
häufig ganze Gruppen von Nervenfasern miteinander aus; so kommt es zur
Bildung eines ziemlich weitmaschigen, längsgestreckten, nervösen Flechtwerkes.

Wenn auch die Nervenbündel durch
gelegentliche Abgabe einzelner oder
mehrerer Fäserchen ihr Kaliber manchmal verringern, so tun sie dies in der
Hauptsache erst dann, wenn sie an den
peripherischen Schichten der Pulpa angelangt sind. Hier lösen sie sich, mit-

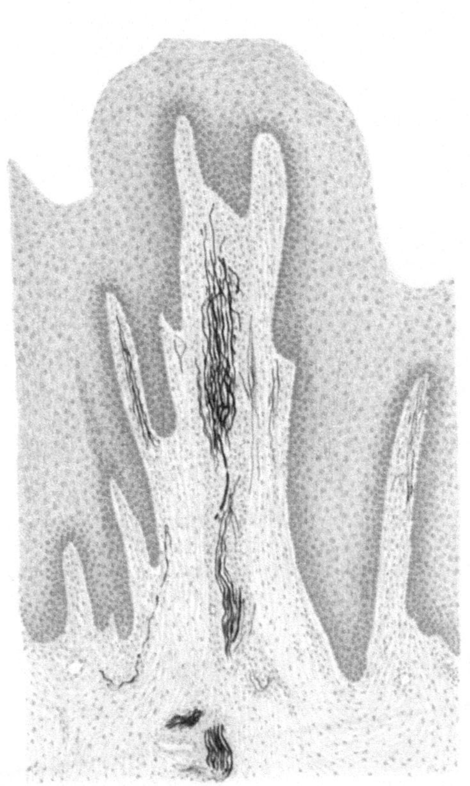

Abb. 129. Markhaltige Fasern in einer Papilla
fungiformis. Zunge. Mensch. Weigertmethode.
Vergr. 60fach.

unter ziemlich plötzlich, in eine Menge feiner Bündel und einzelner Fasern auf,
die scheinbar völlig regellos in wirrem Durcheinander sich an der äußeren Pulpa-
grenze zu einem dichten Geflecht formen, das an Stärke von der Spitze des
Zahnes nach der Wurzel hin abnimmt und weit über die Mitte der Pulpahöhle
herunterreicht. Der ungeheure Reichtum der Pulpanerven, ihre Gruppierung in
jenes allerfeinste peripherische Geflecht und in ein zentrales, aus Bündeln bestehendes Maschenwerk sind aus den beiden Abb. 133 und 134, die mit der ultravioletten Mikrophotographie hergestellt sind, gut erkennbar.

Das peripherische Nervengeflecht, von manchen Autoren RASCHKOWScher
Plexus genannt, entsteht in seinem oberen Drittel mehr aus den zentral gelegenen

Nervenbündeln, während die in den beiden unteren Dritteln des Geflechtes befindlichen Fäserchen aus den peripherischen unteren Bündeln hergeleitet werden können. Wie fast überall im peripherischen Nervensystem eilen die Nerven niemals auf dem kürzesten Wege ihrem Ziele, in unserem Falle der Odontoblastenschicht, zu, sondern sie gelangen erst auf vielfachen Umwegen und nach zahlreichen Verschlingungen im Geflecht der Bündel wie in der peripherischen Nervenmasse an die Stelle ihrer Endigung.

Im Innern der Pulpa finden wir aber nicht nur jenes grobmaschige, aus Bündeln bestehende System, sondern auch vereinzelte ungeheuer feine marklose Fäserchen vor, die mit vielerlei Ausbiegungen regellos durch das Pulpagewebe hindurchziehen (Abb. 135); möglicherweise haben wir hier sympathische Elemente vor uns, was sich freilich nicht ohne weiteres beweisen läßt. Freie Nervenenden innerhalb der Pulpa, wie sie z. B. von MORGENSTERN (1896) beschrieben werden, habe ich nie gesehen; sie sind stets auf unvollkommene Imprägnierung zurückzuführen. Teilungen einzelner Fasern lassen sich gelegentlich beobachten; wahrscheinlich verdankt jedoch die Dichte des peripherischen Flechtwerkes in der Hauptsache der innigen Verschlingung der einzelnen Fäserchen ihre Entstehung.

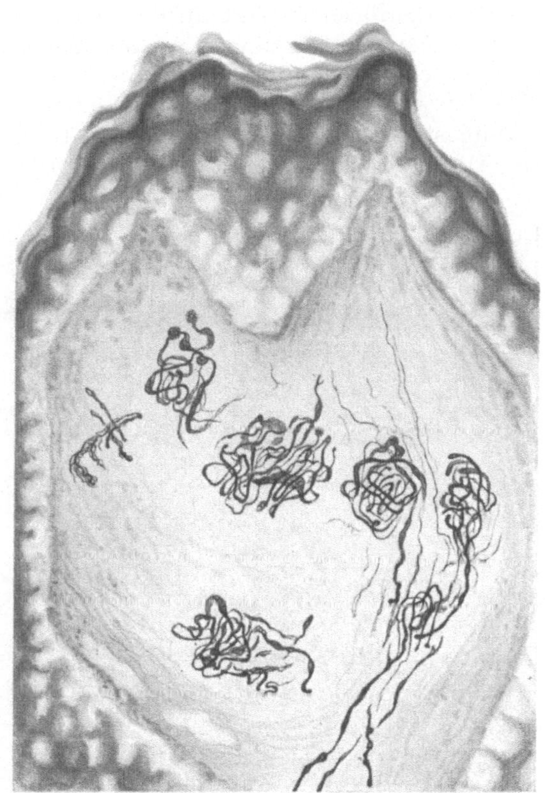

Abb. 130. Sensible Endigungen in der Zungenspitze. Mensch. Bielschowskymethode. Leitz Obj. 5, Ok. 1. Präparat von Dr. KADANOFF.

Über Stelle und Art der eigentlichen Nervenendigung sind wir heute noch nicht ganz sicher unterrichtet. Die feinsten Fäserchen des peripherischen Geflechtes verlaufen meistens dem inneren Rand der Odontoblastenschicht annähernd parallel (Abb. 136); mitunter sieht man aber doch das eine oder andere von ihnen zwischen die Odontoblasten hineintreten und in deren Lage scheinbar frei endigen. Ein solches Verhalten wurde zuerst von RETZIUS (1892) bei *Fischen, Reptilien, Amphibien* und bei der *Maus*, später von MORGENSTERN (1896), MUMMERY (1902), RÖMER, RYGGE (1902) u. a. bei

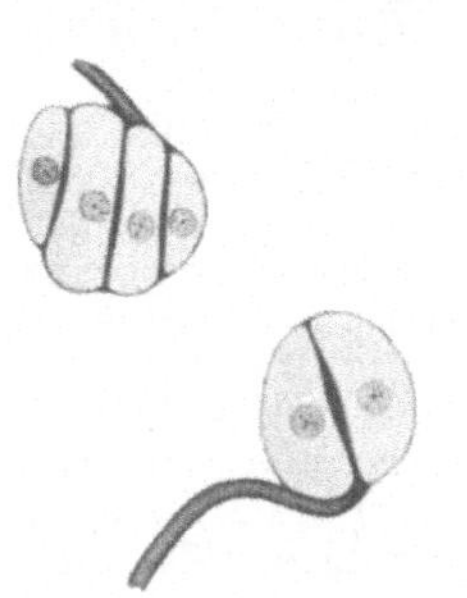

Abb. 131. Zwei GRANDRYsche Körperchen aus der Zunge der *Ente*. Vergr. 450fach. (Nach SOBOTTA.)

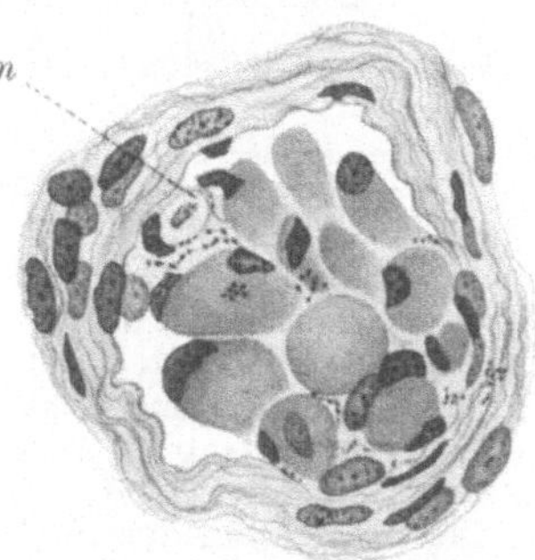

Abb. 132. Muskelspindel aus der Zunge. Mensch. *n* Nervenfaser. Hämatoxylin-Eosin. Zeiss Obj. 00, Ok. 6.

Mensch und *Säugetieren* beschrieben. Die besten Beobachtungen über diese Frage stammen wohl von DEPENDORF (1913), dessen Arbeit Abb. 137 (S. 123) entnommen ist. Das Eindringen der feinen Nerven zwischen die Odontoblasten, ihr verschiedenförmiger Verlauf, ihre gelegentliche dichotomische Aufteilung, ihr Ende zwischen den Zellen oder sogar am äußeren Rand der Odontoblastenschicht tritt aufs schönste in Erscheinung.

Die Frage, ob auch das Dentin Nerven enthalte, die natürlich nur durch die Odontoblastenschicht dorthin gelangen können, ist seit langer Zeit Gegenstand vieler Diskussionen. So wurde von MORGENSTERN (1896), MUMMERY (1902), FRITSCH (1914) u. a. ein Eindringen feinster Fäserchen in die Zahnbeinkanälchen behauptet, nach DEPENDORF (1913) sollen sich sogar in der Grundsubstanz des Dentins Neurofibrillen vorfinden, weitmaschige Netze bildend. Die Technik von MUMMERY (1902) u. MORGENSTERN (1896) ist jedoch, ihren Abbildungen nach zu schließen, eine ungenügende, während mir DEPENDORF (1913) wie FRITSCH (1914) mancherlei Täuschungen, die bei Silbermethoden ja sehr leicht auftreten, zum Opfer gefallen zu sein scheinen.

In neuester Zeit machten ADRION, STEWART und MÜNCH starke Zweifel den Resultaten MUMMERYS (1902) gegenüber geltend. Vor allem gelang es MÜNCH (1927) unter Anwendung eines verdauenden Fermentes, des Pepsins, mit nachfolgender Bielschowskyimprägnation in den Dentin-

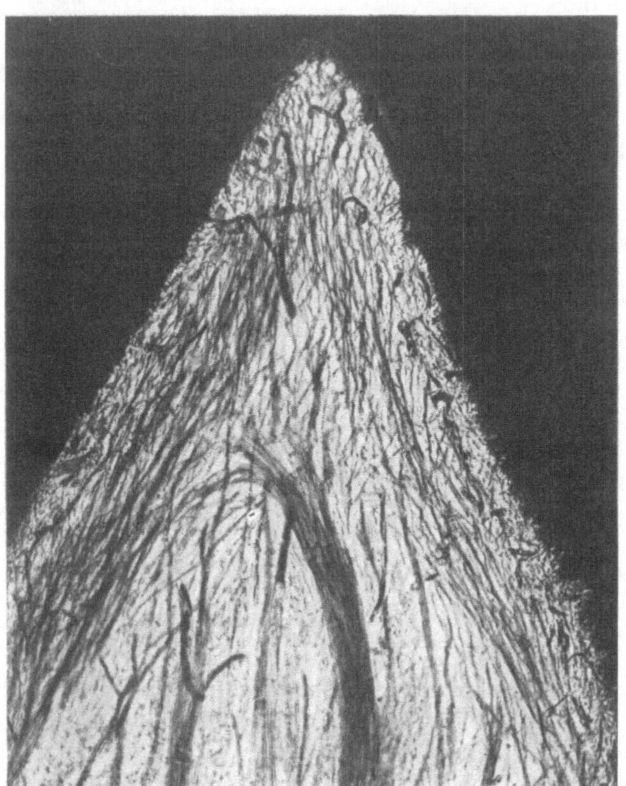

Abb. 133. Nerven der Zahnpulpa im ultravioletten Mikrophotogramm. Mensch. (Nach WALKHOFF.)

kanälchen, besonders an der Schmelz-Dentingrenze außerordentlich feine fädige Gebilde sichtbar zu machen. Diese zeigen einen nur wenig gewellten Verlauf, verzweigen sich gelegentlich, wenn auch selten, und lassen selbst bei Anwendung stärkster Vergrößerungen keine weiteren Struktureigentümlichkeiten erkennen. Wenn man von der etwas blassen Farbe der Gebilde absieht, die nicht recht zu gut imprägnierten Nervenfasern passen will, und vielleicht auf die Pepsinverdauung zurückzuführen ist, so wäre immerhin möglich, daß es sich bei diesen Fädchen in der Tat um feinste Nervenfäserchen innerhalb der Dentinkanäle handelt. Nur scheint mir, um der Sache ganz sicher zu sein, unbedingt notwendig, den einwandfreien Zusammenhang der fädigen Gebilde mit den in der Pulpa verlaufenden Nervenfasern nachzuweisen. Unglücklicherweise hat MÜNCH (1927) gerade diesen Zusammenhang nicht darstellen können.

Bekanntlich ist das Dentin sehr schmerzempfindlich; entweder enthält es also doch sensible Nerven, die bis jetzt nur nicht mit Sicherheit aufgefunden worden sind, oder es muß ein auf das Dentin ausgeübter Reiz auf die Fortsätze der Odontoblasten weitergeleitet und von den Körpern dieser Zellen an die sich daran anschmiegenden Nervenenden übertragen werden. Im übrigen bietet gerade das am Pulparande gelegene peripherische Nervengeflecht mit seiner enormen Oberflächenvergrößerung einem von den Odontoblasten hergeleiteten Reiz die allergünstigste Angriffsstelle.

Da wir die Zähne nicht nur zum Kauen, sondern gleichzeitig als Tastorgane benutzen — fühlen wir doch aufs genaueste den Widerstand des Bissens, den wir bei seiner Zerkleinerung zu überwinden haben —, so muß den Pulpanerven auch eine sehr feine Empfindlichkeit auf Druck zugeschrieben werden. Doch spielen bei dieser sensorischen Komponente des Kauaktes wahrscheinlich die Nerven des Alveolarperiostes ebenfalls eine wichtige Rolle.

Nach WELLINGS (1926) sollen auch die Capillaren der Zahnpulpa von Nerven versorgt werden.

Über degenerative Veränderungen von Nervenzellen im Ganglion semilunare nach Extraktion von Zähnen geben die Arbeiten von SPITZER (1910), PERNA (1914) und W. F. ALLEN (1923) näheren Aufschluß.

Nach WINDLE sollen hierbei vor allem die kleinen und mittelgroßen Zellen im Ganglion semilunare degenerieren.

Im Alveolarperiost finden sich Nerven in reichlicher Anzahl vor; sie wurden von CZERMAK (1850) entdeckt und in ihrem Verlaufe zuletzt von DEPENDORF (1913) genau beschrieben. Dichte Geflechte markloser, wie markhaltiger Fasern, die im Bereiche der Zementoblasten, der angrenzenden Knochenmarksräume und

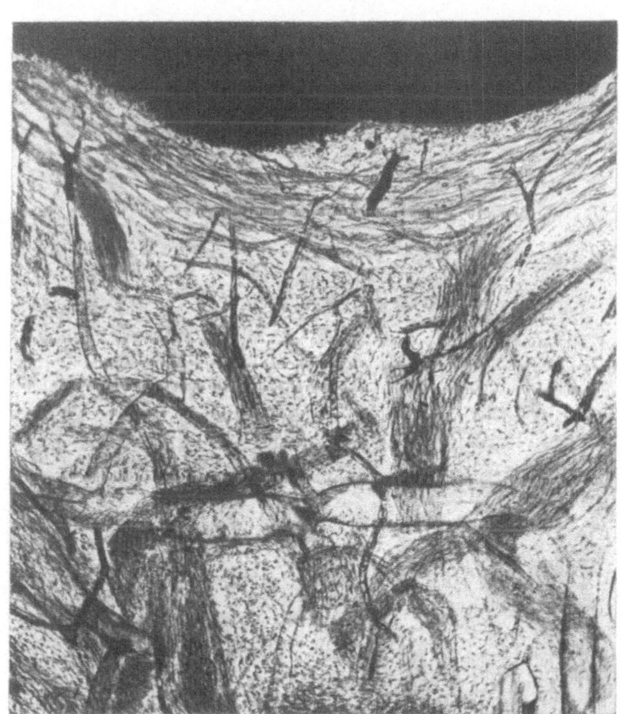

Abb. 134. Nerven der Zahnpulpa im ultravioletten Mikrophotogramm. Mensch. (Nach WALKHOFF.)

des darüber gelegenen Zahnfleisches endigen, kommen hiernach vor. Häufige Verbindungen dieser verschiedenen Nervengruppen finden untereinander statt.

Über die Nerven des Zahnfleisches beim Menschen sind wir durch eine sehr gründliche Arbeit von KADANOFF (1928) gut orientiert. Auch eine ältere, von I. JURJEWA (1913) stammende Arbeit hat das gleiche Thema zum Ziele. Wie überall in der Mundschleimhaut wird auch hier in den tieferen Schleimhautschichten ein weitmaschiges, aus kleinen Nervenstämmchen zusammengesetztes Geflecht sichtbar, das sich im Stratum subpapillare weithin verzweigt und nach dem Epithel hin allmählich an Feinheit zunimmt. Von dem oberflächlichen Nervenplexus zweigen sich dann die einzelnen Nervenfasern zu den Endapparaten ab, die in großer Zahl und beträchtlicher Formverschiedenheit in Erscheinung treten und teils in der Tunica propia, teils im Epithel ihren Sitz haben.

Von den eingekapselten Endigungen unterscheidet man nach KADANOFF zunächst die Endkolben (Abb. 138), die von runder, ovaler und zylindrischer

Form mehr in der, dem Vestibulum oris zugekehrten Seite zu beobachten
sind und meist einer, manchmal auch zwei Nervenfasern ihre Entstehung verdanken. KADANOFF erwähnt auch noch kleine Tastkörperchen, die sich durch
das Vorhandensein von spezifischen Zellen innerhalb des Körperchens, durch die
quere Lage der Nervenendästchen und durch die Zusammensetzung des Körperchens aus mehreren übereinandergelagerten kleinen Läppchen von den übrigen
Endkolben unterscheiden sollen. Ich glaube aber nicht, daß zwischen diesen
Gebilden immer scharfe Grenzen bestehen. Im übrigen gleichen die von KADANOFF
und JURJEWA geschilderten eingekapselten Endorgane im Wesentlichen den
Endkolben, wie sie von MERKEL in der Umgebung der Zähne bei niederen *Wirbel-
tieren* und von KRAUSE an gleicher Stelle bei *Lacerta* und *Tropidonotus* vor langer Zeit beschrieben worden sind. Auch modifizierte PACINISCHE Körperchen wurden in sämtlichen Schichten des Zahnfleisches festgestellt.

Einfache zylindrische Endkolben, wie sie JURJEWA (1913) bei der *Katze* beschrieben hat, sollen nach KADANOFF (1928) beim Menschen überhaupt nicht vorkommen.

Unter den Endigungen ohne Kapsel finden wir wiederum knäuelartige Gebilde mit dichterer oder mehr lockerer Anordnung ihrer Nervenfäserchen; ein derartiger Knäuel kann manchmal den Raum einer ganzen Papille einnehmen. Gewöhnlich steigen nur von den Nervenknäueln ohne bindegewebige Kapsel

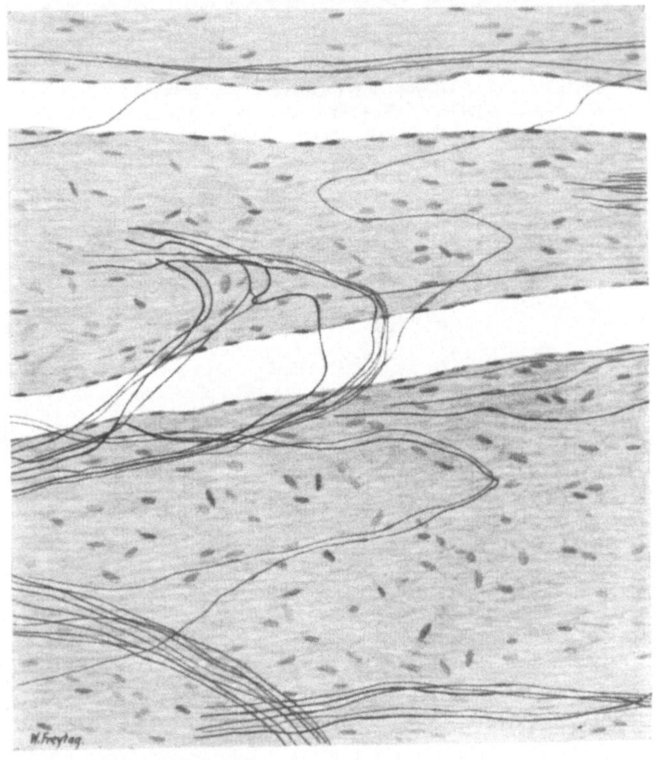

Abb. 135. Marklose Nervenfasern in der Zahnpulpa des Menschen.
Bielschowskymethode. Zeiss Imm. Vergr. 240fach.
Präparat von Prof. ADRION.

feine Nervenfäserchen in das Epithel empor, um hier mit kleinen Verästelungen
und feinsten Knöpfchen ein Ende zu finden (Abb. 139).

Schließlich lassen sich noch baumförmige Verzweigungen und MERKELsche
Tastzellen beobachten, die hauptsächlich in den Kuppen der Epithelwälle hervortreten; für die letztere Endigungsart mag noch Abb. 140 zur Erläuterung bei-
tragen.

Mundschleimhaut. Feine Nervengeflechte in der Submucosa der menschlichen Mundschleimhaut wurden schon von KÖLLIKER (1854) beschrieben; W.
KRAUSE (1870) hat nervöse Endkolben in der Mundschleimhaut der *Maus* aufgefunden.

In der Submucosa der Mundschleimhaut trifft man zunächst ein Geflecht
markhaltiger wie markloser Nervenfasern, das ungefähr die gleiche Anordnung

wie in der äußeren Haut aufweist. Schmale Bündel verlaufen in mannigfacher Umschlingung und Verbindung nebeneinander und übereinander, wodurch eben jenes weitmaschige, unregelmäßige Geflecht zustande kommt, wie es schon oft geschildert worden ist. Aus diesem Plexus zweigen sich vereinzelte, feine Fäserchen ab, die in das Stratum subpapillare oder in das Epithel emporsteigen, um hier auf die allerverschiedenste Weise zu endigen.

Zahl und Art der in der Mundschleimhaut beobachteten nervösen Endorgane ist eine ziemlich beträchtliche. So sind in der Schleimhaut der Wange Endigungen nach RUFFINI und SFAMENI, KRAUSEsche Endkolben und GOLGI-MAZZONIsche Körperchen zu erwähnen; sie gehören sämtlich zu den knäuelartigen Gebilden und sind mehr durch histologisches Taktgefühl wie durch bestimmte Merkmale voneinander zu unterscheiden. Zur bildlichen Erläuterung mag ein RUFFINIsches Körperchen aus dem Stratum subpapillare dienen (Abb. 141).

Auch am harten Gaumen lassen sich die nämlichen Endgebilde erkennen; MEISSNERsche Körperchen und „Fiochetti papillari", längliche, von CECCHERELLI (1908) erwähnte,

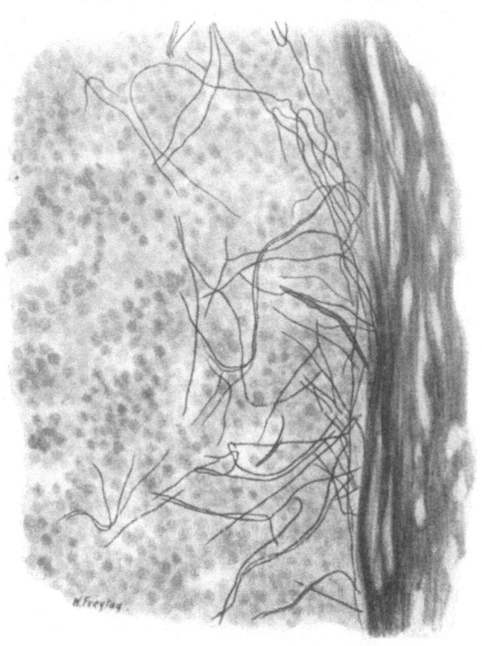

Abb. 136. Nervengeflecht am äußeren Rande der Zahnpulpa, unter dem Dentin. Mensch. Bielschowskymethode. Zeiss Imm. Ok. 8. Vergr. 280fach. Präparat von Prof. ADRION.

kolbenförmige Gebilde gesellen sich noch hinzu. Die häufigste Art wird jedoch auch hier durch die Endknäuel vertreten, die an der Spitze der Bindegewebspapillen dicht unter dem Epithel ihren Lieblingssitz haben (Abb. 142).

Ein sehr sonderbares, von KADANOFF gefundenes Gebilde ist schließlich in Abb. 143 dargestellt. Dieses verdankt seine Entstehung einer markhaltigen Faser, die sich in eine Menge nebeneinander in gebogener Richtung verlaufender markloser Elemente auflöst; zwei dieser

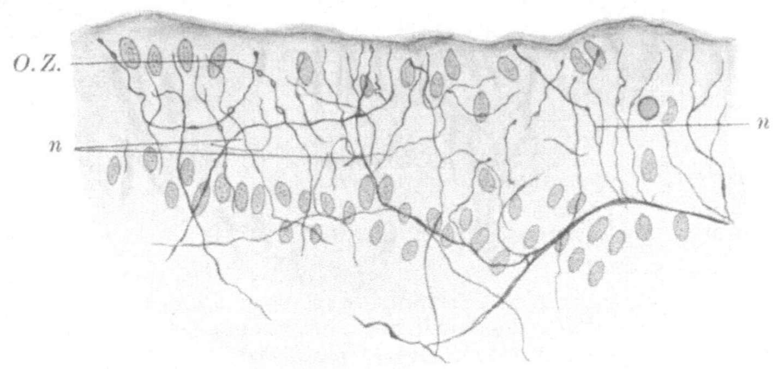

Abb. 137. Nerven in der Odontoblastenschicht.
n Nervenfasern; O. Z. Odontoblastenschicht. (Nach DEPENDORF.)

feinsten Fäserchen treten dann in das Epithel hinein, wo sie, wie KADANOFF weiterhin beobachtet hat, mit kleinen Knöpfchen ein Ende finden.

Damit ist aber der sensorische Apparat der Mundhöhle noch nicht erschöpft; wie RETZIUS (1892), ELIN (1871) und BOTEZAT (1907) nachgewiesen haben, steigen aus dem Bindegewebe zahlreiche Nervenfasern zum Epithel empor und verzweigen sich, nachdem sie hierin erst einige mehr horizontal verlaufende Äste abgegeben haben, zwischen den Zellen, mit feinen Endösen wahrscheinlich in das Cytoplasma derselben hinein versenkt (Abb. 144). Daß im Epithel Fasern von verschiedener Dicke einherlaufen, sei noch nebenbei erwähnt.

Ganglienzellen treten gelegentlich in der Submucosa der Mundschleimhaut auf; bei einem neugeborenen Kind habe ich sie einmal zu einem Ganglion angehäuft gefunden.

Die Nerven der Wangenschleimhaut stammen vom III. Ast des Trigeminus, diejenigen vom Gaumen ebenfalls vom III. Trigeminusast und vom Ganglion sphenopalatinum, während die Schleimhautnerven des weichen Gaumens auch vom Glossopharyngeus und Vagus hergeleitet werden können. Auf die von KIESOW (1903) entdeckte, schmerzfreie Stelle in der Wangenschleimhaut sei hingewiesen.

Da die meisten Endorgane untereinander sowie mit den epithelialen Fäserchen durch feine Nerven verknüpft sind, so haben wir letzten Endes ein einheitlich zusammenhängendes, ungeheuer dichtes, sensibles Überwachungssystem vor uns, das über die ganze

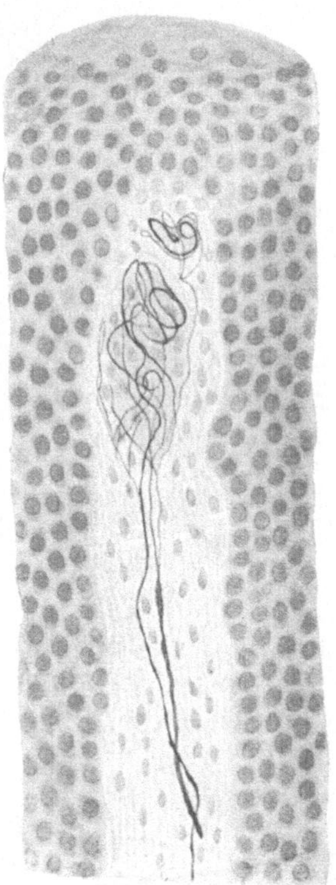

Abb. 138. Endkolben in der Papille des Zahnfleisches. Mensch. Bielschowskymethode. (Nach KADANOFF.)

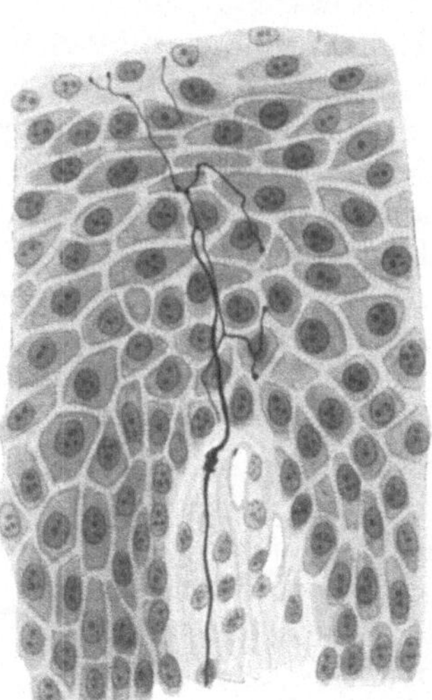

Abb. 139. Intraepitheliale Nerven im Zahnfleisch. Mensch. Bielschowskymethode. (Nach KADANOFF.)

Schleimhaut gleichmäßig ausgebreitet und in deren Einzelgewebe auf das innigste hinein versenkt ist.

In der vergleichenden Anatomie waren vor allem die Nerven des Gaumendaches vom *Frosch* Gegenstand verschiedentlicher Untersuchung. So hat BETHE (1895) mit der Methylenblaumethode nervöse Endigungen an den Drüsen und Epithelzellen in der Gaumenschleimhaut vom *Frosch* festgestellt, die schon hier von LEYDIG beschriebenen spezifischen Sinnesorgane noch einmal einer genauen Erörterung unterzogen und Sinneshügel genannt. Mir scheint jedoch das von BETHE (1895) beschriebene Nervennetz bindegewebiger Natur zu sein, ganz sicher gilt dies aber von dem, was er mit perivasculärem Netz bezeichnet hat.

Im übrigen handelt es sich in der Gaumenschleimhaut des *Frosches* gar nicht um ein nervöses Netz, sondern um ein Geflecht, dessen Maschen aus Bündeln oder einzelnen Fasern bestehen und sich gleichmäßig über die ganze Submucosa erstrecken (Abb. 145). Das Charakteristische dieses Geflechtes liegt in dem gegenseitigen Faseraustausch zwischen den einzelnen Bündeln; verfolgt man eine einzelne Faser durch ein solches Geflecht auf weite Strecken hindurch, so erscheint ihr Verlauf zunächst ein völlig planloser. Ein vielfaches Umbiegen im Gewebe, ein fortwährendes Umändern ihrer Richtung, oft nach der direkt entgegengesetzten Seite, häufige Windungen und Schlingen legen den Gedanken nahe, daß die Natur eine Unmenge von Nervenfasern, die scheinbar viel zu lang sind, durch die Bildung eines derartigen Flechtwerkes in ein wohlgeordnetes, morphologisches System hineingepreßt hat. Es findet also hierin eine ganz enorme Oberflächenvergrößerung der nervösen Substanz statt, wodurch einem vielleicht auftreffenden Reiz eine große Angriffsfläche geboten, mechanischen Verschiebungen der Schleimhaut, wie sie im Gaumendache leicht vorkommen,

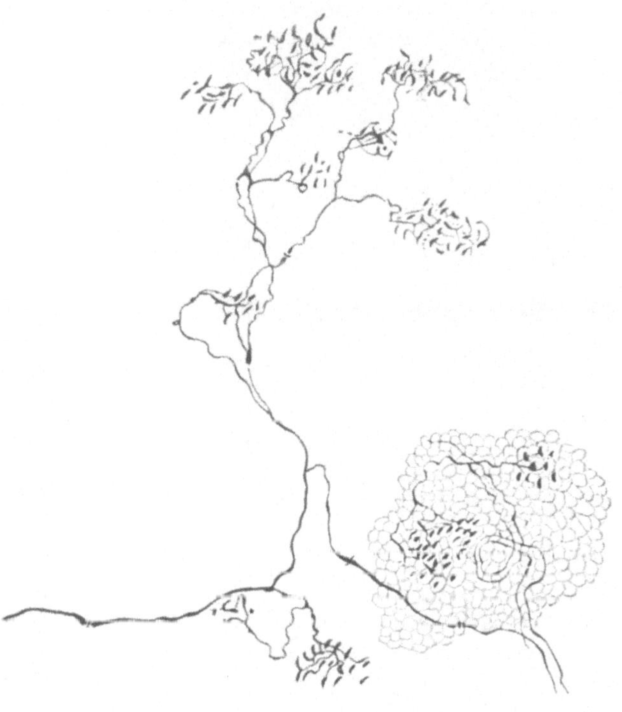

Abb. 140. Sensible, baumförmig verzweigte Nervenendigung aus dem Zahnfleisch. Mensch. Methylenblau. (Nach JURJEWA.)

zweifellos ohne irgendwelche Zerrung der einzelnen Nervenfasern auf das leichteste nachgegeben werden kann. Die in Abb. 145 dargestellten Fasern sind in der Hauptsache marklos und zum Teil von allerfeinstem Kaliber, von SCHWANNschen Zellen begleitet.

Zu einem ähnlichen Resultat wie BETHE (1895) ist übrigens PRENTISS (1904) gelangt, der einen grobmaschigen sensiblen Plexus und ein höchst zweifelhaftes Netz mit angeblicher trophischer Funktion beschreibt. Wenn nach seinen Durchschneidungsexperimenten die sensiblen Fasern degenerierten, das „trophische Netz" aber nicht, so bestärkt mich dies nur in der Anschauung, daß er in letzterer Formation Bindegewebe vor sich hatte.

In der Mundschleimhaut von *Reptilien* hat STEFANELLI (1915) sehr schöne sensorische Endigungen beschrieben, während HULANICKA (1913) im Gaumen vom *Krokodil* freie intraepitheliale Nervenendigungen und Tastkörperchen in Form der KRAUSEschen Endkolben mit mancherlei Variationen nachgewiesen hat.

Bei den *Schwimmvögeln* (*Gans, Ente, Schwan*) finden sich in der Schleimhaut des Schnabels GRANDRYsche und HERBSTsche Körperchen in großer Menge vor (GEBERG 1893, BOTEZAT 1906). Im Gaumen von *Igel, Spitzmaus* und *Maulwurf* hat BOTEZAT (1901) noch PACINIsche Körperchen, schlingenartige und baumähnliche Endnetze in der Submucosa und

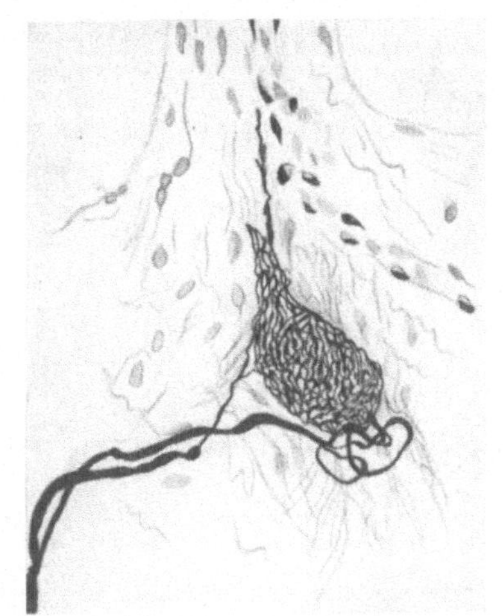

Abb. 141. RUFFINIsches Endkörperchen im Stratum subpapillare. Wangenschleimhaut. Mensch. Golgimethode. (Nach CECCHERELLI.)

intraepitheliale Nerven beobachtet. Manchmal fehlt jedoch seinen Abbildungen die
genügende Überzeugungskraft.

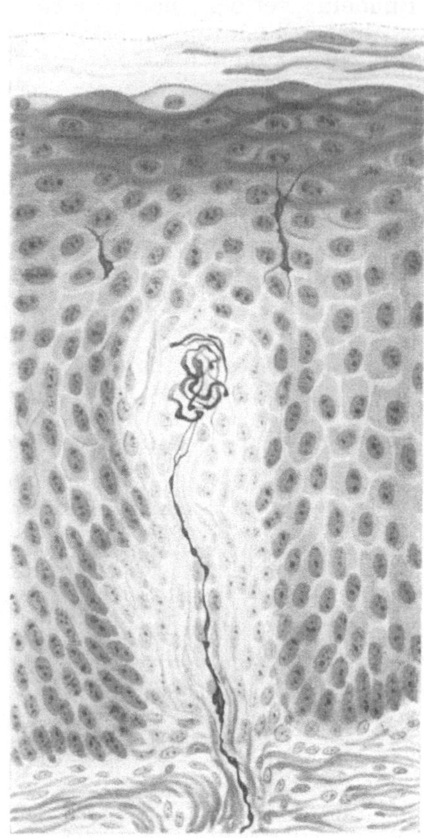

Abb. 142. Sensible Endigung aus der Gaumen-
schleimhaut vom Menschen.
Bielschowskymethode. Leitz Imm. Ok. 0.
Präparat von Dr. KADANOFF.

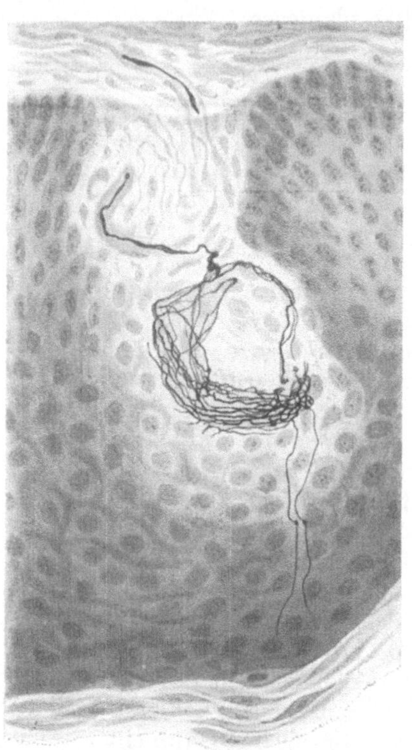

Abb. 143. Sensible Endigung mit intraepitheli-
alen Fäserchen aus der Gaumenschleimhaut vom
Menschen. Bielschowskymethode. Leitz Imm.
Ok. 0. Präparat von Dr. KADANOFF.

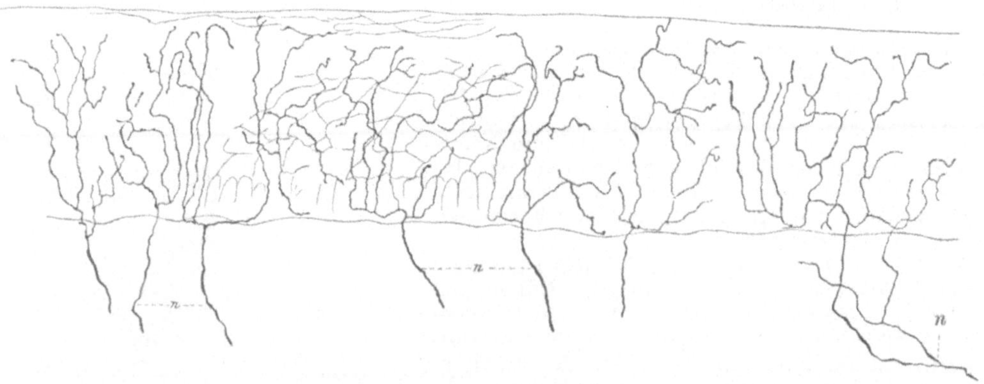

Abb. 144. Intraepitheliale Nervenfasern vom harten Gaumen der *Katze*. Golgimethode. *n* Nervenfasern.
(Nach RETZIUS.)

Sehr genaue Angaben über die Verteilung der Kältepunkte in der menschlichen Mundhöhle stammen von STRUGHOLD (1925). Wenn er jedoch als spezifische Empfänger des
Kältesinnes die KRAUSEschen Endkolben hinstellt, so vermag ihm hierzu die Anatomie
keine sichere Grundlage zu liefern, da eben die KRAUSEschen Endkolben leider keine
morphologisch fest umrissenen Gebilde verkörpern.

Pharynx. Die Nerven des Pharynx stammen vom Glossopharyngeus, Vagus und Sympathicus und formen schon vor ihrem Eintritt in die Adventitia einen gut präparierbaren Plexus pharyngeus; die Mehrzahl der Fasern liefert der Ramus pharyngeus des Vagus. Der obere Pharynxabschnitt erhält mehr Fasern vom Glossopharyngeus, während bei der Versorgung des mittleren und unteren Abschnittes dem Vagus der größere Anteil zufällt.

In der Schleimhaut des Pharynx wurden Nerven und Ganglienzellen zuerst von REMAK (1840) beschrieben; bei KÖLLIKER (1854) findet ein reichlich verzweigter Nervenplexus eine kurze Erwähnung. TH. BILLROTH (1858) hat eine eingehende Schilderung eines oberflächlichen und tiefen Nervenplexus hinterlassen.

Im allgemeinen ist die Anordnung des nervösen Apparates in der Pharynxschleimhaut die nämliche wie in der Mundhöhle. In den tieferen Schichten der

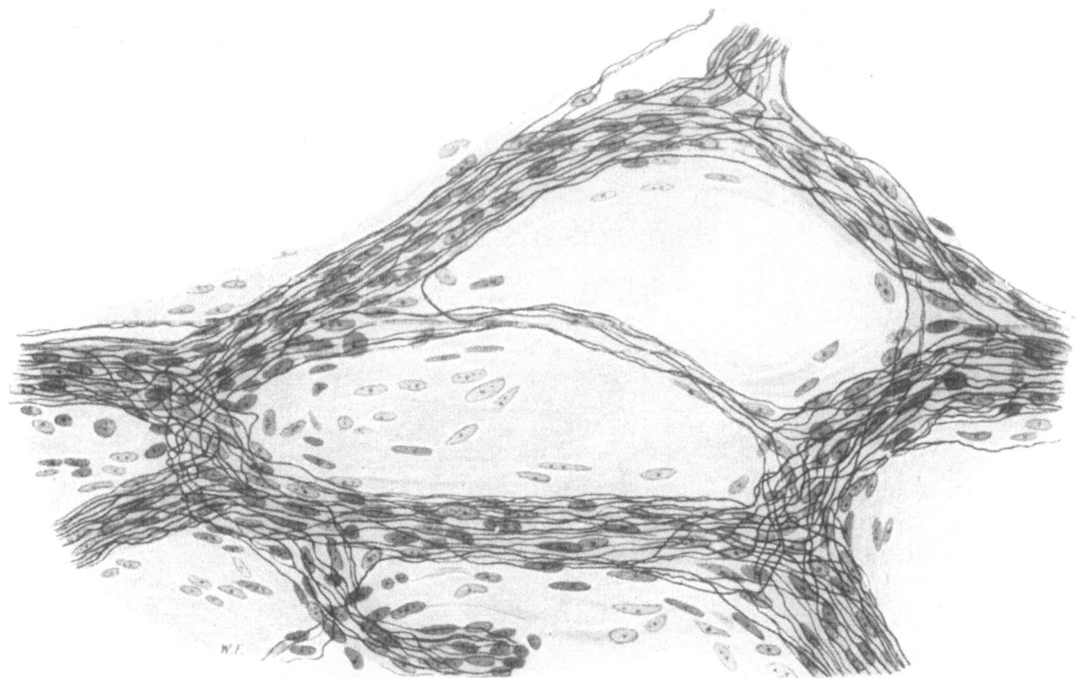

Abb. 145. Nervengeflecht aus der Gaumenschleimhaut des *Frosches*. Bielschowskymethode. Zeiss Imm. Ok. 6. Vergr. 350fach.

Submucosa trifft man auf ein Geflecht von Bündeln markhaltiger und markloser Fasern, woraus sich dann durch Abspaltung feiner Fäserchen ein subepithelialer Plexus formt. Von diesem steigen dann feinste marklose Fäserchen in das Epithel empor oder bilden im Stratum papillare die mannigfachsten Endformen. Multipolare Ganglienzellen kommen in der Submucosa vereinzelt oder in kleinen Gruppen vor, sind aber von KÖLLIKER (1854) auch zwischen den Pharynxmuskeln gesehen worden.

In der hinteren Schlundwand von *Katze* und *Kaninchen* hat SABUSSOW (1913) zylindrische Endkolben mit und ohne bindegewebige Hülle beschrieben. Bei *Helix* werden von H. SHMIDT (1901) zwischen der Schlundmuskulatur gelegene Ganglienzellen notiert.

Tonsillen. Die Tonsillae palatinae erhalten ihre Nerven vom Glossopharyngeus und Lingualis, während die sympathischen Nerven gleichzeitig mit den Blutgefäßen in das lymphadenoide Gewebe gelangen. Die Tonsilla pharyngea wird von Nervenästen aus dem Plexus pharyngeus, aus Vagus und Ganglion cervicale sup. versorgt. Was die mikroskopischen Innervationsverhältnisse anbelangt, so dringen nach den Untersuchungen von Calamida (1899) feine marklose Nerven sowohl mit den Gefäßen, wie unabhängig von ihnen durch die Kapsel in die Tonsille ein und bilden schließlich einen feinsten Plexus um die Drüsenfollikel herum.

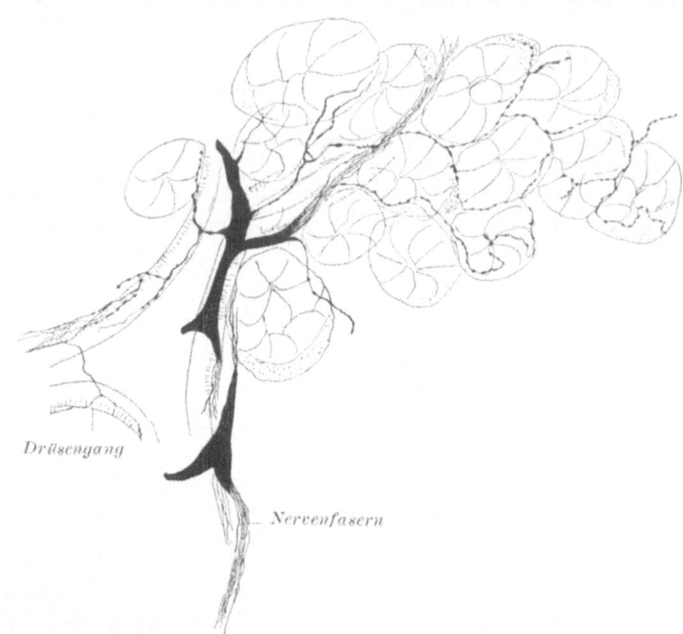

Von diesem Geflecht aus zweigen sich dann einzelne Fäserchen in das Innere des Follikels ab; über die genauere Endigungsweise ist nichts bekannt. Auch zum Epithel steigen Nervenfasern empor.

Speicheldrüsen. Die sekretorischen Nerven für die Parotis stammen teils vom N. glossopharyngeus, von wo sie durch den N. petrosus superficialis minor zum Ganglion oticum und von da gleichzeitig mit sensiblen Fasern des N. auriculo-temporalis zur Drüse ziehen. Zum anderen Teil sind sie sympathischer Abkunft und kommen wahrscheinlich aus dem Ganglion cervicale sup. mit dem die Art. temporalis superf. begleitenden Nervengeflecht in das Drüsengewebe hinein.

Abb. 146. Drüsennerven aus der Glandula submaxillaris. *Hund.* Golgimethode. (Nach Retzius.)

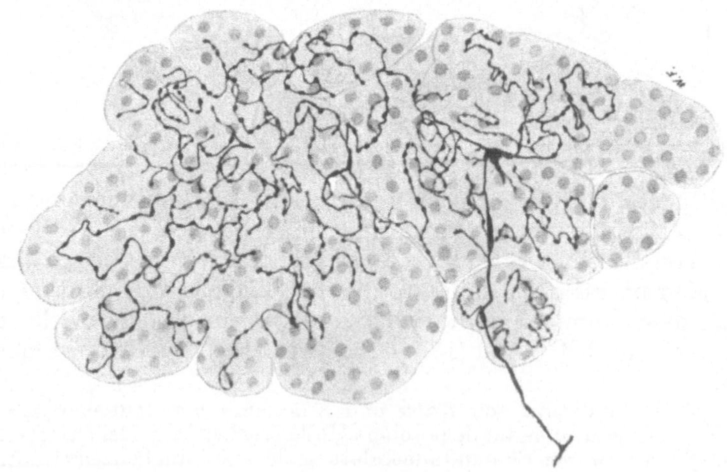

Abb. 147. Nerven an einer Speicheldrüse des *Kaninchens.* Golgimethode. Vergr. 350fach.

Die Glandula submaxillaris erhält ihre Fasern einerseits vom Facialis, von wo sie durch die Chorda tympani und durch den N. lingualis zum Ganglion submaxillare ziehen und von hier zur Drüse gelangen. Die sympathischen Elemente stammen ebenfalls aus dem Ganglion cerv. sup. und verlaufen mit dem Nervengeflecht der Art. maxillaris ext. zur Drüse.

STORMONT (1926) hat in einer kürzlich erschienenen, experimentellen Arbeit diese doppelte Innervierung der Drüse nachzuweisen versucht.

Die nervöse Versorgung der Glandula sublingualis ist die nämliche, nur daß die sympathischen Fasern vom Geflecht der Art. sublingualis herzuleiten sind. Da die mikroskopischen Innervationsverhältnisse bei den genannten Drüsen denen des Gaumens und der Zunge gleichen, so soll hier die Drüseninnervation gemeinsam besprochen werden.

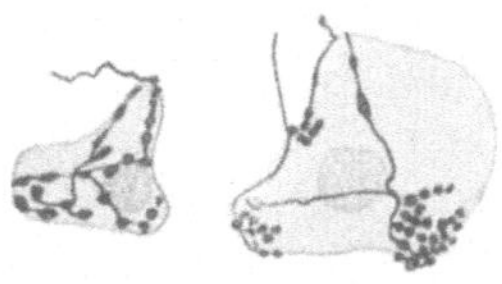

Abb. 148. Nerven an isolierten Drüsenzellen aus der Parotis des *Kaninchens*. Methylenblau. Imm. (Nach ARNSTEIN.)

Daß Nerven in das Drüsengewebe hineinziehen und an den Ausführungsgängen derselben in größerer Anzahl anzutreffen sind, war schon KÖLLIKER (1854) bekannt. Nerven innerhalb der Parotis und Submaxillaris werden beim *Kaninchen* und *Ochsen* von E. PFLÜGER (1869) beschrieben. Doch sind die Angaben PFLÜGERS (1869) über die Endigungsweise dieser Nerven infolge seiner unvollkommenen Technik heutzutage unbrauchbar. Das Verdienst, die Beziehungen zwischen Nerv und Drüsenzelle zum ersten Male richtig dargestellt zu haben, mag vielmehr G. RETZIUS (1888) für sich in Anspruch nehmen.

Im Bindegewebe der Drüsenläppchen findet man, zwischen Gefäßen und Ausführungsgängen sich vorbeiwindend, eine Anzahl von schmalen Nervenbündeln, die aus markhaltigen wie aus marklosen Fasern bestehen, leicht vor.

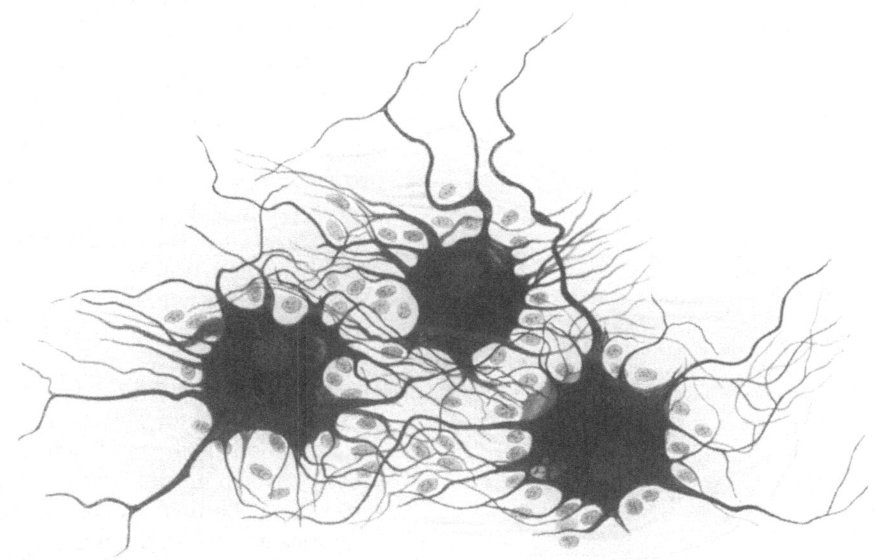

Abb. 149. Ganglienzellen aus der Adventitia des Oesophagus. Mensch. Bielschowskymethode. Zeiss Inm. Ok. 6. Vergr. 410fach. Präparat von Prof. GREVING.

Des weiteren machen sich nicht allzu selten multipolare Ganglienzellen, die einzeln oder in Gruppen an die Nervenstämmchen gelagert sind, bemerkbar (RETZIUS 1888, KÖLLIKER 1902, KRAUSE, KOROLKOW 1892).

So habe ich in der Submaxillaris vom *Kaninchen* in Kurspräparaten Ganglienzellen in ziemlich großer Anzahl auffinden können.

Entsprechend der doppelten Innervierung der Speicheldrüsen durch das bulbär-autonome und sympathische System liegt der Gedanke nahe, eine derartige

Differenzierung auch morphologisch an den Nervenfasern oder ihren Endigungen nachzuweisen. Dies ist jedoch, wenn man das Gewirr der feinen Achsenzylinder betrachtet, ganz unmöglich, und auch die angebliche Unterscheidung der Endigungsweise in eine epilemmale und hypolemmale ist viel zu unsicher, als daß man hieraus auf eine sympathische oder parasympathische Endigung schließen dürfte.

Von den Nervenbündeln ziehen eine Menge feinster markloser Fäserchen zu den Endstücken und bilden um deren Wölbungen ein zierliches, aus rundlichen oder polygonalen Maschen bestehendes Geflecht (Abb. 146). Nach RETZIUS (1892) legen sich dann die Endästchen mit kleinen Knöpfchen an die Außenseite der Drüsenzellen an, wo sie ihr Ende finden.

Besonders schön läßt sich ein solches Endgeflecht auch aus Abb. 147 erkennen, wo eine durch die vielfachen Windungen der Fäserchen erzielte Oberflächenvergrößerung deutlich hervortritt, wodurch ein ausgedehnter Kontakt mit dem Drüsengewebe erzielt wird.

Von Bedeutung scheint mir die Arbeit von ARNSTEIN (1894) zu sein, worin zum ersten Male zwischen epilemmalen, der Membrana propria aufliegenden Nervenfasern, und zwischen hypolemmalen, die Membrana propria durchbohrenden Fäserchen unterschieden wird. Demnach scheinen RETZIUS (1892) und KÖLLIKER (1854) nur das epilemmale Geflecht, mit anderen Worten, gar nicht die letzten Nervenenden, gesehen zu haben; denn diese finden sich nach ARNSTEIN (1894) zwischen den Drüsenzellen unter der Tunica propria. Hierbei entstehen entweder mannigfache Schlingentouren, die der Oberfläche der Drüsenzelle direkt aufliegen, oder kleine granuläre, maulbeerartige Gebilde, wahrscheinlich fibrilläre Auflockerungen, von denen

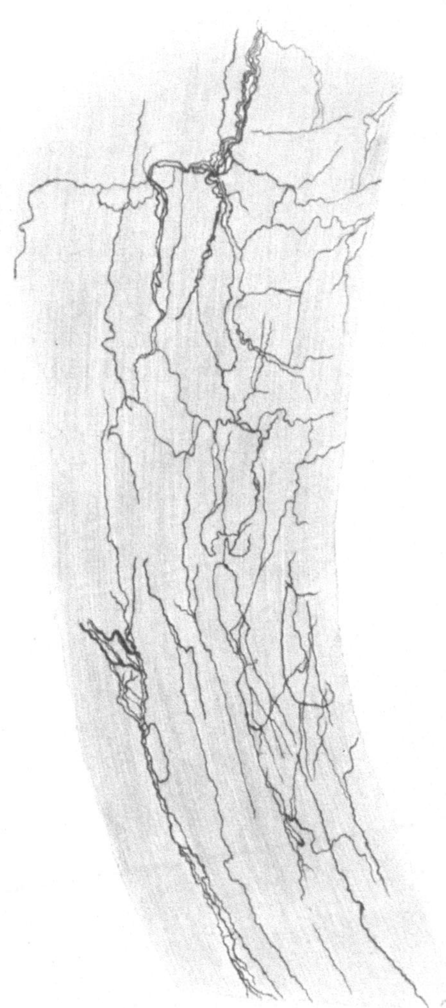

Abb. 150. Nervenfasern in der Ringmuskelschicht des Oesophagus. Übersicht. Golgimethode. Vergr. 160fach.

sich manchmal gar nicht entscheiden läßt, ob sie innerhalb oder außerhalb der Zelle zu lokalisieren sind (Abb. 148).

Die Drüsenausführungsgänge sind gewöhnlich in der Adventitia von einem feinen Nervengeflecht umgeben; von hier aus scheinen Nervenfäserchen in das Epithel hinein zwischen die Zellen einzudringen, wie ARNSTEIN (1894) beim *Hund* beobachtet hat.

Schließlich finden sich im Drüsengewebe gelegentlich sensible Endigungen in

Form von Knäueln und Endkolben vor, um eine Beobachtung KRAUSES bei *Igel*
und *Katze* noch anzuführen. Wahrscheinlich stehen diese Endigungen im Dienste
der Blutregulation.

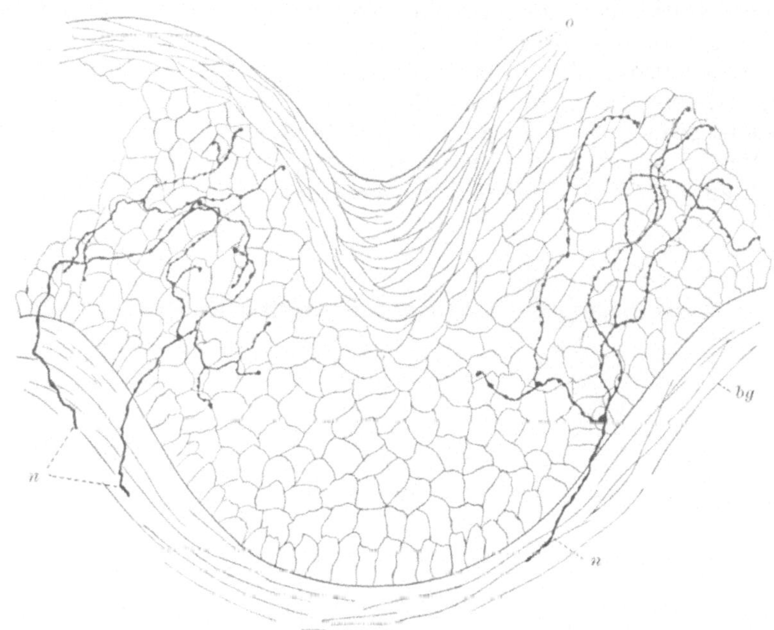

Abb. 151. Intraepitheliale Nerven aus dem Oesophagus der *Katze*. Golgimethode.
o Oberfläche des Epithels; *bg* subepitheliales Bindegewebe; *n* Nervenfasern. (Nach RETZIUS.)

Sämtliche Resultate über die mikroskopische Anatomie der Drüsennerven wurden bei
Katze, Hund, Maus, Ratte und *Kaninchen* erhoben; beim Menschen liegen nur unvollstän-
dige Angaben von KRAUSE vor. Bei
Schlangen hat C. BISOGNI (1896) die Nerven
der Parotis und Submaxillaris untersucht,
ist aber zu ziemlich ungenügenden Ergebnissen gelangt.

Oesophagus. Dieser empfängt
seine Nerven einerseits vom kranial-
autonomen System durch Vagus im
Brustteil und Recurrens im Halsteil,
andererseits durch die Fasern des sympathischen Grenzstranges, die sowohl
mit den Gefäßen, wie gemeinsam mit
den Vagusfasern einherziehen können.

Die Entdeckung von Nervenfasern
und Ganglienzellen im Oesophagus verdanken wir REMAK (1847); KLEIN
hat hingegen zuerst ihre Anordnung entsprechend dem MEISSNER-
schen und AUERBACHSchen Plexus
erkannt.

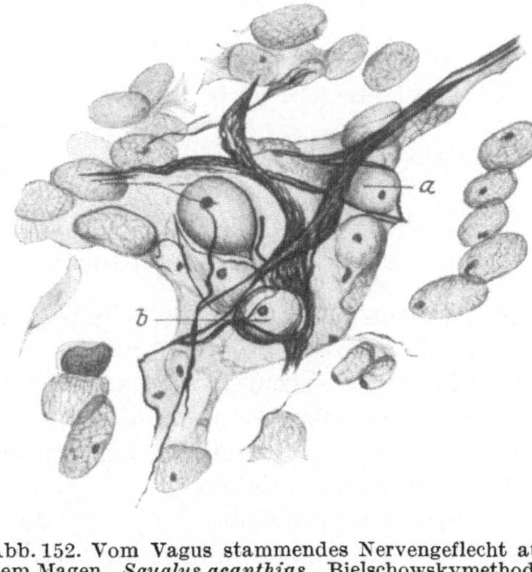

Abb. 152. Vom Vagus stammendes Nervengeflecht aus
dem Magen. *Squalus acanthias*. Bielschowskymethode.
Imm. Ok. 12. *a* und *b* Nervenzellen. (Nach E. MÜLLER.)

Wie leicht zu beobachten ist, ver-
laufen die stärksten Nervenbündel für die Speiseröhre innerhalb der Adventitia,
wo sie ein ziemlich weitmaschiges Netz miteinander bilden. Von hier aus treten

eine Menge von Ästen in die Muskulatur ein, um zwischen Längs- und Ringmuskelschicht den sogenannten intermuskulären Plexus zu bilden. Dieser Plexus läßt sich mit seinem dichten Maschenwerk und der dazwischen geschalteten großen Menge von Ganglienzellen erst 3—4 cm unterhalb des Kehlkopfs sicher feststellen, wie GREVING (1920) hervorhebt.

Die Nervenzellen sind vom multipolaren Typus und zeichnen sich durch eine sehr beträchtliche Anzahl von Fortsätzen aus (Abb. 149). Form und Größe des Zellkörpers ist erheblichen Schwankungen unterworfen; ja es tritt eine unendliche Mannigfaltigkeit hierin zutage, weshalb eine weitere Aufstellung von Zelltypen keinen rechten Wert hat. Ebensowenig lassen sich von den Fortsätzen Dendriten

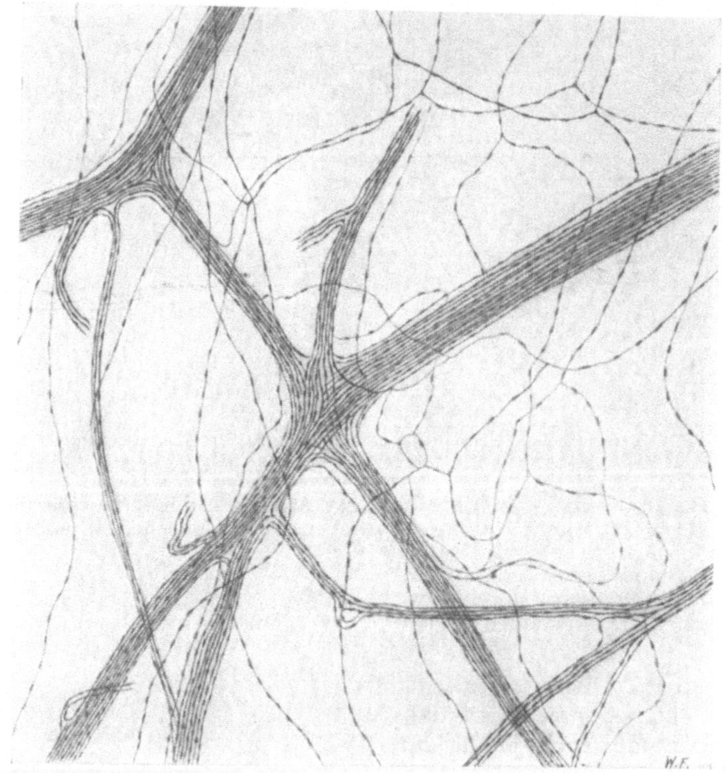

Abb. 153. Nervengeflecht aus der Muscularis des Magens. *Kaninchen*. Goldmethode. Vergr. 100fach.

und Neuriten unterscheiden. Die Ganglienzellen sind gewöhnlich von einer bindegewebigen Kapsel umgeben und des öfteren zu Ganglien zusammengefaßt, die bis zu 40 Zellen in ihrem Innern zu vereinigen vermögen (GREVING 1920).

Die Nerven zwischen den Muskelschichten sind teils markhaltig, teils marklos; beiden Arten eine jeweils verschiedene physiologische Bedeutung zukommen zu lassen, ist nicht möglich.

In der Ringmuskelschicht sind die Nervenfasern in der Hauptsache parallel den Muskelfaserzügen angeordnet (Abb. 150). Das nervöse Geflecht ist ziemlich dicht und splittert in großer Anzahl marklose Fäserchen ab, die zwischen den Muskelfasern ein feinstes Netz bilden und als Retikularen im Cytoplasma der Zellen schließlich ein Ende finden. B. J. LAWRENTJEW (1925) hat dies schön gezeigt.

GLASER (1924) läßt die Nervenfäserchen mit feinen Knöpfchen den Muskelfasern aufliegen, eine Ansicht, die der neueren Technik aber nicht mehr standhält.

In der Submucosa findet sich ein wesentlich feineres Geflecht mit sehr kleinen Ganglienzellen (DE WITT 1900), das schon REMAK (1847) und KÖLLIKER (1854) bekannt war und außerdem von SMIRNOW (1893) und R. MÜLLER (1908) beim *Frosch* näher beschrieben wurde. Von diesem Geflecht aus formt sich ein weiterer, subepithelialer, schmaler Plexus, der seine Fäserchen schließlich in das Epithel emporsteigen läßt, wo sie in allen Schichten desselben wahrscheinlich innerhalb der Zellen mit feinsten fibrillären Auflockerungen endigen (Abb. 151). Ein solches Verhalten wurde von RETZIUS (1892) und DE WITT (1900) beim *Kaninchen* und bei der *Katze*, von SMIRNOW (1893) beim *Frosch* beobachtet, in dessen zylindrischem Oesophagusepithel sogar die Becherzellen von feinsten Nervenästchen umsponnen sein sollen.

Feinste, sehr komplizierte Endverästelungen (Telodendrien) wurden von L. DE WITT (1900) in der Submucosa erwähnt, fanden aber bis jetzt keine weitere Bestätigung.

Mit Hilfe der elektiven Färbung nach KONDRATJEW (1926), welche die Nerven des makro-mikroskopischen Grenzgebietes in anschaulicher Weise zur Darstellung bringt, hat DOWGIALLO (1926) im Bindegewebe des Oesophagus vom *Hund* ein typisch angeordnetes, nervöses Maschenwerk, das Grundgeflecht, beschrieben, das durch zahlreiche Äste mit den Nerven der Lunge, Aorta, Vena cava und des Perikards verknüpft ist. Das Grundgeflecht, in dessen Kreuzungsstellen zahlreiche Ganglienzellen eingelagert sind, sendet dann feine Nerven in die Tiefe der Oesophaguswandung hinein.

Magen. Die Nerven des Magens stammen vom Vagus und Sympathicus; der linke Vagus übernimmt den Fornix und die zwei oberen Drittel des Corpus, die Leber, das Vestibulum und den Canalis pyloricus, der rechte Vagus hat Cardia, kleine Kurvatur und einen Teil des Corpus, den präpylorischen Abschnitt und das Ganglion semilunare dextrum zu versorgen. Sympathicus und Vaguselemente vermischen sich gewöhnlich zu einem untrennbaren Fasergewirr, meist schon 1—3 cm von der kleinen Kurvatur entfernt (BRANDT 1920).

Nach den Untersuchungen von E. MÜLLER (1921) scheinen, wenigstens bei *Squalus acanthias*, zuerst die Vagusfasern in die Wand der Speiseröhre hineinzuwachsen und sich von hier aus auf den Magen und die proximalen Darmteile auszu-

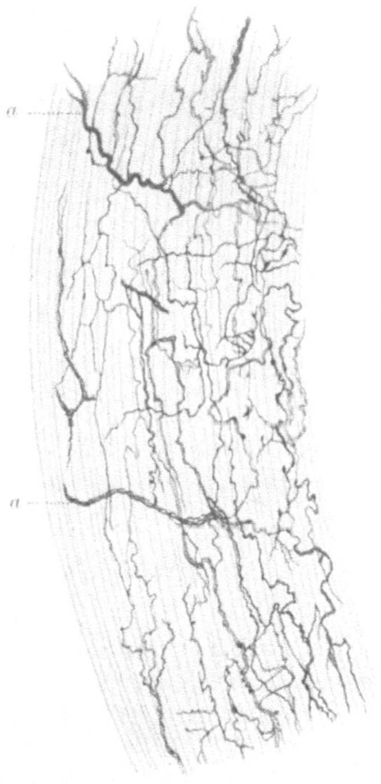

Abb. 154. Nervengeflecht in der Ringfaserschicht des Magens. *Frosch.* Golgimethode. *a* Nervenbündel aus dem AUERBACHschen Plexus kommend. (Nach E. MÜLLER.)

breiten. Es entsteht offenbar ein nervöses Netz, wobei die feinen Neurofibrillen kontinuierlich durch die embryonalen Nervenzellen hindurchziehen, auf diese Weise eine zusammenhängende Masse bildend (Abb. 152). Von diesem Netz aus wachsen dann Zweige gegen die Muskulatur und Schleimhaut vor; erst später sollen sich noch sympathische Elemente hinzugesellen. Doch ist der Versuch E. MÜLLERS (1921), noch in älteren Stadien Vagus- und Sympathicuszellen histologisch voneinander zu unterscheiden, mit großer Vorsicht zu beurteilen.

In der Mucosa des Magens haben KÖLLIKER (1854) und REMAK (1847) lange vor MEISSNER (1857) Nerven und Ganglienzellen gesehen; trotzdem gebührt letzterem das eigentliche Verdienst, die morphologische Anordnung dieser Nervenelemente richtig erkannt zu haben.

Eine dem AUERBACHschen Plexus ähnliche nervöse Einrichtung läßt sich zwar zwischen den Muskelschichten des Magens beobachten, aber keineswegs in der Regelmäßigkeit, wie sie vom Pylorus abwärts dem erwähnten Geflecht ein charakteristisches Gepräge verleiht. Für die größere Unregelmäßigkeit im Aufbau des intermuskulären Plexus in der Magenwand mag die Ursache wohl in dem ziemlich verwickelten Verlauf der Muskelzüge zu suchen sein. Trotzdem kann man in der Muscularis zwischen den verschiedenen Lagen manchmal ein aus Nervenbündeln bestehendes, weitmaschiges Geflecht erkennen, das noch von einem zweiten, nur aus einzelnen Fasern zusammengesetzten Geflecht oder vielleicht auch Netzwerk zu einer einheitlichen Formation ergänzt wird (Abb. 153).

Von jenem sekundären Geflecht ziehen dann feine Ästchen zu den glatten Muskelfasern, um hier zu endigen.

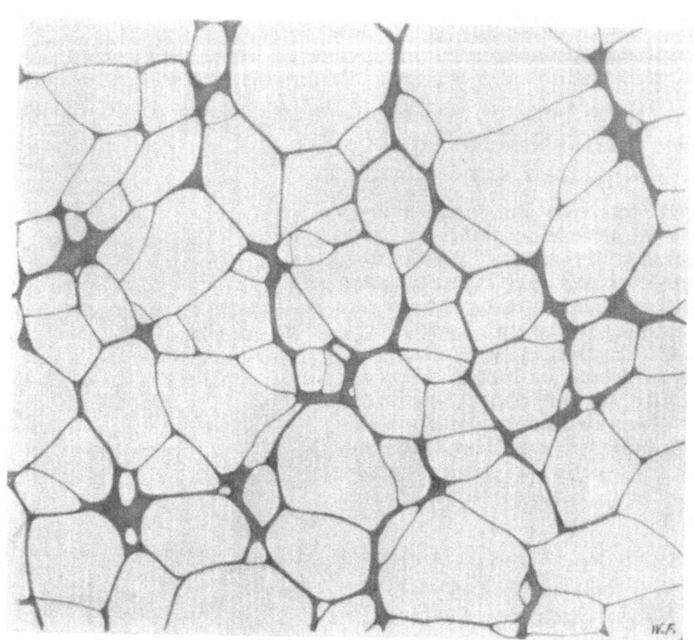

Abb. 155. MEISSNERscher Plexus aus der Mucosa des Magens. *Kaninchen.* Goldmethode. Vergr. 35fach.

Von der Reichhaltigkeit der Nervenmasse innerhalb der Muskelfaserschicht mag der in Abb. 154 dargestellte Querschnitt Zeugnis ablegen. Über den Bau des feinen Endgeflechts in Muscularis und Mucosa bei der *Katze* und über die intraprotoplasmatische Endigung der Nervenfäserchen innerhalb der Muskelzellen bringt LAWRENTJEW (1925) gute Angaben.

Ganglienzellen kommen in der Magenwand, vor allem am Pylorus, in reichlicher Menge vor; sie sind gewöhnlich an den Knotenpunkten der Bündel des intermuskulären Plexus zu kleinen Anhäufungen gruppiert und sämtlich von multipolarem Typus. Ihre Größe ist ziemlich stark wechselnd, ihre Form vom Rundlichen ins Längsovale hinüberspielend, ihre Fortsätze sind von der allerverschiedensten Länge und Gestalt. Die Ganglien können am Fundus und Fornix aus 30—40 Zellen bestehen, während sie an der Cardia meistens kleiner sind (BRANDT 1920).

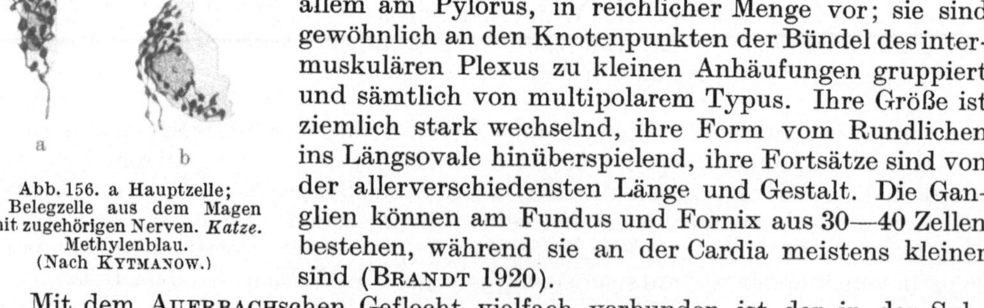

Abb. 156. a Hauptzelle; b Belegzelle aus dem Magen mit zugehörigen Nerven. *Katze.* Methylenblau. (Nach KYTMANOW.)

Mit dem AUERBACHschen Geflecht vielfach verbunden ist der in der Submucosa befindliche, vom Magen bis zum Enddarm reichende MEISSNERsche Plexus. Er ist im Gegensatz zum AUERBACHschen Plexus schon im Magen von einer wunderbaren Regelmäßigkeit und wesentlich größeren Feinheit seiner Elemente. Die große Masse der Ganglien, ihre charakteristische Verbindungsweise untereinander ist aus Abb. 155 auf das schönste zu sehen.

Vom MEISSNERschen Plexus aus dringen dann feinste marklose Fäserchen durch das Bindegewebe zu den glatten Muskelfasern der Muscularis mucosae zum Epithel und zu den Drüsen. In letzteren enden diese, sowohl an den Haupt- wie an den Belegzellen, mit feinsten Verästelungen, kleinen Knöpfchen, fibrillären Auflockerungen und dergleichen auf der Oberfläche des Zellkörpers (Abb. 156).

Unter der Serosa erwähnt SCHAFFER (1920) noch ein besonderes Nervenge- flecht (Subseröser Plexus), das mit dem AUERBACHschen Plexus zusammenhängt.

Manchmal sieht man an den kleinen Arterien des Magens eine Fülle markloser Nervenfasern vom allerverschiedensten Kaliber, welche die Gefäßwand in der mannigfachsten Weise umschlingen, sich vielfach aufteilen und verzweigen und wahrscheinlich ein äußerst verwickeltes Netz miteinander bilden (Abb. 157).

Die Nervenverhältnisse im Oesophagus und Magen des *Frosches* wurden zuletzt von R. MÜLLER (1908) dargestellt. Eine zusammenfassende Besprechung über die Funktion der Magennerven findet sich bei L. R. MÜLLER (1924); eine sehr gute, auf eigenen experimen- tellen Untersuchungen beruhende Studie über die Physiologie der Mageninnervation stammt von E. STAHNKE (1924), der auch eine ausgedehnte Literatur berücksichtigt hat. Auch in dem Referat von F. SPIE- GEL werden die experimen- tellen Ergebnisse erwähnt.

Darm. Die sympa- thischen Nerven für den Darm stammen aus dem Ganglion coeliacum und den Nervi splanchnici, ferner aus dem Plexus mesentericus sup. und inf. Vom parasympathi- schen System reicht die Wirksamkeit vom N. va- gus wahrscheinlich nur bis zur Flexura coli si- nistra, von da abwärts bis zum Rectum über- nehmen vom unteren Sakralmark abgehende Fasern die Innervation.

Zwei nervöse Systeme von besonderer Eigenart

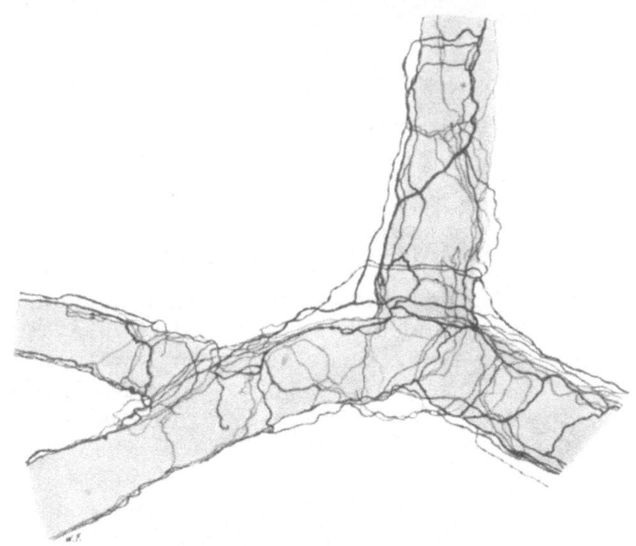

Abb. 157. Nerven einer kleinen Arterie der Magenwand. *Kaninchen*. Golgimethode. Vergr. 160fach.

geben dem Nervenapparat innerhalb der Darmwand ein spezifisches Gepräge: der in der Schleimhaut befindliche Plexus submucosus (MEISSNER 1857, BILL- ROTH 1858) und der zwischen die Rings- und Längsmuskelschicht gelagerte Plexus myentericus (AUERBACH 1862). Beide Systeme sind durch zahl- reiche Nervenäste miteinander verbunden und stehen noch mit einem weiteren, unter der Serosa gelegenen feinen Geflecht in Zusammenhang, das schon nach AUERBACHS (1862) Beobachtung längs der Anheftungsstelle des Mesenteriums einen schmalen Streifen der Darmwandung einnimmt und keine Ganglien ent- halten soll.

Das hervorstechendste Moment des AUERBACHschen Plexus ist sein aus Ner- venbündeln bestehendes Maschenwerk, welches in seinen Knotenpunkten, also da, wo größere Nervenbündel zusammenstoßen, eine Anzahl von multipolaren Ganglienzellen beherbergt. Trotzdem, daß in ihrer Form keine einzige Masche geometrisch der anderen genau gleicht, besteht doch eine beträchtliche Regel- mäßigkeit in der Anordnung dieses nervösen Apparates, die dadurch erzielt wird, daß die Aufteilungen und Verbindungen der Nervenbündel unter einem in bestimmten Grenzen schwankenden Winkel stattfinden und in ihrer Entfernung voneinander ebenfalls nur innerhalb eines gewissen Grenzmaßes variieren (Abb. 158).

GERLACH (1873) gibt an, daß die Maschen des Geflechtes im Duodenum am engsten sind und von da bis zum Colon hinunter an Weite zunehmen, während nach DOGIEL (1895) die Maschen im Colon wieder enger sein sollen wie im Dünndarm. Derartigen Beobachtungen ist nur wenig Bedeutung beizumessen, da die Weite der Maschen von dem jeweiligen Dehnungszustand der Darmmuskulatur abhängt, sowohl im Leben, wie im Augenblick der Fixierung und überdies bei verschiedenem tierischen Material eine jeweils verschiedene sein kann.

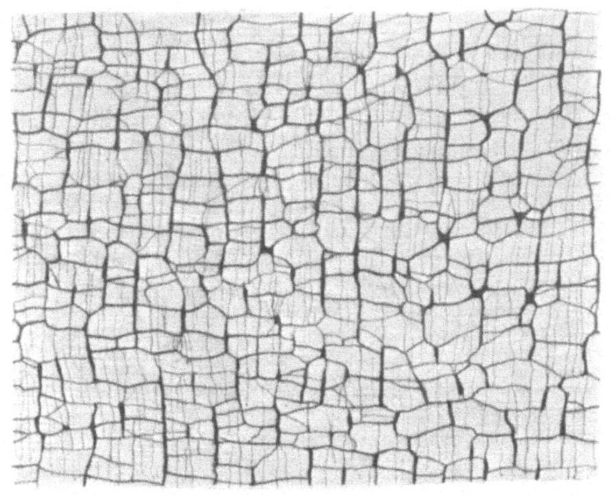

Abb. 158. AUERBACHscher Plexus aus dem Darm vom *Kaninchen*. Goldmethode. Vergr. 10fach. (Nach BRAUS: Anatomie, Bd. 2.)

Von dem eben beschriebenen Maschenwerk I. Ordnung ist gewöhnlich noch ein Sekundärgeflecht oder Maschenwerk II. Ordnung unterscheidbar, dessen Bündel markloser Fasern wesentlich dünner sind, an ihren Knotenpunkten meist keine Ganglienzellen enthalten und im Grunde nur Verbindungsbrücken darstellen, die meist im rechten Winkel zu den Hauptbündeln orientiert sind (Abb. 158 und 159). Von dem Sekundärplexus ziehen dann feinste Fäserchen gewöhnlich auf Umwegen zu den angrenzenden Muskelfasern, um hier ihr Ende zu finden.

Die Ganglienzellen des AUERBACHschen Plexus sind sämtlich multipolar und weisen jene unendliche Formverschiedenheit auf, wie sie eben für die sympathischen Elemente charakteristisch ist. Zahl und Länge der Fortsätze können innerhalb erheblicher Grenzen schwanken. Es gibt Ausläufer, die nur sehr kurz sind und in der gerade vorbeiziehenden Muskulatur ihr Ende finden, neben solchen, die wegen ihrer Länge gar nicht bis zu ihrer Endigung verfolgt werden können. Innerhalb der Ganglien sind die meisten Fortsätze in einen undurchdringlichen und unentwirrbaren Knäuel miteinander verwickelt, so daß sich über ihren Verlauf und ihre Endigungsweise keine bestimmte Aussage machen läßt.

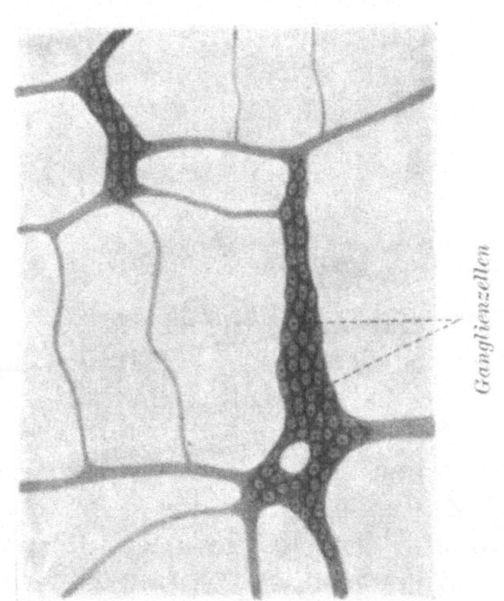

Abb. 159. AUERBACHscher Plexus aus dem Darm vom *Kaninchen*. Goldmethode. Vergr. 80fach. (Nach BRAUS: Anatomie, Bd. 2.)

Wie überall bei den sympathischen Zellen ist es auch hier nicht möglich, Dendriten und Neuriten voneinander zu unterscheiden (Abb. 44); RAMÓN Y CAJAL (1893), E. MÜLLER (1892) u. a. haben früher ebenfalls darauf hingewiesen. Auch die DOGIELsche Aufstellung von zwei Zelltypen: motorische Zellen mit kurzen, stark verästelten Dendriten und sensible Zellen mit sehr langen Dendriten, ist

im Grunde unbeweisbar; man kann eben einer sympathischen Ganglienzelle nicht
ansehen, was sie tut.

Desgleichen ist der Versuch von E. MÜLLER (1921), beim *Hühnchen* zwei Zelltypen erkennen zu wollen und überdies ihre Abkunft vom Vagus beziehungsweise Sympathicus
festzulegen, ein verfehlter; auch der Nachweis einer verschiedenen Verteilung beider Zellgruppen in der Magen- und Darmgegend ist ihm nicht gelungen.

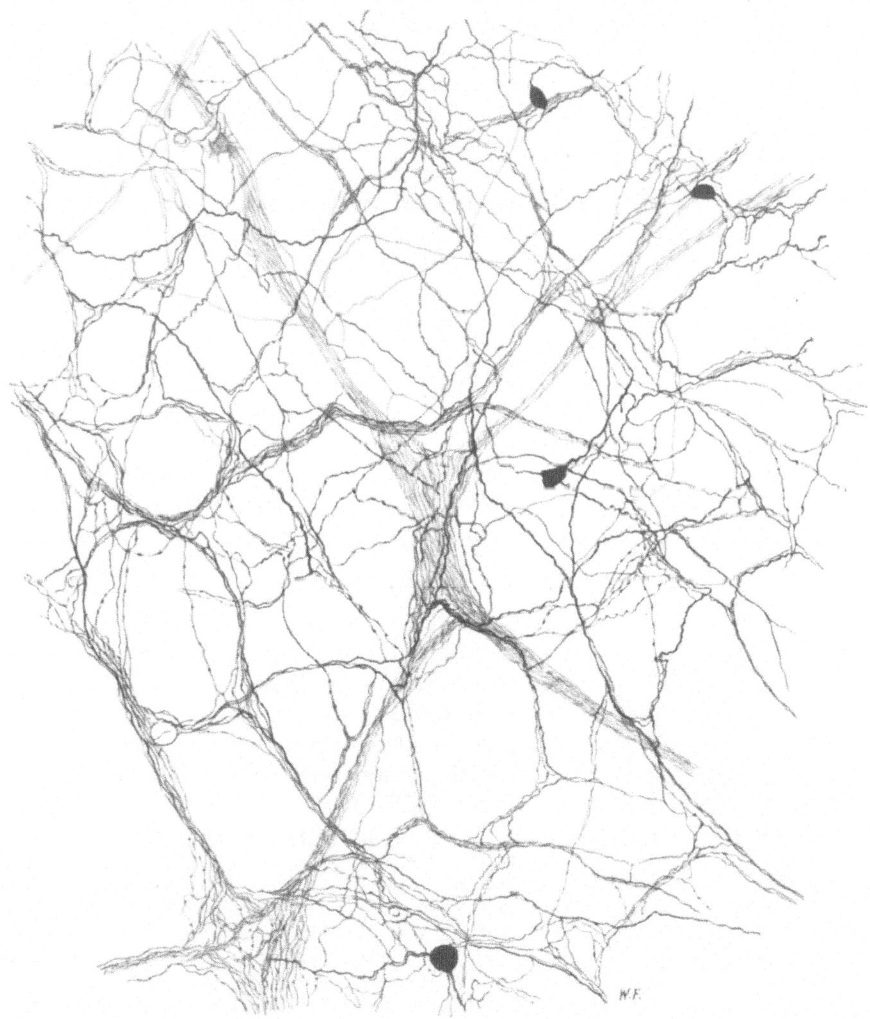

Abb. 160. Nervengeflecht aus der Mucosa des Darmes. *Hund.* Golgimethode. Vergr. 200fach.

RAMÓN Y CAJAL (1893), DOGIEL (1899) und KÖLLIKER (1902) haben in der Darmwand auch unipolare und bipolare Zellen beobachtet; vielleicht ist eine Anzahl
der unipolaren Elemente auf Rechnung der launischen Golgimethode zu setzen.
L. R. MÜLLER (1924) erwähnt nichts von solchen, obwohl er eine sehr große Menge
verschiedener Zellformen abbildet; eine bindegewebige Kapsel um die Ganglienzellen konnte er nicht immer nachweisen.

Direkte plasmatische Verbindungsbrücken benachbarter Ganglienzellen werden von KÖLLIKER (1902) und E. MÜLLER (1921) erwähnt; die letzte derartige Be-

obachtung stammt von E. C. Cole (1925), welcher dergleichen an den Zellen des Plexus myentericus vom *Frosch* beschreibt. Kölliker (1902) hält die Anastomose für die Folge einer unvollkommenen Trennung der Nervenzelle bei ihrer Teilung, Cole (1925) sieht umgekehrt hierin sowie in dem Auftreten zweikerniger Ganglienzellen einen Verschmelzungsvorgang nahe aneinander liegender Zellen; beiden Behauptungen fehlt der Beweis.

Die Ganglienzellen im Processus vermiformis unterscheiden sich nach den Angaben von L. R. Müller (1924) nur durch ihre geringere Anzahl, nicht aber durch ihre Form, von denen der übrigen Darmabschnitte.

Der in der Submucosa befindliche Meissnersche Plexus weist in seiner Anordnung wesentlich feinere Verhältnisse auf; seine Ganglien sind kleiner, seine Maschen enger, seine Bündel und Fasern schmäler. Sonst zeigt er aber den gleichen Grundtypus im Aufbau wie der Auerbachsche Plexus.

Innerhalb der Mucosa lassen sich in allen Schichten Nerven in reichlicher Masse feststellen; sie stammen alle vom Meissnerschen Plexus, bilden in der Nähe der Drüsen ungeheuer dichte, ziemlich unregelmäßige Geflechte, die sich aus schmalen Bündeln und vielen einzelnen marklosen Fäserchen zusammensetzen; auch kleine multipolare Ganglienzellen trifft man in einzelnen Fällen an (Abb. 160). Feine Geflechte um die Brunnerschen und Lieberkühnschen Drüsen, um die Gefäße und zur Muscularis mucosae werden weiterhin beschrieben. Andere Nervenästchen durchbohren die Muscularis, steigen im Bindegewebe der Zotten empor, um zwischen den Epithelzellen oder unterhalb derselben zu endigen (Abb. 161).

C. J. Hill (1927) hat kürzlich eine teilweise recht gute Schilderung des Auerbachschen und Meissnerschen Plexus bei *Ratte, Meerschweinchen, Hund* und *Katze* gegeben. In seinem Versuch der Typeneinteilung der Ganglienzellen, der Unterscheidung in Dendriten und Neuriten, der Annahme der präganglionären und postganglionären Fasern geht er allerdings den falschen abgetretenen Weg der alten Autoren. Auch der Schluß, daß seine zwischen den Epithelzellen dargestellten Nervenfasern sensibler Natur und zum Vagus gehören sollen, ist ein rein willkürlicher. Daß er hingegen die motorischen Nervenfäserchen teils auf, teils in den glatten Muskelfasern enden läßt, sei besonders bemerkt. Die angeblichen sensiblen Endigungen von Berkley (1893) und Carpenter (1924) konnte Hill (1927) nicht finden.

Nach Cajal (1893) formieren die Nervenfasern noch ein feinstes „Nervennetz", welches Ganglienzellen enthalten soll. Diese „Nervennetze" mit ihren sternförmigen („interstitiellen") Zellen scheinen mir in ihrer Natur nicht ganz klar zu sein. Dogiel (1895) und Kölliker (1902) halten sie für Bindegewebe, E. Müller (1921), der sie mit Methylenblau übrigens sehr ungenügend zur Darstellung gebracht hat, erklärt sie für nervös, Cole (1925) suchte die Bindegewebsnatur der interstitiellen Zellen dadurch nachzuweisen, daß er am lebenden *Frosch* ein Stück Darm sechs Stunden lang zwischen zwei Glasplatten preßte, worauf dann nach Methylenblaufärbung im Präparat keine Ganglienzellen, sondern nur noch die inter-

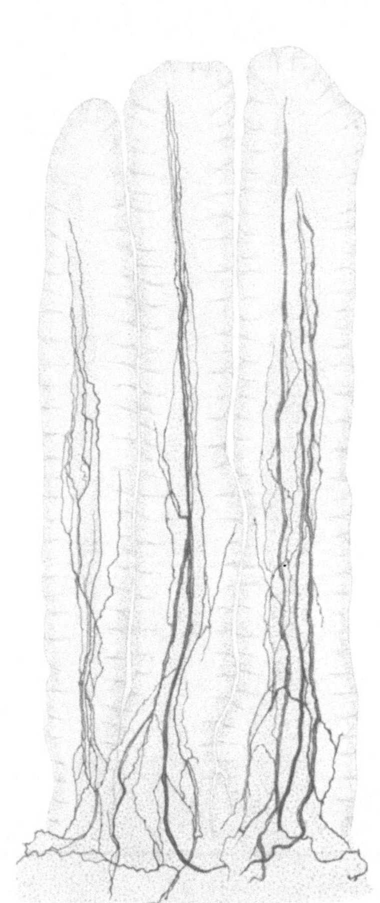

Abb. 161. Nerven in der Schleimhaut des Darmes. *Kaninchen.* Golgimethode. (Nach E. Müller.)

stitiellen Zellen deutlich sichtbar waren; meiner Ansicht nach ein sehr unsicheres Experiment, die bindegewebige Natur der interstitiellen Zellen nachzuweisen. Neuerdings hat sich Lawrentjew (1925) für die nervöse Natur der interstitiellen Zellen entschieden; ich glaube, daß er damit recht hat, nur daß es sich nicht um Ganglienzellen, sondern um Schwannsche Zellen handelt. van Esveld (1926) hat kürzlich in der Ringmuskelschicht des *Katzen*darmes Ganglienzellen aufgefunden, und erwähnt auch solche an der Ansatzstelle des Mesenteriums. (S. auch Abschnitt XI.)

Daß hingegen die zwischen den glatten Muskelfasern gelagerte, aus feinsten marklosen Nervenfäserchen bestehende Nervenmasse eine netzartige, wenn auch sehr verwickelte Konstruktion aufweist, daran scheint mir nach den Beobachtungen Lawrentjews (1925) kein Zweifel zu sein. Auch die Angaben von Leontowitsch (1926) sprechen dafür.

Gelegentlich kommen auch innerhalb der Ringmuskelschicht des Darmtractus kleine Ganglienzellen vor; wenigstens hat van Esveld (1926) solche sowohl hier wie an der Ansatzstelle des Mesenteriums am Darmrohr aufgefunden. Die neuerdings von Hill (1927) dargestellten interstiellen Zellen sind sicher Bindegewebe; allerdings unterläßt es Hill, über ihre Natur ein endgültiges Urteil zu fällen.

Sensorische, von markhaltigen Fasern abstammende Endigungen wurden von Nemiloff (1902) unter und in

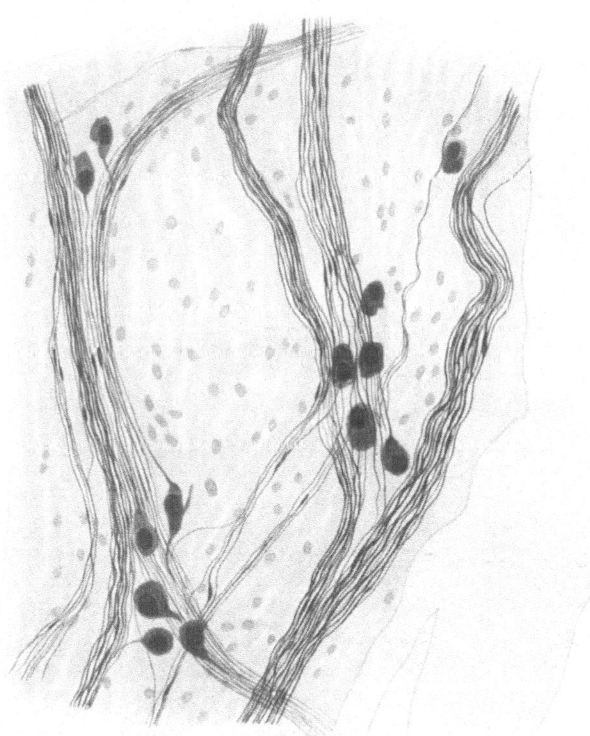

Abb. 162. Nervengeflechte vom Ramus intestinalis vagi bei *Myxine glutinosa*. Natronlauge-Silber-Methode. (Nach W. Brandt.)

dem Dickdarmepithel vom *Frosch* beschrieben. Auch Cole (1925) berichtet über ähnliche Gebilde in der Kloake von *Rana pipiens*, wo markhaltige Fasern, vom Plexus myentericus abzweigend, innerhalb der zirkulären Muskellage ein baumartig verästeltes Ende finden sollen. Die neuerdings von Carpenter (1924) dargestellten pinselartigen Endbäumchen in der Längsmuskelschicht des *Hunde*dünndarmes scheinen mir höchst zweifelhafter Natur zu sein und sind weiterer Bestätigung sehr bedürftig. Auch die vom gleichen Autor in der Cardia behaupteten sensiblen Endorgane sind sehr unsicher. Beim Menschen sind jedenfalls in der Darmwand typische sensible Endigungen noch nicht aufgefunden worden.

Infolge der ganz ungeheuren Kompliziertheit des nervösen Apparates innerhalb der Darmwand lassen sich nur zwei bestimmte Angaben bezüglich ihrer Funktion aus der anatomischen Unterlage heraus machen: Die für die Muskulatur bestimm-

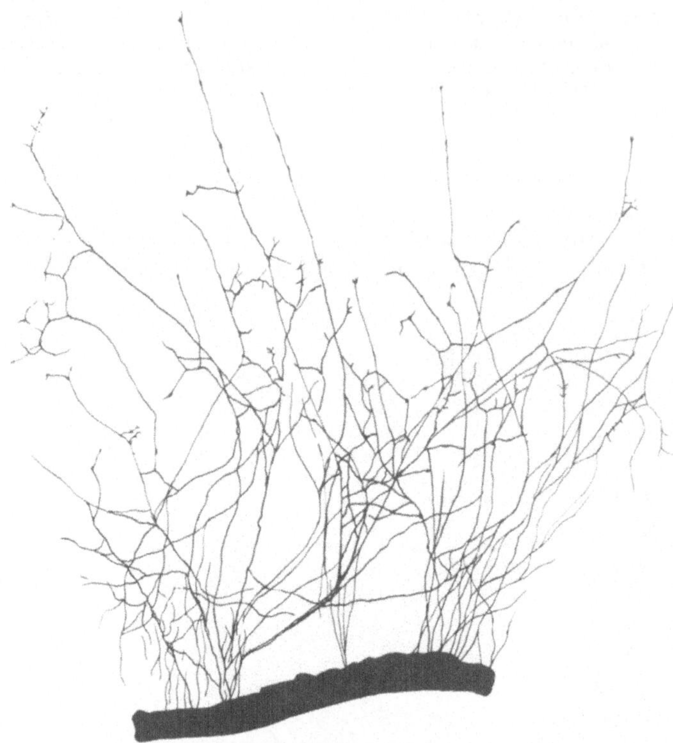

Abb. 163. Sympathische Darmnerven einer 48 Stunden alten Kultur. *Hühnchen.* Vergr. 150fach. (Nach W. L. LEWIS.)

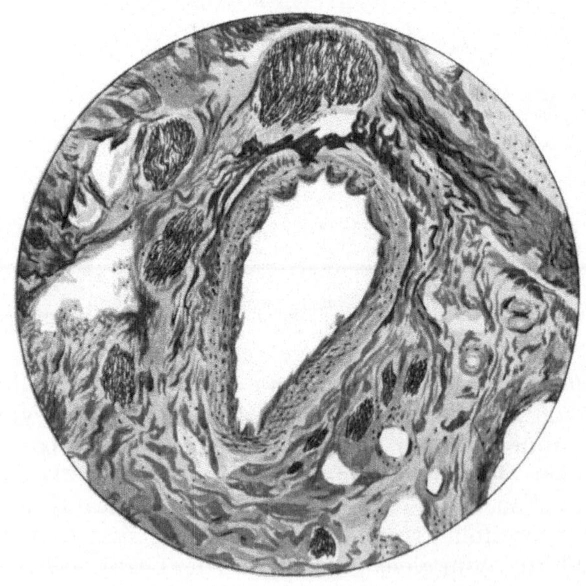

Abb. 164. Nervenbündel in Begleitung der Arteria hepatica. Mensch. Natronlauge-Silber-Methode. (Nach L. R. MÜLLER.)

ten Nerven sind motorisch, die für die Drüsen sekretorisch. Es ist aber schon verfehlt, den MEISSNERschen Plexus und die zu den Epithelzellen ziehenden Fasern für sensorisch zu halten, wie das gelegentlich geschieht. Denn da die Epithelzellen des Darmes auch sekretorische Eigenschaften haben können, so wäre auch an eine efferente Natur der zu ihnen ziehenden Nervenfasern zu denken. Daher kann auch der Versuch von KUNTZ (1922), innerhalb der Darmwand einen nervösen Reflexbogen zu konstruieren, durch den anatomischen Befund keine Unterstützung erfahren.

Ebenso scheint es mir ein vergebliches Beginnen zu sein, in dem Fasergewirr eines Darmganglions die Herkunft der einzelnen Fasern bestimmen zu wollen. Weder KÖLLIKER (1902) noch DOGIEL (1895) haben nachgewiesen, daß die um die Nervenzellen befindlichen Körbe Endigungen von Vagus- oder Splanchnicusfasern seien; auch CARPENTERS (1924) Ansicht ist eine reine Spekulation, wenn er präganglionäre Vagusfasern als pericelluläres, postganglionäre Splanchnicusfasern als intercelluläres Geflecht endigen läßt. Vielleicht führt die von E. S. JOHNSON (1925) unternommene Durchschneidung der Mesenterialnerven, des Vagus und Splanchnicus einen Schritt weiter, wonach sämtliche zwischen den Nervenzellen gelegene Fasern degenerierten, während nur die direkt zu den Muskelfasern ziehenden Fortsätze der Ganglienzellen erhalten blieben. Doch bedarf dieser Befund bei der Launenhaftigkeit der zur Kontrolle verwendeten Silbermethoden in seiner Beurteilung großer Vorsicht.

Nach der zusammenfassenden Übersicht von E. Schilf (1926) übt beim Magen-Darmsystem der Parasympathicus „im allgemeinen" eine erregende Wirkung aus, während der Sympathicus die Muskulatur in ihren Bewegungen hemmt; weiterhin soll die Spontanrhythmik des Darmes an den Auerbachschen Plexus gebunden sein. Im übrigen scheint mir die Physiologie der Darmbewegung bis jetzt keineswegs eindeutig klargelegt. Das läßt sich ohne weiteres aus der Besprechung der verschiedenen experimentellen Ergebnisse der in Frage kommenden Autoren bei Schilf (1926) ersehen, wo im folgenden Satze gewöhnlich das Gegenteil gesagt wird, was im vorhergehenden angegeben war. Die Ursache zu vielen Meinungsverschiedenheiten liegt offenbar darin, daß sich ein Experiment oft verschieden deuten läßt, daß verschiedene Versuchstiere verschieden zu reagieren vermögen, daß glatte Muskulatur auch ohne Nerven Bewegungen ausführen kann, daß die Entscheidung, ob in der Peripherie ein Gift auf Nerven oder glatte Muskulatur einwirkt, oft ungeheuer schwer ist, daß neben nervösen auch noch chemische Einflüsse auf die glatte Muskulatur des Darmes wirksam sein können sowie in einer weiteren Reihe rein technischer Schwierigkeiten und Fehlerquellen.

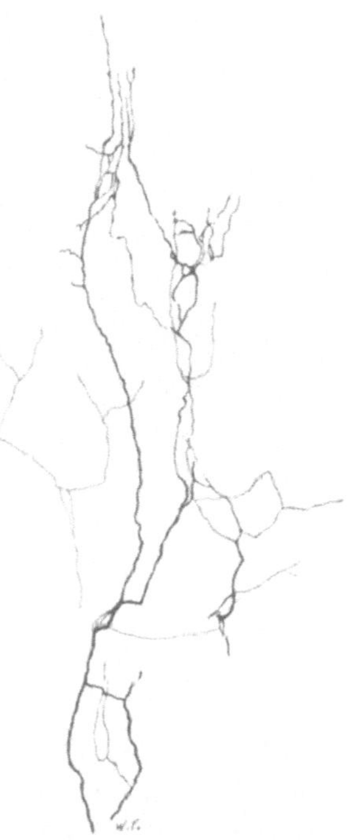

Abb. 165. Nerven im Bindegewebe der Leber. *Kaninchen.* Golgimethode. Vergr. 180fach.

Die kürzlich von Lewin und Schamoff (1927) gemachten Beobachtungen, wonach an Darmschlingen, die nach allmählicher Durchtrennung ihrer sämtlichen zuführenden Gefäße und Nerven mit der Haut vernäht waren, sowohl Auerbachscher und Meissnerscher Plexus intakt, sowie die sekretorische und peristaltische Funktion erhalten geblieben war, beweist aufs neue die außerordentliche Selbständigkeit des intramuralen Darmnervensystems wie andererseits die Reaktionsweise der gesamten Darmgewebe auf die chemische Beeinflussung von seiten des Körpers.

Zur Zeit reiht die Physiologie das Darmnervensystem weder in das sympathische, noch parasympathische System ein, sondern betrachtet es als einen selbständigen nervösen Apparat innerhalb des autonomen Nervensystems.

An der Innervation des Darmes scheint der Vagus phylogenetisch länger beteiligt zu sein als der Sympathicus; so konnte weder von Marcus (1909) noch Brandt (1922) ein Sympathicus bei *Myxine glutinosa* aufgefunden werden. Abb. 162 zeigte in Nervengeflecht am *Myxine*-Darm, das nur aus Vaguselementen, Nervenbündeln markloser Fasern,

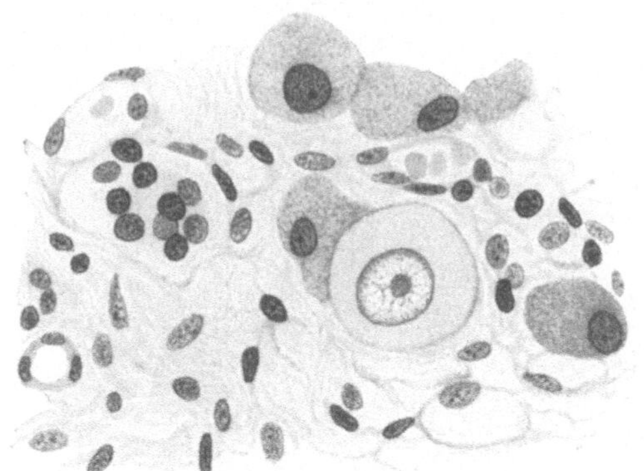

Abb. 166. Ganglienzelle im Bindegewebe der Leber. Mensch. Hämatoxylin-Eosin. Vergr. 600fach. Präparat von Prof. Schmincke.

sowie unipolaren und bipolaren Ganglienzellen zusammengesetzt ist.

Über das Darmnervensystem von *Elasmobranchiern* stammen weitere mikroskopische Untersuchungen von E. Müller und Liljestrand (1918), über das von *Fischen* und *Lacerta muralis* von R. Monti (1897). Die Darmnerven beim *Blutegel* hat Azoulay (1904), und diejenigen bei *Insekten* und beim *Flußkrebs* ORLOV (1925) bearbeitet. Die Resultate von DRASCH (1888) und BEKRLEY (1893) sind ziemlich veraltet.

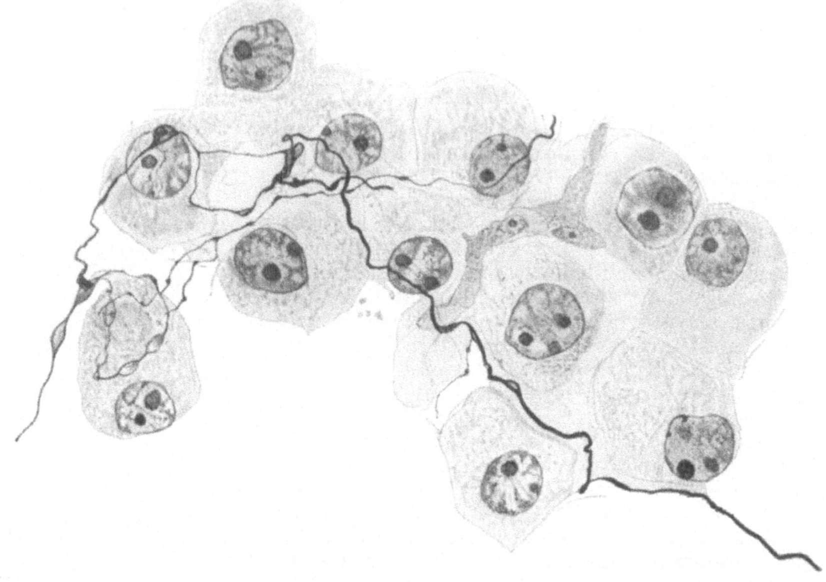

· Abb. 167. Nervenfasernetz zwischen den Leberzellen. Mensch. Bielschowskymethode. (Nach RIEGELE.)

Nach W. H. LEWIS (1912) sind auswachsende, sympathische Nerven vom Darm eines acht Tage alten *Hühner*embryos sogar in der Kultur imstande, ein Geflecht und Netzwerk zu bilden (Abb. 163),
das sich rein äußerlich von dem in

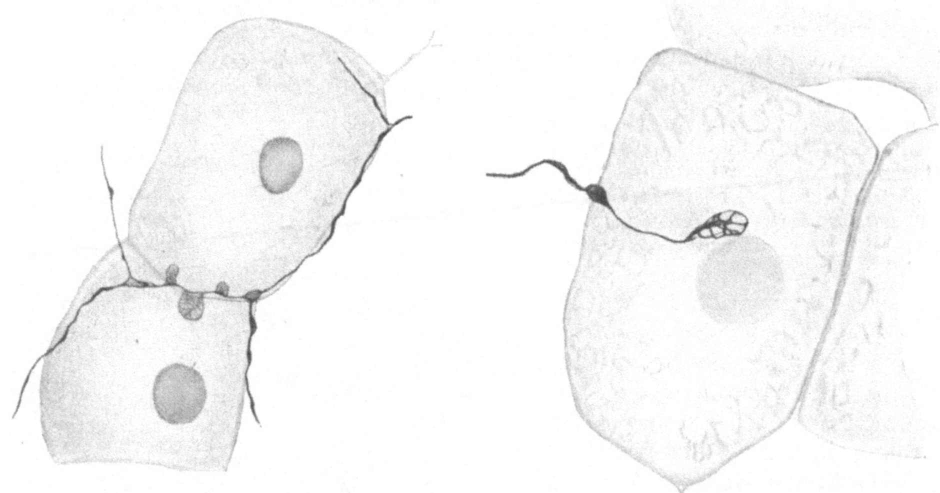

Abb. 168. Feinste Nervenfäserchen aus dem terminalen Netz in der Leber. *Kaninchen*. Bielschowskymethode. (Nach RIEGELE.)

Abb. 169. Im Cytoplasma einer Leberzelle gelegene Retikulare. *Kaninchen*. Bielschowskymethode. (Nach RIEGELE.)

Abb. 160 dargestellten Nervenapparat nicht allzusehr unterscheidet. Diese interessante Beobachtung zeigt auf das schönste die Potenz des peripherischen Nervengewebes, morphologisch charakteristische Formationen aus eigener Kraft

ohne den Einfluß der Umgebung einigermaßen zustande zu bringen. Allerdings darf man hieraus nicht schließen, als ob im normalen Entwicklungsgeschehen ein formbestimmender und richtungsbestimmender Einfluß der Umgebung auf die Anordnung peripherischer Nervenfasern nicht vorhanden sei; nötig ist er nur nicht. Ob freilich geordnete nervöse Formationen, wie z. B. der AUER-
BACHsche Plexus sich in der Kultur entwickeln können, scheint mir bis jetzt sehr fraglich.

Leber. Die Nerven für die Leber stammen aus dem Ganglion coeliacum, wohin sie aus dem sympathischen Grenzstrang durch die Nervi splanchnici gelangen, und aus dem N. vagus.

In Anbetracht der Größe der Le-
ber ist die Zahl der Nervenfasern, die gleichzeitig mit der Arteria hepatica in die Leberpforte eindringen, eine un-
verhältnismäßig geringe. Abb. 164 mag eine Übersicht über diese Ver-
hältnisse geben. Im interlobulären Bindegewebe verlaufen die Nerven dann weiter in die Tiefe, teilen sich verschiedentlich in immer feinere Ästchen auf und bilden, wie zuerst RETZIUS (1894) und KÖLLIKER (1902) festgestellt haben, mannigfache Ge-
flechte miteinander. Ein solches inter-
lobuläres Nervengeflecht ist in Abb. 165 dargestellt. Ganglienzellen scheinen sich nur vereinzelt und äußerst selten vorzufinden; SCHMINCKE (1907) hat solche im interlobulären Bindegewebe beschrieben (Abb. 166), während GRE-
VINGS (1924) Suchen nach ihnen er-
folglos geblieben ist.

Daß im eigentlichen Leberparen-
chym zwischen den Leberzellbalken noch vereinzelte marklose Fäserchen vorkommen, hat GREVING (1924) mit Sicherheit nachgewiesen.

Die Abbildungen von NESTE-
ROWSKY (1875), BERKLEY (1893), ALLEGRA (1904), MACALLUM (1887) und WOLFF (1902) sind sämtlich wenig

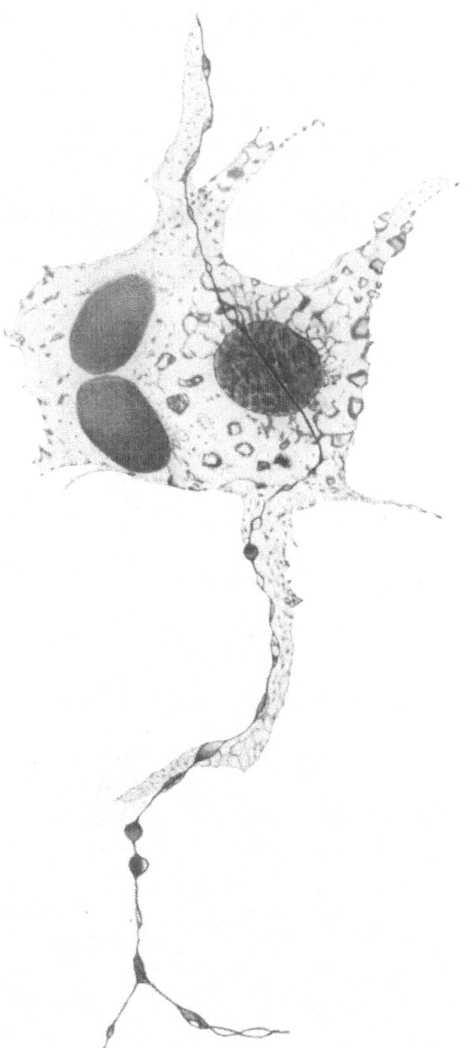

Abb. 170. Feinste, marklose Nervenfaser an der Oberfläche einer KUPFFERschen Sternzelle. *Kaninchen.*
Bielschowskymethode. (Nach RIEGELE.)

brauchbar oder unbrauchbar, und auch KOROLKOWS (1893) Schilderung verdient kein uneingeschränktes Vertrauen.

Nur RIEGELE (1928) wurde kürzlich der außerordentlichen technischen Schwierigkeiten in der Darstellung der Lebernerven mittels der Bielschowsky-
methode Herr, und zwar an menschlichem wie tierischem Material. Es gelang ihm, zwischen den Leberzellen verlaufend, manchmal mit der Blutcapillarwand eng verknüpft, marklose Nervenfäserchen von allerfeinstem Kaliber zu imprägnieren.

Wie ich mich selbst an zahlreichen seiner Präparate überzeugen konnte, teilen sich die feinen Nervenfäserchen vielfach, gehen aber auch hinwiederum direkte Verbindungen miteinander ein und bilden so ein zwischen die Leberzellbalken eingeschobenes Netz (Abb. 167 und 168). Ich habe nicht den geringsten Zweifel, daß

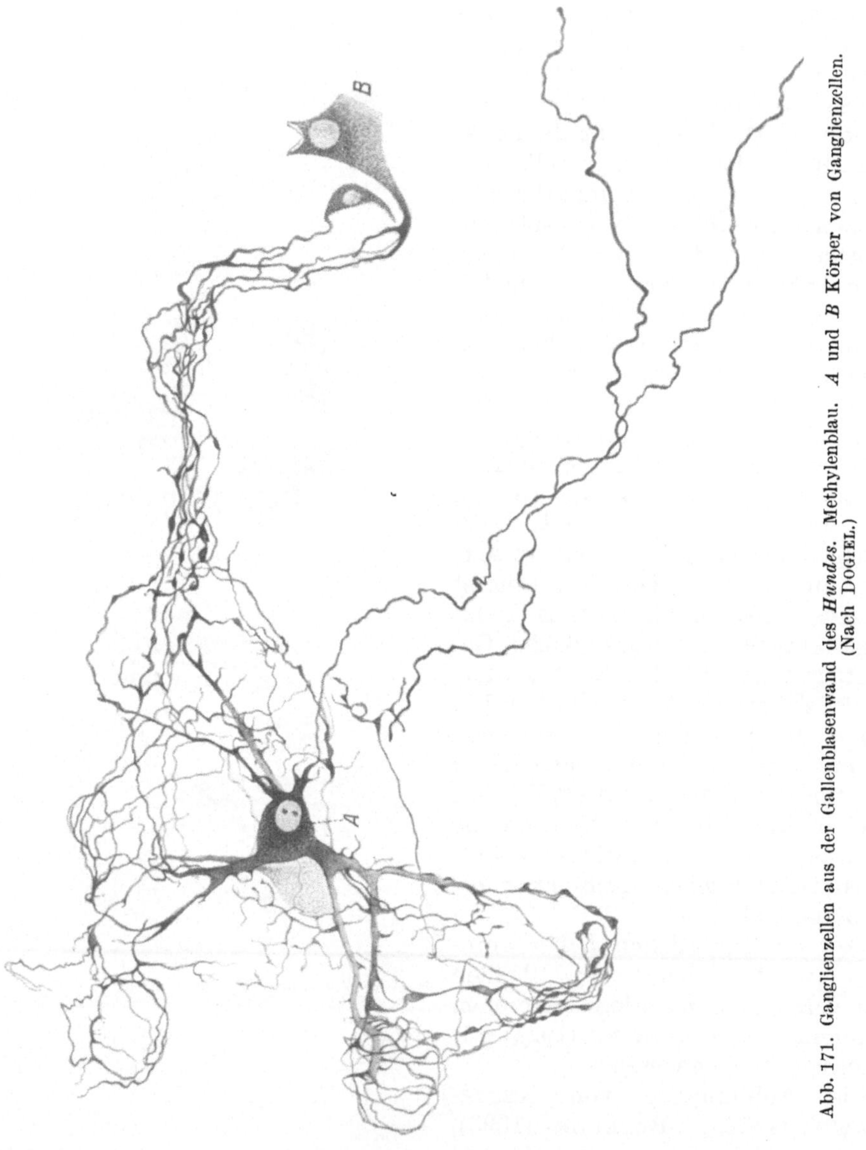

Abb. 171. Ganglienzellen aus der Gallenblasenwand des *Hundes*. Methylenblau. *A* und *B* Körper von Ganglienzellen. (Nach DOGIEL.)

wir es bei diesem terminalen Netz mit einem nervösen Apparat von ungeheurer Feinheit zu tun haben.

Sonderbarerweise sind die Nervenfäserchen sehr reichlich mit Varicositäten der verschiedensten Art behaftet, was vielleicht in einem besonderen Chemismus des Lebergewebes bei der Fixierung seine Ursache hat. Nichtsdestoweniger zeigen sich manchmal an den Nervenfäserchen allerfeinste plättchen- oder birnenartige Ausbuchtungen, wie ich sie früher schon an den Nerven der Pia gelegentlich bemerkt habe (Abb. 168). Der Gedanke liegt nahe, daß es sich hierbei um irgendeine Form nervöser Endigung handelt, da eine derartige Oberflächenvergrößerung nervöser Substanz darauf hinweisen würde, mit den Zellen des Erfolgsorganes in innigen Kontakt zu treten.

Sollte diese Ansicht nicht haltbar sein, so vermochte immerhin RIEGELE (1928) auch typische, von BOEKES Arbeiten her bekannte Retikularen darzustellen, die zweifellos das letzte Ende eines Nervenfäserchens bedeuten (Abb. 169). Diese Nervenfäserchen spalten sich von dem oben erwähnten, terminalen Netz ab und dringen dann in das Innere einer Leberzelle hinein, wo sie mit einem fibrillär gebauten, umschriebenen kleinen Netzchen oder Öschen ihr Ende finden.

Häufig treten die Fäserchen des terminalen Netzwerkes in einen außerordentlich innigen Kontakt mit den Sternzellen. Da diese nach den Untersuchungen von PFUHL (1928), was RIEGELE (1928) bestätigen konnte, einen

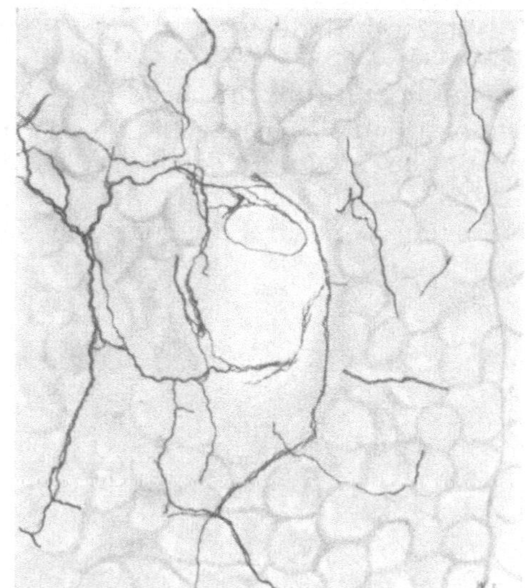

Abb. 172. Nerven im Pankreas des *Hundes*. Golgimethode. Vergr. 200fach.

Teil des Endothelplasmodiums bilden, so ist nicht weiter verwunderlich, wenn auch die nervösen Elemente oft direkt dem Plasma der Sternzellen entlang laufen, wenn nicht manchmal sogar hindurchtreten (Abb. 170).

Die Nerven der Gallenblase kommen vom Ganglion coeliacum und folgen in ihrem Verlaufe der Art. cystica; nur wenige ziehen selbständig einher. Sobald sie an der Wand der Gallenblase angelangt sind, formieren sie in der Adventitia ein aus kleinen Bündeln bestehendes Grundgeflecht, aus welchem sich dann die für die Muskulatur, die Blutgefäße und die Schleimhaut bestimmten, meist marklosen Fäserchen absondern.

Ganglienzellen finden sich ebenfalls in der Wand der Gallenblase vor; sie sind entweder einzeln den Nervenstämmen angelagert oder zu kleinen, aus fünf bis zehn Zellen bestehenden Ganglien zusammengefaßt. Ihre Form ist gewöhnlich multipolar, doch

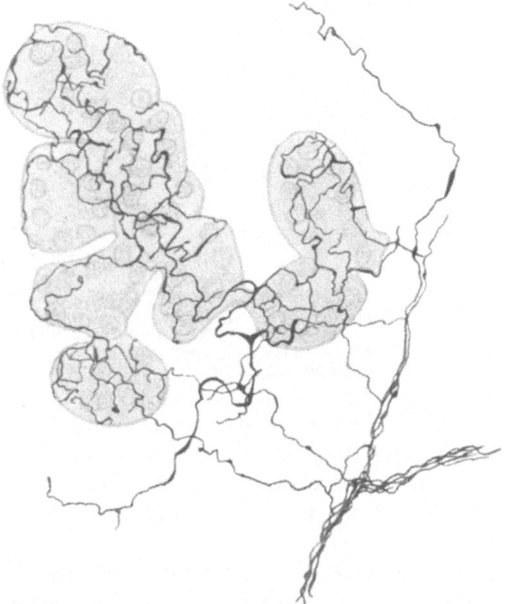

Abb. 173. Nervengeflecht an den Drüsen vom Pankreas der *Katze*. Golgimethode. Vergr. 200fach. (Nach PENSA.)

gelangen auch unipolare oder bipolare Zellen zum Vorschein (Abb. 171). Neuriten und Dendriten sind nicht voneinander zu unterscheiden; eine große Anzahl von

Fasern in der Gallenblasenwand sind wohl als Fortsätze der Ganglienzellen anzusehen. Die kleinen Ganglien sind vielfach durch Fasern miteinander verbunden.

TESTUT (1924) erwähnt innerhalb der Schleimhaut ein unterhalb des Capillarnetzes befindliches Nervengeflecht und ein weiteres, sehr feines, das direkt
unter dem Epithel vorkommen soll.

Ductus choledochus. Die Nerven für den Ductus choledochus stammen
ebenso wie diejenigen vom Ductus cysticus aus dem Plexus hepaticus. Sie
finden sich in der Schleimhaut, an den Gefäßen, in der Muscularis und Adventitia. ODDI und ROSCIANO (1895) haben an der Papilla Vateri Gruppen
von sympathischen Ganglienzellen beschrieben, denen ein tonischer Einfluß
auf die Sphinctermuskulatur des Gallenausführungsganges zukommen soll.

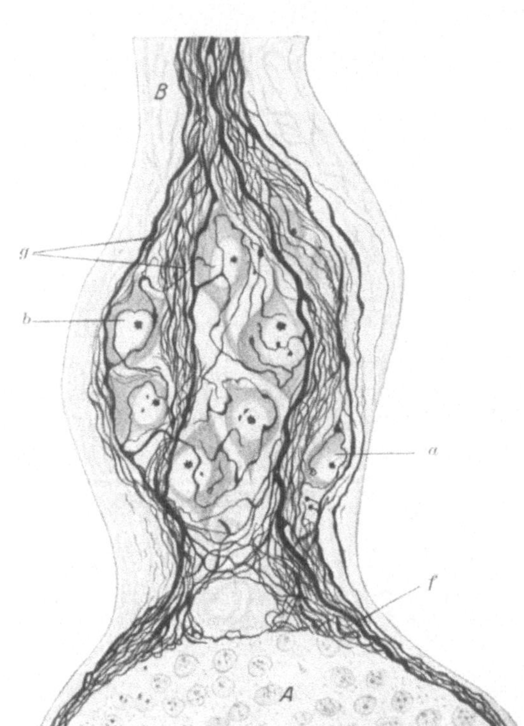

Abb. 174. Kleines Ganglion in der Nähe einer LANGERHANSschen
Insel. CAJALS Silbermethode. *A* LANGERHANSsche Insel;
B Nervenbündel; *a* und *b* Ganglienzellen; *g* und *f* markhaltige
Nervenfasern zwischen marklosen Fäserchen.
(Nach DE CASTRO.)

Pankreas. Die für das Pankreas bestimmten sympathischen
Nerven kommen aus dem Ganglion coeliacum und werden von
Vagusfasern, die ebendort hindurchziehen, begleitet. BRAUS
(1924) erwähnt noch markhaltige
Vagusfasern, die aus der Magenwand über die Pylorus- und
Duodenalwand zur Drüse gelangen. Die eintretenden Nerven
sind gewöhnlich an den Verlauf
der Gefäße gebunden, können aber
auch unabhängig davon ihren
eigenen Weg durch das Bindegewebe einschlagen.

Nach den experimentellen Erfahrungen von HESS und POLLAK (1926)
kommen nach Pankreasexstirpation
bei *Hunden* degenerative Erscheinungen an den Zellen vom Ganglion jugulare und nodosum zur Beobachtung,
während an den Zellen des Ggl. coeliacum Degenerationsprozesse nur
ganz geringfügig bemerkbar werden.

Daß es im Innern der Drüse
markhaltige und marklose Nervenfasern gibt, war schon KÖL
LIKER (1854) bekannt; im übrigen sind wir, von PFLÜGERS (1869) verunglückter
Untersuchung abgesehen, durch eine Reihe von teilweise sehr guten Arbeiten
(CAJAL 1891, E. MÜLLER 1892, GENTES 1902, PENSA 1905, DE CASTRO 1922,
CEELEN 1912) über die mikroskopische Innervation des Pankreas zur Genüge
unterrichtet.

Die größeren, im Bindegewebe mit den Gefäßen einherziehenden Nervenbündel setzen sich aus überwiegend marklosen und nur wenigen markhaltigen Fasern zusammen; letztere können allerdings teilweise eine erhebliche Stärke erreichen. Die eigentlichen Drüsennerven sind, was auch für andere drüsige Organe
Geltung hat, nicht immer scharf von den Gefäßnerven zu trennen, ja sehr oft sind
sie sogar aufs engste miteinander verflochten. Im übrigen hängen wohl Sekretion
und Blutregulation sehr innig miteinander zusammen. Viele Nervenfasern ver-

lassen die Bahn der größeren Gefäße und begeben sich zur Bildung eines peri-
acinösen Plexus zu den Drüsenläppchen und den LANGERHANSschen Inseln,
wobei sie jedoch die mannigfachsten Umwege durch das Bindegewebe hindurch
zu nehmen pflegen. Abb. 172 stellt eine Übersicht über die gröberen Verhältnisse der Pankreasinnervation dar.

Um die Drüsenacini ist, wie sämtliche Autoren übereinstimmend berichten,
ein dichtes Geflecht von feinen, marklosen Nervenfäserchen zu beobachten
(Abb. 173). Diese legen sich, wie E. MÜLLER (1892) und PENSA (1905) an-
geben, den Drüsenzellen direkt an und scheinen auch nach den Schilderungen
CAJALS (1891) und DE CASTROS (1922) zwischen dieselben eindringen zu können.
(Über die Innervation der LANGERHANSschen Inseln siehe Abschnitt X.)

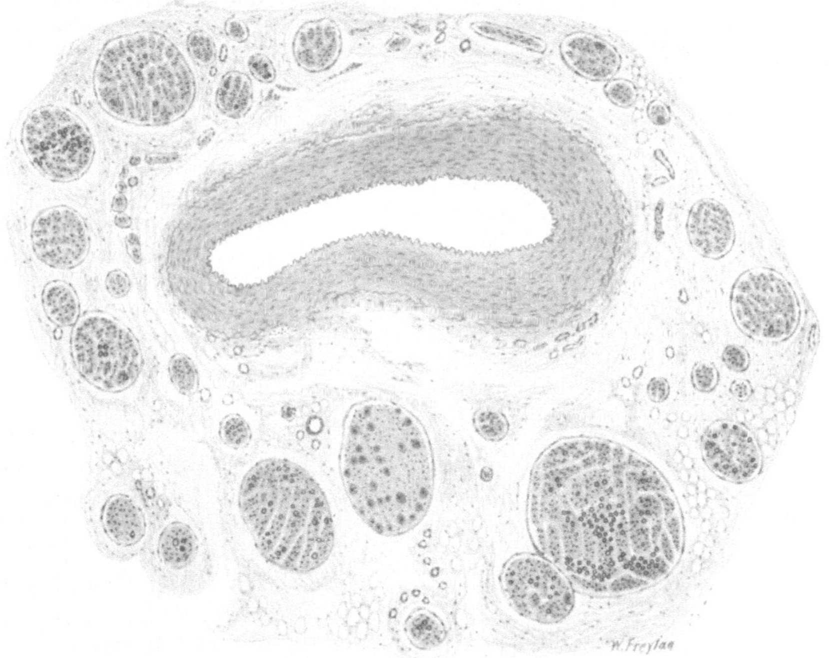

Abb. 175. Nervenbündel mit kleinem Ganglion in Begleitung der Art. mes. supr. Mensch. Osmiumsäure.
Übersichtspräparat. Vergr. 40fach.

Ganglienzellen scheinen im Pankreas nicht gerade häufig zu sein, kommen
aber vereinzelt wie zu kleinen Ganglien zusammengeschlossen gelegentlich vor
und zeigen meist die multipolare Form. Von DE CASTRO (1922) wurde bei
kleinen *Säugetieren* an der Eintrittsstelle der großen Gefäße in das Pankreas ein
ziemlich großes Ganglion aufgefunden, das auch eine Menge angeblich aus dem
Vagus stammender, markhaltiger Fasern enthalten soll. Ferner wurden in der
Nähe der LANGERHANSschen Inseln des öfteren kleine Ganglien beobachtet, die
wohl in der Bahn der für diese Drüsen bestimmten Nerven eingeschaltet sind
(Abb. 174).

Nach M. GLASER (1924) finden sich sogar in jeder LANGERHANSschen Insel bei Mensch
und *Maus* sympathische Ganglienzellen vor, die er aber leider nicht mit Silbermethoden zur
Anschauung gebracht hat.

Viele Fasern, vor allem markhaltige, ziehen häufig durch ein solches Ganglion
nur hindurch, manche finden aber vielleicht ein Ende darin.

Die von CAJAL (1893) beschriebenen visceralen sympathischen Zellen („interstitielle Zellen") scheinen mir zum Bindegewebe zu gehören, eine Ansicht, die auch von KÖLLIKER (1902), PENSA (1905) und GREVING (1924) vertreten wurde. Im übrigen sind die von E. MÜLLER (1892) als Ganglienzellen hingestellten Gebilde höchst zweifelhafter Natur, wie man denn überhaupt mit der Golgimethode sehr sonderbare Gebilde ganglienzellenartig imprägniert erhalten kann. Mit der gleichen Vorsicht sind auch die Gefäßnervenbilder von CAJAL (1893) und DE CASTRO (1922) zu betrachten; denn die vielen kleinen Enden und Knöpfchen lassen sich mit der Bielschowskymethode niemals auffinden. Es handelt sich hierbei wahrscheinlich um eigenartige Silberniederschläge.

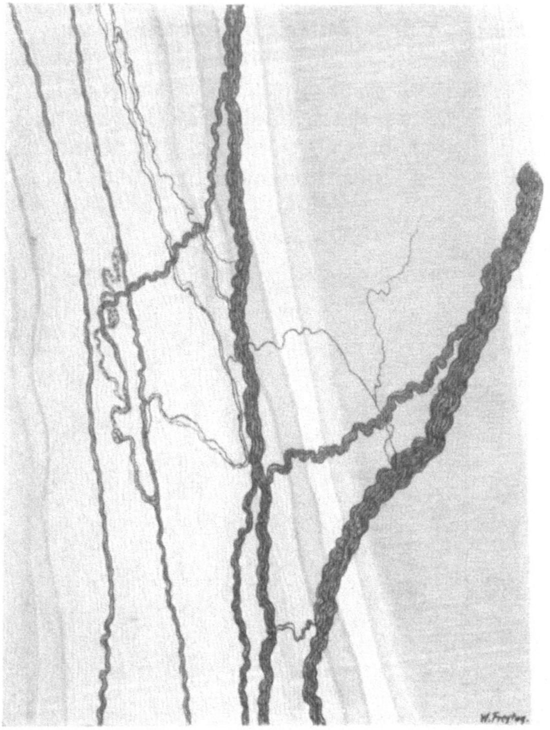

DE CASTRO (1922) erwähnt noch markhaltige Fasern an den Gefäßen, welche sensibler Funktion sein sollen; den Beweis für diese Meinung bleibt er allerdings schuldig.

Schließlich trifft man noch ziemlich häufig im Pankreas VATER-PACINIsche Körperchen an. Sie wurden bei der *Katze* von W. KRAUSE entdeckt und später von VIRCHOW, RETZIUS (1892), KÖLLIKER (1902) und PETRINI (1892) am gleichen Objekt erwähnt. Beim Menschen kommen sie ebenfalls vor und variieren an Zahl unter den einzelnen Individuen beträchtlich. Ihr Hauptsitz scheint nach W. CEELENS (1912) Untersuchung das Bindegewebe um den Pankreaskopf und die an das Duodenum angrenzende Partie zu sein; SSOBOLEW (1912) hat auch einmal am Schwanzteil ein PACINIsches Körperchen gefunden. Da die Körperchen sehr häufig den Gefäßen ziemlich eng anliegen, so glaube ich, daß sie im Dienste der Blutdruckregulation stehen.

Über die Nervenverhältnisse im Pankreas des *Kaninchens* stammen auch einige Angaben von NATUS (1910); leider fehlen beweisende Abbildungen, überdies macht die ganze Schilderung nicht den Eindruck großer Zuverlässigkeit.

Peritoneum. Im Bauchfell scheint LUSCHKA (1864) zuerst Nerven gefunden zu haben; KÖLLIKER (1854) berichtet über feine Nervenfasern im Lig. coronarium hepatis, im großen Netz und im Mesenterium des Menschen. Auch PACINIsche Körperchen werden schon von ihm im Bauchfell von Mensch und *Katze* beschrieben.

Die für den Darm bestimmten Nerven nehmen sämtlich ihren Weg gleichzeitig mit den Gefäßen durch das jeweilige viscerale Peritoneum hindurch. Wir finden sie daher am engsten an der Ursprungsstelle der großen Darmgefäße angehäuft, wo sie als dichtes Geflecht um

Abb. 176. Nervengeflecht im Mesenterium in der Nähe eines Blutgefäßes. Mensch. Natronlauge-Silber-Methode von O. SCHULTZE. Vergr. 85fach.

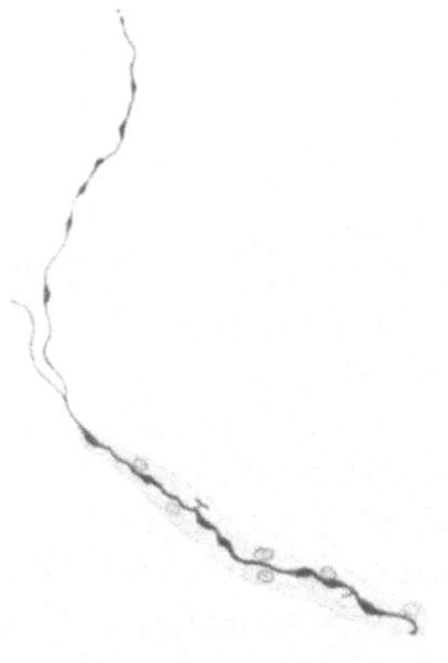

Abb. 177. Kolbenförmige Endigung im Mesenterium des Menschen. Natronlauge-Silber-Methode von O. SCHULTZE. (Nach KADANOFF.)

dieselben anzutreffen sind. Ein solcher, aus ziemlich starken Bündeln von verschiedener Dicke bestehender Plexus ist aus dem Querschnitt in Abb. 175 gut zu ersehen. Markhaltige Fasern lassen sich in manchen Bündeln in ganz beträchtlicher Menge und Stärke beobachten (bei schwacher Vergrößerung in Abb. 175 sind nur die dicksten markhaltigen Fasern eingezeichnet). Es scheint, daß die markhaltigen Fasern auf ihrem Wege bis zum Eintritt in die Darmwand die Stärke ihrer Markscheide erheblich verringern oder ganz marklos werden; denn innerhalb der Darmwand sind markhaltige Fasern nur in sehr geringer Zahl zu sehen.

L. R. MÜLLERs (1924) Unterscheidung der markhaltigen Fasern des Mesenteriums in grobe und feine ist wohl nicht nötig, da die feinen Fasern in ihrer überwiegenden Mehrzahl als Teiläste der gröberen zu betrachten sind. Über eine etwaige verschiedene Funktion markhaltiger und markloser Fasern im sympathischen System wissen wir nicht das geringste. Sicher ist nur, daß die meisten markhaltigen Fasern, wenn sie an ihrem Bestimmungsorgan eintreffen, ihre markhaltige Hülle verlieren.

Ein kleines, an der Arterie gelegenes Ganglion ist in Abb. 175 zu sehen; doch können Nervenzellen auch vereinzelt im Verlauf der Mesenterialnerven vorkommen. L. R. MÜLLER (1924) hat im N. mesentericus und im N. hypogastricus einzelne multipolare Ganglienzellen aufgefunden.

Mit der allmählichen Aufteilung der Gefäße in der Nähe der Darmwand nimmt auch die Stärke der Nervenbündel gleichzeitig ab; sie verästeln sich, behalten aber die Tendenz, Geflechte miteinander zu bilden, bei. In Abb. 176 ist eine Anzahl Mesenterialnerven in der Nähe von Blutgefäßen dargestellt.

Das Mesenterium ist aber nicht nur als Passage für die Darmnerven

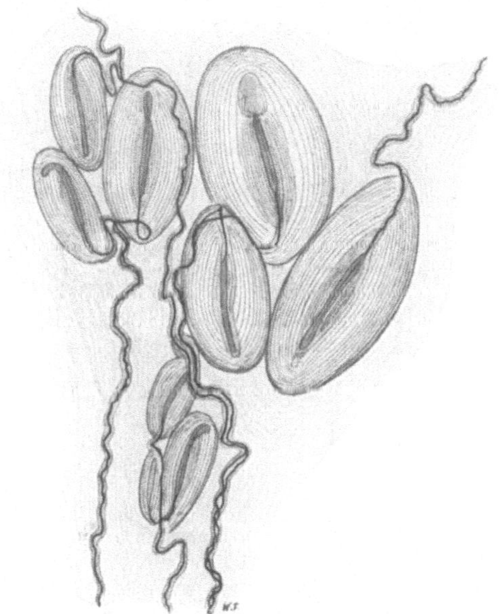

Abb. 178. VATER-PACINIsche Körperchen aus dem Mesenterium der *Katze*. Präparat von Prof. R. BONNET. Vergr. 25fach.

aufzufassen, sondern es enthält auch eigene Nerven (Nervi proprii) von einer teilweise ganz ungeheuren Feinheit. Sie verlaufen unbekümmert um die Gefäße als einzelne Fasern unter mannigfachen Windungen durch das Bindegewebe, teilen sich dichotomisch in immer feinere Ästchen und endigen manchmal in sehr kleinen Endkolben (Abb. 177). „Freie" Endigungen kommen wohl nicht vor, eher wäre noch an die Möglichkeit einer peripherischen Netzbildung zu denken. Im übrigen ist das Studium dieser Nervi proprii wegen ihrer Feinheit mit großen Schwierigkeiten verknüpft.

PACINIsche Körperchen im Mesenterium, vor allem im Mesocolon und Mesorectum der *Katze* und beim *Kaninchen*, sind seit langer Zeit bekannt (HENLE 1837, KÖLLIKER 1854, HASSAL 1873, HERBST, SALA 1899, ROBINSON 1899). Sie sind gewöhnlich in der Nähe von Gefäßen aufzufinden (v. SCHUMACHER 1911, LAWRENTJEW 1920) und wahrscheinlich in der Regulation des Blutkreislaufes als irgendwelche Überwachungsorgane beteiligt. Sie kommen gelegentlich auch in ganzen Gruppen vor (Abb. 178). Die zu den Körperchen führende Zentralfaser ist stets markhaltig und sehr häufig von einem oder zwei marklosen Fäserchen begleitet, die sich verschiedentlich um sie herumschlingen; hierauf hat schon SALA (1899) vor langer Zeit hingewiesen.

Daß große Bezirke des Mesenteriums nervenfrei sein sollen, wie V. HOFMANN (1920) behauptet, beruht sicher auf einer ungenügenden histologischen Technik. DOWGJALLO (1925) bringt die Körperchen auch mit dem lymphatischen Apparat in Verbindung, nachdem er Lymphdrüsen und VATER-PACINISCHE Körperchen gezählt und verglichen hatte; die Angaben sind aber mit Vorsicht zu beurteilen.

Im parietalen Peritoneum des Menschen liegen nach RAMSTRÖM die lamellären Endkörperchen gewöhnlich in Gruppen angeordnet an den Eintrittsstellen der Nerven in das Bauchfell. Ihre Länge schwankt von 90 bis 900 μ. (Über die topographische Verteilung siehe RAMSTRÖM [1904], Verhdlg. d. Anat. Ges. 1904, S. 44.) Es kommen noch eingekapselte Endapparate von der verschiedensten Gestalt hinzu (Abb. 179); auch Endigungen ohne Kapsel, die sich in feine marklose Fasernetze mit vielen untereinander verbundenen kleinen Plättchen aufsplittern, lassen sich manchmal auffinden.

DOGIEL (1901) hat in dem aus markhaltigen wie allerfeinsten Fäserchen bestehenden, über das ganze parietale Bauchfell ausgebreitete Nervengeflecht manchmal kleine Ganglienzellen bemerkt. Beim Kind schätzt er die Zahl der VATER-PACINIschen Körperchen 1 auf 1 qcm. Sehr häufig sind die Nerven, wie im visceralen Peritoneum, an die Gefäßbahnen gebunden.

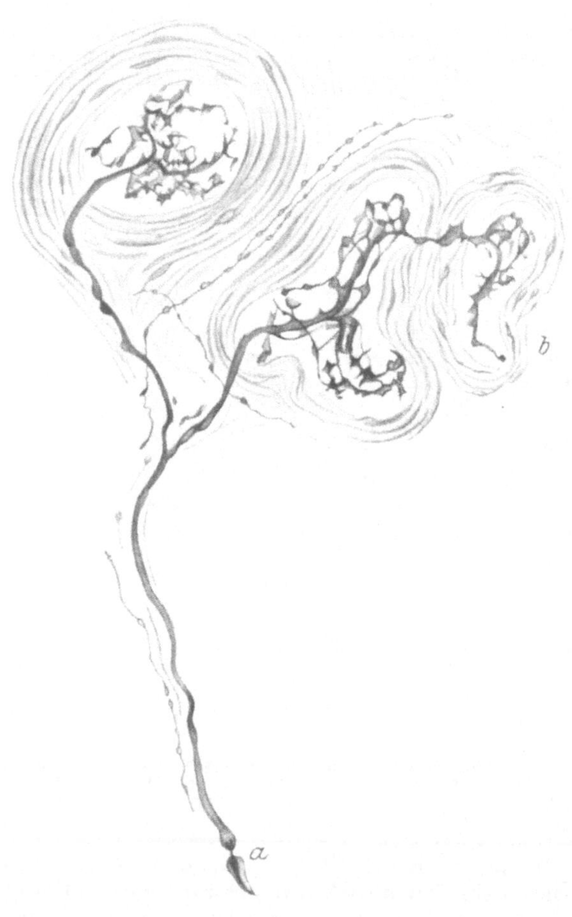

Abb. 179. Eingekapselte sensible Endigungen aus dem parietalen Bauchfell. Mensch. Methylenblau. *a* markhaltige Nervenfaser; *b* bindegewebige Kapsel. (Nach DOGIEL.)

Beim *Meerschweinchen* und *Kaninchen* hat TIMOFEJEW (1902) die Nerven des parietalen Bauchfells einem genauen Studium unterzogen und hierbei Nervengeflechte, Endbäumchen und zylindrische Endkolben beschrieben. Ein unter dem Diaphragma befindlicher, in der Subserosa gelegener Nervenplexus soll seine Fasern vom N. phrenicus, Plexus solaris, den Leber- und Intercostalnerven erhalten; auch kleine Ganglien und verschieden geformte Endorgane lassen sich nicht selten darin antreffen.

Es unterliegt wohl jetzt keinem Zweifel mehr, daß unter den Eingeweidenerven afferente Fasern vorhanden sein müssen. Erst kürzlich haben dies W. R. HESS und v. WYSS (1922) beim *Frosch* experimentell festgestellt; Zug am Mesenterium wird hier selbst bei feinster Dosierung mit isolierter Herzhemmung beantwortet. Offenbar wird durch diese viscerale Tiefensensibilität die Peristaltik der einzelnen Darmabschnitte kontrolliert, allerdings ohne daß hierbei das Bewußtsein beteiligt wäre.

In der Chirurgie ist es seit langem bekannt, daß Zug am Mesenterium Schmerzhaftigkeit auslöst; es muß also hierbei die Erregung in das Großhirn gelangen. Die Hauptmasse der sensiblen Fasern für die Baucheingeweide scheint im N. splanchnicus zu verlaufen, da nach seiner Anästhesierung kein Schmerzgefühl in der Bauchhöhle mehr auftritt (KAPPIS 1920, LEHMANN 1921 u. a.), während der Vagus unterhalb des Zwerchfells entweder gar keine (SCHILF 1925) oder nur wenige afferente Fasern für den Magen (KAPPIS 1925) enthalten soll. W. LEHMANN (1921) vertritt die Ansicht, daß die sensiblen Fasern für die Baucheingeweide durch die vorderen Wurzeln in das Rückenmark verlaufen, während die meisten Autoren am Wege über die hinteren Wurzeln festhalten.

Leider kann die mikroskopische Anatomie in dieser Frage weder der Physiologie noch der Chirurgie eine sichere Stütze verleihen, da Nervenfasern aus vorderer wie hinterer Wurzel zum sympathischen Grenzstrang ziehen. Es ist aber zwecklos, den Nervenfasern ihre afferente oder efferente Natur ansehen zu wollen, und aussichtslos, nach Markreichtum oder Dicke ihre Funktion zu beurteilen. Wenn nach den Beobachtungen von ROSSI (1922) aus dem Sympathicus durch die hinteren Wurzeln kommende Fasern im Spinalganglion als der eine Fortsatz einer bipolaren Ganglienzelle zu erkennen sind und dann als zweiter Fortsatz sich zum Rückenmark begeben, so ist im übrigen damit noch lange nicht gesagt, daß es sich hierbei um zentripetale Elemente handelt, wie L. R. MÜLLER (1924) meint, sondern die Reizleitung kann in einem solchen System auch ebenso gut aus dem Rückenmark heraus stattfinden. Die histologisch-morphologische Betrachtungsweise vermag dies jedenfalls allein nicht zu entscheiden.

SCHILF (1926) sagt mit Recht, daß histologische und physiologische Betrachtungen schlecht übereinstimmen, das gilt aber schon für die experimentellen Erfahrungen allein, wo man von einer Klarlegung der schwierigen Frage der Eingeweidesensibilität doch noch recht weit entfernt zu sein scheint.

XIV. Die Nerven der Exkretionsorgane.

Die menschliche Niere erhält den größten Teil ihrer Nerven aus dem Plexus solaris, dem Fasern aus Vagus und Splanchnicus zufließen. An der Ursprungsstelle der Arteria renalis findet sich häufig ein kleines Ganglion, das bei manchen Autoren den Namen Ganglion renale trägt. Dieses sendet seine Ästchen zur Niere und steht auch mit dem Plexus aorticus und dem Bauchsympathicus durch feine Fäden in Verbindung. Auch direkte Zweige aus Bauchsympathicus und Splanchnicus minor können sich zum Nierenhilus begeben, zahlreiche weitere Ganglien sind in das Geflecht der Nierennerven eingelagert. Nach BRAUS (1924) geben auch X.—XII. Intercostalnerv Fasern zur Niere ab, während HIRT (1924) noch feine Ästchen von der Nebenniere zur Niere hinziehen sah.

Weitere Einzelheiten über die Herkunft der Nierennerven, besonders bei *Hund, Katze* und *Kaninchen*, sind bei HIRT (1924 und 1926) zu ersehen. Nach DOWGIALLO begeben sich beim Hunde auch aus dem Paraganglion abdominale feine Nerven zur Niere und deren Kapsel.

So leicht es einerseits an der Arteria renalis gelingt, das zur Niere ziehende Nervengeflecht unter der Lupe freizupräparieren, so groß ist andererseits die Schwierigkeit, im Drüsengewebe mit dem Mikroskop nervöse Elemente aufzufinden; worauf dies beruht, ist einstweilen nicht recht ersichtlich.

PAPPENHEIM (1841) scheint zuerst das Eintreten von Nerven gemeinsam mit den Gefäßen in das Nierenparenchym beobachtet zu haben. RETZIUS (1892) und KÖLLIKER (1902) haben ihre Angaben im wesentlichen auf die Schilderung der an den Arteriae interlobulares verlaufenden Nerven beschränken müssen; freie Endigungen feiner Fäserchen, die aus den Gefäßnervengeflechten stammen, werden noch erwähnt. Viele Dinge, die jedoch, vor allem an der Gefäßwand, als Nerven dargestellt werden, scheinen mir Kunstprodukte zu sein, die eben auf die Launenhaftigkeit und Unvollkommenheit der Golgimethode zurückzuführen sind.

Die Entdeckung einer nervösen Versorgung der Harnkanälchen stammt von Disse (1902); sie fand bald darauf durch Azoulay, Berkley (1893), Pensa (1896) und d'Evant (1899) ihre Bestätigung. Azoulay und Berkley (1893) lassen die Nerven im Epithel der Harnkanälchen ihr Ende finden, während es bei Disse (1902) noch zweifelhaft erscheint, ob die Nerven in der Membrana propria der Kanälchen endigen oder in deren Epithel hineindringen.

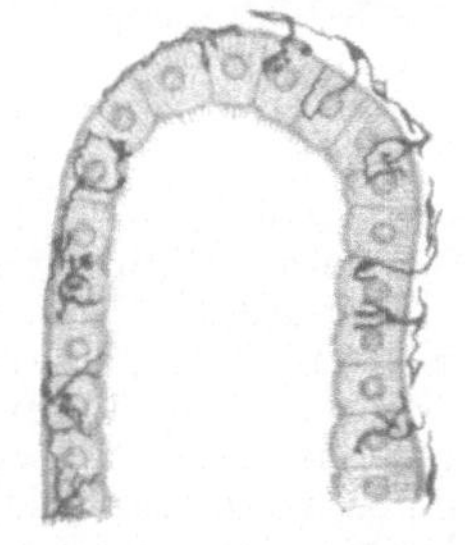

Abb. 180. Tubulus contortus mit „epilemmalen" Fasern, von denen einige ins Innere des Epithels eindringen. Mensch. Zeiss Imm.-Ok. 6. Methylenblau. (Nach Smirnow.)

Die für die Niere bestimmten Nerven sind, wie schon seit langem bekannt ist und worauf auch Renner (1913) hinweist, teils markhaltig, teils marklos. Einzelne Ganglienzellen oder kleine Gruppen von solchen kommen ziemlich häufig inmitten des Verlaufes der Nervenbündel vor. Im Sinus renalis findet sich, ehe die Nerven in das Parenchym eintreten, noch ein mächtiges Geflecht zahlreicher Nervenbündel vor, in welches sowohl die mit den Blutgefäßen verbundenen Nerven wie die in der Wand des Nierenbeckens verlaufenden Elemente verwickelt sind. Kleine, aus wenigen Zellen bestehende Ganglien, sowie einzelne Zellen lassen sich vor allem an den Knotenpunkten dieses Geflechtes häufig erkennen. Die Ganglienzellen, die im Plexus renalis in großer Zahl auftreten, sind rundlich oder oval, von ziemlich schwankender Größe, aber stets multipolar (Renner 1913, Smirnow 1901) und im übrigen durch nichts von den gewöhnlichen Nervenzellen zu unterscheiden.

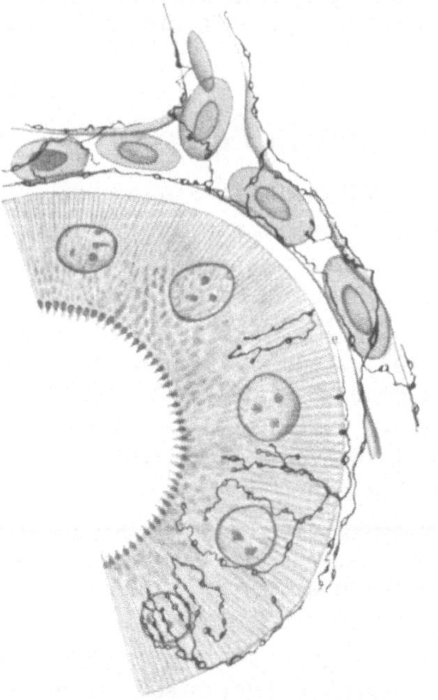

In der Wand des Nierenbeckens wurden von Smirnow (1901), Häbler (1925), Lehmann (1926) und Hryntschak (1925) reichliche Geflechte markhaltiger, wie vor allem markloser Nerven beschrieben, die in der Hauptsache mit der dort befindlichen glatten Muskulatur in enge Beziehung zu treten scheinen. Strauchartige sensible Endigungen im Bindegewebe erwähnt Smirnow (1901), Ganglienzellen sollen nach Häbler (1925) und Hryntschak (1925) sowohl beim Menschen, wie bei *Schwein*, *Hund* und *Katze* in Schleimhaut und Muscularis ohne Ausnahme fehlen. Die im Bindegewebe der Schleimhaut verlaufenden feinen Nervenfäserchen scheinen in das Epithel einzudringen (Smirnow 1901). Sämtliche Blutgefäße der Niere werden von Nerven versorgt; Smirnow (1901) erwähnt in ihrer Wandung eine Menge sensibler Endigungen in Form von Quasten und Endbüscheln, die besonders deutlich in der Adventitia der Venae interlobulares

Abb. 181. Tubulus contortus mit eindringenden Nerven aus der Niere vom *Frosch*. Methylenblau. Imm. (Nach Smirnow.)

von *Hund* und *Katze* auftreten sollen. Zugleich setzen sich von der Wand der Vasa afferentia feine marklose Fäserchen auf den Glomerulus fort, wo sie auf der äußeren Oberfläche der Bowmanschen Kapsel zu endigen scheinen.

Im Nierenparenchym kommt es zu einer sehr innigen Verbindung zwischen Gefäßnerven und den Nerven der Tubuli. Auf der Membrana propria der letzteren findet sich ein Geflecht feinster markloser Fäserchen („epilemmale" Fasern),

welches den in das Epithel eindringenden Nervenelementen („hypolemmale" Fasern) zur Ursprungsstätte dient (Abb. 180 u. 181). Die Nervenfäserchen endigen wahrscheinlich mit feinen fibrillären Auflockerungen intracytoplasmatisch, also innerhalb der Zellen, nicht zwischen denselben, wie SMIRNOW (1901) angibt.

Auf diese Weise werden Tubuli contorti und recti und die Ductus papillares vom Nervensystem versorgt. In der Marksubstanz der Niere trifft man auf ein verschiedentlich zwischen die Kanälchen eingelagertes Geflecht markloser Nerven, von welchen sich auch zum Epithel der Nierenpapillen feinste Ästchen abzweigen.

Hiernach unterliegt es keinem Zweifel, daß der gesamte Gefäßapparat wie das drüsige

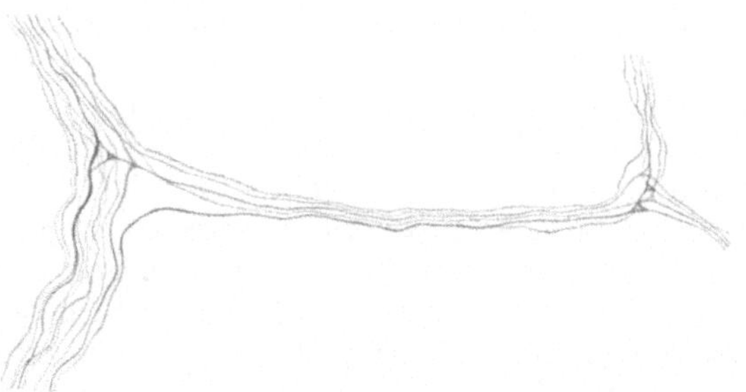

Abb. 182. Verbindungsweise zweier Nervenbündel aus der Nierenkapsel. Mensch. Natronlauge-Silber-Methode von O. SCHULTZE. Vergr. 500fach.

System der Niere unter nervösem Einfluß stehen. Freilich scheint mir bis jetzt die Wirkungsweise der aus den verschiedenen, oben angegebenen Quellen stammenden Nerven nichts weniger wie klargestellt.

In der fibrösen Nierenkapsel läßt sich ein ziemlich dünnes Geflecht schmaler Nervenbündel beobachten, die sich nicht weiter um den Verlauf der Gefäße kümmern und vielfach Fasern miteinander austauschen (Abb. 182). An Teilungsstellen solcher Fasern treten häufig die typischen Knotenpunkte auf. Von diesem Geflecht sondern sich dann allerfeinste marklose Fäserchen ab, die wahrscheinlich unter sich noch einmal ein sehr weitläufig verzweigtes Netz bilden (Abb. 183).

SMIRNOW (1901) hat schließlich in der Nierenkapsel noch büschelförmige Endorgane vorgefunden. Es handelt sich bei den Nerven der Kapsel wohl um afferente Fasern; einige können auch efferent sein und sich zu den unter der Kapsel befindlichen glatten Muskelzellen begeben oder in die Nierenrinde eindringen.

Abb. 183. Feinste einzelne Nervenfasern in der Nierenkapsel. Mensch. Natronlauge-Silber-Methode von O. SCHULTZE. Vergr. 500fach.

Die Nerven des Ureters stammen aus dem Plexus renalis, spermaticus und hypogastricus inferior. Sie sind teils markhaltig, zum größeren Teil aber marklos und bilden einen in der Adventitia gelegenen Grundplexus, von dem aus sich dann die einzelnen Fasern in Muscularis und Submucosa begeben. Ganglienzellen wurden von verschiedenen Autoren (ENGELMANN 1869, DISSELHORST 1894, MAIER 1881, PROTOPOPOW 1897, SATANI, DOGIEL 1878, DISSE 1902, HÄBLER 1925 und HRYNTSCHAK 1925) aufgefunden. Sie scheinen nur in der Adventitia in größerer Menge vorzukommen, entweder zu Ganglien angehäuft oder einzeln verstreut, und nehmen vor allem nach dem distalen Ende des Harnleiters

hin an Zahl zu; im oberen Drittel sind sie sehr selten oder fehlen gänzlich. Die Muscularis des Ureters vom *Schwein* soll nach HRYNTSCHAKS (1925) Untersuchungen völlig frei von Ganglienzellen sein.

Die Nerven der Harnblase stammen einerseits vom Plexus hypogastricus, andererseits als Nervi pelvici vom dritten und vierten Sakralnerven; sie treten als außerordentlich dichtes, mit zahlreichen Ganglien vermischtes Geflecht vor allem an der Einmündungsstelle der Ureteren hauptsächlich an die seitliche und rückwärtige Blasenwand heran und verlieren sich dann in Bindegewebe und Muskulatur mehr und mehr dem bloßen Auge. VOLANTE (1926) beschreibt weitere innige Verbindungen des Plexus vesicalis mit dem Plexus haemorrhoidalis medius, vesico-deferentialis, prostaticus oder uterovaginalis.

Man findet, wie aus der Schilderung von L. R. MÜLLER (1918) hervorgeht und was beim *Frosch* schon BEALE (1862) richtig beschrieben hat, im äußeren Bindegewebe vor allem der rückwärtigen Blasenwand auf jedem Flachschnitt eine erhebliche Anzahl grober Nervenbündel vor, die zum größeren Teil aus markhaltigen, in geringerer Menge aus marklosen Fasern zusammengesetzt sind. Die Nervenbündel, die an ihrer Eintrittsstelle in die Blasenadventitia eine annähernd parallele Richtung zueinander innehaben, liegen sehr dicht beieinander und weisen einen Durchmesser von 40—60 μ auf; in dem an die Samenblase angrenzenden Bindegewebe können sie innerhalb der Adventitia noch erheblich stärker sein. Der Verlauf dieser Bündel ist wohl von dem jeweiligen Dehnungszustand der Blasenwand abhängig; bei entleerter Blase stellt die wellenförmige Anordnung der Nervenbündel zweifellos die Norm dar, um bei gedehnter Blasenwand mehr in den geradlinigen Verlauf überzugehen.

Diese nur mikroskopisch sichtbaren Nervenbündel verlaufen im übrigen niemals isoliert nebeneinander her, sondern gehen zahlreiche Verbindungen miteinander ein; hierbei teilen sich die Nerven gewöhnlich dichotomisch auf und lassen ihre Äste meist in spitzem Winkel mit denen benachbarter Bündel wieder zusammenstoßen. Auf diese Weise kommt es zur Bildung eines die gesamte Adventitia der Blasenwand überziehenden, aus ziemlich groben Nervenbündeln bestehenden Geflechtes.

An den Teilungs- und Verbindungsstellen der Nervenbündel kann man sehr häufig eine äußerst komplizierte Anordnung in der Verlaufsrichtung der einzelnen Nervenfasern bemerken. Diese behalten nämlich nicht immer die gleiche Richtung, die sie inne gehabt hatten, bei, nur mit der Änderung, daß sie jetzt an ein anderes Nervenbündel gebunden wären, sondern sie schlagen an solchen Stellen sehr oft einen gerade rückläufigen Weg wieder ein, wobei sie sich gewöhnlich noch mit weiteren, benachbarten Bündeln auf die verschiedenste Weise verflechten. Hieraus resultiert, daß, einmal im Bindegewebe der Harnblase angelangt, die Mehrzahl der Fasern erst auf vielfach verschlungenem, weitem Umweg ihr Endziel erreichen muß.

Meistens setzen sich die im äußeren Bindegewebe der Harnblase verlaufenden Nervenbündel aus Fasern annähernd gleichstarken Kalibers zusammen. Das ändert sich jedoch, sobald wir die der Muscularis aufliegenden oder in diese hineindringenden Bündel daraufhin untersuchen. Hier finden wir nämlich neben sehr starken, wohl markhaltigen Fasern eine große Menge dünner, ja allerfeinster Nervenfäserchen vor, die sich besonders an den Teilungsstellen der Nervenbündel aufs innigste miteinander verschlingen können. Die feinen Fasern verdanken ihre Herkunft wohl zum größten Teil einem Aufteilungsprozeß der gröberen Fasern, der in der Hauptsache innerhalb der Bündel während ihres Verlaufes durch die Adventitia der Blase hindurch erfolgt.

Wenn wir auch in der Muscularis noch Nervenbündel von ziemlich beträchtlicher Stärke vorfinden, so nehmen sie doch hier an Umfang ganz erheblich ab;

dies geschieht meist durch Abgabe kleinerer Bündel, die sich dann in immer feinere Äste allmählich auflösen. Es kommt aber auch vor, daß nur eine einzelne oder ganz wenige Fasern von feinstem Kaliber das Bündel verlassen, um sich gewöhnlich auf sehr umständlichem Wege zu ihrem Endziel, den Muskelfasern, zu begeben. In der Mucosa sind schließlich nur noch sehr schmale Nervenbündel zu beobachten; daß die Nervenbündel auf ihrem ganzen Verlaufe sich nur sehr wenig nach den Blutgefäßen richten, sei zum Schlusse noch erwähnt.

Da ohne Zweifel die Mehrzahl aller zur Blase ziehenden Nerven motorischer Natur sind, so haben wir die einschneidendste Veränderung in der Anordnung des gesamten nervösen Apparates innerhalb der Muskelschicht zu erwarten. Im morphologischen, zur Umgebung gerichteten Verhalten der einzelnen Nervenfasern ist das völlig Regellose die Regel; eine ungeheure, ja unerschöpfliche Mannigfaltigkeit beherrscht den Aufbau

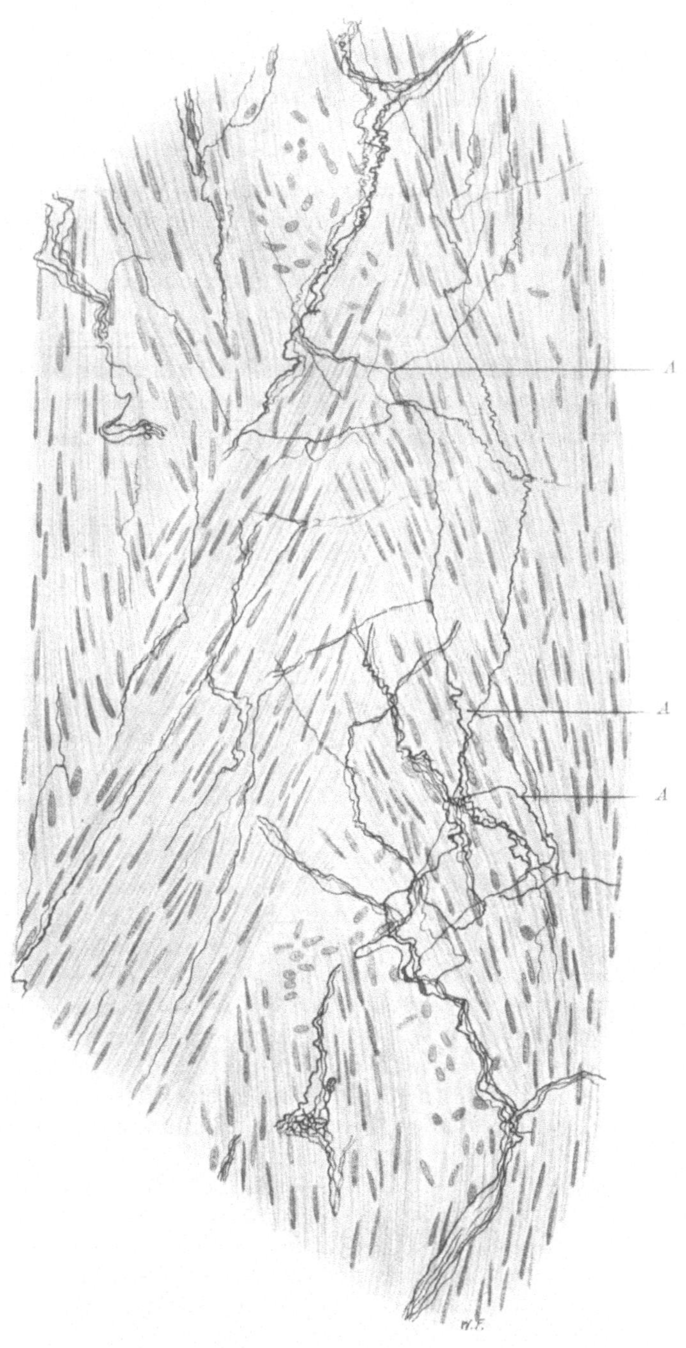

Abb. 184. Nervengeflecht in der Muscularis der Harnblase. Mensch. Bielschowskymethode. Vergr. 400fach.
A direkte Verbindungsstellen zwischen einzelnen Nervenfasern.

und die Gruppierung der nervösen Elemente zwischen den Muskelfasern, so daß selbst auf Hunderten von Schnitten kein Gesichtsfeld mit dem anderen auch nur irgendwelche Ähnlichkeit aufweist.

Dieser Umstand mag seine Ursache vielleicht in dem ebenso komplizierten Verlauf der glatten Muskelfasern haben, die sich in ihren einzelnen Schichten und Zügen durch zahlreiche Überkreuzungen und Verflechtungen zu einem schier unentwirrbaren Filz ineinander verwickeln. Es muß aber auch irgend etwas, was das scheinbar Regellose, zum mindesten aber ungeheuer Variable in der Anordnung der peripherischen Nervenfasern bedingt, in diesen selbst gelegen sein. Denn selbst dort, wo das zu innervierende Gewebe eine äußerlich einfache Gruppierung aufweist, wie in den Muskelschichten des Darmes und der Arterien, ist in der Bildung nervöser Geflechte die nämliche, unendliche Mannigfaltigkeit zu erkennen.

Was die topographische Verteilung der feineren Nervengeflechte innerhalb der Muscularis anbelangt, so herrscht hier dieselbe Regellosigkeit wie in ihrem morphologischen Einzelaufbau vor. Es gibt keine Region in der Muskelschicht, die durch einen größeren Nervenreichtum irgendwie bevorzugt würde, wie das des öfteren vom Trigonum Lieutaudi angegeben wurde. Weiterhin bilden die feineren Nervenfasern niemals ein sich gleichmäßig über die ganze Muscularis erstreckendes Geflecht oder Netz, sondern sie sind scheinbar wahllos zwischen die verwickelten Züge der glatten Muskulatur hineinversenkt.

Eine sehr gute bildliche Übersichtsdarstellung über die gröbere Verteilung der Nervenelemente in der Harnblase des *Hundes* stammt nach WOROBIEWS (1926) Angaben von SCHABADASCH.

So finden wir in vielen Schnitten verhältnismäßig wenige Nervenfasern, die einzeln oder zu mehreren sich auf mannigfache Weise durch die Muskelfasern hindurchwinden, benachbarte Nervenfasern häufig erreichen und ein Stück ihres Weges begleiten, um sie dann wiederum zu verlassen. Es kommen auch direkte Verbindungen zwischen einzelnen Nervenfasern vor, wobei dann die bekannten dreieckigen Knotenpunkte zu entstehen pflegen, vor allem, wenn die Nervenfäserchen sehr fein sind. Verfolgt man eine einzelne Nervenfaser eine längere Strecke durch das Präparat hindurch, so schlägt sie häufig diejenige Richtung ein, die der betreffende Muskelzug, in dem sie gerade verläuft, inne hat. Doch ist auch eine fast senkrechte Kreuzung einer Muskellage durch Nervenfasern gar nicht so selten (Abb. 184).

In manchen Stellen der Muscularis sind die Nervenfasern zu einem außerordentlich dichten Geflecht zusammengehäuft, vor allem dann, wenn sich hier kleinere Nervenbündel zur gleichen Zeit vollständig aufsplittern. Hierbei fällt eine annähernd parallele Richtung der Nervenfasern untereinander sowie zu dem Muskelfaserzug, in welchem sie sich befinden, zumeist auf. Direkte netzartige Verbindungen habe ich zwischen den einzelnen Fasern nur sehr selten beobachten können; meistens handelt es sich nur um eine innige Verflechtung.

Daß selbst bei 400facher Vergrößerung die Nervengeflechte noch von einer außerordentlichen Feinheit sind, ergibt ein Blick auf Abb. 184. Nächst der völlig regellosen Anordnung der Nervenbündel und der vielfachen Verflechtung der einzelnen Fasern läßt sich hier auch das verschieden starke Kaliber der letzteren sehr gut beobachten. Ferner fällt ein ziemlich stark gewellter Verlauf der einzelnen Fasern ins Auge, vor allem dann, wenn dieselben in der Längsrichtung der glatten Muskelfaserzüge einherziehen. Dies kann seine Ursache in dem bei der Fixierung erfolgten Kontraktionszustand der Muskelfasern haben, wobei der Nerv genötigt wird, sich in Falten zu legen. Das in Abb. 184 dargestellte Geflecht gleicht ungefähr dem, was von L. R. MÜLLER (1918), JORIS (1906), MICHAILOW (1908) und BOBIN (1927) bei *Säugetieren*, von BEALE (1862), TOLOTSCHINOFF (1869), BERNHEIM (1892), LIPMANN (1869), F. B. HOFMANN (1907) und KLEBS (1865) beim *Frosch* unter dem Namen Nervengeflecht, Sekundärplexus, Intermediärplexus, intramuskuläres Netz und Endplexus beschrieben worden ist.

Abb. 185 mag eine Übersicht über einen Teil eines bei starker Vergrößerung gezeichneten Nervengeflechts wiedergeben. Der wellige Verlauf der Nervenbündel, ihre Aufsplitterung in einzelne Fasern, ihre innige Verbindung untereinander macht zunächst das Bild zu einem ziemlich verwickelten. Die scheinbar freien Nervenenden sind auf das Abbiegen der Fasern in eine andere Ebene und die hierdurch bedingte Durchschneidung mit dem Mikrotommesser zurückzuführen. Die grobkalibrigen Fasern werden meist noch von mittelstarken bis äußerst feinen Fäserchen begleitet, die überdies noch mancherlei Umschlingungen auszuführen pflegen. Die dargestellten Kerne sind teils bindegewebiger Natur, zum größten Teil gehören sie zu den Nervenfasern selbst und sind als SCHWANNsche Kerne anzusehen.

Von derartigen Geflechten sondern sich dann feinste marklose Fäserchen zwischen die Muskelfasern hinein zu einem ungeheuer feinen terminalen Netzwerk ab, wie es von AGABABOW (1912), BOEKE (1915), JORIS (1906), LAWRENTJEW (1926) und NEMILOFF (1900) teilweise sehr gut beobachtet worden ist. Das terminale Netzwerk liefert schließlich jene Endästchen, die innerhalb der glatten Muskelzellen als Endösen oder Retikularen die Übertragung nervöser Reize auf die Muskulatur besorgen. (Weiteres hierüber siehe bei Motorische Endigungen.)

Die Gefäße der Harnblasenwand sind gewöhnlich von einer Anzahl Nerven begleitet, ohne daß diese des-

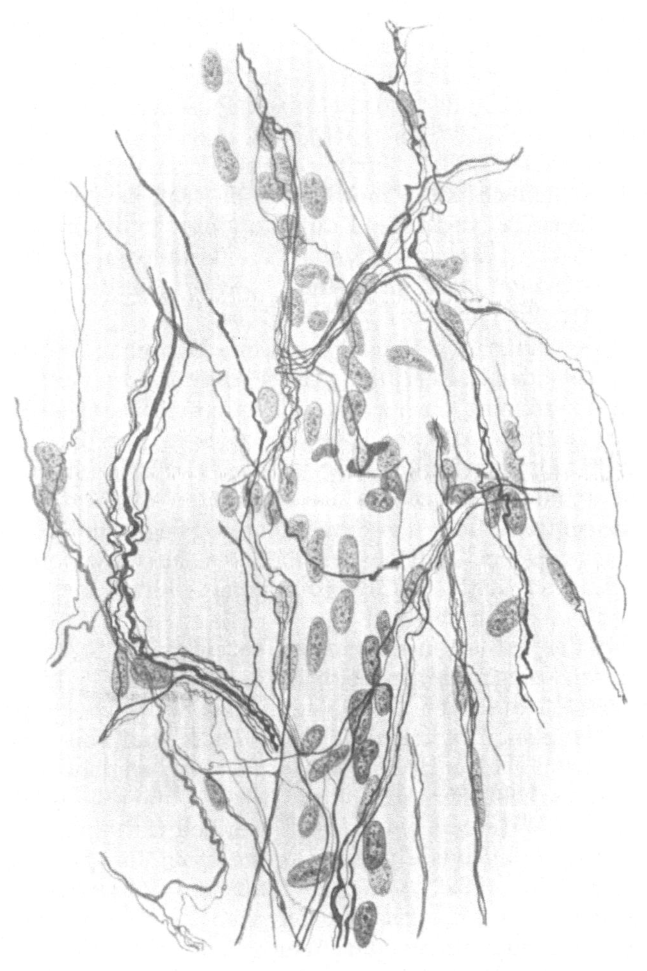

Abb. 185. Nervengeflecht in der Muscularis der Harnblase. Mensch. Bielschowskymethode. Vergr. 560fach.

halb alle als Vasomotoren anzusehen wären; denn viele von ihnen verlassen wieder das Gefäß, um sich in das umgehende Muskelgewebe hineinzuwinden. Die Capillarnerven zeigen das gleiche Verhalten, wie ich dies beim Herzen beschrieben habe. (Siehe auch den Abschnitt: Nerven der Blutgefäße.)

Zuerst hat wohl REMAK (1840) Ganglienzellen in der Harnblasenwand von *Säugetieren* vorgefunden, eine Entdeckung, die später von DARWIN (1874), GRÜNSTEIN (1900), DISSELHORST (1894), MICHAILOW (1908), L. R. MÜLLER (1918), BOBIN

(1927) und SCHABADASCH (1926) am gleichen Materiale, von LAWDOWSKY (1872), WOLFF (1882) u. a. beim *Frosch* in mannigfacher Weise ihre Bestätigung gefunden hat.

Was LENDORF (1901) als Ganglienzellen beschrieben hat, scheint mir nichts mit solchen zu tun zu haben, sondern nur durch die im Verlauf der Nerven befindlichen Kerne vorgetäuscht zu sein. Einem ähnlichen Irrtum ist auch wohl R. MAIER (1881) verfallen.

Wenn auch OBERSTEINER (1871) als erster von dem Auftreten spärlicher Ganglienzellen in der menschlichen Harnblase spricht und viel später DISSE (1902) Ganglien in der Adventitia sowie einzelne Zellen innerhalb der Muscularis am gleichen Objekte beschreibt, so gebührt das eigentliche Verdienst, den Ganglienzellenapparat in der Harnblase des Menschen zum ersten Male genauer studiert zu haben, L. R. MÜLLER (1918), der hier auch die Ganglienzellen mit der Bielschowskymethode in ihrer wahren Form dargestellt hat. HRYNTSCHAK (1922) hat schließlich zwei morphologisch sich scharf unterscheidende Typen von Ganglienzellen beim Kind aufgefunden, eine leicht zu bestätigende Entdeckung, die den alten Autoren offenbar nur deshalb entgangen ist, weil sie das Studium von *Laboratoriumssäugern* und *Fröschen* dem des Menschen wohl aus technischen Gründen vielfach vorgezogen haben.

Was zunächst die topographische Verteilung der Ganglienzellen anbelangt, so unterscheidet L. R. MÜLLER (1924) extramurale, d. h. in der Adventitia gelegene, und intramurale, in der Muscularis befindliche Zellen, wobei ein ganz besonders stark gehäuftes Auftreten von Nervenzellen an der Einmündungsstelle der Ureteren Erwähnung findet. HRYNTSCHAK (1922), der mit Hilfe von Serienschnitten eine genaue Topographie des gangliösen Apparates festgelegt hat, nimmt noch einen um und über den Samenblasen gelegenen Plexus retromuralis an und fügt als neue Beobachtung ein reichlicheres Auftreten von intramuralen Ganglienzellen im unteren Drittel der Regio trigonalis hinzu; der Musculus trigonalis soll stets frei von solchen bleiben.

In der Tat lassen sich an den bezeichneten Stellen außerordentlich große Massen von Ganglienzellen beobachten. In dem der hinteren Blasenwand des Neugeborenen aufliegenden Bindegewebe habe ich eine Menge von Ganglien ohne Schwierigkeit feststellen können. Diese sind von verschiedener Größe, umfassen etwa zehn bis zu Hunderten von Zellen, sind in der Adventitia der Blase noch in ganz erheblicher Anzahl aufzufinden und schieben sich zum Teil in die Faserzüge der Muscularis manchmal ziemlich tief hinein.

Der auffallendste Befund beim Studium dieser Ganglien ist in dem von HRYNTSCHAK (1922), von mir (1926) und VOLANTE (1926) beobachteten Auftreten von zwei morphologisch differenten Zellformen zu erblicken, die zwar ohne scharfe Grenze ineinander über gehen, aber trotzdem einen kleinzelligen und einen großzelligen Typus mit Leichtigkeit erkennen lassen. So sind besonders in dem zwischen Samenblasen und Harnblase befindlichen Bindegewebe und in der Adventitia der hinteren Blasenwand die kleinzelligen Formen in den dortigen Ganglien manchmal zu Hunderten zusammengehäuft, so daß man bei schwacher Vergrößerung und allerdings etwas oberflächlicher Betrachtung vermeint, Lymphocytenhaufen vor sich zu haben. Auch in den Ganglien der Muscularis, die im übrigen an Umfang hinter den im Bindegewebe befindlichen Ganglien gewöhnlich zurückstehen, finden sich die kleinen Zellen oft noch in reichlichem Maße vor.

Wohl in den meisten Fällen sind innerhalb der Ganglien beim Neugeborenen den kleinen Zellformen noch größere Nervenzellen zugesellt, zwar jenen an Zahl sehr häufig unterlegen, aber doch als Gruppen von 3—15 Zellen in die kleinzellige Masse gleichsam eingesprengt und ohne weiteres erkennbar. Manche Ganglien setzen sich ungefähr zur Hälfte aus großen, zur Hälfte aus kleinen Zellen zusammen, wozu beistehende Abb. 186 ein Beispiel darstellen mag; das Ganglion befand sich an der Grenze zwischen Adventitia und Muscularis. Im übrigen lassen sich diese aus großen und kleinen Zellen zusammengesetzten Ganglien noch in großer Menge an der Eintrittstelle der Blutgefäße in die Harnblase be-obachten; kleinere Ganglien kommen gelegentlich innerhalb großer Nervenstämme oder an solche direkt angelagert und mit ihnen aufs engste verbunden vor (Abb. 64). Ganglien, die sich nur aus großen Zell-formen zusammensetzen, sind beim Neugeborenen in der Adventitia und dem darüber gelagerten lockeren Bindegewebe gelegentlich aufzufinden, liegen jedoch meistens innerhalb der Muscularis, wo sie sich zwar an Um-fang verringern, aber immerhin noch aus 10 bis 20 Zellen zu bestehen pflegen.

Innerhalb der Schleim-haut habe ich ebenso wie HRYNTSCHAK (1922) nie-mals Ganglienzellen gese-hen; L. R. MÜLLER (1924) gibt vereinzelte Nerven-zellen zwischen Muskulatur und Schleimhaut an, wäh-rend nach MICHAILOW (1908) ganze Ganglien am Trigo-num und Fundus vesicae und in den Seitenwänden der Blase in der Schleim-haut vorhanden sein sollen. Für den Menschen kann ich diese Angaben nicht bestä-tigen; sollten dennoch Gan-glienzellen in der Submu-cosa vorkommen, so sind sie sicherlich an Zahl äußerst gering.

Das in Abb. 186 dar-gestellte Ganglion, das

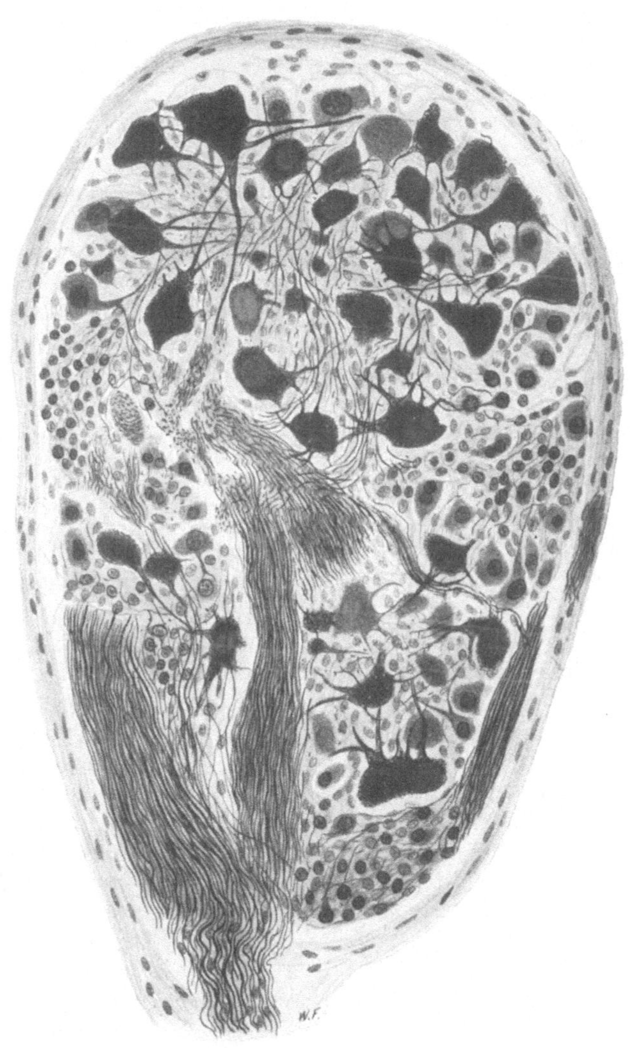

Abb. 186. Ganglion aus der Blasenwand eines Neugeborenen mit großen und kleinen Nervenzellen sowie zahlreichen Übergangsformen. Bielschowskymethode. Vergr. 300 fach.

aus der Blasenwand vom Neugeborenen stammt, breitet zunächst zur Übersicht eine Fülle morphologisch differenter Zellformen vor uns aus. Der starke Unter-schied zwischen großen und kleinen Zellen springt sofort ins Auge, alle mög-lichen Übergangsformen werden sichtbar. In voller Klarheit tritt die rundliche oder auch manchmal etwas gestreckte Form der großen multipolaren Zellen hervor; ihre Fortsätze sind mannigfach an Zahl und Gestalt, was für die Verästelungsweise derselben ebenfalls seine Geltung hat.

Es ist im übrigen ein Irrtum, etwa zu glauben, sämtliche Fortsätze einer multipolaren, sympathischen Ganglienzelle, mit Ausnahme eines einzigen, eben des Neuriten, hörten in der Nähe dieser Zelle wie eine Blitzableiterspitze auf, von den Endplättchen einmal abgesehen. Hiervon habe ich mich niemals überzeugen können. Studiert man nämlich an gut imprägnierten Silberpräparaten jene Fortsätze genauer, so findet man, daß sie da, wo sie scheinbar aufhören, dies gar nicht tun, vielmehr die oberste und unterste Ebene des Präparates nur verlassen und infolgedessen abgeschnitten sind.

Unter den Fortsätzen gibt es neben solchen von beträchtlicher Stärke wiederum andere von einer ungeheuren Feinheit. Ich halte es aber für einen Akt reiner Willkür, wenn man gerade den Ausläufer, den man zufällig am weitesten im Präparat verfolgen kann, für den Neuriten erklärt, den übrigen Fortsätzen hingegen eine dendritische Natur zuweist. Eine exakte Unterscheidung zwischen Neuriten und Dendriten ist an den sympathischen Ganglienzellen gar nicht möglich, womit auch alle Aussagen, die wir über die etwaige Funktion einzelner Fortsätze tun, jeden Beweises entbehren. Häufig werden zwei Kerne innerhalb einer kleinen Nervenzelle sichtbar.

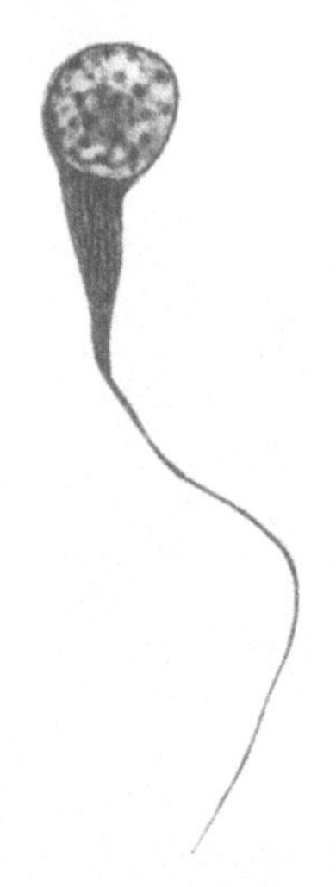

Abb. 187. Kleine unipolare Ganglienzelle. Mensch, neugeb. Bielschowskymethode. Vergr. 1500fach.

Das Cytoplasma der kleinen Ganglienzellen ist gelegentlich auf eine außerordentlich geringe Menge reduziert, desgleichen scheint von den Fortsätzen oft nur ein einziger vorhanden zu sein. Die kleinen Ganglienzellen sind der Form nach *zunächst* unipolar, etwa birnförmig, und erhalten erst bei allmählicher Reife mit zunehmendem Wachstum die Gestalt der großen multipolaren Zelle. Abb. 187 stellt wohl die jüngste, am wenigsten ausdifferenzierte Form einer kleinen Ganglienzelle dar; die ganz beträchtliche Kleinheit derselben geht schon aus der Anwendung der 1500 fachen Vergrößerung hervor. Der große Kern mit seinen reichlichen Chromatinteilen, die birnförmige Gestalt des verhältnismäßig geringen Cytoplasmas, das sich allmählich zu dem einzigen Fortsatz verdünnt, werden ohne weiteres kenntlich. Im Cytoplasma findet sich eine Anzahl feinster Körnchen vor, Anzeichen einer streifigen Anordnung derselben zu Fibrillen machen sich überdies bemerkbar.

Unter den kleinen Zellen kommen aber auch bipolare und multipolare Formen in reichlichem Maße vor. Abb. 188 zeigt eine bipolare Zelle

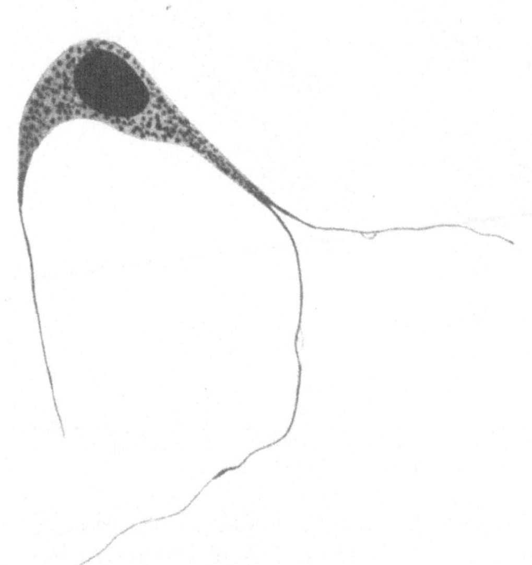

Abb. 188. Kleine bipolare Ganglienzelle. Neugeb. Bielschowskymethode. Vergr. 1500fach.

von gebogener, spindelartiger Gestalt des Zelleibes, dessen einer Fortsatz sich in zwei äußerst feine Fäserchen aufsplittert. Die multipolare Art der kleinen Zellen wird durch Abb. 189 demonstriert, wo bereits fünf Fortsätze zu erkennen sind. Wo diese endigen, ließ sich nicht feststellen.

Wie bei allen multipolaren sympathischen Ganglienzellen ließe sich auch hier bei den kleinen Zellen eine unendliche Anzahl von verschiedenen Einzelformen angeben. Da keine Zelle im Hinblick auf ihre Form der anderen gleicht, so hat eine weitere detaillierte Formbeschreibung im Grunde keinen Zweck.

Am Schlusse der Beschreibung der in Abb. 186 dargestellten Zellformen sei noch auf die an mehreren Stellen des Ganglions zusammengehäuften Massen noch kleinerer Zellen als die eben beschriebenen kleinen Ganglienzellen hingewiesen. Irgendwelche Fortsätze oder Einzelheiten des Cytoplasmas sind bei der von mir angewendeten Methode nicht mehr zu er-
kennen; daß wir hier Vorstufen zu den kleinen Nervenzellen vor uns haben, ist denkbar, läßt sich aber nicht beweisen. Im übrigen ist auch eine Verwechslung mit SCHWANNschen Zellen oder Kapsel-zellen der großen multipolaren Zellformen leicht möglich. Es läßt sich eben nichts Sicheres über einen solchen völlig un-differenzierten Zellhaufen aussagen. Daß alle in und auf der Blasenwand gele-genen Ganglien mit einer bindegewebigen Hülle umgeben sind, sei der Vollständig-keit wegen noch bemerkt.

Bei den kleineren, nur aus großen mul-tipolaren Zellen bestehenden, innerhalb der Muscularis gelegenen Ganglien kommt noch eine sonderbare Gruppierung der Zellen sehr häufig zu Gesicht. Die meistens etwa birnförmig gestalteten Zellen liegen hierbei alle mit ihrer breiten Basis nach der Bindegewebskapsel hin orientiert, wäh-rend sie ihre sämtlichen Fortsätze ins Innere des Ganglions hineinsenden und zu einem großen Nerven zusammenfließen lassen, der das meist längsovale Ganglion an einem spitzen Pole desselben zu ver-lassen pflegt (Abb. 64). Eine ähnliche An-ordnung der Zellen hat auch L. R. MÜLLER (1924) in seinem Handbuch, 2. Aufl., ab-

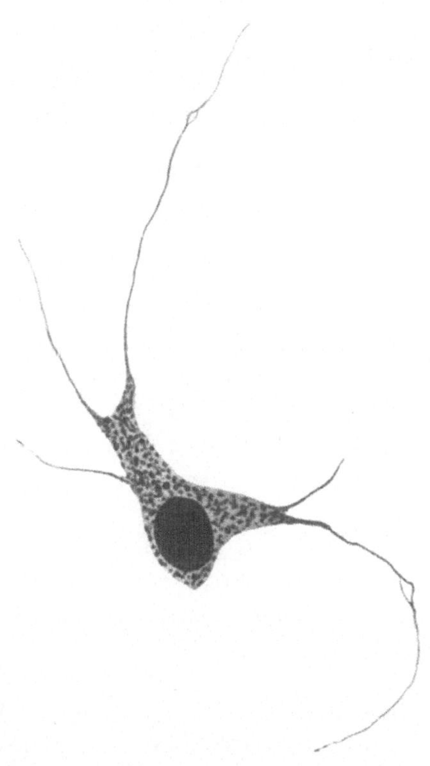

Abb. 189. Kleine multipolare Ganglienzelle. Neugeb. Bielschowskymethode. Vergr. 1500fach.

gebildet. Über die Ursache dieser eigentümlichen Stellung der Ganglienzellen lassen sich keinerlei Aussagen machen.

In der Mucularis kommen auch einzelne Ganglienzellen vor, manchmal zu kleinen Gruppen von zwei bis vier Stück zusammengeschlossen und ineinander mit den Fortsätzen zu einem kaum entwirrbaren Knoten verschlungen und verwickelt. Diese Zellen liegen meistens ebenso wie die einzelnen Ganglien-zellen in der Nähe größerer Nervenbündel, denen sie ihre Fortsätze zugesellen. Es ist im übrigen sehr wahrscheinlich, daß die Mehrzahl der innerhalb der Muscu-laris befindlichen Nervenfasern Fortsätze der in den Blasenganglien vorhandenen Nervenzellen darstellen. Nach meinen Präparaten scheint es mir zum mindesten fraglich, ob nicht auch Fasern direkt vom Rückenmark, also Hypogastricus und Pelvicus, in die Muscularis einstrahlen können, um hier zu endigen.

Dies scheint der experimentellen Erfahrung zu widersprechen; einfache Innervationsschemata haben freilich immer etwas Bestechendes an sich. Ich habe aber doch gewisse Bedenken, um höchst schwierig zu deutender Experimente willen die morphologischen Verhältnisse der Theorie des jeweiligen Experimentators anzupassen, während doch gerade das Umgekehrte der Fall sein sollte.

Wie in der Muscularis gelegene Ganglienzellen sogar nach entgegengesetzten Richtungen hin ihre Fortsätze in die vorbeiziehenden Nervenbündel gelangen lassen, mögen die Abb. 39 und 45 demonstrieren. Die Fortsätze der in Abb. 45 dargestellten Zelle sind bis auf einen Teilast sämtlich stärkeren Kalibers als die meisten im Bündel verlaufenden Fasern; sie können sämtlich efferent sein, ohne daß dies zu beweisen oder zu widerlegen wäre. Mitunter kommen in der Muscularis beträchtlich große Ganglienzellen von eigentümlich gelapptem Aussehen zur Beobachtung, wie sie MICHAILOW (1908) in der Harnblase des *Pferdes* ebenfalls gesehen hat. Die Kontur des Cytoplasmaleibes ist gewöhnlich mehrfach ausgebuchtet, ein oder mehrere Fortsätze können mit einer kolbenförmigen Verdickung sogleich wieder enden (Abb. 39). Die hier abgebildete Zelle, deren feine fibrilläre Struktur deutlich hervortritt, besitzt zwei große, chromatinreiche Kerne.

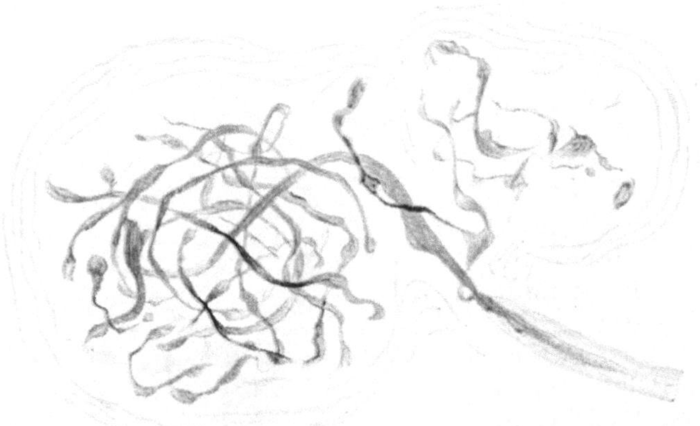

Abb. 190. Sensible, knäuelförmige, eingekapselte Endigung aus der Harnblase. *Pferd.* Methylenblau. Leitz Obj. 7, Ok. 2. (Nach MICHAILOW.)

Zweikernige Nervenzellen sind innerhalb der Blase auch bei den großen Formen nicht allzu selten und öfters beschrieben worden, so von MICHAILOW (1908) und L. R. MÜLLER (1924), ja vor einigen Jahrzehnten wurden sie schon von REMAK (1840), BIDDER, S. MEYER gesehen.

Mehrkernigkeit scheint überhaupt bei den intramuralen sympathischen Nervenzellen häufiger vorzukommen; v. MÖLLENDORFF hat sogar vierkernige Ganglienzellen in der Samenblase des Menschen beobachtet. Schon in den gewöhnlichen Kurspräparaten sind sie häufig zu finden.

Eine sehr merkwürdige, zwischen den Muskelfasern gelegene Ganglienzelle zeigt noch Abb. 116. Neben dem großen Hauptfortsatz, der sich kurz nach Verlassen der Zelle in schmälere Äste aufteilt, scheint mir das Auftreten der übrigen, äußerst feinen Fortsätze von besonderem Interesse. Diese verlieren sich allmählich tief zwischen die Muskelzellen hinein, direkt an deren Oberfläche verlaufend; mehrere der allerfeinsten Fäserchen machten den Eindruck, als ob sie innerhalb des Protoplasmas der Muskelzellen endigten; kleine Endösen habe ich aber hierbei nicht finden können. Immerhin weist die Endigungsweise der feinsten Fortsätze auf eine motorische Funktion hin.

Eine Einteilung der großen Ganglienzellen nach MICHAILOW (1908) in einzelne Typen scheint mir ebenso unnötig wie verfehlt. Denn abgesehen davon, daß es ganz unmöglich ist, die großen Ganglienzellen nach ihrer Form zu gruppieren, da von vornherein keine der anderen gleicht, hat auch eine morphologische Unterscheidung der Zellen keinen rechten Sinn, solange wir nicht wissen, ob an eine verschiedene Form der sympathischen Nervenzelle auch eine jeweils verschiedene Funktion gebunden ist. Davon sind wir aber noch weit entfernt, ja ich glaube, wir wissen nicht einmal, wozu die peripherischen sympathischen Ganglienzellen überhaupt da sind.

Die sensiblen Endapparate in der Harnblase von *Pferd, Katze* und

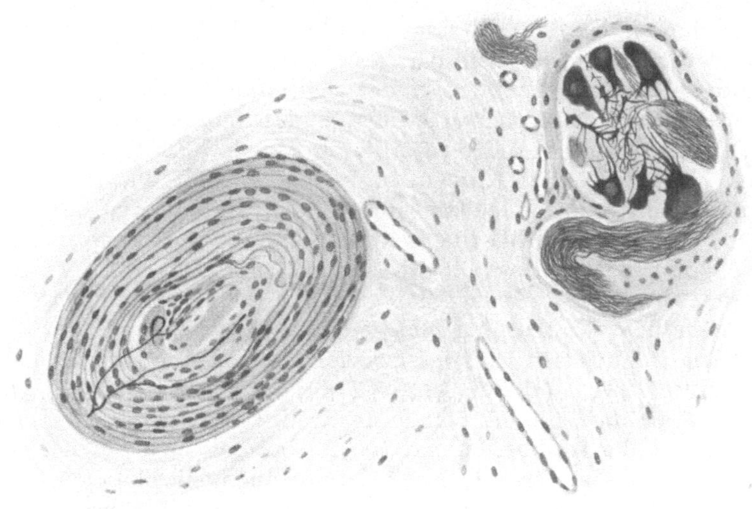

Abb. 191. VATER-PACINIsches Körperchen mit kleinem Ganglion aus der Adventitia der Harnblase. Mensch. Bielschowskymethode. Vergr. 150 fach.

Schwein fanden eine sehr genaue Schilderung bei MICHAILOW (1908), während GRÜNSTEIN (1900), EHRLICH (1886), NEMILOFF (1900) und HUBER (1897) zu teil-weise sehr guten Darstellungen feinster Endbäumchen beim *Frosch* gelangt sind. So finden sich bei den genannten *Säugetieren* zwischen Epithel und Muscularis eingekapselte, zu den PACINIschen Körperchen zu zählende, kugelige, ovale oder zylindrische Apparate mit einer knäuelförmigen Endigung der markhaltigen Faser (Abb. 190). Auch Knäuel und Nervengeflechte sowie baumförmige Verzweigungen ohne Kapsel wurden beschrieben. Innerhalb der Adventitia konnte ich des öfteren PACINIsche Lamellenkörperchen, manchmal drei bis vier nebeneinander gelagert, bemerken (Abb. 191). WOROBIEW (1926) gelangte zu demselben Ergebnis.

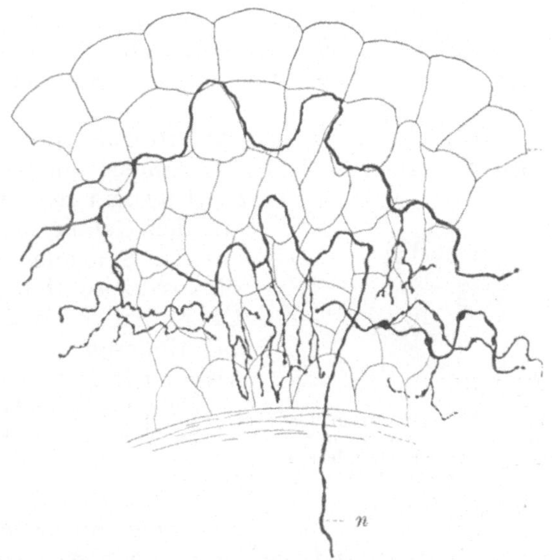

Abb. 192. Intraepitheliale Nerven der Harnblase. *Kaninchen.* Golgimethode. *n* Nervenfasern. (Nach RETZIUS.)

In der Submucosa der menschlichen Harnblase scheinen beim Menschen nur äußerst feine Nervenfäserchen vorzukommen; sie dringen, wie RETZIUS (1894) und MICHAILOW (1908) beim *Säuger* beschrieben haben, in das Epithel ein, um hier wahrscheinlich intra-

protoplasmatisch zu endigen (Abb. 192). Es sind somit zweifellos in der Harnblase afferente Fasern vorhanden; daß sie das Gefühl des jeweiligen Füllungs-
zustandes der Blase vermitteln, also in der jeweils wechselnden Spannungsänderung
der Blasenwandgewebe ihren adäquaten Reiz haben, ist mit großer Wahrscheinlichkeit anzunehmen. Daß in pathologischen Fällen die Reaktionsweise der Nerven
eine andere werden kann, ist denkbar.

In der Adventitia der Urethra findet sich ein aus schmalen Nervenbündeln
bestehendes Geflecht, das zwischen Längs- und Ringmuskelschicht sowie in die
Submucosa hinein Fasern absplittern läßt, um hier jeweils einen weiteren Plexus
zu formieren (PLANNER 1888, LAWRENTJEW 1914). Die Fasern stammen vom
Plexus hypogastricus ab. Auch sensible Endorgane werden in größerer Anzahl erwähnt, vor allem Endbüsche, Endknäuel und PACINIsche Körperchen, die
letzteren mehr in die Tiefe der Schleimhaut gelagert (TIMOFEEW 1894, PLANNER
1888, LAWRENTJEW 1914). Multipolare Ganglienzellen scheinen in dem in der
Adventitia befindlichen Nervengeflecht vereinzelt aufzutreten und die verschiedensten Formen aufzuweisen. In das Epithel eindringende Nervenfäserchen werden von RETZIUS (1894) und SCLAVUNOS (1894) erwähnt.

Der Nervenapparat der männlichen Harnröhre zeigt wohl die gleiche Anordnung wie derjenige der weiblichen; nur sollen die meisten Ganglienzellen für die
männliche Harnröhre in der die Prostata umgebenden bindegewebigen Masse
ihren Sitz haben, während sie bei der Frau mehr in der äußeren Adventitia gelegen sind.

XVa. Männliche Geschlechtsorgane.

Im allgemeinen sind wir über das feinere Verhalten der Nerven in den männlichen Geschlechtsorganen nur ungenügend unterrichtet. Die Zahl der hier gelieferten Arbeiten ist verhältnismäßig klein und überdies teilweise nur von geringem
Wert, was besonders für die mit der Golgimethode erzielten Resultate zu bemerken ist.

Hoden. Die Nerven des Hodens stammen nach den Angaben von BRAUS
(1924) aus dem X. Thorakalsegment und verlaufen durch den Plexus coeliacus,
aorticus und renalis als Plexus spermaticus gemeinsam
mit den Gefäßen herab zur Keimdrüse; auch von dem
um den Samenleiter befindlichen Nervengeflecht, dem
Plexus deferentialis, ziehen einzelne Ästchen zum Hoden.
Über den Verlauf und die Endigungsweise der in
das Hodenparenchym eingedrungenen Nervenelemente
wissen wir nur weniges.

RETZIUS (1893) und TIMOFEEW (1894) haben ein
feines Nervenfasergeflecht mit den Blutgefäßen zusammen im Bindegewebe des Hodens einherziehen sehen.
Von diesem Gefäßnervenplexus scheinen sich einzelne
Fäserchen abzuzweigen und durch das Bindegewebe

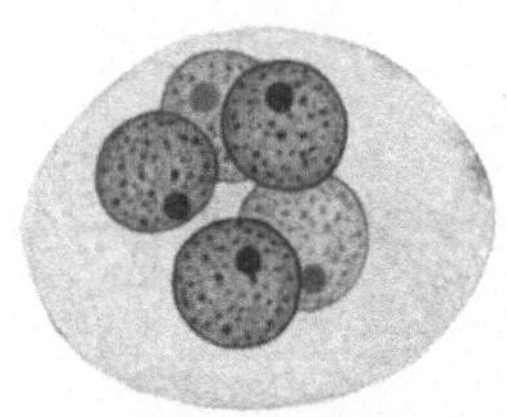
Abb. 193. Mehrkernige Ganglien-
zelle aus dem sympathischen
Samenblasengeflecht. Mensch.
Hämatoxylin-Eosin.
Vergr. 750fach.
(Präp. von Prof. v. MÖLLENDORFF.)

hindurch der Wand der Tubuli contorti zuzustreben, um sich deren Membrana
propria direkt anzulegen. Ein Eindringen der Fäserchen in die Tubuli contorti
hinein wurde bis jetzt nicht beobachtet. Ganglienzellen scheinen im Hoden nicht
vorzukommen.

SCLAVUNOS (1894) hat zweifellos eine Menge von Bindegewebe oder irgendwelchen Ge-
websspalten mit der Golgimethode imprägniert und irrtümlich unter das Nervengewebe
eingereiht. Daher können seine Resultate heute keine Geltung mehr beanspruchen. OH-
MORI (1924) berichtet in einer neueren Untersuchung nur von vereinzelten Nervenfasern

im Hodenbindegewebe, kommt aber weiterhin zu keinem bestimmten Ergebnis. Auch die Arbeit von PINES bringt infolge Mangels an Technik und Kritik nichts neues und nur unsicheres an Beobachtungen.

Nebenhoden. Dieser erhält seine Nervenfasern im wesentlichen aus der gleichen Quelle wie der Hoden.

Am Caput epididymidis wurden von TIMOFEEW (1894) bei kleinen *Säugetieren* feine Nervenfäserchen um die Kanälchen beschrieben; die Fasern sollen nach OHMORI (1924) meist marklos sein. TIMOFEEW (1894) will an den für den Nebenhoden bestimmten Nerven einzelne Ganglienzellen gesehen haben; doch sind im Nebenhoden selbst wohl keine solchen vorhanden.

Vas deferens. TIMOFEEW (1894) beschreibt in dessen Adventitia ein Geflecht von marklosen Fasern, in welchem sich auch einige markhaltige Elemente vorfinden

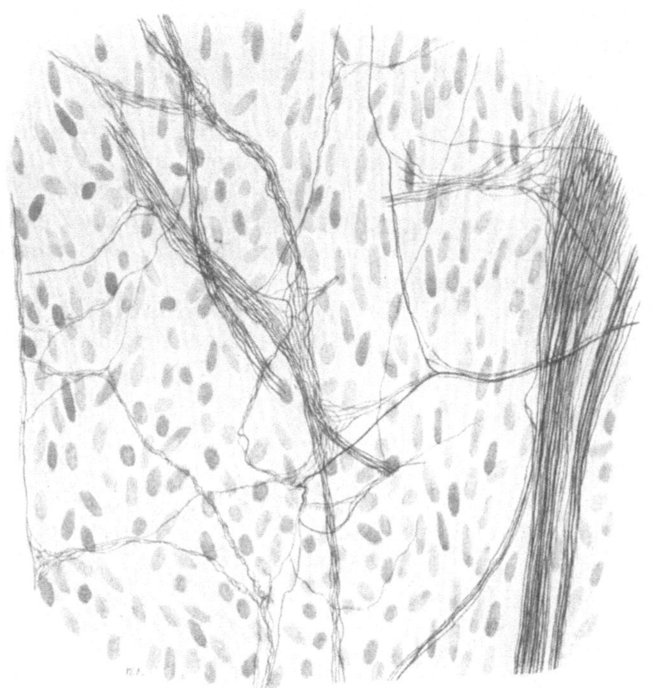

Abb. 194. Geflecht feinster markloser Nervenfasern aus der Muscularis der Samenblase. Neugeb. Bielschowskymethode. Vergr. 400fach.

sollen. Auch Ganglienzellen scheinen vorzukommen, am gewöhnlichsten zu ganzen Haufen vereint am distalen Ende des Samenleiters in der Nähe der Prostata.

Die Angaben von SCLAVUNOS (1894), wonach in der Submucosa ein feines Geflecht von Nervenfasern ausgebreitet liegt, sind höchst zweifelhaft und unsicher.

Die sensiblen Nerven des Hodens und seiner Hüllen werden vom Nervus pudendus durch die Nn. scrotales post. und N. spermaticus ext. und durch die Nn. scrotales ant. geliefert; auch vom N. ileoinguinalis ziehen gelegentlich einige Fasern dorthin. In der Tunica vaginalis communis des Hodens hat TIMOFEEW (1894) einige zu den KRAUSEschen Endkolben gehörige, knäuelartige Gebilde beobachtet, während RAUBER (1923) auf der Cremasterscheide sowie im Gewebe der Tunica dartos zahlreiche VATER-PACINIsche Körperchen erwähnt. Die Nerven für die glatte Muskulatur der Tunica dartos sind

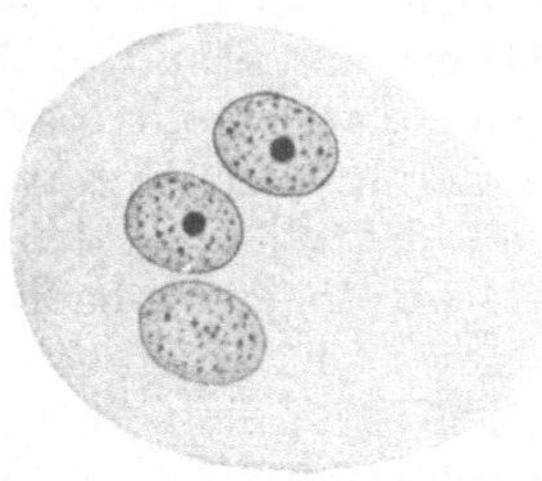

Abb. 195. Dreikernige Ganglienzelle aus der Prostata. Mensch. (VAN GIESON.) Vergr. 750fach.

wohl von den sympathischen Fasern des Plexus spermaticus herzuleiten, können aber auch direkt aus den Nerven Pudendus und Spermaticus ext. stammen, welche ihre sympathischen Elemente bereits kurz nach ihrem Austritt aus dem Rückenmark durch die Rami communicantes erhalten haben.

Samenblase. Diese bekommt ihre Nerven vom Plexus hypogastricus, dessen Ausläufer um die Samenblase noch einmal ein eigenes Geflecht formieren, das in seinen Maschen nach FRÄNKELS (1903) Beobachtung einzelne Ganglienzellen enthält. Die Nervenzellen lassen, wie v. MÖLLENDORFF berichtet, häufig zwei oder mehrere Kerne erkennen. Abb. 193 auf S. 164 zeigt sogar eine Ganglienzelle mit fünf Kernen. Auch SOBOTTA (1911) bildet schon zwei- und dreikernige Ganglienzellen ab.

Zwischen den glatten Muskelfasern der Samenblase trifft man schon beim Neugeborenen ein Geflecht feinster, markhaltiger Nervenfäserchen, die teils zu Bündeln zusammengefaßt, teils einzeln das Gewebe durchziehen und sich auf die mannigfachste Weise miteinander verbinden (Abb. 194). Innerhalb der Samenblase konnte ich keine Ganglienzellen auffinden.

Die Nerven der Samenblase stehen mit dem Plexus deferentialis, haemorrhoidalis und vesicalis in Verbindung, auch Fasern vom II.—IV. Sakralnerven (Nn. erigentes) kommen hinzu.

Prostata. Die Nerven für die Prostata stammen aus dem Plexus hypogastricus und bilden um die Drüse ein dichtes Geflecht, ehe sie sich in diese hinein versenken (Plexus prostaticus). In den Bündeln dieses Geflechtes sind des öfteren Ganglienzellen zu beobachten, die ebenfalls häufig mehrere Kerne erkennen lassen (Abb. 195). Die Ganglienzellen des Plexus prostaticus sind nach der zuverlässigen Darstellung von L. R. MÜLLER (1924) sämtlich multipolarer Natur, unterscheiden sich aber nicht weiter von allen übrigen sympathischen Nervenzellen. In der bindegewebigen Kapsel der Prostata scheinen

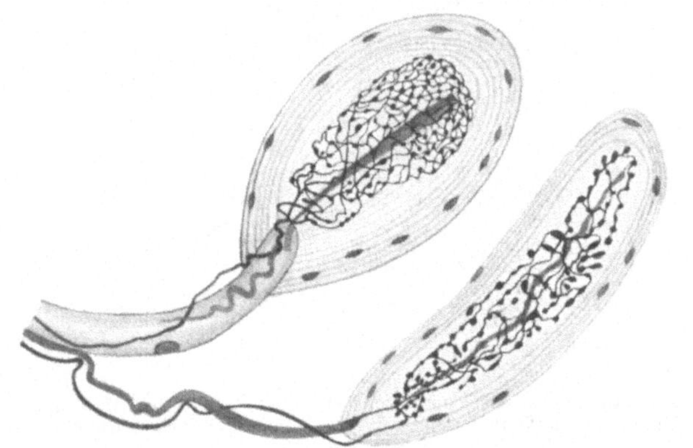

Abb. 196. Zu den PACINIschen Körperchen gehörende Nervenendapparate aus der Bindegewebshülle der Prostata. *Hund.* Methylenblau. Imm. 2 mm Ok. 2. (Nach TIMOFEEW.)

zahlreiche sensible Endigungen in Form von Nervenknäueln aller Art und VATER-PACINIschen Körperchen vorzukommen (Abb. 196). Sie wurden von KRAUSE (1868) entdeckt und von TIMOFEEW (1896), PRSCHEWALSKI (1897) und OHMORI (1924) erneut gefunden. Auch im Innern der Prostata werden die Endkörperchen manchmal angetroffen; sie spielen wahrscheinlich bei der Blutregulation eine Rolle.

Innerhalb der Prostata scheinen einzelne Nervenfäserchen in den Bindegewebsbalken und zwischen den glatten Muskelfaserzügen zu verlaufen; PRSCHEWALSKI (1897) will sogar beobachtet haben, wie feine Nervenelemente sowohl in das Epithel der Drüse wie in das der Pars prostatica urethrae eingedrungen sind.

Die Nerven der COWPERschen Drüsen stellen wohl Abzweigungen des Plexus hypogastricus dar. TIMOFEEW (1894) hat innerhalb der Drüsen ein Geflecht feiner Nerven beschrieben, dessen Fäserchen die Drüsenalveolen umklammern, deren Membrana propria durchbohren und mit feinsten Netzchen auf den Drüsenzellen endigen sollen.

Die Ductus ejaculatorii erhalten ihre Nerven ebenfalls aus dem Plexus hypogastricus (TESTUT). Im Colliculus seminalis wurde von OHMORI (1924) ein subepithelialer Nervenplexus festgestellt, von welchem sich feine Nervenfäserchen in das Epithel hinein abzweigen.

Penis. Die sensible Innervation des Penis wird in der Hauptsache vom Nervus pudendus durch seine beiden Äste, die Nervi perinei, und den N. dorsalis penis übernommen. Auch der Ileoinguinalis gibt einige Zweige zum Penis ab. Die sympathischen Fasern entstammen dem Plexus hypogastricus und entwickeln noch einen eigenen Plexus cavernosus, parasympathische Fasern werden dem Penis durch den I.—III. oder IV. Sakralnerven (Nervi erigentes) über den Weg des Plexus hypogastricus zugeführt.

In der Haut der Glans penis trifft man auf eine Fülle sensibler Endapparate (Abb. 197); DOGIEL (1893), RETZIUS (1890), TIMOFEEW (1894), FERRARINI (1906), L. R. MÜLLER (1924), PARDI (1900) und OHMORI (1924) haben diese mehrfach

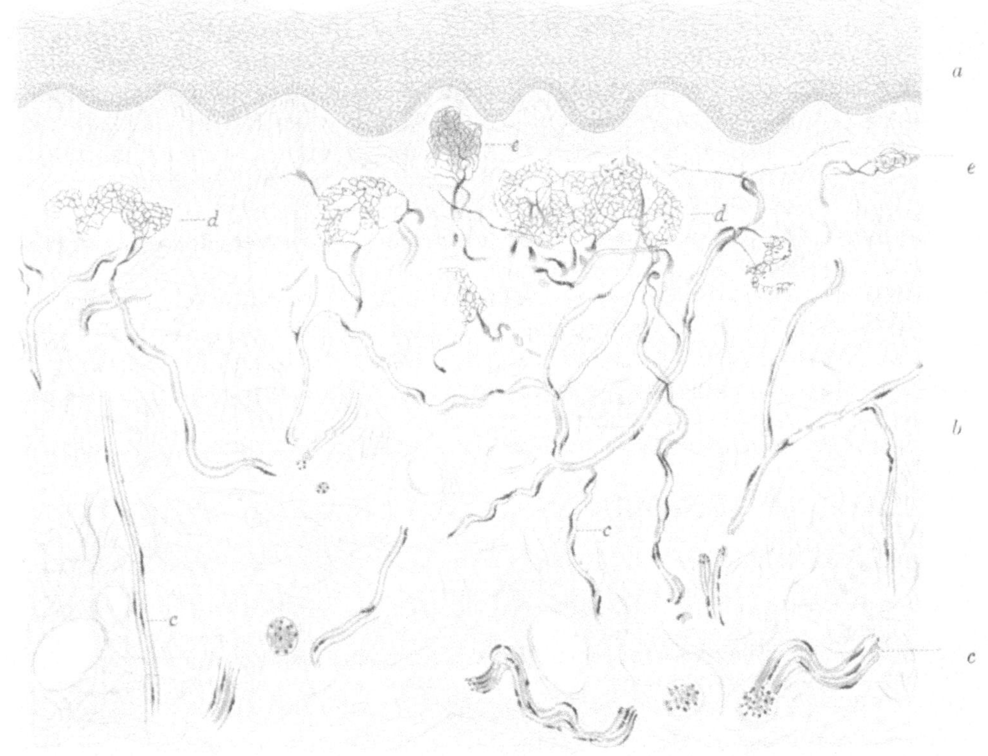

Abb. 197. Übersicht der Nervenendigungen in einem Querschnitt durch die Glans penis. Mensch. *a* Epithel; *b* Cutis; *c* Nervenbündel, *d* und *e* knäuelförmige Endgebilde. Methylenblau. (Nach DOGIEL.)

untersucht. Sie gehören sämtlich zu den knäuelartigen Gebilden und weisen jenen ungeheuren Formenreichtum auf, wie ich ihn in dem Abschnitt über die receptorischen Endigungen im v. MÖLLENDORFFschen Handbuch geschildert habe. Die ganze Masse der Endigungen, die vielfach miteinander verbunden sind, stellt zweifellos ein einheitlich geschlossenes System dar, das mit seinen letzten Ausläufern in die Zellen des Epithels hinein verankert ist. Unter dem Epithel sind die Nerven gewöhnlich zu einem subepithelialen Geflecht ausgebreitet.

Der von DOGIEL (1893) aufgestellte Typ der Genitalnervenkörperchen ist für die äußeren Genitalien nicht spezifisch; es handelt sich hierbei um eingekapselte Nervenknäuel, die anderwärts ebenfalls vorkommen.

Im Praeputium erwähnen DOGIEL (1893) und TIMOFEEW (1894) ähnliche Innervationsverhältnisse wie in der Glans. PACINISche Körperchen trifft man in allen Teilen des Penis an; SCHWEIGER-SEIDEL hat sie zuerst (1866) längs des Nervus dorsalis penis entdeckt. Auch in den Corpora cavernosa penis sind nervöse Endapparate beschrieben worden. Nach v. FREY (1924) werden durch die hier sowie in der Albuginea und der Fascia penis liegenden Nervenenden im Verein mit den Nerven der übrigen Geschlechtsorgane die Wollustempfindungen mit einer gewissen Wahrscheinlichkeit hervorgerufen.

Die in den Corpora cavernosa penis und urethrae von SCLAVUNOS (1894) beschriebenen Nervenelemente stellen wahrscheinlich Bindegewebe dar.

XVb. Weibliche Geschlechtsorgane.

Ovarium. Dieses erhält seine Nerven aus dem Plexus ovaricus, einem aus überwiegend marklosen Fasern und einer Anzahl eingestreuter multipolarer Ganglienzellen bestehenden Geflecht, das in seinem Verlauf die Vasa ovarica teilweise umspinnt und seine Fasern gemeinsam mit den Gefäßen am Hilus in die Substanz des Ovariums hineingelangen läßt. Der Plexus ovaricus hat seinen Ursprung in dem vor der Aorta in Höhe des Abganges der Art. mesent. sup. gelegenen Nervengeflecht und vereinigt eine Menge von Nervenelementen in sich, die aus dem Ganglion mes. sup., dem Ganglion renale und dem Ganglion coeliacum stammen. Da in der Höhe des Abganges der Nierenarterie von der Aorta alle sympathischen Ganglien durch zahlreiche nervöse Verbindungsfäden auf das innigste miteinander zusammenhängen, an Zahl und Größe allerdings individuell stark variieren, so ist der Ursprung des Plexus ovaricus, wie DAHL (1916) mit Recht bemerkt, nicht immer mit Sicherheit festzulegen. OERTEL (1924) beschreibt hingegen eigene Ganglia ovarica in der Höhe der Vasa renalia. In der Gegend des Eintritts der Ovarialnerven in den Hilus werden Anastomosen mit dem Plexus utero-vaginalis erwähnt.

Die mikroskopische Untersuchung der Nerven im Ovarium bereitete den Histologen, was auch heute noch gilt, erhebliche Schwierigkeiten. So muß sich noch LUSCHKA (1863) darauf beschränken, „einzelne Primitivröhren bis an die Peripherie der Follikelwand zu verfolgen, ohne ihre eigentliche Endigung ausfindig zu machen", bis ELISCHER (1876) eine allerdings nicht ganz einwandfreie Schilderung der Follikelnerven in den Ovarien von *Kaninchen*, *Schaf* und *Kuh* gab und damit zuerst das Nervensystem in nähere Beziehung zur Ovogonese brachte. Einigermaßen sichere Ergebnisse verdanken wir allerdings erst nach Einführung der Golgimethode den Arbeiten von RIESE (1891), v. HERFF (1892), RETZIUS (1893), GAWRONSKY (1894), MANDL (1895), CAJAL (1922) und anderen.

Alle Autoren stimmen darin überein, daß nach Eintritt in den Hilus die Nerven in der Zona vasculosa ein zwischen die Gefäße hineingeschobenes und mit diesen auf das engste verknüpftes Geflecht bilden (RIESE 1891, v. HERFF 1892, BRILL 1915, GANFINI 1903, GAWRONSKY 1894, RETZIUS 1893, WINTERHALTER 1896, MANDL 1895, MARKOWITIN 1899, WALLART 1915). Dieser dichte Plexus setzt sich aus überwiegend marklosen, nur wenigen markhaltigen Fasern zusammen und scheint auch in der Hauptsache zu den Gefäßen in funktionelle Beziehung zu treten, wie häufige Abspaltungen von Nervenfasern nach der Gefäßwand hin vermuten lassen. Diese Untersuchungen waren an tierischem Material ausgeführt worden. Für menschliche Ovarien stammen gleichlautende Angaben von DAHL (1916), VALLET (1900), AKAGI (1921) und MABUCHI (1924); AKAGI (1921) erwähnt drei bis vier mächtige Nervenbündel, die vom Hilus in die Marksubstanz hineindringen, um hier jenes feine, nur aus marklosen Fasern bestehende Geflecht zu entwickeln.

Im allgemeinen sind die Nerven in der vasculären Zone sehr zahlreich, durchlaufen das Stroma meist, zu dicken oder dünneren Bündeln zusammengefaßt, in

der verschiedensten Richtung, streben aber dann strahlenförmig nach der Follikelzone hin aus (Abb. 198). Auch im Stroma befindliche glatte Muskelfasern, sowie
Stromazellen selbst sollen gelegentlich mit feinen Nervenfäserchen in direkter
Verbindung stehen (AKAGI 1921, VALLET 1900); der Verlauf der Nerven in der
Zona vasculosa ist ein ziemlich stark gewundener.

In der Follikelschicht splittern sich die Nervenbündel in eine Menge einzelner
Fasern auf, die hier ein ziemlich dichtes Geflecht miteinander bilden, das mit
den Follikeln in nähere Verbindung tritt (Abb. 199). Zwischen den kleinsten Follikeln ziehen sehr feine Fäserchen einher, die das Follikelepithel teilweise berühren; bei mehrschichtigen und größeren Follikeln bilden dieselben in der Theca
folliculi ein feines umspinnendes Flechtwerk. Ob jedes Primitivei hingegen eine
Nervenfaser erhält, wie AKAGI (1921) meint, scheint mir unsicher zu sein; das
gleiche gilt für AKAGIS (1921) Behauptung, wonach die eindringende Nervenfaser im Ooplasma des Primordialeies ihr Ende finden soll.

Möglicherweise begeben
sich von dem in der Theca
folliculi befindlichen Nervengeflecht auch einige Fäserchen in das Epithel des Stratum granulosum hinein, wie
die Mehrzahl der Autoren
anführt; RETZIUS (1893) und
AKAGI (1921) konnten allerdings nichts dergleichen beobachten. Auch in der Theca
atretischer Follikel sowie im
Bindegewebe der Corpora
lutea wurden einzelne feine
Nervenfäserchen beschrieben

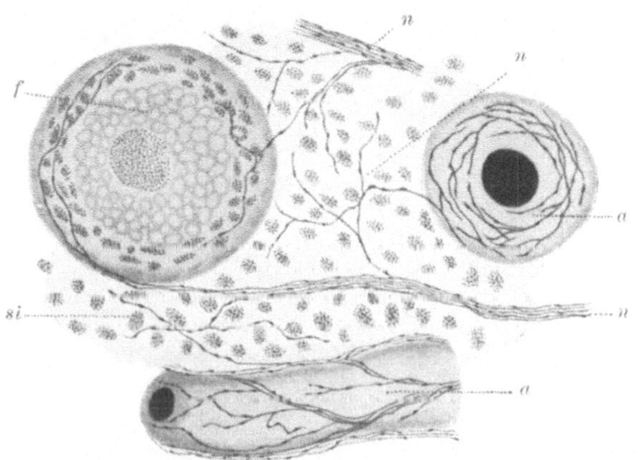

Abb. 198. Nerven im Ovarium. *Hund.* Golgimethode. *a* Blutgefäße;
f GRAAFscher Follikel; *n* Nervenfasern; *si* interstitielle Zellen.
(Nach GANFINI.)

(MARKOWITIN 1899, v. HERFF 1892, AKAGI 1921).

Zwischen den interstitiellen Zellen des Ovariums ist der Nervenreichtum jedenfalls ein sehr beträchtlicher (Abb. 200). Ob allerdings die hier befindlichen
Nerven auch alle in funktioneller Beziehung zu diesen Zellen stehen oder nur
hindurchziehen, scheint mir hingegen sehr fraglich; über die eigentliche Endigungsweise der Nerven sind wir hier nicht genügend unterrichtet, da die hier und auch
sonstwo beschriebenen freien Endigungen immer den Verdacht unvollkommener
Imprägnierung im Gefolge haben. Aus der Follikelschicht heraus verlieren sich
schließlich feine Nervenfäserchen in die Tunica albuginea hinein und scheinen
sogar mit dem Keimepithel in Berührung zu kommen (RETZIUS 1893, v. HERFF
1892, BRILL 1915, GANFINI 1903).

Beim Menschen ist ein einheitliches, größeres Ganglion im Innern des Ovars
sicher nicht vorhanden, da dieses schon bei den gewöhnlichen Hämatoxylinmethoden leicht zu sehen sein müßte. Auch das Suchen nach vereinzelten Ganglienzellen ist bis jetzt erfolglos geblieben; etwaige Darstellungen von solchen sind
jedenfalls nicht einwandfrei. Hingegen scheint sich in der Nähe des Hilus ein
ganglionähnlicher Zellhaufen vorzufinden (MABUCHI 1924, AKAGI 1921), der aber
noch zum Plexus ovaricus zu rechnen wäre.

Bei *Kaninchen* und *Maus* hat BRILL (1915) in der Ovarialsubstanz in der Nähe
des Hilus kleine Gruppen multipolarer Ganglienzellen beschrieben und auch gute Abbildungen hiervon geliefert; chromaffine Zellen sollen sich überdies in der Umgebung

dieser kleinen Ganglien vorfinden und von feinen Nervenfäserchen wie die Ganglienzellen umsponnen sein.

Tube. Die Nerven der Tube stammen zum Teil aus dem Plexus ovaricus, zum Teil aus dem FRANKENHÄUSERschen Plexus utero-vaginalis. Sie finden sich nach Angaben von JACQUES (1899), GAWRONSKY (1894), KÖSTLIN (1894), v. HERFF (1892) und DAHL (1916) zunächst in der subserösen Schicht als feine, marklose Nervenbündel vor, die hier zwischen den Verästelungen der Gefäße eine Art Grundgeflecht entwickeln.

Von hier aus splittern sich feine Ästchen zur Serosa ab, ein anderer Teil zieht zur Muscularis, um hier einen intermuskulären Plexus von außerordentlicher Feinheit zu bilden, der die Versorgung der glatten Muskulatur zu übernehmen hat.

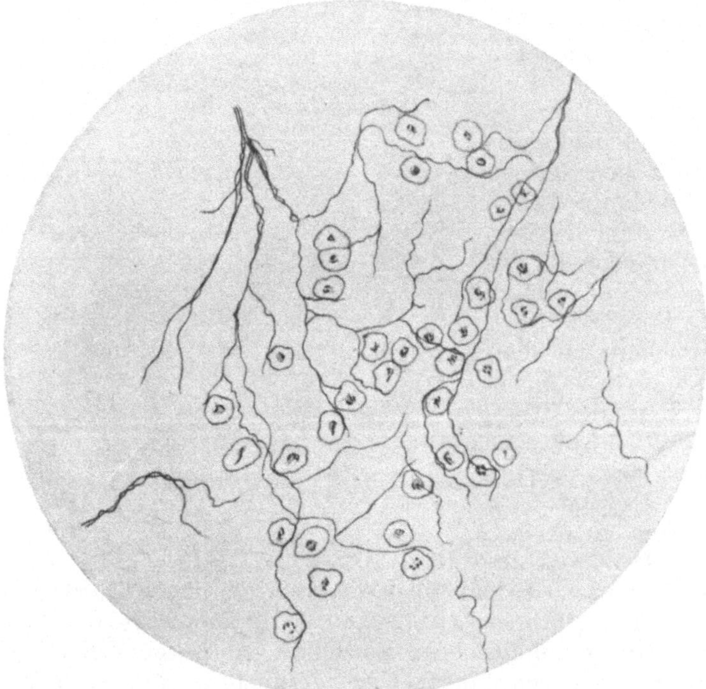

Abb. 199. Feine Nervenfasern in der Follikelschicht des Ovariums einer 32jährigen Frau. Golgimethode. (Nach v. HERFF.)

Endlich wurden von JACQUES (1899) auch schmale Nervenfäserchen in der Mucosa bemerkt, die teilweise noch mit dem Epithel in Verbindung treten sollen.

Ganglienzellen scheinen zu fehlen oder wurden bis jetzt noch nicht mit Sicherheit nachgewiesen; ROITH (1907) erwähnt solche in der Nähe der Tube unter dem Ligamentum latum. Sensorische Endigungen kommen in Form von VATER-PACINIschen Körperchen vor (RIES 1908, CORYLLOS 1913), scheinen aber sehr selten zu sein.

Wahrscheinlich ist die Hauptmasse der Nerven von Einfluß auf die peristaltischen Bewegungen der Tube; freilich braucht das Nervensystem nicht der einzige bewegungauslösende Faktor zu sein. Die in der Tube befindlichen afferenten Fasern werden zu den zwei letzten Thorakal- und zum I. Lumbalnerven gerechnet.

Uterus. Diesem fließen die Nerven aus dem seinen beiden Seitenkanten anliegenden, zuerst von FRANKENHÄUSER (1867) genauer beschriebenen Geflecht zu,

in welchem sich Fasern vom Plexus hypogastricus sowie aus den Ästen des I.
bis IV. Sakralnerven (N. erigens bei Tieren) auf das komplizierteste vereinigen.
Auch von den an Blase und Mastdarm befindlichen Nervengeflechten können
sich Fasern zum Uterus hin abspalten. Die afferenten Fasern scheinen das Rückenmark durch die hinteren Wurzeln in Höhe des X. Thorakal- bis I. Lumbal-
und III.—IV. Sakralsegmentes zu erreichen. In das Nervengewirr des FRANKEN-
HÄUSERschen Geflechtes (Plexus utero-vaginalis) sind eine Menge verschieden
großer Ganglien eingeschaltet; gewöhnlich findet sich in Höhe der Cervix und
dieser eng anliegend ein Ganglion von größerer Ausdehnung, das vielfach den
Namen Ganglion cervicale uteri führt.

Neuere präparatorische Angaben über die hinter der Arteria uterina nach innen
vom Ureter gelegenen Cervicalganglien stammen von A. GEMMELL (1926).

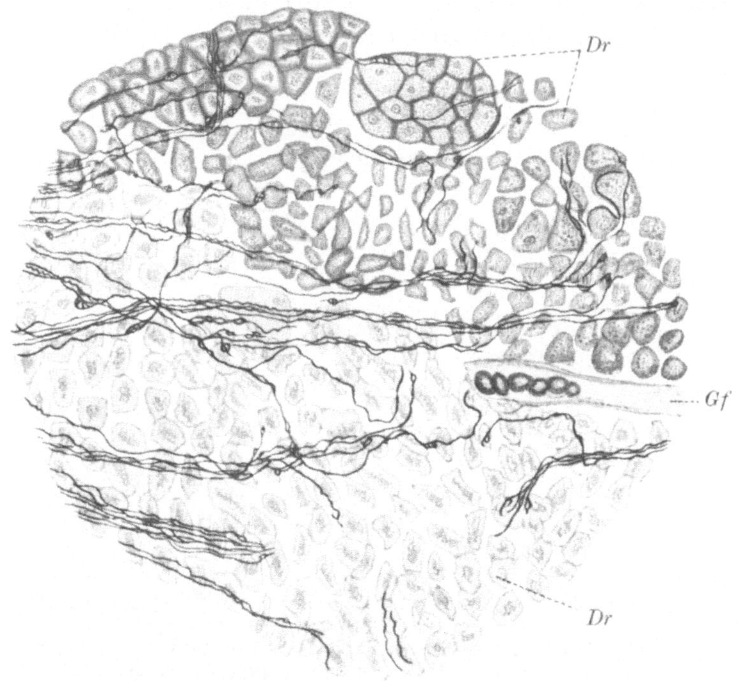

Abb. 200. Nervenfasern im drüsigen Gewebe des Ovariums. *Maus*. Silbermethode nach CAJAL.
Dr Drüsengewebe; *Gf* Gefäß. (Nach BRILL.)

Die Nervenbündel des FRANKENHÄUSERschen Plexus setzen sich nach den
mikroskopischen Untersuchungen von DAHL (1916) aus überwiegend markhaltigen Fasern zusammen; vereinzelte Ganglienzellen sind des öfteren inmitten ihres
Verlaufes, in größeren Anhäufungen vor allem aber an den Teilungs- und Verbindungsstellen der Nervenbündel, anzutreffen. In den größeren Ganglien sind
die Nervenzellen zu verschiedentlich großen Haufen wahllos durch Bindegewebe
zusammengeschlossen. Sie sind sämtlich multipolar und lassen, wie auch DAHL
(1916) mit Recht bemerkt, eine sichere Unterscheidung ihrer Fortsätze in Neuriten und Dendriten, wie alle sympathischen Zellen, nicht zu; ebenso ist das Aufstellen bestimmter Zelltypen infolge der ungeheuren Mannigfaltigkeit ihrer Form
ein vergebliches Beginnen. Die Ganglienzellen werden alle von einer bindegewebigen Kapsel umfaßt.

Einige Zellen enthalten zwei Kerne, viele weisen im Alter einen größeren Pigmentreichtum auf. Nach den Untersuchungen von DOHRN (1926) wechselt die Zahl der chromaffinen Zellen im FRANKENHÄUSERschen Plexus im Verhältnis zur Gesamtzahl der Ganglienzellen desselben je nach den Funktionszuständen; sie beträgt beim Neugeborenen 1,4 vH, beim achtmonatigen Kinde 1,7 vH, in Gravidität und Wochenbett bis zu 12,6 vH der Ganglienzellen, um dann wieder abzunehmen. Sensible Endigungen im Bindegewebe des FRANKENHÄUSERschen Geflechtes wurden in Form von VATER-PACINIschen Körperchen von KEIFFER, die gleichen Endorgane zwischen Harnblase und Uterus sowie in der Mesosalpinx von OUDENDAL beschrieben.

Hinsichtlich der numerischen Beziehung zwischen Nervenzellen und chromaffinen Elementen konnte BLOTEVOGEL im Ganglion cervicale uteri bei der *weißen Maus* feststellen, daß zwischen beiden Gebilden normalerweise eine bestimmte Gesetzmäßigkeit besteht. Als Mittelwert wurden 3, 4 chrombraune Zellen auf 100 Ganglienzellen errechnet.

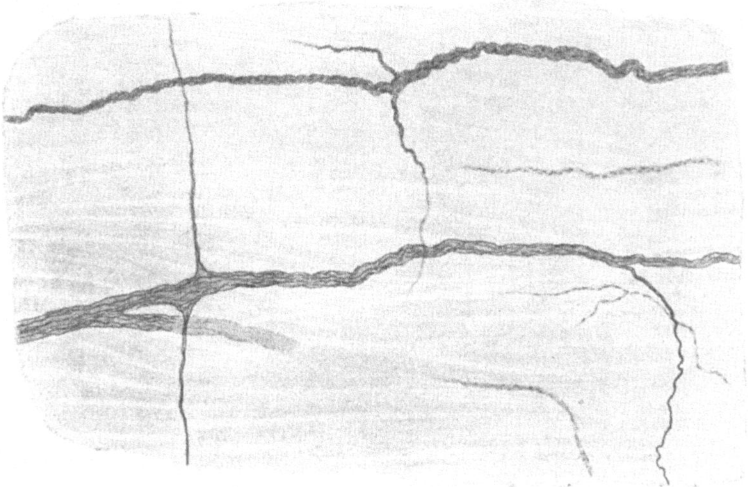

Abb. 201. Feine Nervenbündel in der Wand des Uterus. Mensch. Methylenblau. (Nach DAHL.)

Bei HASHIMOTO (1904) ist zu ersehen, daß das Ganglion cervicale uteri beim Neugeborenen schon existiert, sich bis zur Pubertätszeit allmählich zu einem gewissen Reifezustand entwickelt und nach dem Klimakterium wieder eine Rückbildung erleidet. Wenn auch BLOTEVOGEL (1927) bei der *Maus* das Ganglion cervicale in allen seinen Bestandteilen bei der Geburt bereits vollkommen ausgebildet gefunden hat, so ist doch ein allmählicher postnataler Reifungsprozeß sympathischer Ganglien nach dem, was ich an Ganglien in der Harnblase gefunden habe, nicht ohne weiteres zu leugnen. Freilich glaube ich, daß bei diesem Entwicklungsvorgang die Zahl der Ganglienzellen bei der Geburt bereits voll erreicht und unveränderlich festgelegt ist, da ich niemals Mitosen erkennen konnte. Daß aber bis zur Pubertät sich eine Reihe von sympathischen Ganglienzellen aus unreifen Formen zu jener Gestalt, die wir im allgemeinen typisch zu nennen pflegen, umbilden können, daran möchte ich nicht zweifeln.

Über den mikroskopischen Verlauf der Nerven innerhalb der Uteruswand stammen die ersten, allerdings sehr unvollkommenen Angaben von REMAK (1840) und KILIAN (1850), während FRANKENHÄUSER (1867) hierüber einen ausgezeichneten, in mancher Beziehung heute noch nicht übertroffenen Beitrag geliefert hat. Die später mit der Golgimethode angestellten Untersuchungen (CLIVIO, KÖSTLIN 1894, HOOGKAMER 1913, GAWRONSKY 1894, KEIFFER, ACCONCI 1908 u. a.) haben sonderbarerweise mehr zweifelhafte wie sichere Ergebnisse gezeitigt.

Nachdem die Nerven des FRANKENHÄUSERschen Plexus die Uteruswand erreicht haben, bilden sie zunächst an ihrer Oberfläche ein ausgebreitetes Geflecht, dringen dann von hier in die Tiefe der Muscularis hinein, wo sie, nur noch aus feinen marklosen Fäserchen bestehend, sich abermals auf die verschiedentlichste Weise miteinander verbinden, um schließlich den Plexus terminalis zwischen den einzelnen Muskelfasern herzustellen (Abb. 201). Die schmalen Nervenbündel richten sich häufig nach dem Verlauf der Muskelfaserzüge und verlaufen gewöhnlich parallel mit diesen; andere Nervenbündel schlagen den Weg der Gefäße ein. Die aus dem Plexus terminalis stammenden feinsten Fäserchen finden wohl innerhalb der Muskelfasern mit kleinen fibrillären Netzchen (Retikularen) ein Ende.

Schon FRANKENHÄUSER (1867), später auch ELISCHER (1876), hatten angegeben, daß die feinen Nervenfäserchen in die Muskelzellen selbst eindringen, ja sogar im Innern des Kernes mit dem Nucleolus kontinuierlich verbunden sein sollten. Wenn sich auch die Möglichkeit nicht leugnen läßt, daß FRANKENHÄUSER (1867) schon intracytoplasmatische Endigungen gesehen hat, so war doch andererseits die Optik damals noch nicht genügend weit entwickelt, um derartig feine Details, wie Beziehungen zwischen Kern und Nervenendigung, zu ermitteln.

Daß in der Schleimhaut des Uterus Nerven vorkommen, ist vielleicht möglich und wurde auch verschiedentlich behauptet; sogar zum Epithel sind feine Fäserchen beschrieben worden (CLIVIO, HOOGKAMER 1913, GAWRONSKY 1894, KÖSTLIN 1894, ACCONCI 1908). Doch scheint mir die Technik dieser Autoren viel zu sehr im argen zu liegen, als daß man diese Frage für entschieden gelten lassen könnte.

In der Gravidität nimmt wahrscheinlich, entsprechend der Vermehrung und Vergrößerung der Muskelfasern, auch die nervöse Masse an Menge zu. Im Schnitt kann man jedenfalls graviden und nicht graviden Uterus nur nach dem Verhalten der Nervenelemente, nicht voneinander unterscheiden. Die Nervenbündel sollen allerdings nach DAHL (1916) im graviden Uterus weniger gewellt einherziehen, was aber auch vom Dehnungszustand desselben im Augenblick der Fixierung abhängig sein kann. Eine Veränderung der Nervenfasern in der Gravidität bezüglich ihres Markgehaltes kommt wahrscheinlich nicht in Betracht.

Ganglien sind in der Uteruswand sicher nicht vorhanden, da sie sonst schon mit der einfachen Hämatoxylinfärbung zu erkennen sein müßten; es wäre möglich, daß sich unter der Serosa gelegentlich einmal vom FRANKENHÄUSERschen Plexus her die eine oder andere Ganglienzelle auffinden ließe, was auch für die Wand der Cervix Geltung haben könnte (MABUCHI 1924). Im allgemeinen ist jedoch der Uterus als ganglienfrei anzusehen; bis jetzt beschriebene Ganglienzellen sind jedenfalls Artefakte.

Im Ligamentum rotundum wurden von KÖLLIKER (1850) und HENLE (1873) schon vor langer Zeit Nervenfasern gefunden.

Vagina. Diese erhält für die oberen zwei Drittel in der Hauptsache ihre nervöse Versorgung aus dem Plexus utero-vaginalis, die für das untere Drittel bestimmten Fasern lassen sich vom Plexus pudendus herleiten. Auch der II. bis IV. Sakralnerv sind an der Innervierung der Vagina beteiligt.

Im perivaginalen Bindegewebe und in der Adventitia der Vagina trifft man auf ein Geflecht feiner Bündel von Nervenfasern, die überwiegend marklos sind. In diesem Plexus lassen sich, wenigstens in den beiden oberen Dritteln der Vagina, eine Anzahl von multipolaren Ganglienzellen leicht auffinden (JUNG 1905, ROITH 1907, DAHL 1916, MABUCHI 1924), teils vereinzelt, teils in kleineren Ansammlungen. Hiervon ziehen wohl die meisten marklosen Nervenfäserchen zur Muscularis, um an die Muskelfasern heranzutreten; andere Nervenfasern begeben sich zur Schleimhaut, bilden dort noch einmal einen sehr feinen Plexus, der schließlich seine letzten Ästchen in das geschichtete Plattenepithel der Vagina emporsteigen läßt (WORTHMANN 1906, KÖSTLIN 1894, DAHL 1916).

Sensible Endigungen wurden von KRAUSE (1866) und KÖLLIKER (1902) in Form von Endkolben und VATER-PACINISchen Körperchen in der Mucosa der

Vagina beobachtet. Im allgemeinen ist jedoch die Empfindlichkeit der Vagina für viele Reizqualitäten ziemlich gering.

Klitoris. Schon Kölliker (1854) erwähnt einen großen Nervenreichtum in der Klitoris und hat auch die von Krause (1858) hier erkannten Endkolben bereits gesehen und als „den Tastkörperchen ähnliche Bildungen und Nervenendigungen mit Schlingen" beschrieben. Auch Vater-Pacinische Körperchen waren damals schon gefunden worden. Wegen der schon offenbar von früher her bekannten Nervenmenge bildete die Klitoris ein sehr beliebtes Untersuchungsobjekt (Izquierdo 1879, Retzius 1890, Geller 1922, Sfameni 1905, Worthmann 1906, Dahl 1916, Mabuchi 1924, Ohmori 1924).

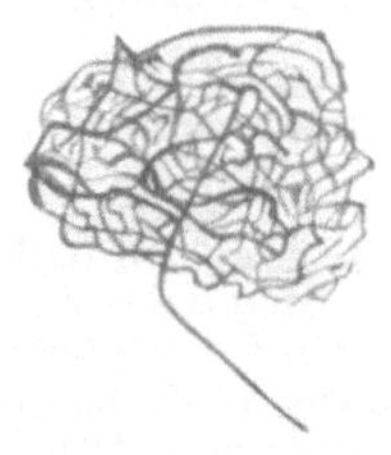

Abb. 202. Kolbenförmige Endigung aus der Haut der Klitoris. Mensch. Methylenblau. Vergr. 300. (Nach Worthmann.)

Vor allem sind hier die Endkörperchen in großer Zahl auf verhältnismäßig engem Raume zusammengedrängt. Es kommen Endkolben vor (Abb. 202), die im wesentlichen den Dogielschen Genitalnervenkörperchen gleichen, Ruffinische, Meissnersche und Golgi-Mazzonische Körperchen, lauter Varianten, die zu den knäuelartigen Endorganen zu rechnen sind; auch ausgebreitete, baumartige Nervengeflechte unter dem Epithel wurden beschrieben (Abb. 203). Teils sind diese Endorgane durch Nervenästchen untereinander verknüpft, teils winden sich feine Elemente aus ihrem Fasergewirr heraus, um innerhalb des geschichteten Plattenepithels ein Ende zu finden.

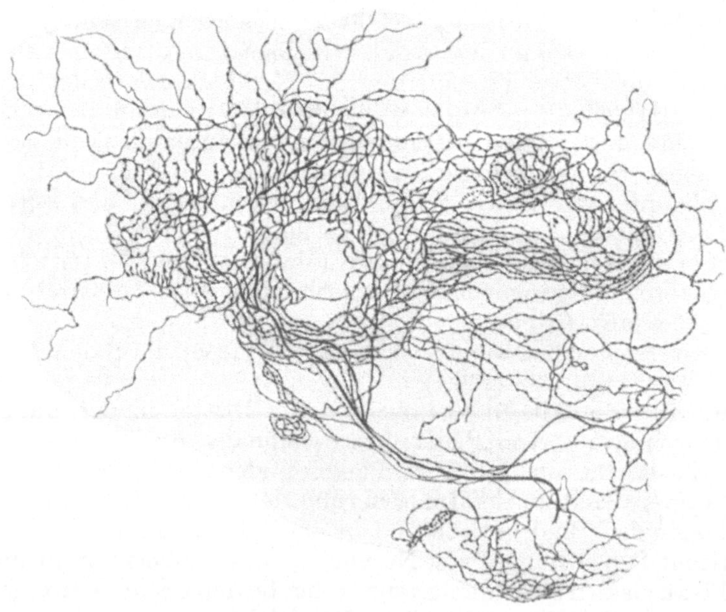

Abb. 203. Ausgedehntes Nervengeflecht aus der Klitoris der Frau. Golgimethode. (Nach Sfameni.)

Auch in den bindegewebigen Papillen lassen sich zahlreiche Nerven antreffen, die von hier direkt in das Epithel eindringen können. Die für die Endkörperchen und für das Epithel bestimmten Nerven lassen sich von einem in der Tiefe der Klitoris befindlichen, aus markhaltigen und marklosen Fasern zusammengesetzten Geflecht herleiten. An den Gefäßen der Klitoris werden marklose Nerven beschrieben, im Plexus cavernosus kommen auch Vater-Pacinische Körperchen vor (Geller 1922). Ganglienzellen wurden bis jetzt nicht aufgefunden.

Die Nerven der Klitoris und Labia minora stammen vom Plexus hypogastricus und vom N. pudendus; die große Empfindlichkeit der Klitoris ist ohne Zweifel auf den hier angesammelten Reichtum sensibler Endorgane zurückzuführen.

Labia minora. In den kleinen Labien ist die Anzahl der Nervenkörperchen etwas verringert; trotzdem finden sich wohl ebenfalls sämtliche Formen der knäuelartigen Endgebilde vor, wovon Abb. 204 noch ein Beispiel geben mag. Sonst ist kein besonderer Unterschied in der Nervenversorgung gegenüber der Klitoris und ihrem Praeputium zu bemerken.

Nach den Untersuchungen von OHMORI (1924) nimmt die Entwicklung der Nervenendkörperchen in Klitoris und Vagina erst postnatal in der Hauptsache ihren Anfang und erreicht ihren Abschluß mit vollendeter Pubertät.

SFAMENI (1905) vertritt die eigentümliche Ansicht, daß nicht die sensiblen Endorgane in Klitoris und Labia minora die eigentlichen Nervenenden darstellen, sondern differenzierte, ektodermale Zellen, welche zerstreut in dem Epithel und den oberflächlichsten Cutisschichten liegen und mit den feinsten Endfäserchen in direkte Verbindung treten sollen. Daß er hiermit in gewissem Sinne recht hat, ist nicht zu bezweifeln; nur bleiben eben die Epithelzellen, in welche die Nervenenden hinein versenkt sind, das, was sie sind, nämlich Epithelzellen, und verdienen deshalb noch lange nicht die Bezeichnung „peripherische Nervenzellen", wie SFAMENI (1905) vorschlägt. Inwieweit im Bindegewebe einzelne Nervenfasern enden, scheint mir nicht genügend klargestellt; gewöhnlich handelt es sich um unvollkommene Imprägnierungen.

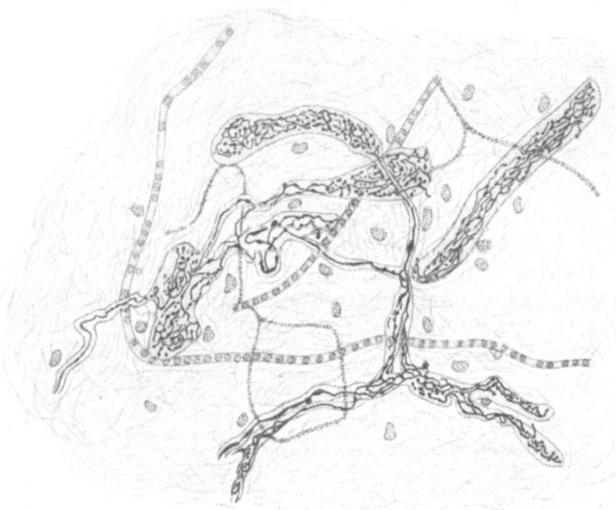

Abb. 204. Nervöse Endkörperchen aus den Labia minora der Frau. Golgimethode. (Nach SFAMENI.)

Die Nervenverteilung in den Labia majora ist die gleiche wie in der äußeren Haut.

Anhang: In der Placenta und Nabelschnur konnte ich bis jetzt mit Sicherheit keine Nerven auffinden. Sie müßten vor allem in der Nabelschnur an Querschnitten leicht zu sehen sein, wenn sie in größerer Zahl vorkommen sollten. Ebensowenig vermochte ich an den Gefäßen der Nabelschnur Nerven zu bemerken. Die von MABUCHI (1924) in Placenta und Nabelschnur dargestellten Nerven sind sicherlich Artefakte.

XVc. Die Brustdrüse.

Die Brustdrüse erhält ihren Nervenzufluß aus dem Ramus cutaneus lateralis des II.—VI. Intercostalnerven, von den Nervi supraclaviculares und aus Abzweigungen vom Plexus brachialis. Die sympathischen Fasern stammen aus dem Nervengeflecht der Art. thoracica longa, der Rami perforantes der Art. intercostales und der Art. mammaria int., soweit nicht in den Intercostalnerven selbst sympathische Elemente vorhanden sind.

Die in die Brustdrüse eingedrungenen Nervenbündel bilden in dem zwischen den Drüsenläppchen vorhandenen Bindegewebe zunächst ein unregelmäßiges Geflecht; ein Teil der Nerven verläuft mit den Blutgefäßen, ein anderer Teil kümmert sich nicht weiter um dieselben. Von diesem Geflecht, das überwiegend marklose Fasern enthält, spalten sich einzelne Fäserchen zu den glatten Muskelzellen ab, die Hauptmasse begibt sich zum Drüsengewebe und legt sich, nach weiteren Verflechtungen zwischen den Drüsenendstücken, als feiner „epilemmaler" Plexus ihrer Tunica propria auf. Feinste marklose Fäserchen spalten sich hiervon ab, durchbohren die Tunica propria und dringen zwischen die Drüsenzellen hinein; wahrscheinlich lockern sich hierbei ihre Fibrillen zu sehr kleinen Varicositäten auseinander, mit welchen sie entweder auf der Wand der Drüsenzelle (ARNSTEIN 1895) oder sogar in ihrem Innern (TRICOMINI 1903) ein Ende finden (Abb. 205). Auch an den Ausführungsgängen der Drüsen lassen sich Nervengeflechte beobachten.

Zahlreiche sensible Endorgane sind in der Brust-

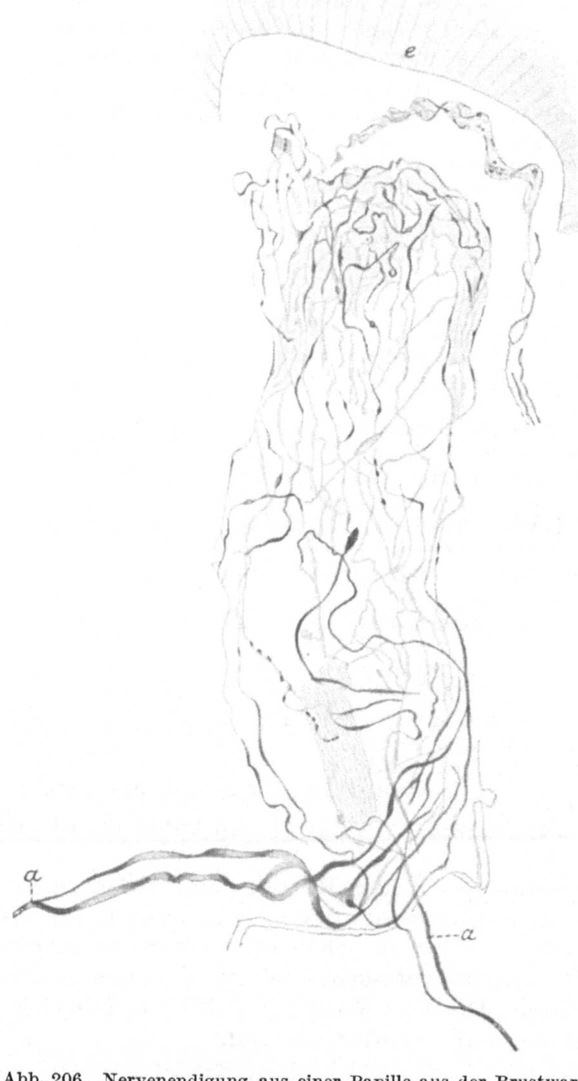

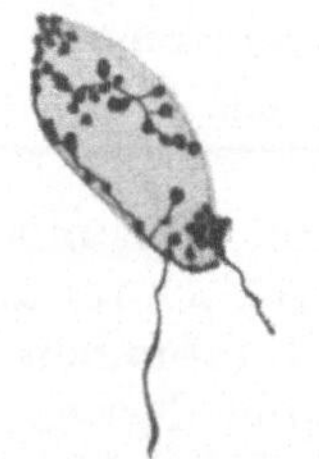

Abb. 205. Längliche Drüsenzelle aus der Milchdrüse einer schwangeren *Katze* mit Nervenendigungen. Methylenblau. Zeiss Imm. 2 mm, Ok. 12. (Nach ARNSTEIN.)

Abb. 206. Nervenendigung aus einer Papille aus der Brustwarze der Frau. Methylenblau. Zeiss Obj. C, Ok. 3. *e* Epithel; *a* markhaltige Nervenfasern. (Nach MARTYNOFF.)

drüse vorhanden. In der Brustwarze haben schon KÖLLIKER (1850) und W. KRAUSE (1858), später PACINOTTI, BRACK (1924) und SFAMENI (1905) MEISSNERsche und VATER-PACINIsche Körperchen beschrieben; eine genaue Schilderung der Endkörperchen in dieser Region stammt von MARTYNOFF (1914), der sowohl uneingekapselte Nervenknäuel und baumförmige Endigungen, wie eingekapselte

Apparate, die sämtlich zu den knäuelartigen Gebilden zählen, in großer Menge zur Darstellung gebracht hat (Abb. 206).

Die zuführenden Nervenfasern dieser Endkörperchen stammen aus einem in der Tela subcutanea befindlichen Nervengeflecht, von wo aus eine Reihe von Fasern zu einem feineren, an der Basis der Papillen gelegenen Plexus und von hier direkt in das Epithel oder zu besonderen MERKELschen Tastzellen emporsteigen. Unter dem Epithel der Milchgänge innerhalb der Brustwarze wurden ebenfalls baumförmige Verzweigungen und knäuelartige Gebilde angetroffen.

Auch im Drüsengewebe lassen sich sensible Endorgane beobachten; DIMITRIJEWSKI (1895) gibt eine sehr gute Abbildung von Nervenknäueln aus der Milchdrüse der *weißen Ratte*, während an den größeren Ausführungsgängen Endkolben (KRAUSE 1881) und Endbäumchen aufgefunden wurden. In dem unter den Milchdrüsen gelegenen Bindegewebe hat LANGER bei Kindern und einem Manne schon 1851 VATER-PACINIsche Körperchen bemerkt. Im Papillarkörper der Brustwarze erwachsener Frauen werden schließlich von BRACK MEISSNERsche Körperchen als vorhanden angegeben.

Wenn auch nach den histologischen Befunden wohl kein Zweifel darüber herrschen kann, daß das Nervensystem an der Milchabsonderung irgendwie beteiligt ist, so führten hinwiederum eine Anzahl von Untersuchungen zu dem Ergebnis, daß die Milchsekretion in ziemlich erheblichem Grade auch unabhängig von nervösem Einfluß vor sich gehen kann. Genauere Angaben zur Physiologie der Brustdrüse sind von GREVING (1924) übersichtlich dargestellt.

Ganglienzellen wurden in der Brustdrüse bis jetzt nicht gefunden. Die Nerven in der Brustdrüse sind von GREVING zusammenfassend beschrieben.

XVI. Die Hirnhäute.

Die Dura mater erhält ihre Nerven in der Hauptsache aus den drei Ästen des Nervus trigeminus: Vom Ophthalmicus tritt der Nervus tentorii, vom Maxillaris der Nervus meningeus und vom Mandibularis der rückläufige Nervus spinosus an die Dura heran. Außerdem werden auch kleine Äste vom Glossopharyngeus, Vagus, Accessorius und Hypoglossus in der Dura beschrieben. Die sympathischen Fasern stammen wahrscheinlich von dem Geflecht um die Art. maxillaris int. und meningea media ab. Präparatorisch dargestellte feine Verästelungen dieser Nerven innerhalb der Dura werden schon vor langer Zeit von ARNOLD (1851), FROMENT, LUSCHKA (1850), RÜDINGER (1863) und PURKINJE genau erwähnt. Das Resultat dieser Untersuchungen war die Feststellung von offenbar ziemlich groben Nervengeflechten, die sich über die gesamte Ausbreitung der Dura erstrecken.

Eine mikroskopische Untersuchung nach dem feineren Verhalten der darin befindlichen Nerven wurde zum ersten Male von ALEXANDER (1875) bei *Säugetieren, Vögeln* und *Amphibien* mit Hilfe der Goldchloridmethode unternommen. Hierbei konnte ALEXANDER (1875) schon zwei Sorten von Nerven in der Dura feststellen: Gefäßnerven oder solche, die nur in Begleitung der Gefäße verlaufen, und Nerven, die im Bindegewebe der Dura unbekümmert um die Gefäße einherziehen, Eigennerven oder Nervi proprii.

Weitere mikroskopische Untersuchungen über die Nerven der Dura stammen von NAHMMACHER (1879), IVANOFF (1893), D'ABUNDO (1894), JACQUES (1895), JANTSCHIK (1895) und ACQUISTO und PUSATERI (1896). In neuerer Zeit hat sich TRAUM (1925) mit dem gleichen Thema an menschlichem Material beschäftigt, während WREDEN (1905) bei *Katze, Hund* und *Pferd* die Dura des Rückenmarkes untersuchte.

Im allgemeinen scheint der Nervenreichtum in der Dura dem der Pia erheblich nachzustehen, im übrigen aber an der Schädelbasis ein größerer zu sein als an der Konvexität des Gehirns. TRAUM (1925) vermochte in der mittleren Schädelgrube im Bereich der Arteria menigea media eine beträchtliche Nervenmenge innerhalb der Dura festzustellen; stärkere Anhäufungen von Nervenfasern konnten noch im Tentorium cerebelli aufgefunden werden.

Die Gefäßnerven lassen sich zunächst als dicke, 35—40 μ starke Bündel in der Adventitia der Arterien erkennen, stehen gewöhnlich mit benachbarten Bündeln durch feinere, mehr quer oder schräg verlaufende Äste in direkter Verbindung und bilden so ein verschieden dichtes Geflecht. Mit der allmählichen Aufteilung der Arterien in immer kleinere Äste werden die Nervenbündel ebenfalls in gleichem Maße feiner und geben dann häufig eine Anzahl feinster markloser Fasern ab, die sich zwischen den glatten Muskelfasern der Muscularis nach vorheriger vielfacher Aufteilung zu verlieren scheinen (Abb. 207).

Spezifische sensible Endigungen wurden in der Wand der Duragefäße bis jetzt noch nicht beobachtet.

Viele Nerven, die mit den Gefäßnerven gemeinsam einherziehen, sind sicher keine Vasomotoren, sondern begleiten nur die Gefäße eine Strecke ihres Weges, um sich dann in das Bindegewebe der Dura zu begeben. Ebenso kann man auch umgekehrt Nervenbündel im Bindegewebe der Dura verlaufen sehen, die manchmal eine einzelne Faser zu den gerade in der Nähe befindlichen Blutgefäßen absenden.

Die Nervi proprii setzen sich aus marklosen und markhaltigen Fasern zusammen und sind nicht besonders zahlreich. Die Fasern verlaufen teilweise zu Bündeln zusammengefaßt, teilweise aber auch völlig isoliert durch das Bindegewebe hindurch und sind auf ihrem vielfach verschlungenen und gewundenen Wege oft auf weite Strecken durch das Präparat

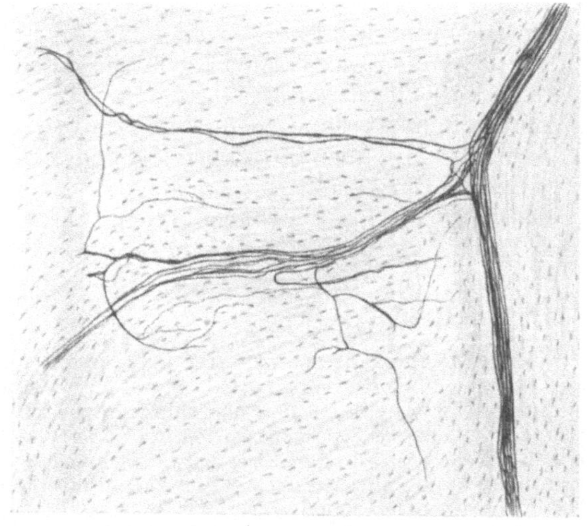

Abb. 207. Gefäßnerven aus der Dura mater. Bielschowskymethode. (Nach Traum.)

hindurch zu verfolgen. Die Nervenbündel splittern sich des öfteren in einzelne Fasern auf (Abb. 208) oder gehen mit benachbarten Bündeln durch gegenseitigen Fasernaustausch Verbindungen ein, wodurch ein ziemlich unregelmäßiges, sehr weitmaschiges Geflecht zutage tritt.

Endigungen der Nervi proprii sind ziemlich spärlich und treten in der sehr variablen Form feiner Endbäumchen oder knäuelartiger Endkolben auf. Traum (1925) konnte derartige Endigungen feststellen, die den von Jacques (1895) sowie von Acquisto und Pusateri (1896) beschriebenen völlig gleichen. Hierbei teilt sich eine markhaltige Faser plötzlich in eine Anzahl feinerer Zweige auf, die sich unter vielfachen Umschlingungen in feinste Ästchen aufsplittern und, wie Acquisto und Pusateri (1896) angeben, unter dem Endothel zum Teil mit knopfförmigen Anschwellungen ihr Ende finden (Abb. 209). Auch keulenförmige Endverbreiterungen wurden von Traum (1925) beschrieben.

Ein Beispiel einer weiteren Endigungsform stellt schließlich noch das in Abb. 210 wiedergegebene Gebilde dar, von welchem Wreden (1905) eine größere Anzahl in der Dura des Rückenmarkes beim *Pferd* aufgefunden hat. Im übrigen scheinen in Anordnung und Verlauf der Nerven zwischen Dura des Rückenmarkes und

Gehirns keine größeren Unterschiede zu bestehen. WREDEN (1905) und verschiedene andere Autoren wollen Ganglienzellen in der Dura gesehen haben. Ich glaube jedoch, daß diese Angabe sehr wahrscheinlich auf einer Verwechslung mit Bindegewebszellen beruht; wenigstens wurden bis jetzt einwandfreie Darstellungen von Ganglienzellen in der Dura noch nicht geliefert und ich konnte ebenfalls nichts dergleichen wahrnehmen.

Über die Funktion der Duranerven ist es nicht leicht, sich ein befriedigendes Urteil zu verschaffen. Ein Teil der die Gefäße begleitenden Nerven gehören sicher-

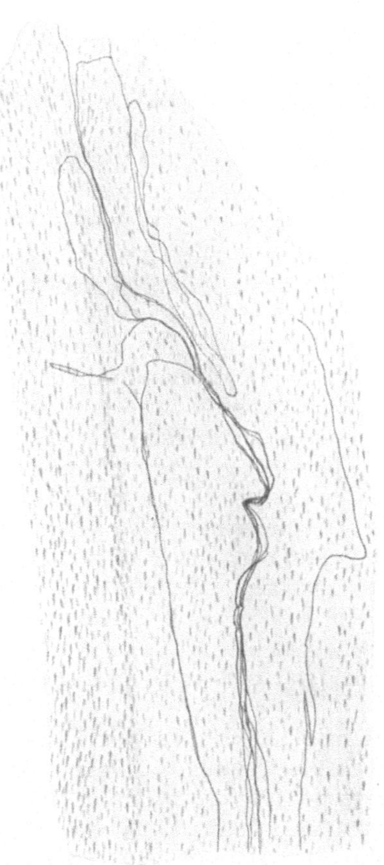

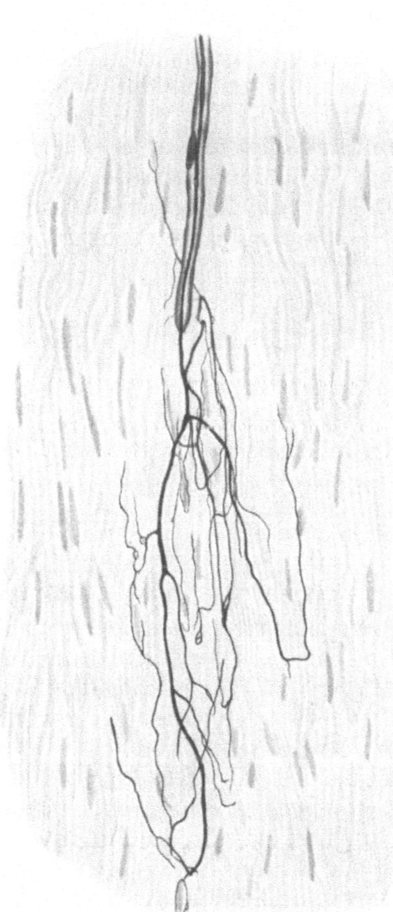

Abb. 208. Nerven in der Dura mater. Kind. Bielschowskymethode. Vergr. 100 fach. (Nach TRAUM.)

Abb. 209. Nervenendigung in der Dura mater. Kind. Bielschowskymethode. Vergr. 350 fach. (Nach TRAUM.)

lich zu diesen selbst und können somit als Vasomotoren Geltung beanspruchen. Bei den Nervi proprii handelt es sich wohl nur um Nerven mit afferenter Leitung. Tast- und Temperaturempfindungen kommen für die Dura normalerweise nicht in Betracht; somit wäre denkbar, daß die Nerven der Dura, gleich denen der Pia, im Dienste der Liquorzirkulation stehen, da jedwede Liquorbewegung sich auf den jeweiligen Spannungszustand der Dura sofort auswirken und die hierdurch verursachte Änderung im Spannungszustand des Duragewebes sehr wohl als adäquater Reiz für die Duranerven angesehen werden könnte. Es wäre auch möglich, daß ein chemischer Reiz auf die Nervenendigungen in der Dura einwirken könnte, der durch Veränderungen in der chemischen Zusammensetzung des Liquors bedingt wäre.

Direkt schmerzempfindlich scheint nach den Angaben der Chirurgen die Dura nicht zu sein; vielleicht ändert sich dies aber, wenn die harte Hirnhaut bei erhöhtem Hirndruck unter eine gesteigerte Spannung versetzt wird.

In der Duralscheide des Nervus opticus findet sich eine ganze Menge von Nervenbündeln vor, die eine Dicke über 60 μ aufweisen können. Sie stehen gewöhnlich miteinander in Verbindung und sind stellenweise zu einem engen Maschenwerk miteinander verknüpft. Auch einzelne Fasern, die sich von den Bündeln abgezweigt haben, kann man gelegentlich im Bindegewebe beobachten; über ihre Endigungsweise ist nichts bekannt.

In der Pia mater des Gehirns und des Plexus chorioideus finden sich Nerven in reichlicher Masse sowohl an den Gefäßen wie unabhängig von diesen im Bindegewebe verlaufend vor. Sie wurden zuerst von PURKINJE beim *Rinde* gesehen (1836) und etwas später von REMAK (1841) beobachtet.

Die Frage nach der Herkunft der Pianerven hat zum ersten Male BOCHDALEK einer genaueren Untersuchung unterworfen, mit dem Ergebnis, daß außer von dem sympathischen Geflecht der Art. carotis und vertebralis sich auch feine Ästchen vom III., VI., VIII., XI. und XII. Gehirnnerven sowie direkt aus Pons und der Unterfläche der Crura cerebri zur Pia hin abzweigen. Ich selbst kann seine Angaben bestätigen und sah gelegentlich auch feinste Nervenfädchen vom VII., IX. und X. Gehirnnerven sich in der Pia verlieren, wobei der Vagus auch noch an der Versorgung des Plexus chorioideus vom IV. Ventrikel beteiligt erschien. BENEDIKT (1874) hat vom Boden der Rautengrube aus der Gegend des Vaguskerns ein sehr feines Fädchen in den darüber liegenden Plexus chorioideus ziehen sehen, das er mit dem Namen eines XIII. Gehirnnerven ausstatten wollte; ich habe den gleichen Befund ebenfalls in einem Falle erheben können.

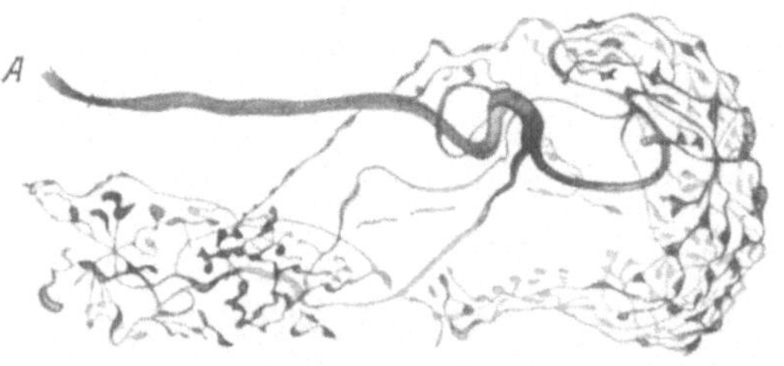

Abb. 210. Knäuelförmige sensible Endigung aus der Dura mater. *Pferd*. Methylenblau. *A* markhaltige Nervenfaser. (Nach WREDEN.)

Schließlich gibt RÜDINGER (1863) noch feine Ästchen der Nervi sinu-vertebrales, die sich aus Fäserchen sensibler Wurzeln und sympathischen Elementen zusammensetzen, als zur Pia des Rückenmarkes gehörig an, während die Hauptmasse der für die Pia des Rückenmarkes bestimmten Nerven aus den sympathischen Gefäßgeflechten und den hinteren Wurzeln (REMAK 1841) abstammen.

Mikroskopische Untersuchungen über die Nerven der Pia wurden von KÖLLIKER (1896), LAPINSKY (1913), HUBER (1899), HUNTER (1901), GULLAND (1898), MORISON (1898), ARONSON (1900), BERGER (1924) und mir selbst ausgeführt, während im Plexus chorioideus BENEDIKT (1874), FINDLAY (1899), BOCHENEK (1899), HWOROSTOCHIN (1911), JUNET (1926) und ich Nerven beschrieben haben.

Gefäßnerven. Sämtliche Gefäße der Pia mater sind mit Nerven versorgt; schon KÖLLIKER (1896), etwas später OBERSTEINER (1897), erwähnen feine Nervengeflechte an den Piaarterien, später folgen MORISON (1898), HUNTER (1901), LAPINSKY (1913), ROBERTSON (1896), GULLAND (1898) und HUBER (1899) mit den gleichen Resultaten, und in neuester Zeit macht BERGER (1924) entsprechende Angaben.

Man kann sich mit Hilfe geeigneter Silbermethoden leicht davon überzeugen, daß in der äußeren Adventitia der Arterien von Pia und Plexus chorioideus stets

eine Anzahl längsverlaufender Nervenbündel einherziehen, die gelegentlich auch das Gefäß in ziemlich
steilen Spiralwindungen umschlingen können. Die
Bündel bei etwa 1 mm dicken Arterien setzen sich aus
wenigen, bis zu 60 und mehr, Nervenfasern zusammen
und erreichen eine Dicke bis zu 60 μ. Je stärker das
Kaliber einer Arterie, um so stärker ist der Umfang
der begleitenden Nervenbündel.

Diese Bündel, die auch markhaltige Fasern enthalten können, teilen sich gewöhnlich dichotomisch auf, treten hinwiederum sehr häufig durch
derartige Teilungsäste mit benachbarten Teilungs-
ästen in Verbindung, wodurch ein grobmaschiges,
ziemlich oberflächlich gelegenes Nervengeflecht zustande kommt. Zwischen den Bündeln finden
sich meist in gleicher Ebene gewöhnlich noch eine
Anzahl einzelner Fasern vor, die sich von den
Bündeln abgezweigt haben und ebenfalls hauptsächlich in der Längsrichtung der Arterie einherziehen;
mitunter treten die Fäserchen durch querverlau-
fende Verbindungsäste untereinander in direkten Zusammenhang, teilen sich auf und schlagen häufig
einen vielfach gewundenen Weg ein.

Nicht alle der in der äußeren Adventitia befindlichen
Nervenbündel sind als Gefäßnerven anzusehen. Ein Teil
von ihnen begleitet nur das Gefäß und verläßt es nach
einer verschieden langen Wegstrecke wieder, um sich in das
Bindegewebe der Pia zu begeben.

Unter dem aus Bündeln zusammengesetzten Nervengeflecht ist an der Grenze zwischen Adventitia
und Media noch ein zweites nervöses Flechtwerk
gelagert, das aus einer ungeheuren Menge von Fasern
von ziemlich starkem bis zum allerfeinsten Kaliber
besteht. Wenn auch diese Fasern, gelegentlich zu
schmalen Bündeln vereint, hauptsächlich in der
Längsrichtung des Gefäßes einherziehen, so zeigen
sie doch an Stellen, wo verschiedene solcher Bündel
zusammenstoßen, ein völlig regelloses Durcheinander
in ihrer Anordnung, teilen sich gleichzeitig noch viel-
mals auf, verbinden sich wiederum miteinander und
rufen so ein kaum durchdringbares Gewirr hervor
(siehe Abb. 70).

Manchmal trifft man, in das feine Flechtwerk
eingeschaltet, ziemlich kleine unipolare Ganglienzellen an von rundlich ovalem bis birnenförmigem
Aussehen. Bei einem Arterienstück vom Plexus
chorioideus von 4 mm Länge und 1 mm Breite fand
ich einmal drei Ganglienzellen in der tiefen Adventitia vor. Schon BENEDIKT (1874) hat am Zer-

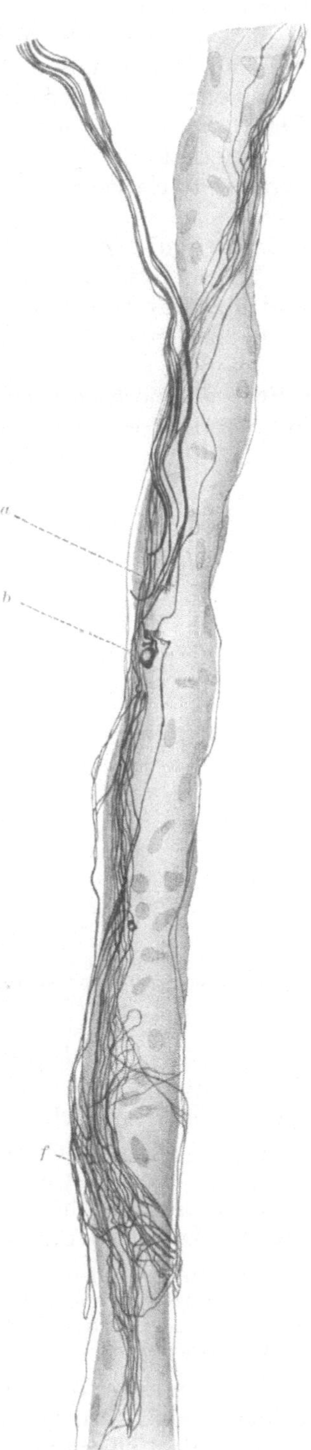

Abb. 211. Innervation einer Arteriole aus der Tela des IV. Ventrikels.
Mensch. Natronlauge-Silber-Methode von O. SCHULTZE. *a* Rißstelle
eines Nervenbündels, welches das Gefäß begleitet; *b* nervöses Körperchen; *f* Nervengeflecht mit zahlreichen Schlingen, eine Endigung
darstellend. Vergr. 500 fach.

zupfungspräparat vom Plexus chorioideus birnenförmige Ganglienzellen beobachtet, wobei mir aber fraglich erscheint, ob diese Zellen auch wirklich aus der Gefäßwand und nicht etwa aus dem Bindegewebe des Plexus chorioideus stammen; das gleiche gilt für die von MORISON angeblich in der Wand der Piagefäße beschriebenen Nervenzellen.

Innerhalb der Media der Arterien habe ich nur in ganz seltenen Fällen eine vereinzelte Nervenfaser trotz mühevollsten Suchens bemerken können. Hingegen lassen sich manchmal in der Adventitia noch sehr kleine, zweifellos sensible, knäuelartige Endkörperchen beobachten.

Die nervöse Versorgung der Arteriolen der Pia ist außerordentlich reichlich und überdies durch das Auftreten ausgedehnter sensibler Endorgane besonders gekennzeichnet. Zunächst umschlingen die längsverlaufenden Nervenfasern teils zu Bündeln zusammengeschlossen, teils einzeln das Gefäß, wobei auch kleine, schwer definierbare nervöse Körperchen mit den Nerven in Verbindung stehen. Sehr häufig treten einzelne, im freien Bindegewebe verlaufende Fasern, oder auch Bündel von solchen, an die Arteriole heran, verflechten sich mit den dortigen Gefäßnerven aufs engste, um sich nach einer gewissen Wegstrecke wieder zu einer benachbarten Arteriole zu begeben und hier das gleiche Spiel von neuem zu beginnen. Es scheint, daß alle Arteriolen durch ein nervöses Verbindungssystem zu einer funktionellen Einheit zusammengeschlossen sind, ein Verhalten, wie ich es bei den Capillaren des Herzens ebenfalls beobachten konnte.

Eine wichtige Besonderheit im Nervenapparat der Arteriolen bilden die sehr komplizierten Endorgane sensibler Natur (Abb. 211). Diese bis zu 400 μ langen Gebilde legen sich der Gefäßwand meist spiralig dicht an und entstehen dadurch, daß mehrere Nervenfasern, entweder von den eigentlichen Gefäßnerven oder aber aus dem Bindegewebe der Pia stammend, miteinander an circumscripter Stelle ein ungeheuer dichtes Netz und Flechtwerk bilden und somit eine außerordentliche Oberflächenvergrößerung des Nervengewebes auf engem Raum hervorrufen. Aus solchen Geflechten lösen sich dann immer wieder einzelne marklose Fäserchen ab, um in der Wand der Arteriole weiter zu ziehen. Die Form dieser Geflechte zeigt, wie bei allen peripherischen Nervenendigungen, die größten Verschiedenheiten.

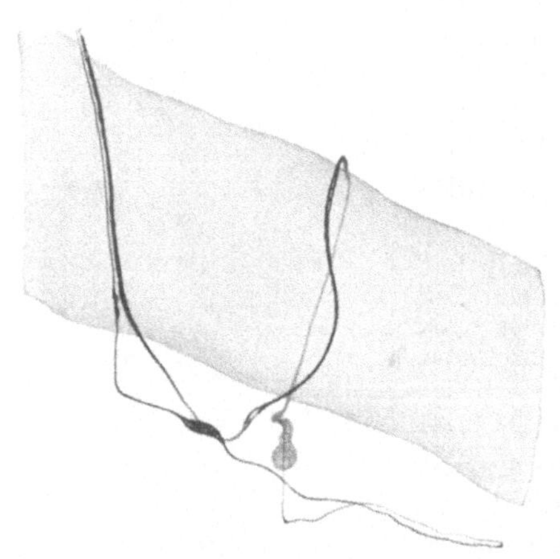

Abb. 212. Capillarnerven aus der Pia mater. Mensch. Natronlauge-Silber-Methode von O. SCHULTZE. Vergr. 1000 fach.

An den Arteriolen des Plexus chorioideus konnte ich in der Adventitia ein ziemlich grobmaschiges Nervengeflecht beobachten; hingegen gelang es mir hier nicht, größere sensible Endigungen aufzufinden. JUNET (1926) erwähnt ebenfalls nichts von sensiblen Endorganen.

Die Nerven der Capillaren sind, wie überall, sehr schwer zur Darstellung zu bringen; sie liegen gewöhnlich der Capillarwand direkt auf und schlingen sich manchmal in Spiralwindungen um das Gefäß, wobei sehr selten feine Endkörperchen hervortreten (Abb. 212). Sie sind aber nicht streng an den Verlauf einer Capillare gebunden, sondern verlassen dieselbe bald wieder, um sich durch das Bindegewebe der Pia hindurch zu benachbarten Capillaren zu begeben. Eine zweite Form einer Nervenendigung, wo sich die feinen Fäserchen mit kleinen Endknöpfchen direkt dem Endothel auflagern, habe ich in einem Falle beobachtet (Abb. 213).

An den Venen der Pia, einschließlich der Vena Galeni, sind Nerven in reichlichem Maße, wenn auch gewöhnlich in anderer Anordnung wie bei den Arterien, vorhanden.

Aus dem Vorhandensein von Nerven an allen Abschnitten des Gefäßsystems der Pia ist ohne weiteres der Schluß berechtigt, daß an der Regulation des intrakraniellen Blutkreislaufes ein nervöser Faktor mit Sicherheit beteiligt sein muß. Da die Gefäße der Pia des Rückenmarkes den gleichen nervösen Befund aufweisen, so gilt für die Blutversorgung der Medulla spinalis natürlich der nämliche Schluß. Von erheblicher Bedeutung scheint mir nur die Frage zu sein, ob die Gefäße der Substanz des Zentralnervensystems eigene Nerven besitzen. Es wäre denkbar, daß von der Pia her feine Nerven gleichzeitig mit den Gefäßen ein Stück weit in die Gehirnsubstanz hineinzögen, eine Angabe, die sich schon bei KÖLLIKER (1896) vorfindet. Ich habe mich hiervon nur in ganz vereinzelten Fällen überzeugen können und halte die Gefäße der Substanz des Zentralnervensystems für nervenlos, ein allerdings negatives Ergebnis, zu dem auch BERGER (1924) und andere Autoren gelangt sind.

O. SCHULTZE (1918) beschrieb „eigenartige marklose Fasermäntel um die Blutgefäße der Gehirnsubstanz". Diese sind an Präparaten, die vor allem mit seiner Natronlauge-Silber-Methode hergestellt sind, sehr leicht zu sehen; sie bestehen aus einer großen Menge sehr feiner, ganz dicht parallel nebeneinander gelagerter Fäserchen, die sich gewöhnlich senkrecht zur Längsachse der Gefäße um deren Wand herumschlingen, aber nur um einen Teil der Wandungsperipherie,

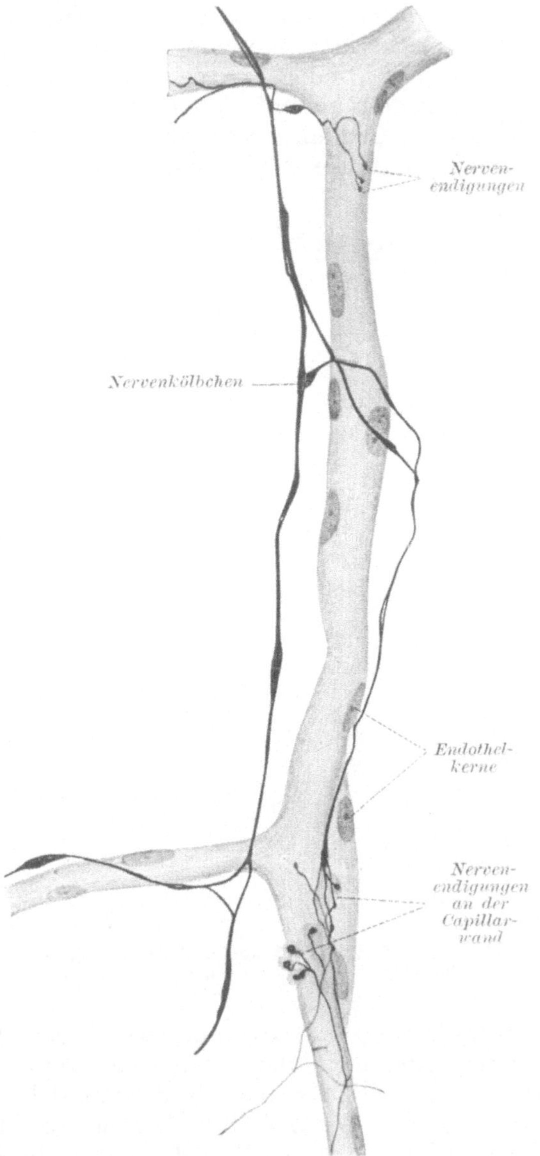

Abb. 213. Capillarnerven der Pia mater. Mensch. Natronlauge-Silber-Methode von O. SCHULTZE. Eigenes Präparat. Vergr. 800fach. (Aus BRAUS: Anatomie, Bd. 2.)

so daß ein Bild entsteht, wie wenn man ein Bündel feiner Wollfäden über ein horizontal gehaltenes Glasröhrchen legen würde. Die Nerven begeben sich also, nachdem sie sich um den größten Teil der Gefäßwand herumgewunden haben, wieder dahin zurück, von wo sie — allerdings nur in der näheren Umgebung des Gefäßes — gekommen sind. Ich glaube jedoch, daß es sich bei diesen Nerven, da sie niemals in enge Beziehung zur

Gefäßwand treten, nicht um Vasomotoren, sondern um Faserzüge handelt, die in der Embryonalzeit durch das Wachstum der Gefäße zum Teil aus ihrer ursprünglichen Lage verschoben worden sind.

Es scheint also, daß der Angriffspunkt des nervösen Faktors für die Blutregulation des gesamten Zentralnervensystems gleichsam in die Pia vorverlagert ist. Dieser nervöse Faktor ist wahrscheinlich aus verschiedenen Komponenten, einer sympathischen und einer parasympathischen, zusammengesetzt, wozu noch ein eigenes, besonders an den Arteriolen stark ausgebildetes, sensibles Überwachungssystem kommt. Wenn nun auch, wie WEBER (1908) experimentell gezeigt hat, der Gedanke viel Wahrscheinlichkeit besitzt, daß das Gehirn durch ein eigenes Zentrum die Regelung der ihm zukommenden Blutmenge in der Pia übernimmt, so wäre doch immerhin möglich, daß auch eine chemische Komponente an der Regulierung des Gefäßquerschnittes noch überdies beteiligt ist; auch das Fehlen von Nerven in der Substanz des Zentralnervensystems könnte darauf hinweisen. Es ist somit an der Regulation der für das Zentralorgan bestimmten Blutmenge ein zweifellos äußerst verwickeltes Zusammenarbeiten einer nervösen und einer chemischen Komponente denkbar, wobei eine gegenseitige regulierende Vertretung beider Faktoren überdies noch anzunehmen wäre.

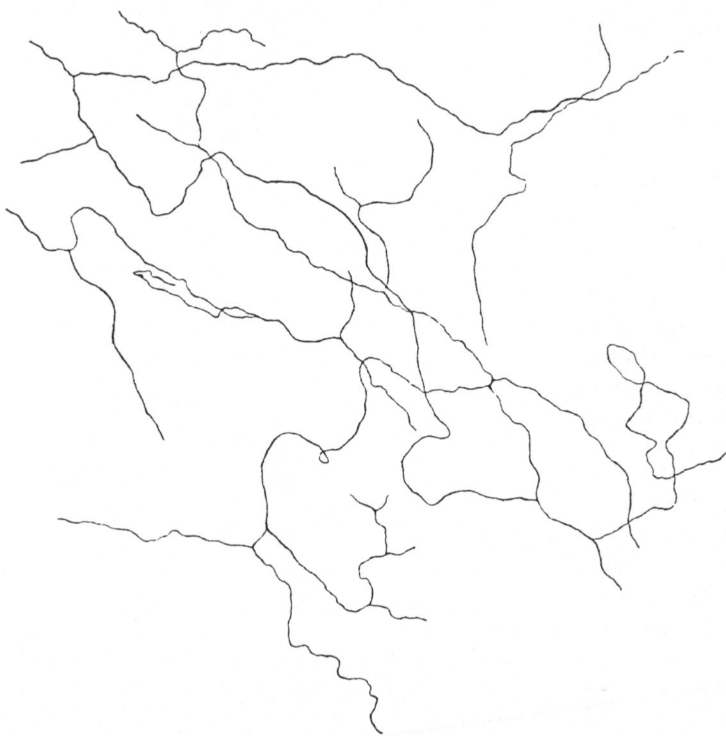

Abb. 214. Feinstes Nervengeflecht aus der Pialscheide des Nervus opticus. Mensch. Zeiss Obj. 8 mm, Ok. 4. Natronlauge-Silber-Methode von O. SCHULTZE.

Nervi proprii. In mikroskopischen Präparaten der Pia, die mit geeigneten Silbermethoden hergestellt sind, lassen sich leicht eine ganze Anzahl von 10—90 μ dicken Nervenbündeln beobachten, die völlig unbekümmert um den Verlauf der Gefäße im Bindegewebe einherziehen. Diese Bündel pflegen durch allmähliche Abgabe einzelner Äste oder auch einzelner Nervenfasern ihr Kaliber zu verringern, treten hinwiederum durch weitere Verzweigungen mit benachbarten Bündeln in Verbindung und formieren auf diese Weise ein ziemlich weitmaschiges, unregelmäßiges Geflecht, das über die gesamte Pia des Großhirns wie des Kleinhirns ausgespannt ist. Untersucht man systematisch die Pia nach jenen Nervenbündeln, so ergibt sich, daß dieselben an der Gehirnbasis an Zahl und Kaliber am stärksten vertreten sind; je näher die Bezirke der Pia der oberen Konvexität liegen, um so mehr verringern sich die Bündel durch vielfache allmähliche Aufteilung an Zahl und

Umfang, um schließlich in der Fissura longitudinalis nur noch spärlich vorhanden zu sein.

In der Pia des Rückenmarkes ist die Anordnung und Stärke der Nervenbündel im allgemeinen ähnlich derjenigen der Gehirnpia; nur ziehen die Bündel zumeist parallel zur Längsachse der Medulla spinalis einher. Ein Teil der Fasern ist markhaltig, wie sich mit der WEIGERTschen Methode leicht feststellen läßt.

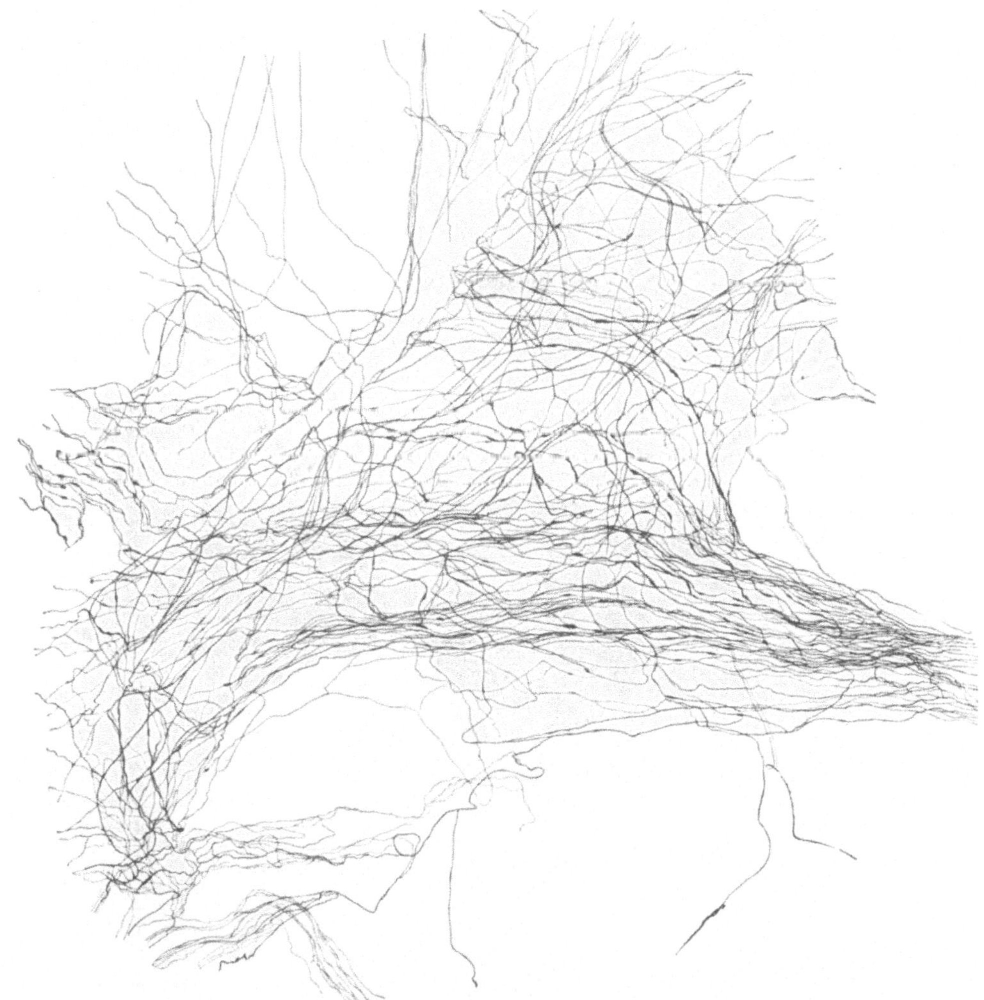

Abb. 215. Nervengeflecht aus der Tela chorioidea des III. Ventrikels. Mensch.
Natronlauge-Silber-Methode von O. SCHULTZE. Vergr. 275 fach.

In der Pialscheide des Nervus opticus weisen die Nervenbündel ein etwas schmäleres Kaliber auf, mit einer größten Dicke von etwa 40 μ. Sie verlaufen ziemlich stark gewunden und sind gewöhnlich durch feine Teiläste zu einem Geflecht miteinander verbunden; sie stammen aus dem Nervenplexus der Art. ophthalmica und aus dem Nervus oculomotorius.

Im Bindegewebe des Plexus chorioideus sind Nervenbündel von etwa 30 μ Dicke leicht aufzufinden; in denjenigen Teil, welcher in direkter Nachbarschaft vom Thalamus opticus gelegen ist, dringen manchmal Fasern aus der Gehirnsubstanz hinein, während die Telae chorioideae gelegentlich von Fasern aus den Tänien versorgt werden.

Zwischen den Nervenbündeln finden sich in der gesamten Pia einzelne Fasern von sehr starkem bis zum allerfeinsten Kaliber vor, die fast alle von den Nerven-

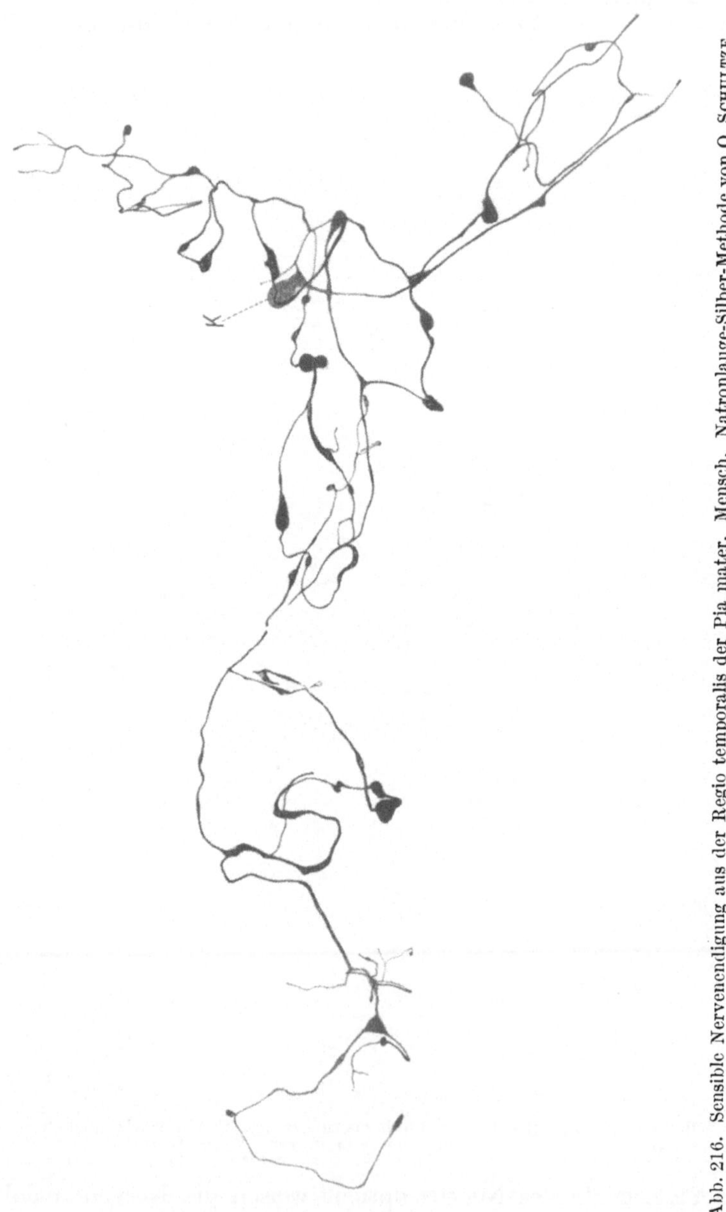

Abb. 216. Sensible Nervenendigung aus der Regio temporalis der Pia mater. Mensch. Natronlauge-Silber-Methode von O. Schultze. Vergr. 400fach. *K* Endkörperchen.

bündeln abstammen, sich unter mannigfacher Aufteilung durch einen vielfach gewundenen Weg auszeichnen und miteinander zu einem weitmaschigen Netz vereinigen. Manche dieser Fasern haben sich von Gefäßnervengeflechten abgezweigt, andere hinwiederum sind Fortsätze unipolarer oder auch multipolarer Ganglienzellen, die innerhalb der Pia, wenn auch sehr selten, zu beobachten sind.

Die Ganglienzellen kommen gewöhnlich nur vereinzelt vor, einmal habe ich ein kleines, aus wenigen unipolaren, rundlichen Zellen bestehendes Ganglion gefunden, welches an der Basis in der Nähe der Fissura hippocampi seinen Sitz hatte.

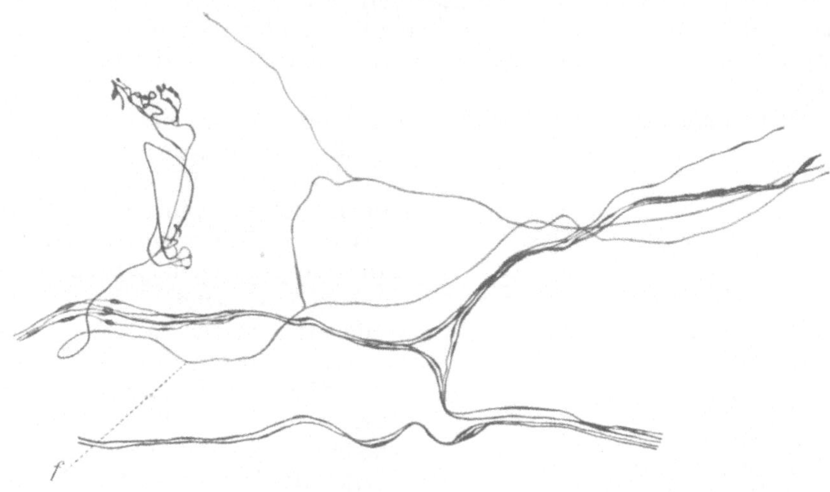

Abb. 217. Nervengeflecht mit sensibler Endigung aus der Pia mater des Rückenmarkes. Mensch. *f* zuführende Faser. Natronlauge-Silber-Methode von O. SCHULTZE. Vergr. 450fach.

Man darf die Ganglienzellen nicht mit dunklen, bräunlichen, mit Ausläufern versehenen Zellen verwechseln, deren Pigment im Toluidinblaupräparat grünlich erscheint (SPIELMEYER 1922). Wenn sie gelegentlich auch einen runden, hellen Kern mit einem einzigen, scharf umgrenzten Nucleolus erkennen lassen, so handelt es sich hier um Chromatophoren, die nach SPIELMEYER (1922) im Alter und in pathologischen Fällen eine beträchtliche Vermehrung erfahren.

Netze einzelner Fasern von außerordentlicher Feinheit zeigt die Pia des Nervus opticus (Abb. 214); die Fäserchen stehen hier in kontinuierlichem Zusammenhang miteinander und bilden so ein geschlossenes Ganzes. Freie Endigungen konnte ich nicht beobachten; wo sie in der Abbildung auftreten, sind die Nervenfasern entweder abgeschnitten oder es handelt sich um unvollkommen imprägnierte Achsenzylinder.

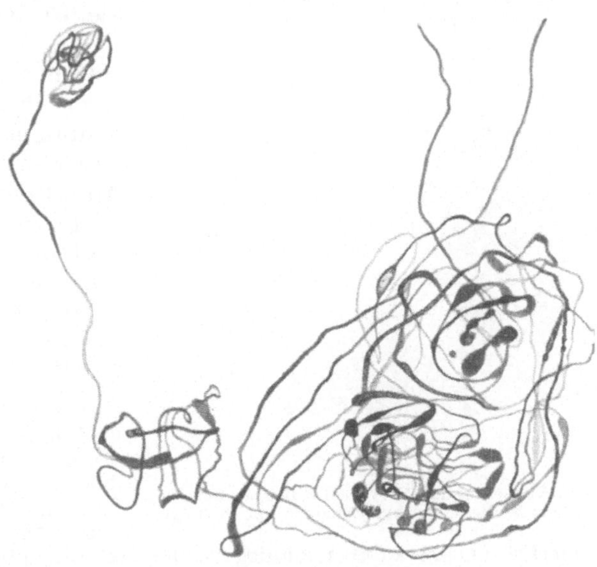

Abb. 218. MEISSNERsches Körperchen aus der Tela chorioidea des IV. Ventrikels. Mensch. Natronlauge-Silber-Methode von O. SCHULTZE. Vergr. 400fach.

Über die einzelnen Fasern in der Pia des Großhirns sind noch zwei Besonderheiten anzuführen; einmal lassen sich gelegentlich feine, bis zu 12 μ breite, ganz verschieden geformte Körperchen erkennen, die ähnlich einer kleinen Ganglienzelle in ihre Bahn eingeschaltet sind und nichts mit den bekannten Varicositäten zu tun haben. Wahrscheinlich stellen die Gebilde sensorische Endorgane dar. Ein vielfach gekrümmter, umständlicher Verlauf ist für die einzelne Faser innerhalb der Pia ohnehin charakteristisch; es kommt aber auch eine gehäufte Schlingenbildung einzelner Nervenfäserchen an circumscripter, enger Stelle vor, wobei jene kleinen Endkörperchen überdies zahlreicher zu sehen sind; vielleicht ist hier schon eine nervöse Formation vorhanden, die einer Endigung gleichzusetzen ist.

Die einzelnen Nervenfasern sind über die gesamte Pia in verschiedenen Mengen verteilt. Diejenigen Partien, die mit dem Plexus chorioideus in Verbindung stehen, die Telae chorioideae des III. und IV. Ventrikels, ferner der an der Fissura hippocampi gelegene Abschnitt, weisen einen ganz enormen Reichtum an Nervenfasern auf (Abb. 215). An solchen Stellen ist das nervöse Gewebe durch reichliche Aufsplitterung der einzelnen Fasern und durch ungeheuer verwickelte Umschlingungen und Verbindungen der Nervenfasern zu einer kaum entwirrbaren Masse zusammengehäuft. Derartige Geflechte entstehen gewöhnlich an einer Vereinigungsstelle mehrerer Bündel markloser Nervenfasern und lassen auch oft ein gehäuftes Auftreten kleiner Endkörperchen erkennen.

Im Plexus chorioideus stammen die einzeln verlaufenden Nervenfasern fast sämtlich von den dort befindlichen Nervenbündeln ab, verbinden sich häufig zu Geflechten der allerverschiedensten Anordnung und ziehen gelegentlich auch zu den Gefäßen; Ganglienzellen sind im Plexus chorioideus, allerdings sehr selten, anzutreffen.

Manchmal imprägnieren sich im Bindegewebe des Plexus chorioideus feine Fasern geradeso wie Nerven mit Silberlösung tiefschwarz, ja man kann sogar scheinbar die allerverwickeltsten und schönsten sensiblen Endknäuel erhalten. Wenn aber der Zusammenhang dieser Gebilde mit ganz sicher diagnostizierten Nervenfasern fehlt, so sei man mit der Diagnose Nervenendigung sehr vorsichtig. Denn wahrscheinlich handelt es sich hierbei um verkalktes Bindegewebe, das mit Silber derartige Trugbilder vorzutäuschen vermag.

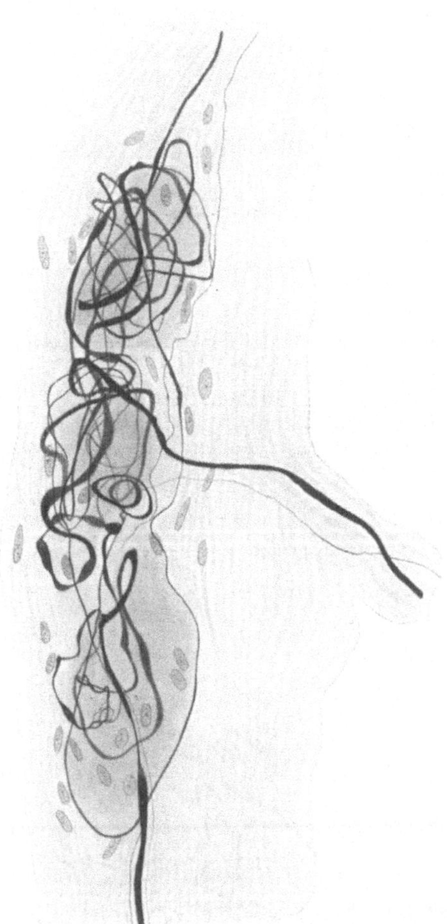

Abb. 219. Knäuelförmige Nervenendigung aus der Pia mater. Mensch. Bielschowskymethode. Vergr. 500fach.

Endigungen der Nervi proprii, die in der Pia des Rückenmarkes zum ersten Male beobachtet wurden, sind in der gesamten Pia im wesentlichen unter folgenden Formen aufzufinden: 1. Kleine Endplättchen oder Endkörperchen von der verschiedensten Gestalt, 2. MEISSNERsche Körperchen und ähnliche Gebilde, 3. Nervengeflechte.

Was die erste Form anbelangt, so sind diese Körperchen von rundlichem, ovalem oder auch birnenförmigem Aussehen, zeigen einen größten Längsdurch-

messer von höchstens
30 μ und weisen ge-
wöhnlich nur eine ein-
zige zuführende Ner-
venfaser auf. Manch-
mal liegen mehrere
solcher Gebilde eng bei-
einander, vor allem,
wenn ihre zugehörigen
Nervenfasern von einer
gemeinsamen stärkeren
Stammfaser sich gleich-
zeitig abgezweigt ha-
ben. Wie oben erwähnt,
können auch gelegent-
lich zwei Fasern mit
einem derartigen End-
plättchen verbunden
sein, so daß dasselbe in
die Bahn der Nerven-
fasern gleichsam ein-
geschaltet ist. Beson-
ders bei Endgeflechten
kann man dies sehr
häufig wahrnehmen
(Abb. 216).

Endigungen, die zu
den MEISSNERschen
Körperchen zählen,
sind ziemlich selten an-
zutreffen. Die einfach-
sten Formen bestehen
gewöhnlich darin, daß
eine einzelne sehr feine
Nervenfaser an circum-
scripter Stelle durch
verschiedentliche,
höchst unregelmäßige
Schlingenbildung ihre
Oberfläche vergrößert,
wobei gleichzeitig Ver-
bindungen zwischen
den Nervenschlingen,
sowie minimale fibril-
läre Auflockerungen in
gehäuftem Maße auf-
zutreten pflegen (Abb.
217). Sind mehrere Ner-
venfasern an der Ent-
stehung eines solchen
Körperchens beteiligt,

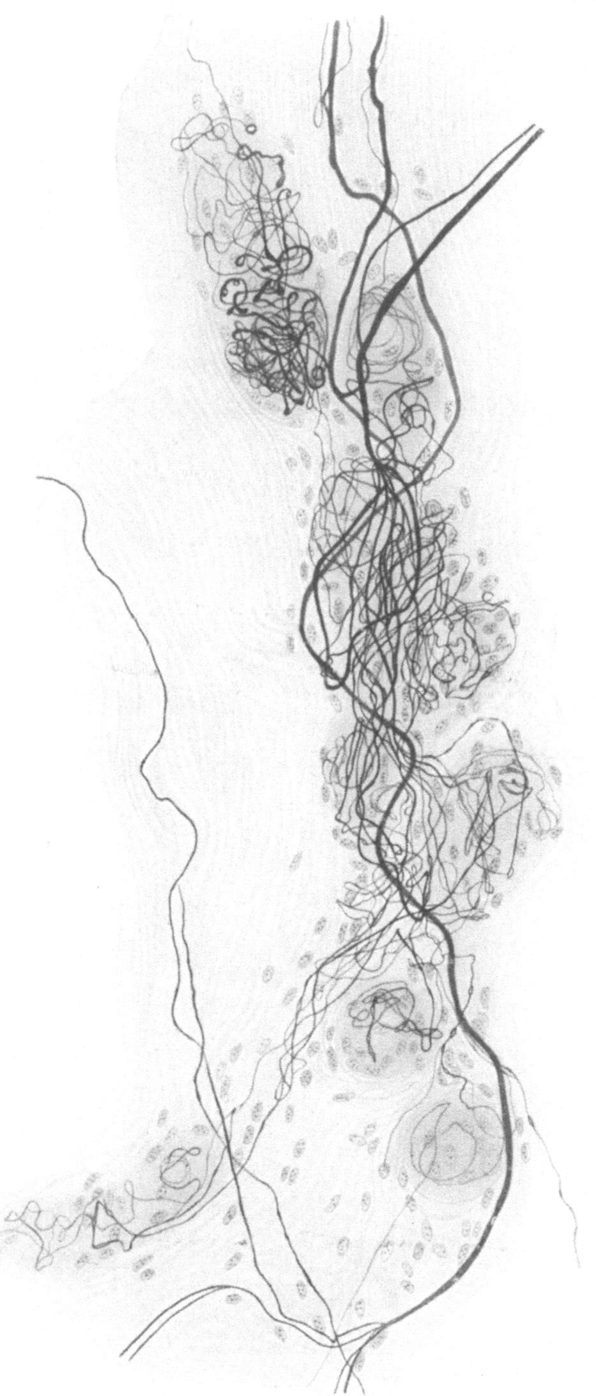

Abb. 220. Nervenendigung aus der Pia mater. Mensch. Bielschowskymethode. Vergr. 350fach.

so wird die Anordnung der Nervenfäserchen innerhalb der Endigung eine kom-

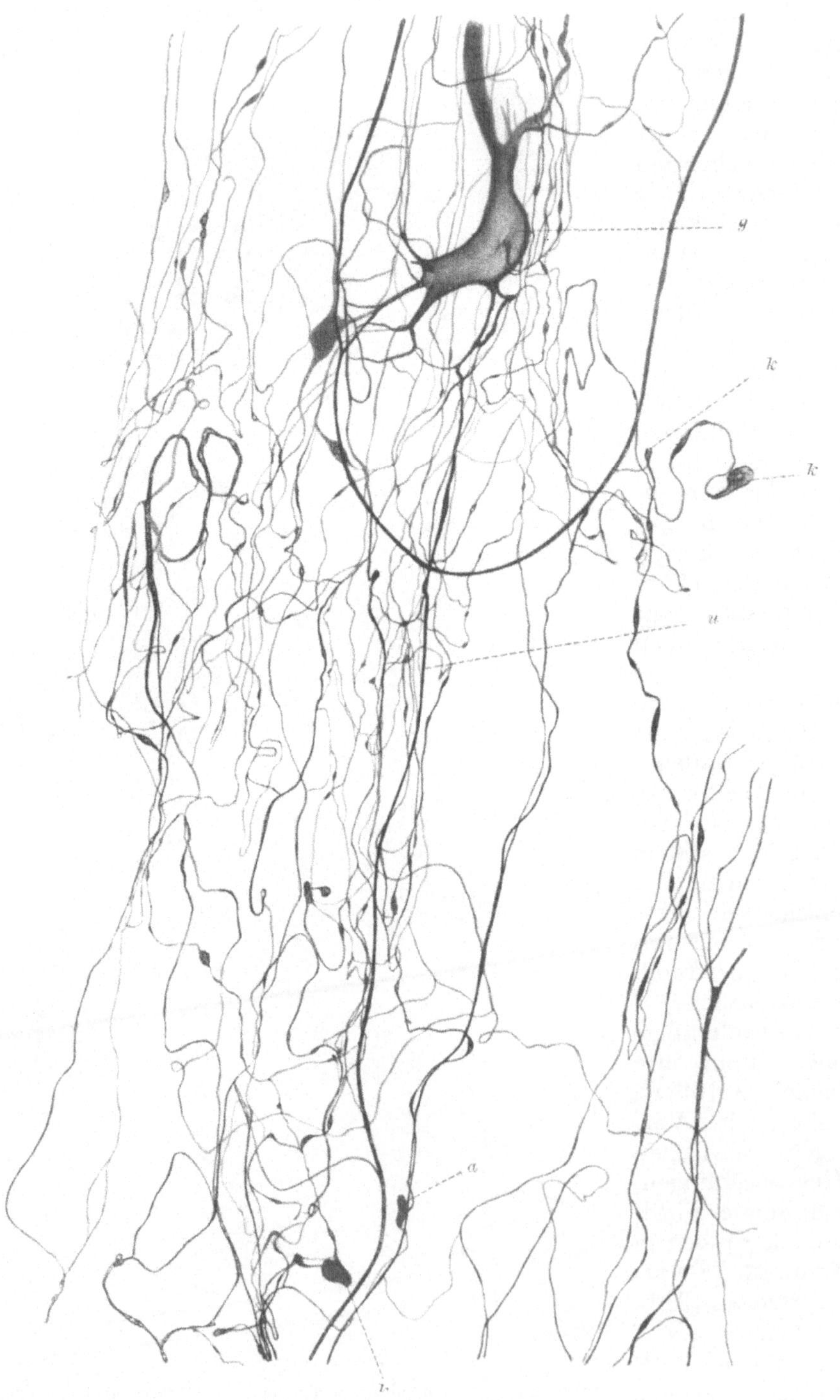

Abb. 221. Nervengeflecht aus der Tela chorioidea des IV. Ventrikels. Mensch. Natronlauge-Silber-Methode von O. SCHULTZE. *g* Ganglienzelle; *a* und *k* Endkörperchen; *u* stärkere Faser, einen Fortsatz der Ganglienzelle darstellend.

plizierte. In Abb. 218 ist der verwickelte Umschlingungsmodus derartiger Fäserchen sowie ihre gleichzeitige Aufteilung, wodurch mehrere Körperchen einheitlich verbunden werden, sehr gut zu sehen. Eine bindegewebige Hülle um eine solche Endigung ist nicht immer mit Sicherheit festzustellen.

Weiterhin kann man noch beobachten, daß neben den ziemlich starken Fasern, die in der Hauptsache einen Endknäuel entstehen lassen, noch solche allerfeinsten Kalibers in denselben mit hineinziehen (Abb. 219 u. 220). Sie verflechten sich noch einmal in das Schlingengewirr der stärkeren Fasern und bilden mit diesen schließlich ein kaum entwirrbares Ganzes. In Abb. 220 ist die komplizierteste und ausgedehnteste knäuelartige Endigung, die ich gefunden habe, dargestellt. Das morphologische Grundprinzip im Aufbau eines derartigen Endorganes tritt hier mit außerordentlicher Deutlichkeit in Erscheinung. Einzelne starke und sehr feine Nervenfasern erzielen durch ungeheuer dichte, regellose Schlingenbildung an umschriebener Stelle eine sehr beträchtliche Oberflächenvergrößerung; freie Nervenenden kommen nicht vor. Diese Endgebilde stellen als solche noch gar keine Einheit dar; sie sind durch Verbindungsfasern mit ähnlichen Endorganen zu einem wahrscheinlich über die gesamte Pia ausgebreiteten sensorischen Apparat zusammengefaßt.

Eine dritte nervöse Form, die wohl ebenfalls zu den Endigungen gerechnet werden muß, mag in den Nervengeflechten zu erblicken sein. Diese verdanken einer größeren Anzahl von Fasern ihre Entstehung und zeigen neben Aufteilung der Nervenfäserchen eine sehr gehäufte Schlingenbildung; kleine Endkörperchen treten überdies auf, ja selbst multipolare Ganglienzellen können in ein solches Geflecht hineingeschaltet sein (Abb. 221). Derartige gehäufte Nervenmassen habe ich nur in den Telae chorioideae des III. und IV. Ventrikels beobachten können, in den übrigen Partien der Pia waren sie nicht zu sehen.

Bei den beschriebenen Endorganen der Pia kann es sich wohl nur um solche afferenter Natur handeln. Tast- und Temperaturempfindungen sind für die Pia normalerweise auszuschalten; ebensowenig kommen Organe für Schmerzempfindung in Betracht, da operative Eingriffe am Gehirn nach Angaben vieler Chirurgen schmerzlos verlaufen. Somit muß also für die in der Pia befindlichen Nervenendigungen eine andere Empfindungsart angenommen werden. Der Gedanke liegt nahe, daß Volum- und Druckschwankungen in den Blutgefäßen, verringert um den Widerstand der elastischen Gefäßwand, jedesmal eine Veränderung der Gewebsspannung in der Umgebung der Gefäße bewirken und daß eben jene Spannungsänderungen im Bindegewebe als adäquater Reiz für die nervösen Endorgane anzusehen sind. Somit könnten die gefundenen Nerven als Kontrollapparate für den Blutkreislauf Geltung beanspruchen gleich den VATER-PACINIschen Körperchen, die wir so häufig in der Nähe der Blutgefäße anzutreffen pflegen.

Es ist klar, daß Veränderungen in der Blutbewegung sogleich wieder eine solche der Liquorbewegung zur Folge haben, wenn nicht sofort regulierende Faktoren eintreten. Durch Veränderungen in der Liquorbewegung könnten nun ebenfalls Spannungsänderungen im Bindegewebe der Pia bewirkt werden, welche als Reizursache für die Nerven in Betracht kämen. Es wäre überdies noch möglich, daß auch eine Änderung in der chemischen Zusammensetzung der Liquorflüssigkeit einen erregenden Einfluß auf die Nervenenden auszuüben vermöchte. Wenn ich somit neben der rein mechanischen eine Hauptaufgabe der Pia darin erblicke, mit Hilfe ihres ausgebreiteten nervösen Apparates dem Zentralnervensystem als Schutz- und Überwachungsorgan gegen eventuelle Schädigungen, die diesem bei Veränderungen in der Blut- und Liquorbewegung drohen, zu dienen, so glaube ich, daß diese Ansicht noch durch den außerordentlichen Reichtum nervöser Elemente in den Telae eine weitere Stütze erfährt. An diesen Stellen ist infolgedessen die nervöse, funktionelle Leistung bedeutend gesteigert, vielleicht gerade deshalb, um den darunter befindlichen vegetativen Zentren des III. und IV. Ventrikels einen besonderen Schutz angedeihen zu lassen.

Das Vorhandensein von Nerven an den Gefäßen und im Bindegewebe des Plexus chorioideus läßt einstweilen die Ansicht zu Recht bestehen, daß an der Funktion des Plexus ein nervöser Faktor beteiligt sein muß, vielleicht ein Zentrum, welches nach den Angaben von M. REICHARDT (1914) im Mittelhirn zu suchen ist. Doch scheinen nicht nur die Gefäße, sondern auch die Epithelzellen des Plexus chorioideus direkt unter dem Einfluß des Nervensystems zu stehen, da JUNET (1926) bei der *Maus* unter dem Plexusepithel ein außerordentlich zartes, engmaschiges Nervengeflecht beobachtet hat, von wo aus er feinste Fäserchen in die Lage der Epithelzellen eindringen sah; ob die Nerven inter- oder intracellulär ein Ende fanden, vermochte er nicht näher zu entscheiden. Ob der Liquor allein vom Plexus choriodeus stammt und ob nicht auch hier Liquor resorbiert werden kann, scheint mir bis jetzt noch nicht ganz sicher entschieden. Eine umfassende Übersicht hierüber findet sich bei FERRARO und F. PLAUT.

Daß die Nervenendigungen der Pia beim Hirndruck in Mitleidenschaft gezogen werden müssen, halte ich für ziemlich sicher. Inwieweit sie hierbei unter dem sicherlich äußerst verwickelten Eingreifen mechanischer wie chemisch-toxischer Komponenten als Schmerzorgane fungieren können, wage ich nicht mit Bestimmtheit anzugeben.

In der Arachnoidea habe ich niemals Nerven beobachten können.

XVII. Die Haut.

Talgdrüsen. Ob in den Talgdrüsen Nerven vorhanden sind, ist sehr fraglich, wenigstens mit Sicherheit bis jetzt noch nicht erwiesen. KÖLLIKER (1902) konnte keine Nerven in ihnen sehen, TRETJAKOFF (1902) vermutete, daß Fasern von dem oberen Nervenring um das Haar zu den Talgdrüsen zögen, KADANOFF (1924) vermochte im umgebenden Bindegewebe der Talgdrüsen marklose Nervenfäserchen aufzufinden, welche das drüsige Organ im ganzen umfassen; ob die Nervenelemente aber für die Drüsen oder für die Musculi arrectores pilorum bestimmt waren oder überhaupt nur zufällig durch das Bindegewebe der Talgdrüsen hindurchzogen, ließ sich nicht entscheiden.

PENSA (1897) stellt mit der Golgimethode an den Talgdrüsen sowie an den MEIBOMschen Drüsen im Augenlid der *Katze* eine ganz beträchtliche Nervenmenge dar. Solange sich jedoch seine Befunde mit anderen Methoden, vor allem mit der Bielschowskymethode, nicht bestätigen lassen, mögen sie vorsichtig beurteilt werden.

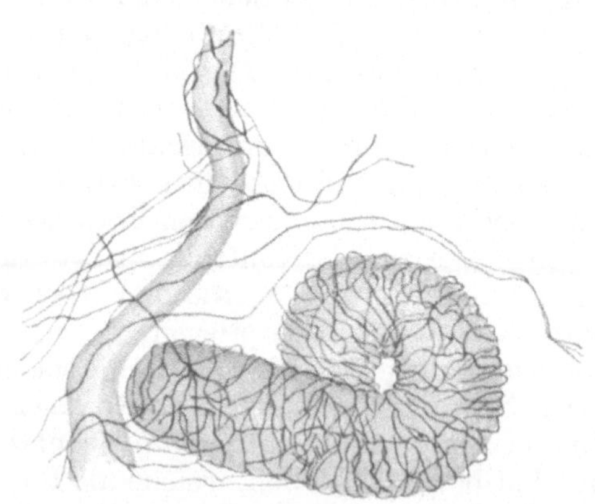

Abb. 222. Nerven an der Ampulle einer Schweißdrüse mit Ausführungsgang. Mensch. Methylenblau. Zeiss Obj. D, Ok. 2. (Nach ARNSTEIN.)

Schweißdrüsen. Daß sich Nerven zu den Schweißdrüsen begeben, war TOMSA, KÖLLIKER (1850) und RANVIER (1889) schon seit langem bekannt. Die Untersuchungen von ARNSTEIN (1895) und SFAMENI (1898) zeigten im umgebenden Bindegewebe der Schweißdrüsen und ihrer Ausführungsgänge ein Geflecht markloser Fäserchen, den periglandulären Plexus (Abb. 222). Von diesem

zweigen sich, wie schon RANVIER (1889) beschrieben hat, feine Ästchen ab, durchbohren die Membrana propria und finden zwischen den Drüsenzellen ein Ende.
Nach ARNSTEIN (1895) scheinen die Nerven mit kleinsten Verdickungen in oder
auf den Drüsenzellen zu endigen.

Der anatomische Befund zeigt somit, was sich auch im physiologischen Experiment demonstrieren läßt, daß die Schweißsekretion
unter dem Einfluß des Nervensystems vor sich
geht.

Haare. Nerven, die zu den Haarbälgen ziehen,
scheint zum ersten Male GEGENBAUR (1850) beob-
achtet zu haben, ein Befund, den KÖLLIKER (1850)
noch im gleichen Jahre bestätigen konnte. Später
hat sich eine große Reihe von Autoren mit der
Innervation der Haare beschäftigt (DIETL 1872,
BONNET 1878, RANVIER 1889, ODENIUS 1866,
ARNSTEIN 1895, RICHIARDI 1883, KSJUNIN 1899,
PENSA 1897, RETZIUS 1894, VAN GEHUCHTEN 1893,
BOTEZAT 1897, LEONTOWITSCH 1901, MERKEL 1880,
TELLO 1905, TRETJAKOFF 1902, VINCENT 1913,
HIRSCH 1927), wobei vor allem die Sinushaare
kleinerer *Säugetiere* das vornehmlichste Objekt des
Studiums darstellten. Nur RETZIUS (1894), SZYMO-
NOWICZ (1909), KADANOFF (1924) und HIRSCH
(1927) dehnten ihre Untersuchungen auch auf
menschliches Material aus.

Im allgemeinen erreichen die Nerven unterhalb
der Einmündungsstelle der Talgdrüsen die Hüllen
des Haares, dringen in den Haarbalg ein und verlaufen dann in der Richtung des Haares parallel
oder palisadenartig nebeneinander eine Strecke
weit nach aufwärts, wobei sie sich häufig noch
einmal dichotomisch aufteilen können. Gelegentlich treten die Nerven auch ganz unten, am Bulbus, an das Haar heran, um dann einen nach aufwärts gerichteten Weg innerhalb des Haarbalges
einzuschlagen (Abb. 223). Diese Fasern wurden
schon von BONNET (1878), später von RANVIER
(1889), RETZIUS (1894), VAN GEHUCHTEN (1893),
KSJUNIN (1899), SZYMONOWICZ (1909) u. a. sehr
gut beschrieben, sind teilweise unter dem Namen
Terminalfasern in der Literatur bekannt und
stammen zum Teil aus dem tiefen Nervengeflecht
im Stratum subcutaneum; zum anderen Teil

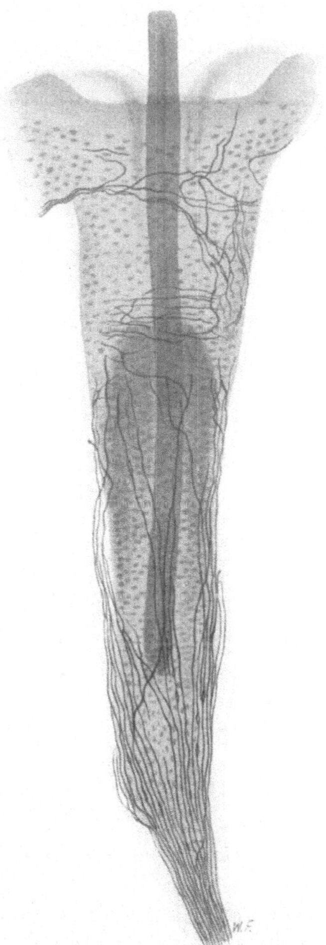

Abb. 223. Nerven eines Haares aus der
Schnauze der *Maus*. Natronlauge-Silber-
Methode von O. SCHULTZE. Vergr.
200fach. Präparat von Dr. KADANOFF.

fließen auch aus dem feineren, subpapillären Plexus der Haut dem Haare Nervenelemente zu.

In den oberen Partien des Haarbalges finden wir, gewöhnlich nach außen von
den Terminalfasern, noch einen Kranz ringförmig verlaufender Fasern (Abb. 223),
die besonders bei den Sinushaaren am Beginn der Scheidenanschwellung unterhalb der Talgdrüsen deutlich in Erscheinung treten (Abb. 224). Dieser Nervenkranz
ist auch beim Menschen an den Cilien der Augenlider aufs schönste entwickelt
(Abb. 225); in seinen peripherischen Zonen trifft man noch auf eine Reihe ziemlich
starker Nervenfasern, die sich aber, je mehr wir uns der Glashaut nähern, großen-

teils durch mannigfache Aufteilung zu allerfeinsten Nervenelementen verschmälern und durch fortwährende, außerordentlich verwickelte Verschlingungen ein ungeheuer dichtes Gewirr von Nervenfäserchen entstehen lassen. Eine Oberflächenvergrößerung nervöser Substanz auf engstem Raume ist hier in beinahe möglichstem Grade durchgeführt, ein Befund, der uns berechtigt, einen derartigen Nervenkranz unter die Nervenendapparate einzureihen.

Die bis jetzt geschilderte Nervenmasse gibt gleichsam den Grundstock ab, aus welchem heraus sich die eigentlichen, allerletzten Nervenendigungen entwickeln. Innerhalb des bindegewebigen Haarbalges, besonders bei den Tast- und Sinushaaren der *Säugetiere*, kommen eine ganze Menge von sensiblen Endigungen vor, von denen vor allem TRETJAKOFF (1902) eine ausgedehnte Formenreihe zur Darstellung gebracht hat. Entweder handelt es sich hierbei um baumförmige Endapparate, die auf der äußeren Fläche der Glashaut von der Höhe der Papillenspitze bis an den Hals der Haartasche gleichmäßig verteilt sind, oder wir sehen eine Fülle knäuelartiger Endorgane, welche eine bedeutende Mannigfaltigkeit ihrer Form hervortreten lassen. Bei den Sinushaaren sind in den bindegewebigen Balken des kavernösen Gewebes, oder der Wand der Venensinus direkt anliegend, weitere feinste Nervengeflechte zu beobachten, in welche überdies alle Nerven, die auf der Glashaut oder in der Wurzelscheide endigen, mit eingeschlossen sein müssen.

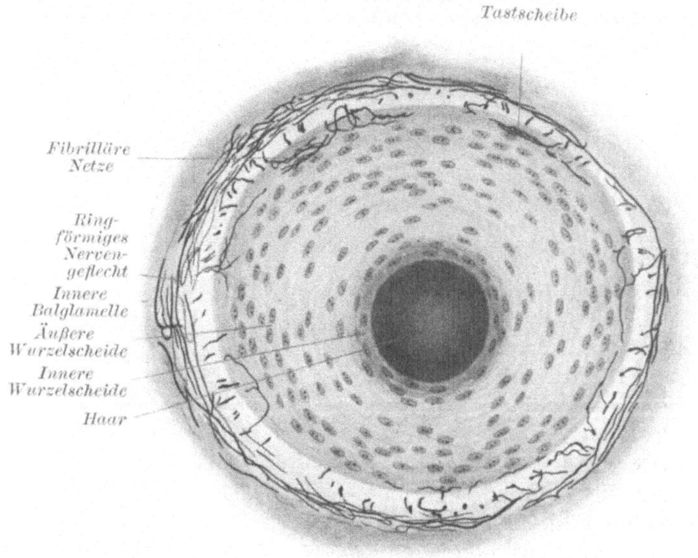

Abb. 224. Ringförmiges Nervengeflecht vom Querschnitt eines Sinushaares aus dem *Schweinerüssel* am Beginn der Scheidenanschwellung unterhalb der Talgdrüsen. Gelatine-Silber-Methode. Vergr. 300fach. (Nach KADANOFF.)

Schon DIETL (1872), RANVIER (1889), BONNET (1878), RETZIUS (1894) und ARNSTEIN (1895) hatten Nerven innerhalb der Wurzelscheide beschrieben, eine Beobachtung, die später von BOTEZAT (1897), TRETJAKOFF (1902), KSJUNIN (1899), TELLO (1905) und KADANOFF (1924) erneut erhoben wurde. Nach den zuverlässigen Angaben von KADANOFF (1924) ist an den Sinushaaren in der Anschwellung der äußeren Wurzelscheide im Bereiche des Ringsinus der Nervenreichtum am größten, so daß sich in dieser Höhe in jedem Querschnitt ein Durchtritt von mehr als 20 Nervenfasern durch die Glashaut erkennen läßt (Abb. 224).

Die Fasern dringen in die äußere Wurzelscheide ein, teilen sich in feinste Ästchen auf und endigen mit sogenannten Tastscheiben, feinen, längsovalen, fibrillären Netzchen, die etwas größer wie die Menisken der MERKELschen Zellen in der Epidermis sind (Abb. 226). Die Tastscheiben (Endknospen BONNETs), deren fibrilläre Struktur TELLO (1905) besonders gut dargestellt hat, liegen teilweise hellen, ovalen, mit länglichem Kern versehenen Tastzellen eng an; zum anderen

Teil sind sie zwischen die Epithelzellen hauptsächlich der peripherischen Schichten der äußeren Wurzelscheide hineingezwängt. Auch in den unteren Partien der Wurzelscheide kommen die Tastscheiben noch vereinzelt vor (KSJUNIN 1899, KADANOFF 1924).

Die Tastscheiben sind durch feine Nervenästchen zu Gruppen vereinigt und wohl als Teile eines zusammenhängenden, baumförmig verzweigten, nervösen Apparates innerhalb der Wurzelscheide anzusehen. Möglicherweise dringen die Neurofibrillen der Tastscheiben in das Protoplasma der anliegenden Epithelzellen ein, was nach BOEKES (1925) Beobachtungen an anderen Organen mit Wahrscheinlichkeit anzunehmen ist. In der Tiefe der Wurzelscheide, dem Haare

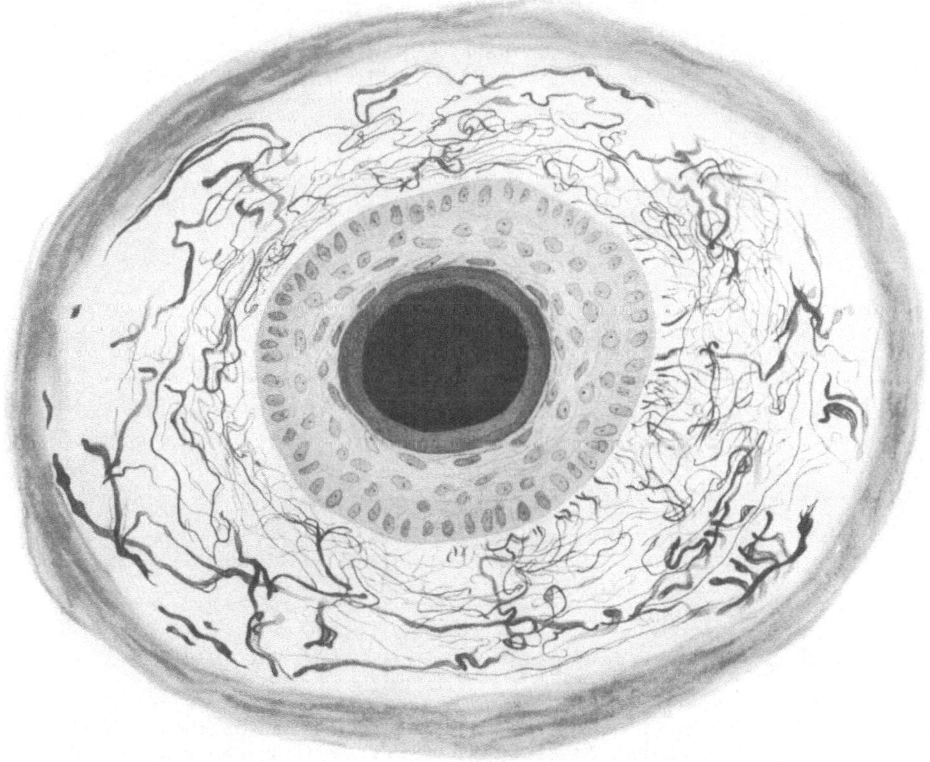

Abb. 225. Nervengeflecht im bindegewebigen Haarbalg einer Cilie des Augenlides. Mensch. Bielschowskymethode. Vergr. 500fach. Präparat von Dr. KADANOFF.

zu, scheinen die Tastscheiben an Zahl und Umfang sich zu verringern; Tastzellen kommen in den unteren, in der Nähe der Papille gelegenen Partien der Wurzelscheide überhaupt nicht mehr vor. Hier ist die Wurzelscheide nach KADANOFFS (1924) Angaben nervenarm, fast nervenlos. Die Mehrzahl aller in der Wurzelscheide befindlichen Nervenfäserchen scheint in den Tastscheiben ihr Ende zu finden.

KADANOFF (1924) weist schließlich noch auf „freie", Nervenfasern innerhalb der Wurzelscheide hin; sie wurden schon von KSJUNIN (1899), RETZIUS (1894), BOTEZAT (1912) und TRETJAKOFF (1902) beobachtet, durchbohren nach Verlust ihrer Markscheide die Glashaut, sind fast ausschließlich in der Höhe des Nervenringes zu finden und verlaufen meist horizontal. Gelegentlich zweigen sie sich auch von den Tastscheiben ab oder stehen mit ihnen in Verbindung. Deshalb können die Fäserchen wohl nicht als ein besonderer

Endapparat betrachtet werden, sondern sie sind nur als feinste Teile des gesamten Tastscheibenbaumes anzusehen. Die genannten Nerven geben im allgemeinen keine weiteren Ästchen mehr ab; knopfförmige Enden konnten nicht an ihnen gefunden werden.

In der inneren Wurzelscheide wurden bis jetzt noch keine Nerven beobachtet. Im Bindegewebe der Haarpapille scheinen die Nervenfasern ziemlich schwer darstellbar zu sein; im übrigen haben hier Ksjunin (1899), Arnstein (1876), Retzius (1894), Orru (1894) und Scymonowicz (1909) feine Nervenfäserchen beschrieben. Daß sie nur zur Gefäßschlinge in Beziehung treten sollen, ist aber nicht genügend erwiesen.

Pinkus (1902) erwähnt in dem spitzen Winkel zwischen Haarschaft und Hautoberfläche gelegene, abgegrenzte Epidermisfelder, die sich gegen ihre Umgebung durch einen Epithelwall abheben und die von unten her durch eine starke Cutispapille ausgefüllt werden. Die Epidermis ist an der Oberfläche leicht gewölbt oder plan und zeigt an ihrer, gegen das Bindegewebe grenzenden Unterfläche ein hohes Zylinderepithel. Diese Gebilde, die von Pinkus (1902) Haarscheiben genannt werden, sollen sich durch einen bedeutenden

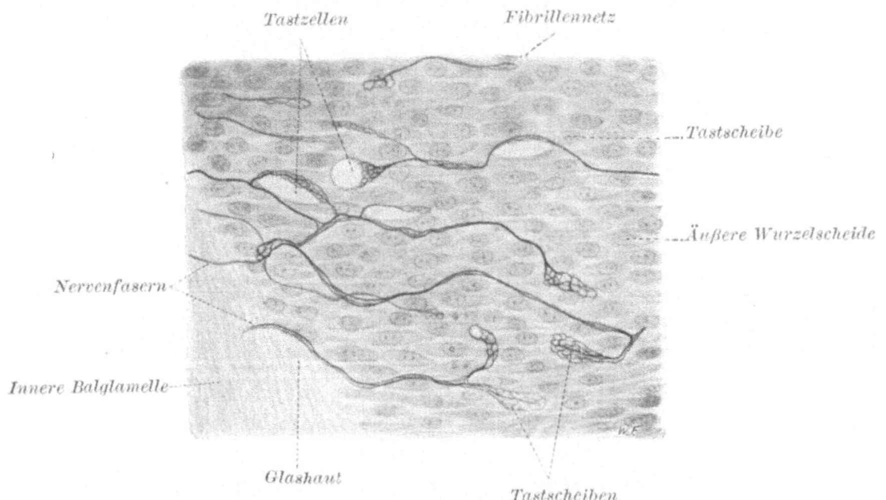

Abb. 226. Tastscheiben in der Wurzelscheide eines Sinushaares vom *Schweinerüssel*. Bielschowskymethode. Imm. (Nach Kadanoff.)

Nervenreichtum auszeichnen und als eigene Endapparate in der menschlichen, wie teilweise tierischen Haut betrachtet werden. Es ist aber weder Pinkus (1903) noch Friedemann (1907) gelungen, eine besonders reichliche Nervenversorgung dieser Bezirke gegenüber derjenigen der übrigen Hautregionen mit genügender Klarheit zur Anschauung zu bringen. Damit ist aber einstweilen die Berechtigung, von besonderen Endorganen zu reden, keineswegs gegeben.

Wie Kadanoff (1925) gezeigt hat, können die Haarnerven wieder regeneriert werden. Transplantiert man nämlich bei *Meerschweinchen* oder *Kaninchen* Hautstücke der Sohle in die Schnauzengegend, so wachsen die Nerven der Unterlage in das Implantat hinein. Die Haarnerven können in diesem Falle in fremder Umgebung den typischen Haarnervenendigungen ähnliche Endverästelungen entstehen lassen (Abb. 227).

Wahrscheinlich sind alle Haare von Nerven versorgt; die kleineren Haare lassen eine geringere Nervenmenge erkennen wie die größeren. Den größten Nervenreichtum weisen die Tasthaare vieler *Säugetiere* auf. Die Nerven gehören wohl sämtlich zu den afferenten Fasern und stehen im Dienste des Tast- und Gefühlssinnes.

Das Aufrichten der Haare bei Frost- und Schaudergefühlen und einigen weiteren

Sinneseindrücken führen wir gewöhnlich auf die Tätigkeit der Musculi arrectores pilorum zurück. Ich habe jedoch nie gesehen, daß die Arrectores pilorum Nerven erhielten, es auch nirgends beschrieben gefunden, obwohl wir dies doch als ge-

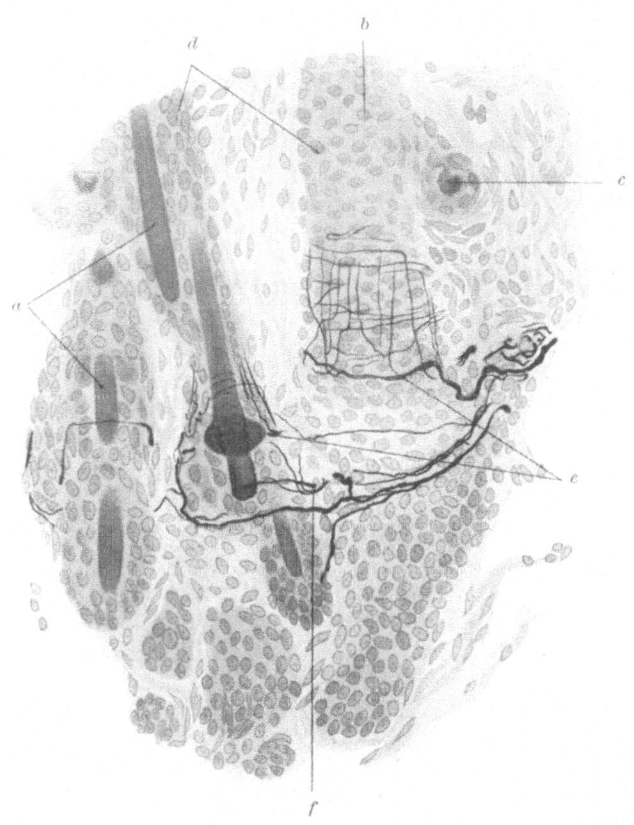

Abb. 227. Regenerierte Nervenendigungen an den Haaren eines Implantates in die Schnauzenhaut. 135 Tage nach der Operation. Natronlauge-Silber-Methode von O. SCHULTZE. *a* kleine Haare; *b* und *d* Wurzelscheiden; *c* Talgdrüsen; *e* und *f* Nervenendigungen. Vergr. 320fach. (Nach KADANOFF.)

sichert anzunehmen pflegen. Über die Capillarnerven der menschlichen Haut existiert leider keine einzige zuverlässige histologische Arbeit.

(Über die sensiblen Endigungen der Haut siehe STÖHR, Receptorische Endigungen in v. MÖLLENDORFFs Handbuch der mikroskopischen Anatomie, Bd. IV, 1928.)

XVIII. Bewegungsapparat.

Periost. Schon KÖLLIKER (1850) beschreibt im Periost ein reichliches Nervengeflecht, dessen Fasern teils mit den Gefäßen, teils unbekümmert um diese einherziehen und in der Hauptsache für den Knochen selbst bestimmt sind. Auch VATER-PACINIsche Körperchen, über deren Vorkommen RAUBER (1868) und PANSINI (1891) weitere Beiträge geliefert haben, finden bei KÖLLIKER (1858) Erwähnung. Die späteren wenigen Arbeiten, welche sich die Innervation des Periosts zu studieren zur Aufgabe gestellt haben, vermochten diesen Beobachtungen nur wenig Neues hinzuzufügen.

Nach MISKOLCZY (1926) verlaufen die für das Periost bestimmten Nervenbündelchen zuerst gemeinsam mit jenen Fasern, welche die Muskeln und Sehnen innervieren, spalten sich dann von ihnen ab, um im Periost ein feines Geflecht zu entwickeln (Abb. 228). Einzelne Fäserchen verlassen die Maschen des Geflechtes und nehmen nach mannigfach gewundenem Verlauf unter Bildung der von SFAMENI (1902) teilweise gut dargestellten baumförmigen Verästelungen oder sehr verschieden gestalteten Nervenknäuel ein Ende. MISKOLCZY (1926) hat beim Studium von Schnittserien durch die Extremitäten der *Maus* die PACINIschen Körperchen besonders reichlich in der bindegewebigen Masse, die zwischen der Ansatzstelle der Muskeln und der Knochenhautadventitia ausgebreitet ist, angetroffen.

Daß die Nervenfäserchen mit feinen Knöpfchen im Periost enden sollen, wie MISKOLCZY (1926) angibt, halte ich für wenig wahrscheinlich. Ich glaube, daß unvollkommene Imprägnierung der Achsenzylinder ihn zu dieser These veranlaßt hat.

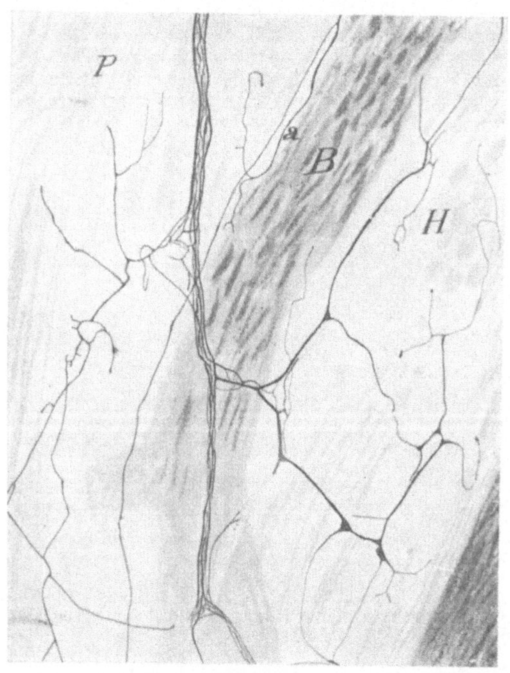

Abb. 228. Nerven in Periost und Knochen der Scapula. *Hund.* Silbermethode nach CAJAL, modifiziert nach DE CASTRO. *P* Periost; *H* HAVERSscher Kanal; *B* Knochenbalken mit anliegender Nervenfaser *a*. (Nach MISKOLCZY.)

Was die Nerven im Periost zu bedeuten haben, läßt sich nicht ohne weiteres mit Bestimmtheit angeben. Vielfache chirurgische Erfahrung hat im Periost Schmerzempfindlichkeit festgestellt. Es müssen demnach entsprechende afferente Fasern in seinem Nervengeflecht vorhanden sein. Ob wir in den baumförmigen Verästelungen oder den Nervenknäueln SFAMENIS (1902) schmerzempfindliche Endorgane erblicken dürfen, bleibe freilich dahingestellt.

Bekanntlich gilt der Muskelzug als eine der Komponenten, welche die Form des Knochens gleichsam modellierend stetig beeinflussen. Es wäre nun denkbar, daß die PACINIschen Körperchen, die an den Ansatzstellen der Sehnen im Periost besonders reichlich vorkommen, an der für den An- bzw. Abbau des Knochens jeweils notwendigen Blutzufuhr als Regulatoren beteiligt sind. Schließlich müssen noch alle für den Knochen selbst bestimmten Fasern ihren Weg über das Periost nehmen.

Knochen. Die Nerven für den Knochen dringen zum Teil mit den ernährenden Gefäßen in das Innere desselben ein, zum anderen Teil spalten sie sich von dem im Periost befindlichen Nervengeflecht ab (Abb. 228). Sie stammen einerseits von den Kopf- und Cerebrospinalnerven, andererseits vom Sympathicus, was bereits LUSCHKA (1863) an den Nerven der Wirbelkörper beobachtet hat. Im Knochen verlaufen die teilweise markhaltigen Nerven in den HAVERSschen Kanälen, ziehen von da entweder in das Endost, um sich hier zu verästeln, oder begeben sich weiter zum Knochenmark.

Wie PETERSEN auf Grund einer ausgezeichneten Technik nachweisen konnte, sind die Nerven in den HAVERSschen Kanälchen von einer außerordentlichen Feinheit, aber immer noch markhaltig (Abb. 229).

Im Knochenmark selbst sollen die Nerven hauptsächlich in Begleitung der Gefäße aufzufinden sein; freilich besitzen wir hiervon keine einwandfreie Darstellung und es scheint bei der Schilderung der Nerven des Knochenmarkes, teilweise auch des Knochens, mehr Vermutung wie Beobachtung eine Rolle zu spielen.

Über die Funktion der Nerven des Knochens kann man schwerlich etwas Bestimmtes aussagen. Möglicherweise sind sie beim steten Umbau des Knochens, vielleicht auch bei der Bildung von Blutzellen im Knochenmark, irgendwie beteiligt; wir wissen aber darüber nichts Sicheres. Auch im wachsenden Knochen sind schon Nerven beobachtet worden; so hat LUBOSCH (1928) kürzlich im Unterkiefer eines 5 cm langen Schweineembryos feinste Nervenfäserchen beschrieben, die bis dicht an die Oberfläche der Knochenbälkchen verfolgt werden konnten.

Die Nerven des Perichondriums sollen sich nach SFAMENI (1902) ähnlich verhalten wie diejenigen des Periosts. Ein Eindringen der marklosen Nervenfäserchen in die Knorpelgrundsubstanz ist bis jetzt nicht mit Sicherheit nachgewiesen.

Bandapparat. In den Gelenkkapseln, und zwar sowohl in den fibrösen Teilen, wie in dem lockeren Bindegewebe und Fettgewebe außerhalb der Synovialhäute und in diesen selbst, sind schon seit langer Zeit Nerven bekannt (PAPPENHEIM, RÜDINGER, KÖLLIKER 1850). CRUVEILHIER (1834) fand hier zuerst VATER-PACINISche Körperchen, RAUBER (1867) und KÖLLIKER (1850) beschrieben dieselben im Verlaufe der zu den Gelenken ziehenden Nerven, während KRAUSE (1858) in der Synovialhaut beim Menschen und bei *Säugetieren* seine „Endkolben" („Gelenknervenkörperchen") entdeckt hat. SFAMENI (1902) gelangte später zu dem gleichen Ergebnis; die von ihm als RUFFINISche Körperchen dargestellten Endigungen sind lediglich eine Varietät der KRAUSEschen Endkolben. Diese Endorgane finden sich auch in ein Nervengeflecht eingeschaltet, welches

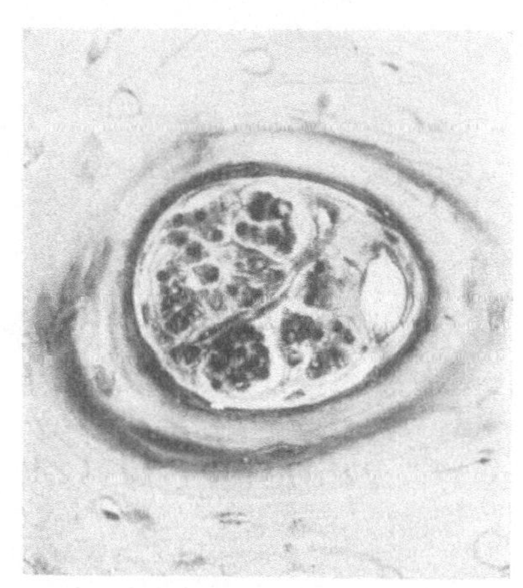

Abb. 229. Nervenfasern im HAVERSschen Kanal. Femur, Mensch. Gallein. Präparat und Mikrophotogramm von Prof. PETERSEN. Vergr. 630fach.

in dem unter der Synovialhaut gelegenen Fettgewebe in den Gelenken ausgebreitet ist. TELLO (1922) vermochte auf der Kniegelenkkapsel beim zehn Tage alten *Hühner*embryo bereits eine Menge feinster, teilweise auch schon ziemlich starker Nervenfasern darzustellen, die sich wie ein Endbäumchen verzweigen (Abb. 230). An der Ansatzstelle der Ligamente scheinen Endkörperchen aller Art in größerer Menge aufgehäuft zu sein.

Besonders reichlich sind die Nerven in der Membrana interossea aufzufinden (Abb. 231), die vor allem bei *Vögeln* ein günstiges Objekt zum Studium ihrer Nervenverhältnisse abgibt. KÖLLIKER (1889) beschreibt hier reichliche Nervenverästelungen und erwähnt auch die von RAUBER (1867) beim Menschen entdeckten PACINISchen Körperchen. Über deren Entwicklung beim *Hühnchen* hat TELLO (1922) eine gute Darstellung geliefert (Abb. 232).

Unter Sehnenspindeln versteht man spindelförmige Auftreibungen einer Gruppe von Sehnenfasern, die gewöhnlich in ihrer Gesamtheit noch einmal von einer bindegewebigen Hülle umgeben werden. Von Bedeutung ist an einer solchen Spindel das Verhalten der Nervenfasern. Das Vorkommen von Nervenfasern in der Sehne hat zuerst KÖLLIKER (1850) beobachtet, während später SACHS (1874) und ROLLET (1876) über die Endverästelungen dieser Nerven weitere Beiträge geliefert haben. GOLGI (1880) beschrieb zuerst an den Sehnenspindeln die feinere

Endigungsweise der Nerven mit Hilfe seiner Silbermethode, und KÖLLIKER (1889) nannte ihm zu Ehren die von ihm gefundenen eigentümlichen nervösen Endorgane GOLGISche Sehnenspindeln (Organo nervoso terminale musculo-tendineo). Genauere Angaben über diese Gebilde verdanken wir späterhin noch KÖLLIKER (1889) selbst, dann CATANEO (1888), CIACCIO (1891), PANSINI (1889), RUFFINI (1892), HUBER (1897), DOGIEL (1906) und TSCHURAJEW (1927). Sonderbarerweise verstehen die meisten Autoren unter Sehnenspindel nur den nervösen Apparat.

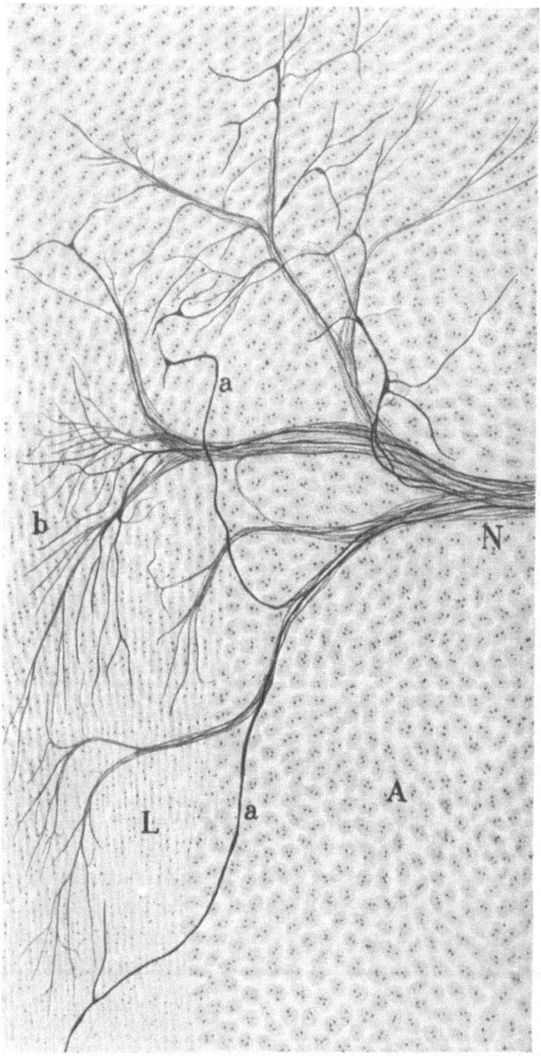

Das Charakteristikum dieser in Frage kommenden Endigung liegt in einer baum- oder strauchartigen Verästelung einer oder mehrerer markhaltiger Nervenfasern, die sich zwischen den sehnigen Elementen gewöhnlich am Übergang in den Muskelfasern vorfindet. Die Endgebilde sind wohl in allen Sehnen des Organismus vorhanden; auch im Centrum tendineum des Zwerchfelles und in den Inscriptiones tendineae des Rectus abdominis vom Menschen wurden sie beschrieben.

Das feine, marklose, außerordentlich dichte Nervengeäst der Sehnenspindel endigt mit kleinen Plättchen, die durch viele feinste Nervenfäserchen wiederum miteinander verbunden sind. Die Endplättchen bestehen, wie vor allem DOGIEL (1906) zeigen konnte, aus einem geschlossenen Netzwerk feinster Neurofibrillen mit umschließender, perifibrillärer Substanz. Form und Ausdehnung des nervösen Astwerkes sind ungeheuer verschie-

Abb. 230. Nerven in der Kniegelenkkapsel vom 10 Tage alten *Huhn*-EMBRYO. Methode nach CAJAL. *A* periartikuläres Bindegewebe; *b* Verästelung feiner Nervenfasern; *a* dicke Nervenfasern; *L* Band; *N* Nerv. Vergr. 240fach. (Nach TELLO.)

den, keine Endigung gleicht hierin der anderen, auch gespaltene Sehnenspindeln kommen vor. Eine bindegewebige Hülle ist häufig um die Endapparate gelagert. Oft sind mehrere Sehnenspindeln durch einzelne Nervenfasern miteinander zu einer Einheit verknüpft.

Es kann wohl keinem Zweifel unterliegen, daß die in den Sehnen und Bändern gefundenen Nervenendigungen sämtlich afferenter Natur sind. Freilich erscheint es mir fraglich, ob man die Endapparate in ihrer Gesamtheit dem cerebrospinalen Nervensystem zuzurechnen hat. Denn kürzlich hat TSCHURAJEW (1927) im Lig.

patellae und in der Achillessehne des Menschen nervöse Endorgane beschrieben, die mit den Endigungen im sympathischen Nervensystem eine beträchtliche Ähnlichkeit aufweisen. Da nach den Angaben des Autors die Endapparate sehr häufig

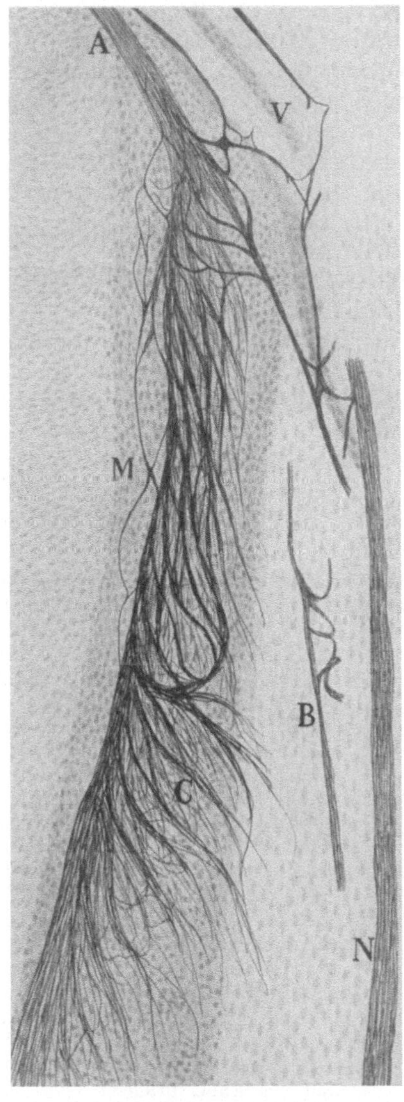

Abb. 231.

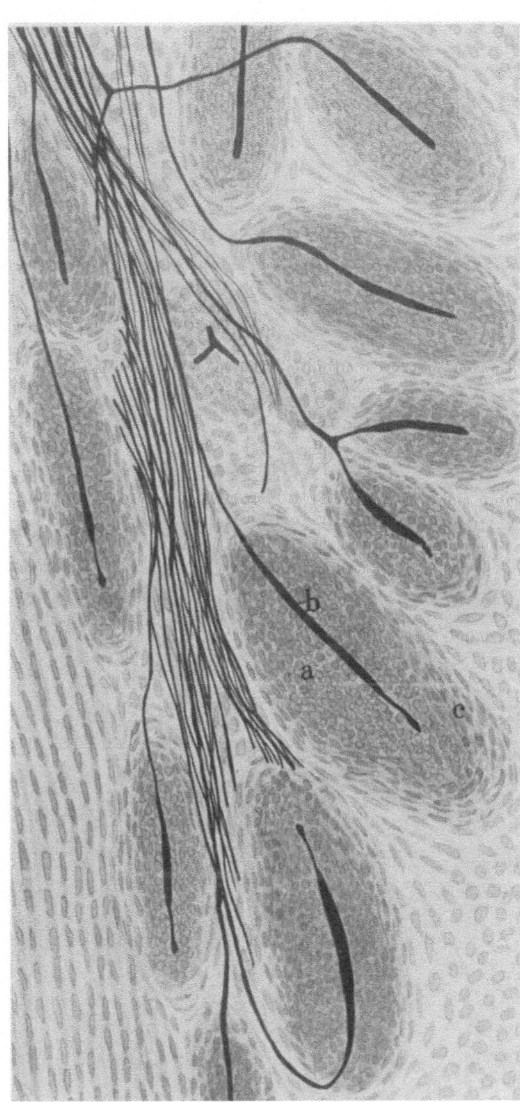

Abb. 232.

Abb. 231. Nervengeflecht auf der Membrana interossea. *Huhn*-EMBRYO. 9. Tag. Methode nach CAJAL. *A* Nerv; *B* zu Gefäßen ziehende Nerven; *V* Blutgefäß; *N* Nervus tibialis ant.; *M* Membrana interossea; *C* Nervengeflecht. Vergr. 90fach. (Nach TELLO.)

Abb. 232. In Entwicklung begriffene VATER-PACINISche Körperchen auf der Membrana interossea. *Huhn*-EMBRYO. 15 Tage. Methode nach CAJAL. *a* Bindegewebshülle; *b* axiale Nervenfaser; *c* Kapseln. Vergr. 240fach. (Nach TELLO).

einen Teil der Gefäßwand einnehmen und da weiterhin nach Einspritzen von Novocainlösung in die Sehne zwar Anästhesie, aber keine Veränderung der Sehnenreflexe festzustellen war, so würde der Versuch, die Endigungen dem sympathischen Nervensystem zuzuweisen, gleichsam als afferente Kontrollapparate für die Blutregulation, zweifellos eine gewisse Berechtigung für sich in Anspruch nehmen können. Tschurajew (1927) zieht diesen Schluß allerdings nicht, sondern meint, daß ihre Funktion in der „Apperception der allgemeinen Sensibilitätsreize" zu suchen sei. Dies sind aber letzten Endes doch nur Worte.

Muskeln. Es ist zweifellos ein Verdienst von Boeke (1910), zum ersten Male einwandfrei gezeigt zu haben, daß die quergestreiften Muskelfasern außer von den Kopf- oder Cerebrospinalnerven noch von einem System markloser, dem Sympathicus entstammender Nerven versorgt werden. Daß marklose Fasern sich an der Bildung motorischer Endplatten irgendwie beteiligen, war allerdings vor Boekes (1912) Arbeiten schon von Bremer (1882), Grabower (1902), Perroncito (1902), Gemelli (1905), Ceccherelli (1902) und Botezat (1910) beschrieben worden. Hierbei handelte es sich in der Hauptsache aber wohl nur um Abspaltungen aus der motorischen, cerebrospinalen Nervenfaser oder um kleine Verlagerungen markloser Fasern mit ihren Endplättchen aus der Kühneschen Sohlenplatte heraus (ultraterminale Fäserchen).

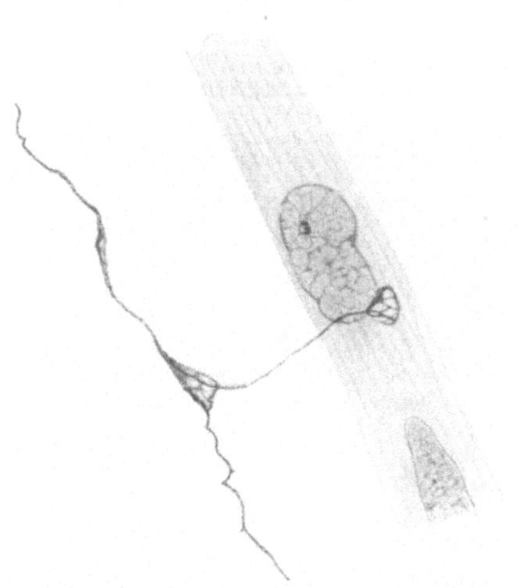

Abb. 233. Endigung einer marklosen Nervenfaser mit einer Retikulare an der quergestreiften Muskelfaser. Augenmuskel. *Katze.* Bielschowskymethode. Vergr. 1500 fach.

Derartig feine Fäserchen, die mit einem kleinen Netzchen in der Nähe der zugehörigen motorischen Sohlenplatte ein Ende finden, wurden von Perroncito (1902), Ruffini (1901) und Crevatin (1901) erwähnt, scheinen aber nach Boekes (1927) und Iwanagas (1923)

Angaben beim Menschen nur selten vorzukommen. Nach Cilimbaris (1910) begeben sich diese ultraterminalen Fäserchen auch häufig auf Fasern von Muskelspindeln. Ich glaube nicht, daß wir den genannten Gebilden irgendeine besondere Bedeutung zuzuweisen brauchen; es handelt sich wohl nur um ein paar Fäserchen, die aus dem Fibrillennetz einer großen motorischen Endplatte heraus in deren nächste Umgebung weiter gewachsen sind, Dinge, denen wir auch beim Studium der sensiblen Endigungen außerordentlich leicht zu begegnen pflegen.

Marklose Nervenfäserchen, die zwischen den quergestreiften Muskelfasern verlaufen und teils gemeinsam mit der markhaltigen Nervenfaser in die motorische Endplatte eindringen, teils isoliert einherziehen, waren also schon vor Boekes (1910) Arbeit bekannt,

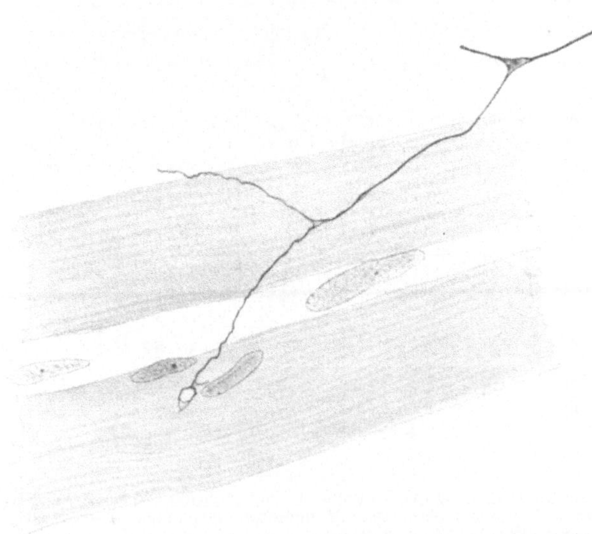

Abb. 234. Endigung einer marklosen Nervenfaser mit einer Retikulare an der quergestreiften Muskelfaser. Augenmuskel. *Katze.* Bielschowskymethode. Vergr. 1500 fach.

An gut imprägnierten Bielschowskypräparaten von Augenmuskeln bei der *Katze* lassen sich ohne besondere Schwierigkeit eine Menge feiner und allerfeinster, sicher markloser Nervenfäserchen darstellen, die teils an den Verlauf der groben,

markhaltigen, motorischen Fasern gebunden sind, zum anderen Teil jedoch in
voller Unabhängigkeit sich zwischen den Muskelfasern hindurchwinden. Sie
scheinen, wie man wenigstens aus den auftretenden Knotenpunkten schließen
kann, sich des öfteren aufzuteilen oder auch direkte Verbindungen miteinander
einzugehen, was auf das Vorhandensein eines allerdings ziemlich weitmaschigen
Netzes hindeuten würde. Verfolgt man
nun solche marklosen Fäserchen durch weitere Strecken ihres Weges hindurch, so
kann man gelegentlich beobachten, wie
dieselben allerfeinste Ästchen absplittern,
die dann mit kleinen Endöschen oder Retikularen an der quergestreiften Muskelfaser,
häufig in der Nähe eines Kernes, ihr Ende
finden. Als Beispiel hierfür seien die Abb. 233
und 234 angeführt.

Die marklosen Fäserchen sind schon im
jungen embryonalen Stadium vorhanden
und verlaufen unabhängig von den motorischen Fasern, gehen niemals mit ihnen
irgendwelche Verbindungen ein. Sie dringen
schließlich in den meisten Fällen mit den
Neurofibrillen der motorischen Fasern gemeinsam in die gleiche Sohlenplatte ein, um
hier ein von dem motorischen Fibrillenge-
füge völlig unabhängiges kleines Endöschen
oder Endnetzchen zu entwickeln.

Es bleibt ein unbestreitbares Verdienst
BOEKES (1912), mit Hilfe des Experiments
nachgewiesen zu haben, daß die Menge der
marklosen Nervenfäserchen, die BOEKE

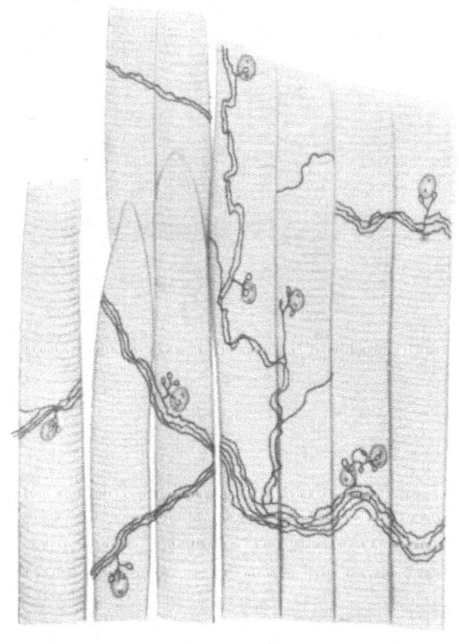

Abb. 235. Accessorische Nervenfasern und Endplättchen vom Musc. obliquus sup. der *Katze.*
3¹/₂ Tage nach Durchschneidung des Nervus
trochlearis. Vergr. 300fach. (Nach BOEKE.)

(1912) „akzessorisch" nennt, in der Tat etwas Besonderes, etwas vom motorischen, cerebrospinalen Nervensystem Unabhängiges repräsentiert.

Den Beweis, daß diese marklosen Nervenfäserchen einem besonderen System,
nämlich dem sympathischen, zuzurechnen sind, vermochte BOEKE (1912) dadurch
zu führen, daß er nach Durchschneidung der Augenmuskelnerven bei der *Katze*
fast alle markhaltigen Fasern mit
den zugehörigen motorischen Endplatten sowie die sensiblen Endorgane degeneriert fand, während
die marklosen Fäserchen mit ihren
Endplättchen erhalten geblieben
waren (Abb. 235). Da überdies
manche Fasern des marklosen Geflechtes mit Capillaren in enge Beziehung traten, was schon BREMER
(1882) beobachtet hatte (Abb. 236),
so gelangte BOEKE (1912) zu dem

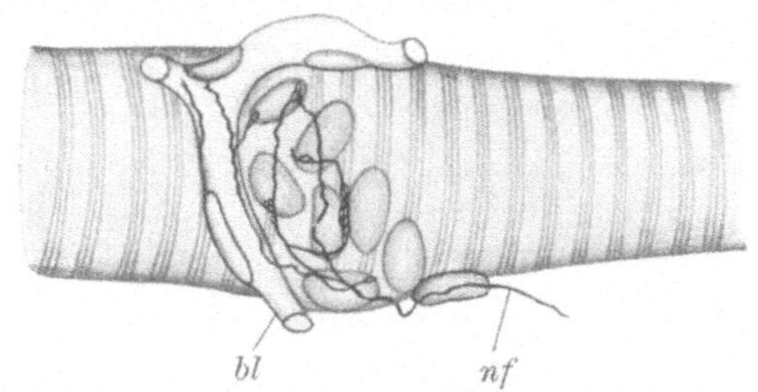

Abb. 236. Endigung markloser Nervenfäserchen auf einer
quergestreiften Muskelfaser. Musc. rectus sup. *Katze.*
Bielschowskymethode. Vergr. 2100fach. (Nach BOEKE.)

Schlusse, daß die quergestreifte Muskelfaser doppelt innerviert sein müsse, von
Kopf- und Cerebrospinalnerven einerseits und vom Sympathicus andererseits,
somit zu jener Theorie der doppelten Innervation, die vor ihm Mosso (1904) im
Anschluß an die Befunde von BREMER (1882), GRABOWER (1902) und PERRON-
CITO (1902) aufgestellt hatte.

Boekes (1913) morphologische Schilderung der sympathischen Innervation der quergestreiften Muskelfaser, die später durch Aoyagi (1912), Sarvin, Murray, Hunter (1925), Kulschitsky (1924), Stefanelli (1912), Agduhr (1919), Ken Kuré (1925), Kuntz und Kerper (1925), Dusser de Barenne und Tsunoda bei Mensch und *Säuger* mannigfache Bestätigung erhalten hat, läßt die marklosen Elemente stets in der Einzahl neben der motorischen Faser in die Kühnesche Endplatte eindringen. Solange die sympathischen Fasern zwischen den Muskelfasern einherziehen, werden sie gewöhnlich als marklos beschrieben; manchmal weisen sie in ihrem Verlaufe Schwannsche Zellen auf, verlaufen auch gelegentlich in schmalen Bündeln, um sich dann von ihnen abzuzweigen und an die Muskelfaser heranzutreten.

Nach den bisherigen Untersuchungen hat es den Anschein, als seien die akzessorischen, marklosen Nervenfäserchen über die gesamte, quergestreifte Muskulatur verbreitet. Wenigstens wurden sie, außer in den Augenmuskeln, auch in den Kau-

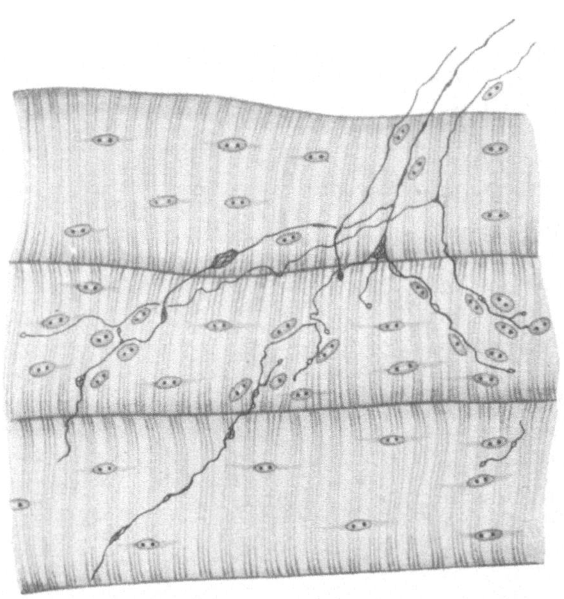

Abb. 237. Sympathische Nervenfasern mit ihren Endigungen in den Intercostalmuskeln der *Katze* nach Durchschneidung der zugehörigen cerebrospinalen Nerven. Bielschowskymethode. Übersicht. (Nach Boeke.)

und Zungenmuskeln, sowie in den Intercostalmuskeln (Abb. 237) nach Durchschneidung der cerebrospinalen Nerven beschrieben (Boeke und Dusser de Barenne 1919, Kuntz und Kerper 1925). Agduhr (1919), später Ken Kuré (1925) und seine Mitarbeiter versuchten die akzessorischen Nervenfasern in den Muskeln der Extremitäten nachzuweisen, während Aoyagi (1912) und Ken Kuré (1925) die gleichen Gebilde in den Muskelfasern des Zwerchfelles beobachteten.

Wie oben bemerkt, ist der Nachweis, daß wir es bei den marklosen Nervenfäserchen mit sympathischen Elementen und nicht mit den gelegentlich vorkommenden ultraterminalen Endigungen zu tun haben, nur nach Durchschneidung und Degeneration der motorischen cerebrospinalen Fasern und ihrer Endplatten mit

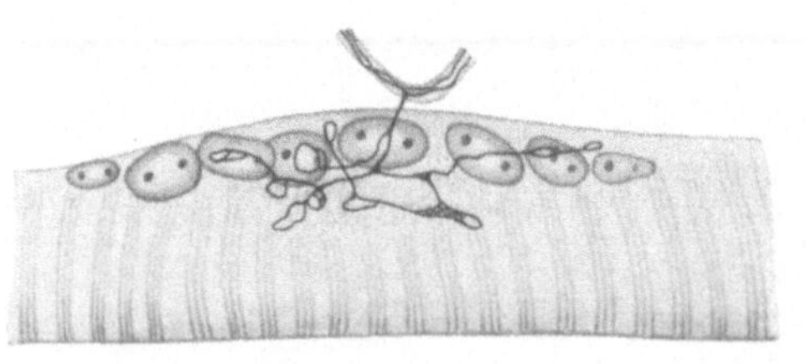

Abb. 238. Accessorische Nervenendplättchen der Augenmuskeln bei der *Katze*. 3¹/₂ Tage nach Durchschneidung der zu ührenden Gehirnnerven. Bielschowskymethode. (Nach Boeke.)

einiger Sicherheit festzustellen. 3—4 Tage scheinen im allgemeinen zu genügen, um die motorischen Endplatten und ihre zuführenden Fasern zur Degeneration zu bringen. In deren Trümmerfeld kann man dann die akzessorischen Fäserchen ausgezeichnet beobachten (Abb. 238).

Wahrscheinlich stammen nun die marklosen Fäserchen aber doch nicht in ihrer Gesamtheit aus dem sympathischen Grenzstrang. Vergrößert man nämlich die Degenerationszeit, so zeigt sich, daß die marklosen Endplättchen und Fäserchen an Zahl etwas abgenommen haben. Da bekanntlich die marklosen Fasern langsamer degenerieren als die markhaltigen, so wäre denkbar, daß z. B. nach Durchschneidung des Trochlearisstammes die darin vorhandenen marklosen Elemente erst nach 10—14 Tagen einer Degeneration anheimfallen. Danach wäre also gar nicht notwendig, die zugehörigen Nervenzellen der marklosen Fäserchen in den sympathischen Grenzstrang zu lokalisieren, sondern dieselben könnten sehr wohl im Hirnstamme ihren Sitz haben. BOEKE (1927) hat jenen Schluß denn auch gezogen.

Hiermit würde übereinstimmen, daß nach Durchschneidung des Halssympathicus und Exstirpation des Ganglion cervicale superius sich nach zweiwöchiger Degenerationszeit sowohl im M. obliquus sup. als im Rectus ext. sup. und int. marklose Fäserchen teilweise mit kleinen Endplättchen nachweisen ließen. Auch die Versuche von KAI (1925), RANSON und HINSEY (1926), die nach Exstirpation des Grenzstranges und monatelanger Degeneration noch intakte marklose Fasern in den Muskelfasern erkennen ließen, gehören hierher.

Ist nun der Schluß, wonach die Ganglienzellen von einer Anzahl markloser Nerven direkt im Hirnstamm oder im Rückenmark liegen, richtig, wobei des weiteren die marklosen Fasern den Durchschneidungsexperimenten entsprechend, ihren Weg gar nicht über den sympathischen Grenzstrang nehmen können, so kommen wir freilich bei dem Versuch, die marklosen Fasern dem sympathischen System zuzurechnen, in eine außerordentliche Schwierigkeit hinein.

Hierbei ist es mir allerdings keineswegs um eine Ehrenrettung des LANGLEY-schen Schemas zu tun, da ich dieses, wie aus früheren Kapiteln hervorgeht, für verfehlt, wenigstens im anatomischen Sinne halte. Ich kann mich aber nicht dazu verstehen, Fasern, die gar nie im Grenzstrang verlaufen sind, für sympathisch zu halten; denn an einer bestimmten Definition, was man unter Sympathicus zu verstehen hat, muß man schließlich festhalten und daß ich hierunter alle durch die Rami communicantes mit dem Grenzstrang verbundene Fasern, sowie die vom Grenzstrang wegziehenden Fasern mit den zugehörigen Ganglien zusammenfasse, habe ich oben zur Genüge erörtert.

Im übrigen wäre noch nachzuweisen, daß z. B. marklose Nervenfäserchen, die im Trochlearisstamm verlaufen, nach dessen Durchschneidung späterhin degenerieren, also nicht aus dem Grenzstrang stammen, eine „sympathische" Funktion besitzen. Ich sehe nicht ein, warum sie schließlich, auch wenn sie langsamer degenerieren und von den markhaltigen Fasern isoliert einherziehen, nicht auch die gleiche Funktion wie die markhaltigen ausüben sollten. Denn daß Marklosigkeit einer Nervenfaser noch lange nicht Zugehörigkeit zum sympathischen System bedeutet, habe ich ebenfalls früher angegeben.

Wenn schließlich nach Exstirpation des Grenzstranges und monatelanger Degeneration sich doch noch marklose Fäserchen und kleine Endigungen auf Muskelfasern beobachten ließen (BOEKE 1927), so wäre ein solcher Befund überdies geeignet, meiner Vorstellung vom syncytialen Aufbau des sympathischen Nervensystems eine gute Stütze zu verleihen. BOEKE (1927) selbst spricht davon, daß die marklosen Fäserchen untereinander direkte Verbindungen eingehen und ich habe mich ebenfalls von einem derartigen netzförmigen Zusammenschluß überzeugen können.

Erwägt man die ungeheure Ausdehnung eines solchen nervösen Syncytiums, seine Verbindung mit den Gefäßnerven, die Riesenmenge seiner SCHWANNschen Zellen, so scheint mir der Gedanke, daß ein solcher Komplex ein sehr beträchtliches Eigenleben zu führen vermag und letzten Endes mittels Grenzstrangdurchschneidungen überhaupt nicht zur völligen Degeneration zu bringen ist, immer noch wohl diskutierbar. Es könnten also marklose Nervenfäserchen zwischen

quergestreiften Muskeln nach Exstirpation des Grenzstranges selbst nach monatelanger Degeneration sehr wohl noch dem sympathischen System zugerechnet
werden und brauchten infolgedessen ihre Ganglienzellen weder im Rückenmark
noch im Hirnstamm lokalisiert zu haben.

Auf einen Punkt möchte ich noch hinweisen. Wenn man, was kürzlich KUNTZ (1927)
ausgeführt hat, die Nerven für die vordere oder hintere Extremität an den Wurzeln direkt
distal von den Spinalganglien durchschneidet, die Rami communicantes hingegen intakt
läßt, so zeigen sich nach 6—8 Wochen weder markhaltige Fasern noch motorische Endplatten auf den Muskelfasern; nur marklose Nervenfäserchen mit akzessorischen Endplatten
gelangen zur Beobachtung. Ein solcher Befund läßt zunächst eine Zuteilung der marklosen Nervenelemente zum sympathischen System als völlig gerechtfertigt erscheinen.

Immerhin ist der Gedanke, daß es sich bei den nach so langer Zwischenzeit nach der
Operation beobachteten marklosen Nervenfasern nicht um sympathische, sondern um
regenerierte, motorische cerebrospinale Fasern handelt, nicht ohne weiteres von der Hand
weisen. KUNTZ (1927) glaubt jenen Einwand widerlegen zu können; mir scheint jedoch
wichtig, ihn nicht außer acht zu lassen; denn regenerierende, motorische Endplatten zeigen
sich den akzessorischen Endöschen oft außerordentlich ähnlich. Auch HINSEY (1927) weist
in seiner kürzlich erschienenen umfangreichen Arbeit auf die Möglichkeit, sympathische
Fasern mit regenerierenden, cerebrospinalen Fasern zu verwechseln, deutlich hin.

Die marklose akzessorische Faser dringt gewöhnlich gemeinsam mit der
motorischen Faser hypolemmal (BOEKE 1927, KUNTZ 1927) in das körnige, kernhaltige Sarkoplasma der Sohlenplatte der cerebrospinalen Nervenfaser hinein,
bleibt jedoch mit ihrem kleinen Endöschen oder Endnetzchen von den Endapparaten der motorischen Faser stets unabhängig und geht auch keinerlei Verbindungen mit diesen Gebilden ein. Manchmal kann die akzessorische Faser auch
außerhalb des Bezirkes der motorischen Endplatte ein gesondertes Ende finden.
Ob die akzessorischen Fasern gleichmäßig auf die gesamte quergestreifte Muskulatur verteilt sind, ist bis jetzt noch nicht genügend untersucht.

Am häufigsten sind sie in den Augenmuskeln beobachtet. Entgegen der Behauptung
von HUNTER und LATHAM (1925), wonach manche Muskelfasern nur von spinalen, andere
nur von sympathischen Nervenfasern versorgt werden sollten, scheinen die akzessorischen Endplättchen auf der nämlichen Muskelfaser zu liegen, wie die motorischen Endplatten (BOEKE 1927). Ob an jede quergestreifte Muskelfaser eine sympathische Nervenfaser herantritt, ist ungewiß, wird sich wohl auch infolge der erheblichen technischen
Schwierigkeiten bei unseren Silbermethoden nicht leicht nachweisen lassen.

KEN KURÉ (1925) nennt die Endplättchen markloser Fasern, die sich von markhaltigen
Fasern abgespalten haben, also nicht zum Sympathicus gehören, Endplättchen II. Art.

Wenn es somit von anatomischer Seite wohl kaum einem Zweifel unterliegen
kann, daß sympathische Nervenelemente zu quergestreiften Muskelfasern in Beziehung treten, so lassen sich über den Einfluß des Sympathicus auf die quergestreifte Muskulatur noch keine sicheren Ergebnisse beibringen. Verschiedentlich
wurde der Sympathicus für den Tonus der Muskulatur verantwortlich gemacht
(DE BOER 1921, MAUMARY 1922, DUCCESCHI 1923, HUNTER 1925, KUNTZ und
KERPER 1926); eine andere Zahl von Autoren gelangte in dieser Frage zu negativen Resultaten (RANSON 1926, ELZE 1923, COBB 1918, COMAN 1926, SALECK
und WEITBRECHT 1920, BOTAZZI 1924, UYENO 1922 u. a.). Gewißheit ist also über
diesen Punkt nicht erzielt.

Die Muskelspindeln wurden von KÖLLIKER (1862) im Brusthautmuskel
des *Frosches* entdeckt und stellen etwa 3 mm lange Gruppen von feinen Muskelfasern vor (WEISMANNsche Fasern), die von einer eigenen bindegewebigen Faser-
schicht umhüllt werden und eine besondere Innervierung aufweisen. Bei den hier
gefundenen nervösen Endigungen handelt es sich in den meisten Fällen um baumartige Verästelungen einzelner oder mehrerer markhaltiger Nervenfäserchen, die
schließlich in feinen, fibrillär gebauten Plättchen ein Ende finden.

Die Nervenendorgane der Muskelspindeln liegen nach dem übereinstimmenden
Urteil aller Autoren auf dem Sarkolemm; damit unterscheiden sie sich von den

motorischen Endigungen, deren Lage hypolemmal ist. Auch echte motorische Endplatten wurden an den Muskelspindeln (Kerschner 1893, Ruffini 1892), ihre Degeneration von Boeke (1912) nach Durchschneidung der vorderen Spinalwurzeln nachgewiesen. Feine marklose Nervenfäserchen, die sich einzeln zu den Nervenapparaten an den Muskelspindeln begeben, werden verschiedentlich beschrieben (Huber 1897, Dogiel 1906, Kulschitzky 1924, Boeke 1927, Cuajunco 1927). Sie gehören wahrscheinlich zum sympathischen Nervensystem.

Bei den erwähnten baumförmigen Endapparaten oder spiralig um die Muskelfaser gewundenen Nervenfasern haben wir es wohl mit afferenten Elementen zu tun. Vielleicht vermitteln sie die Tiefensensibilität oder das, was man als Kraftsinn oder Muskelsinn bezeichnet (v. Frey 1926). Im übrigen ist die Annahme Köllikers (1889), wonach die Muskelspindeln eine Vermehrungsstätte der Muskelfasern darstellen sollen, bis heute noch nicht widerlegt. Über die Wirksamkeit der marklosen Nervenfasern in den Muskelspindeln, wenn sie nicht sympathischer Natur sein sollten, läßt sich einstweilen keinerlei Aussage beisteuern.

E. Magnus - Alsleben und Hoffmann (1922) konnten beim *Frosch* nach Durchschneidung der Rami communicantes eine stärkere vitale Färbbarkeit der Muskulatur der zugehörigen Extremität mit kolloidalen Farbstoffen feststellen, eine Beobachtung, die später von Gabbe (1926) beim *Meerschweinchen* nach Exstirpation des Bauchsympathicus an der zugehörigen hinteren Extremität eine weitere Bestätigung erhalten hat. Die stärkere vitale Färbbarkeit der Muskelfasern hat, wie Gabbe (1926) an seinen Abbildungen zeigt, sehr wahrscheinlich in der auf die Sympathicusdurchschneidung erfolgten Gefäßerweiterung und der hierauf erhöhten Durchlässigkeit der Gefäßwand für Kolloide ihre primäre Ursache.

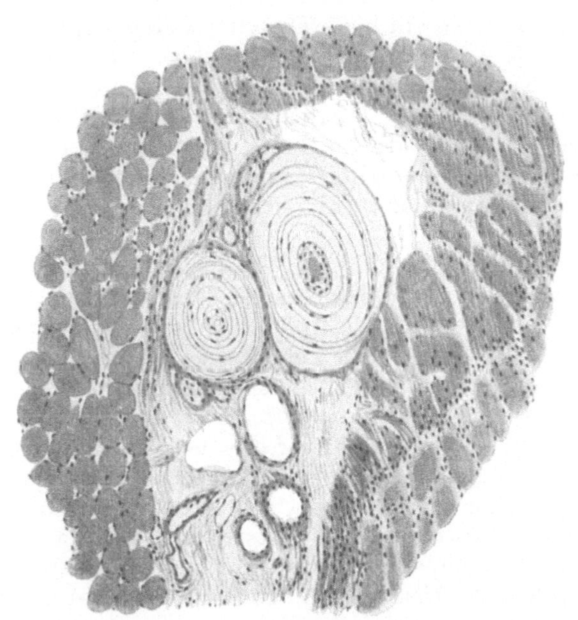

Abb. 239. Vater - Pacinische Körperchen im Bindegewebe zwischen quergestreiften Muskelfasern. Mensch. Hämatoxylin-Eosin. Vergr. 100fach.

Wie Magnus-Alsleben (1927) neuerdings ausführte, scheint an der Existenz eines dem Sympathicus unterstehenden, vasokonstriktorischen Einflusses auf die Capillaren der quergestreiften Muskulatur kein Zweifel mehr zu bestehen.

In der quergestreiften Muskulatur findet man manchmal im Bindegewebe der Septen Vater-Pacinische Körperchen (Abb. 239).

Ruffini (1892) hat diese Gebilde hier schon beschrieben. Auch Golgi-Mazzonische Körperchen, die ja lediglich eine Varietät der Vater-Pacinischen Körperchen darstellen, wurden im Bindegewebe beobachtet (Renault und Regaud 1904).

Da die Körperchen meistens in der Nähe von Blutgefäßen gelegen sind, so wäre denkbar, daß sie an der Blutregulation irgendwie beteiligt sind. Überdies ist anzunehmen, daß sie uns über den jeweiligen Stand des Muskels in Tätigkeit und Ruhe genau unterrichten.

Eine bemerkenswerte Diskussion über die sinnlichen Grundlagen für die Wahrnehmung der Gliederbewegungen findet sich bei v. Frey (1926) (Zeitschr. f. Biol., Bd. 84).

Zusammenfassend läßt sich über die Innervation der quergestreiften Muskeln sagen, daß hierbei cerebrospinale, efferente und afferente Fasern sowie sympathische Elemente zweifellos beteiligt sind. Durchschneidungsexperimente sind zu dieser Feststellung unerläßlich. Die mikroskopische Betrachtungsweise allein genügt nicht, die Bedeutung der aufgefundenen Nerven klarzulegen, wenn wir auch die motorischen Endplatten sicher als solche deuten können. Aber zur sicheren Diagnose der sensorischen und sympathischen Endigungen in der quergestreiften Muskulatur bleiben noch eine Menge Schwierigkeiten übrig.

XIX. Bemerkungen zur vegetativen Innervation des Auges.

a) Ganglion ciliare.

Das 2—3 mm lange Ganglion ciliare liegt bekanntlich beim Menschen im hinteren Abschnitt der Orbita, eingebettet in Fettgewebe, an der lateral-oberen Seite des Nervus opticus und von diesem nur durch eine dünne Fettlage getrennt. Meist von platter, länglich-vierseitiger Gestalt, nimmt es an seinem hinteren Ende drei Wurzeln auf: die Radix brevis aus dem Oculomotorius, die Radix longa aus dem Nervus nasociliaris, und schließlich die Radix sympathica, die sich aus einem oder mehreren Nervenfädchen aus dem Geflecht um die Carotis interna zusammensetzt.

Die Ansicht, daß das Ganglion ciliare dem Kopfteil des Sympathicus zuzurechnen sei, wurde zum ersten Male von FR. ARNOLD (1831) ausgesprochen; auch bei KÖLLIKER (1850) findet sich schon die Bemerkung, daß das Ganglion einem sympathischen ähnlich gebaut sei. Hingegen wollte SCHWALBE (1879) auf Grund umfangreicher, vergleichend-anatomischer Studien das Ganglion dem Oculomotorius zugehörig und somit als Homologen eines Spinalganglions betrachtet wissen. Wenn auch andererseits vergleichend-anatomische Studien BEARD (1887) und ONODI (1901) dazu bestimmten, das Ganglion ciliare bei *Selachiern* dem Kopfsympathicus zuzuweisen, so würde doch die SCHWALBEsche Hypothese mit der neueren histologischen Feststellung, daß das Ganglion bei Mensch und *Säugetier* wie ein sympathisches gebaut ist, in einen unlösbaren Konflikt geraten. Ich glaube, die Anschauung SCHWALBES (1879) erledigt sich schon damit von selbst.

Mir scheint, daß die Frage, ob das Ganglion ciliare ein sympathisches oder ein cerebrospinales sei, in dieser Fassung nicht richtig gestellt ist, weshalb es mit der Beantwortung einer falschen Frage auch seine entsprechenden Schwierigkeiten hat. Aus diesem Grunde war denn auch eine umfangreiche Diskussion, die sich in der Literatur darüber abgespielt hat, zu erheblicher Unfruchtbarkeit verurteilt.

Wenn auch der histologische Bau des Ganglion ciliare bei den *Säugern* dem eines sympathischen Ganglions außerordentlich ähnlich erscheint, vielleicht sogar völlig gleicht, so sei hier doch wegen der eigentümlichen Herkunft seiner Nervenfasern und infolge seiner ganz spezifischen Funktion das Ganglion als etwas Spezifisches betrachtet, als etwas, das nirgend woanders im Organismus derartig konstruiert erscheint. Bei solcher Vorstellung gerät dann die Streitfrage, ob das Ganglion cerebrospinal oder sympathisch sei, von selbst ins Nebensächliche hinein.

Freilich findet sich schon eine ähnliche Anschauung über das Ganglion ciliare bei v. LENHOSSÉK (1911) und CARPENTER (1911) entwickelt, die das Ganglion bei den *Vögeln*, wo es nur mit dem Oculomotorius verbunden ist, ebenfalls weder cerebrospinal noch sympathisch sein lassen, sondern es als einen besonderen Typus mit eigenen histologischen Merkmalen, eben als ein motorisches Ganglion hinstellen.

Darüber, daß das Ganglion ciliare beim Menschen und bei *Säugetieren* aus multipolaren Nervenzellen durchwegs zusammengesetzt ist, herrscht heute keine

Differenz mehr, und die Autoren berichten dann auch alle im gleichen Sinne über diesen Punkt (RETZIUS 1880, v. KÖLLIKER 1896, v. MICHEL 1894, D'ERCHIA 1895, SALA 1911, HOLTZMANN 1896, L. R. MÜLLER 1910, MARINESCO 1908, BLEAUVIEUX und DUPAS 1926 und PINES 1927). Somit weisen die Zellen des Ganglions den gleichen histologischen Bau und die nämliche morphologische Mannigfaltigkeit von Körper und Fortsätzen auf, wie ich dies früher bei den sympathischen Ganglien geschildert habe. Daher erübrigt sich hier eine weitere, detaillierte Schilderung des Ganglions; nur als Unterstützung des Geschriebenen mag die in Abb. 240 dargestellte multipolare Ganglienzelle betrachtet werden. L. R. MÜLLER (1924) hat bei manchen Nervenzellen 26 Fortsätze gezählt; unipolare und bipolare Zellformen scheinen beim Menschen nur äußerst selten vorzukommen, was im übrigen für alle sympathischen Ganglien seine Geltung hat.

PINES (1927) hat kürzlich an Hand von Präparaten DOGIELS eine umfangreiche Beschreibung über die Histologie des Ganglion ciliare beim Menschen geliefert, ohne daß es ihm gelungen wäre, viel Neues zu sagen. Bei der Schilderung der Ganglienzellen gerät er, getreu altem Herkommen, in jene kleinliche Aufstellung von „Typen" hinein, der ich nach meinen früheren Ausführungen als völlig zwecklos nicht den geringsten Wert beimessen kann. Auch die als angebliche Nervenenden dargestellten nervösen Formationen zeigen, daß der Autor mit seiner Technik nicht auf der Höhe steht; denn pericelluläre oder perikapsuläre Endigungen, bei denen die einzelnen Nervenfäserchen nach

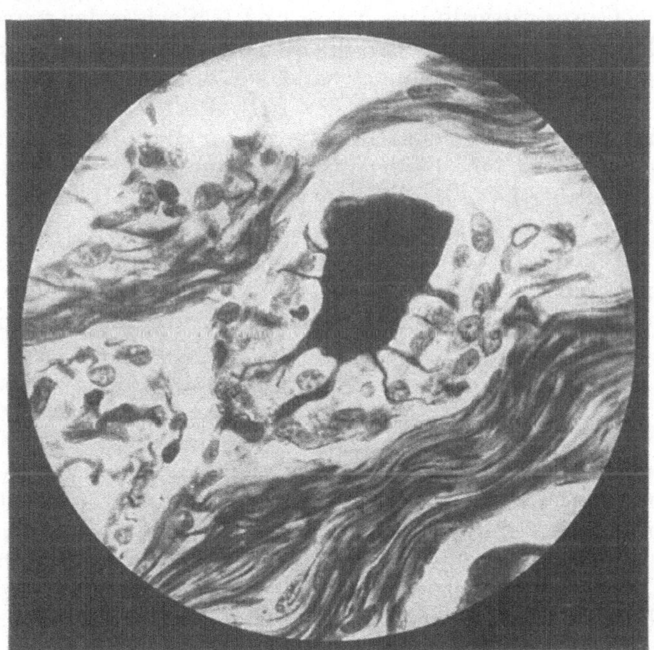

Abb. 240. Multipolare Nervenzelle aus dem Ganglion ciliare. Mensch. Bielschowskymethode. (Nach L. R. MÜLLER.)

den Abbildungen von PINES (1927) wie Blitzableiterspitzen ein Ende finden, existieren sicherlich nicht. In der Arbeit von PINES (1927) scheint mir lediglich die Angabe bemerkenswert, daß Dendriten und Neuriten der Zellen vielfach „nicht leicht" voneinander zu unterscheiden seien, daß es Zellen mit mehreren Neuriten geben könne und daß die Enden der Fortsätze nicht zu verfolgen waren. Darin, daß sich PINES (1927) auf Grund dieser Befunde gegen die LANGLEYsche Theorie vom Aufbau des sympathischen Nervensystems ausspricht, vermag ich ihm nur beizustimmen. Leider unterläßt PINES (1927), seine Befunde im Sinne eines plasmodialen Aufbaus des Ganglions zu deuten. Denn ich zweifle nicht daran, daß das Ganglion ciliare beim Menschen die gleiche syncytiale Konstruktion aufweist, wie alle übrigen sympathischen Ganglien. Im übrigen gibt schon RETZIUS (1894) an, daß bei den Zellen des Ganglion ciliare der Achsenzylinderfortsatz nicht immer und dann nur sehr schwer und unbestimmbar nachzuweisen sei.

Über die histologischen Verhältnisse des Ganglion ciliare bei den *Selachiern* und *Cheloniern* finden wir bei PITZORNO (1912) eine sehr gute Darstellung. v. LENHOSSÉK hat unter den *Reptilien* bei der *Eidechse, Schlange* und *Schildkröte* das Ganglion ciliare genauer untersucht, es stets nur an den N. oculomotorius geknüpft vorgefunden und seine sämtlichen Nervenzellen hier als unipolar festgestellt. Einen etwas sonderbaren Eindruck erweckt allerdings die von v. Lenhossék beschriebene Endigungsweise der Oculomotoriusfasern an den Körpern der Ganglienzellen.

Bei den *Vögeln* steht das Ganglion ciliare bekanntlich ebenfalls nur mit dem Nervus oculomotorius in Verbindung, hat also nur diese eine Wurzel (Schwalbe 1879, Carpenter 1911, Zaglinski, Holtzmann 1896, v. Lenhossék 1911, Bleauvieux und Dupas 1926). Die Zellen sind unipolar und nach v. Lenhosséks (1911) und Carpenters (1911) Schilderung großenteils mit sehr komplizierten Endkörben und Spiralfasern eingehüllt. Da v. Lenhossék eine T-förmige Teilung des Fortsatzes der Ganglienzellen nicht beobachten konnte, so ist die Fasermasse der pericellulären Geflechtbildungen in der Hauptsache wohl auf ein Aufsplittern der vom Gehirn her einströmenden Oculomotoriusfasern zurückzuführen.

Über das Verhalten der aus den drei Wurzeln stammenden Nervenfasern innerhalb des Ganglion ciliare läßt sich beim Menschen sehr schwer etwas Sicheres aussagen. v. Michel (1894), d'Erchia (1895), Sala (1911) und Pines (1927) haben zwar pericelluläre Netze und Geflechte der verschiedensten Form um die Körper der Ganglienzellen beschrieben; es scheint mir aber doch sehr fraglich zu sein, daß diese Bildungen sämtlich als Endapparate der Oculomotoriusfasern zu deuten sein sollten. So hat z. B. Pines (1927) Fortsätze einer Ganglienzelle derartige Korbgeflechte bereits wieder um die benachbarte Ganglienzelle entwickeln sehen, eine Beobachtung, die im übrigen für jedes sympathische Ganglion ihre Geltung hat.

Wenn auch einige Autoren behaupten, daß die Fasern vom N. nasociliaris durch das Ganglion ciliare lediglich hindurchzögen, ohne mit dessen Nervenzellen in näheren Konnex zu geraten, so läßt sich doch nicht ohne weiteres eine Beteiligung der aus Nasociliaris und Radix sympathica stammenden Fasern an der Bildung pericellulärer Geflechte leugnen. Wie schon den alten Anatomen bekannt war, nimmt die Zahl der Nervenfasern nach dem distalen Ende des Ganglions hin zu; die Nervi ciliares breves enthalten also in ihrer Gesamtheit mehr Fasern wie die drei Wurzeln des Ganglions. Dieses zahlenmäßige Übergewicht der das Ganglion verlassenden Nervenfasern gegenüber den zuströmenden Elementen kann einerseits in einer Aufteilung der Fasern innerhalb des Ganglions, wie überdies in dem Hinzukommen der von den Zellen des Ciliarganglions stammenden Fortsätzen seine Ursache haben. Von einer Einzeldurchschneidung der Wurzeln des Ganglion ciliare mit nachfolgender Kontrolle des Ganglions selbst und der Nervi ciliares breves unter Anwendung der Bielschowskymethode wäre hier vielleicht einige Klärung über den Faserverlauf innerhalb des Ganglions zu erwarten.

Wie man verschiedentlich liest (Apolant 1869, Schilf 1926 u. a.), sollen nach Durchschneidung des N. oculomotorius innerhalb der Nervi ciliares breves keinerlei Degenerationserscheinungen bemerkbar sein. Die zum Oculomotorius gehörigen Fasern der Nervi ciliares breves deshalb als „postganglionär" anzusprechen, was gewöhnlich geschieht, scheint mir nun nicht genügend begründet. Ich zweifle nicht daran, daß das Ganglion ciliare die gleiche netzartige Konstruktion wie jedes andere sympathische Ganglion aufweist; da ein derartiges ungeheuer kompliziertes nervöses Syncytium nach Durchschneidung seiner zuführenden Nerven entweder nur sehr schwer oder wahrscheinlich gar nicht zur Degeneration zu bringen ist, so könnte das Intaktbleiben der Nervi ciliares breves nach Oculomotoriusdurchschneidung sehr wohl auf das Vorhandensein des nervösen Reticulums im Ganglion ciliare zurückgeführt werden, ohne daß man sich deshalb zur Annahme einer nach unseren heutigen anatomischen Befunden höchst unwahrscheinlichen „postganglionären" Faser gedrängt sehe.

Die Fasern der Nervi ciliares breves sind nach den Angaben verschiedener Autoren (Kölliker 1896, Langley, Apolant 1869, L R. Müller 1924) sehr dünn und markhaltig; Gutmann (1897) will einige wenige marklose Fasern bemerkt haben. Sie ziehen gemeinsam mit den N. ciliares longi zur Sclera, durchbohren diese und begeben sich zwischen ihr und Chorioidea nach dem vorderen Abschnitt des Auges.

Im Nervus oculomotorius laufen zweifellos Fasern von sehr verschiedener Funktion und Herkunft eng nebeneinander her. Wie in jedem Nerven finden sich in seinem Querschnitt dicke und feine Fasern mit allen möglichen Übergängen nebeneinander vor (GASKELL 1889, CARPENTER 1906, BARATT 1901, KOCH 1916). Die feinen Nervenfäserchen sollen nach der Ansicht verschiedener Autoren für die Radix brevis des Ciliarganglions bestimmt sein. KOCH (1916), der ihre Herkunft aus dem Plexus caroticus festgestellt haben will, beschreibt sie des öfteren zu einem eigenen, an den Rand des Oculomotorius gelagerten Bündel gruppiert. Eine verschiedentlich zu lesende generelle Behauptung, daß alle feinen Nervenfäserchen dem sympathischen Nervensystem zuzurechnen seien, scheint mir jedoch keineswegs genügend begründet. In dem Lehrbuch von RAUBER-KOPSCH (1923) findet sich noch die Notiz, daß neben sympathischen Fasern aus dem Plexus caroticus internus in der Fissura orbitalis superior auch noch feine Nervenfäden aus dem N. ophthalmicus mit dem Oculomotorius verknüpft sein sollen.

Bei der *Taube* beschreibt LANGENDORFF (1894) im N. oculomotorius feine, 2—4 μ breite und dicke, 8—13 μ breite Nervenfasern. Da sich bekanntlich bei den *Vögeln* im Corpus ciliare und Iris nur quergestreifte Muskulatur vorfindet, so läßt sich hieraus leicht ersehen, daß dünne Nervenfäserchen keineswegs immer für glatte Muskelfasern reserviert zu sein brauchen, wie man so häufig anzunehmen pflegt, sondern sehr wohl auch an quergestreifte Muskelfasern herantreten können.

Zwischen den Fasern des Nervus oculomotorius werden in neuer Zeit von verschiedenen Autoren Ganglienzellen erwähnt (NICHOLSON 1924, TOZIER 1912, NICHOLLS 1915, D'ERCHIA 1895); freilich war ein Vorkommen von Ganglienzellen im Oculomotorius schon den alten Anatomen, wie ROSENTHAL, PURKINJE, KÖLLIKER und REISSNER, um 1850 herum bekannt. Beim Menschen fanden NICHOLSON (1924) und D'ERCHIA (1895) Nervenzellen sowohl im Stamm des Oculomotorius — NICHOLSON (1924) vermerkt hier sogar ein kleines Ganglion mit etwa 30 Zellen — wie in den Ästen für verschiedentliche Augenmuskeln und für das Ganglion ciliare. Besonders bedeutsam scheinen mir derartige Befunde nicht zu sein.

Daß bei der *weißen Ratte*, noch mehr aber bei der *Katze*, die Zahl der markhaltigen Nervenfasern im Oculomotorius während des Wachstums noch ganz erheblich zunimmt, ist aus der Arbeit von BOUGHTON (1906) zu ersehen. Auch sollen alle markhaltigen Fasern während des Lebens ihr Kaliber vergrößern, die später markhaltig gewordenen Fasern aber niemals die Stärke der älteren Nervenfasern erreichen.

b) Chorioidea, Corpus ciliare, Iris.

Chorioidea. Diese erhält ihre nervöse Versorgung durch die Nervi ciliares, einer — die Nervi ciliares longi abgerechnet — aus dem Ganglion ciliare stammenden, sensiblen, sympathischen und motorischen oder parasympathischen Fasermasse, die nach Durchbohrung der Sclera zwischen dieser und der Chorioidea einherziehen. Sie bilden hier ein dichtes, engmaschiges Geflecht, das, zwar in der Hauptsache für Corpus ciliare und Iris bestimmt, auch für die Chorioidea feine Ästchen abspaltet.

Daß in den äußeren Partien der Chorioidea Nerven einherziehen, war schon vor langer Zeit VALENTIN, KÖLLIKER und LUSCHKA bekannt. Auch bei H. MÜLLER (1859), SCHWEIGGER, SAEMISCH, SEIDENMANN (1899), BIETTI (1897) und AGABABOW (1893) finden sich einige Angaben vor, die von einer Geflechtbildung markhaltiger und markloser Nerven in der Chorioidea sowie von einem häufig an die Gefäße geknüpften Verlauf der Nervenfasern eine meist kurze Darstellung liefern. Das Studium gut imprägnierter Silberpräparate ergibt ohne weiteres, daß die Schilderungen der genannten Autoren im wesentlichen Richtiges bringen.

Feine schmale Nervenbündel, die sich teils aus ziemlich kräftigen, teils aus allerfeinsten Nervenfäserchen zusammensetzen, verlaufen in mannigfach gewundener Richtung durch die Chorioidea und bilden unter häufigem, oft gegenseitigem Austausch ihrer Einzelelemente ein ziemlich weitmaschiges Geflecht (Abb. 29). Sich über die Bedeutung dieses Geflechtes klar zu werden, bereitet insofern einige Schwierigkeit, als es mir nicht gelingen wollte, irgendwelche spezifischen Endigungen nervöser Natur in der Aderhaut aufzufinden; will man daher nicht mit SEIDENMANN (1899), BIETTI (1897) und AGABABOW (1893) annehmen, daß es sich bei diesen Nerven ausschließlich um Vasomotoren handelt, die auch an der Versorgung der Choriocapillaris mitbeteiligt sind, so bleibt nichts übrig, als in den Nerven der Chorioidea gleichsam nur ausgebogene, zu Iris und Corpus ciliare durchziehende Elemente des weiter außen gelegenen Ciliarnervengeflechts zu erblicken.

Ganglienzellen sind in der Chorioidea verschiedentlich beschrieben worden (H. MÜLLER 1859, SCHWEIGGER, SAEMISCH, AGABABOW 1893). Es sei hier zwar das Vorkommen von Ganglienzellen in der Aderhaut nicht von vornherein bestritten, trotzdem glaube ich, daß die Angaben der erwähnten Autoren auf einer Verwechselung nervöser Elemente mit Stromazellen beruhen. Wahrscheinlich kommen im normalen, durchschnittlichen Gewebe des gesamten Uvealtractus überhaupt keine Ganglienzellen vor, eine Ansicht, die auch SEIDENMANN (1899) geäußert hat. Denn sie müßten schon im gewöhnlichen Hämatoxylin-Eosin-Präparat zu sehen sein, was aber nicht der Fall ist.

Corpus ciliare. Die für das Corpus ciliare bestimmten Nerven lösen sich von einem von den Ciliarnerven gebildeten Geflecht ab, das, den Ursprüngen der Processus ciliares entsprechend, ringförmig angeordnet ist (Plexus ciliaris) und die übrige Masse seiner Fasern Iris und Cornea zuströmen läßt.

Von manchen Autoren wird das erwähnte Geflecht auch Plexus oder Orbiculus gangliosus genannt. Der Name ist unberechtigt, da Ganglienzellen hier nicht vorkommen, wie W. KRAUSE (1882) auf Grund seiner öfters unrichtigen Beobachtungen sich fälschlicherweise gedacht hat. Auch G. SCHWALBE (1887) hat diesen Irrtum von ihm übernommen.

Die vielfach ein Stück zirkulär verlaufenden Fasern des Plexus ciliaris sind häufig noch markhaltig, verlieren aber mit dem allmählichen Eindringen in das Corpus ciliare großenteils ihre Markscheide. Die Hauptmasse der Nervenfäserchen ist zweifellos für den Musculus ciliaris bestimmt und entwickelt, wie zum ersten Male AGABABOW (1893) in einer sehr guten Arbeit deutlich gezeigt hat, zwischen den glatten Muskelfasern ein allerfeinstes, terminales Netz. AGABABOW (1893) war der Meinung, daß jede Muskelzelle von feinen Nervenfäserchen umwickelt werde und sah hierin den Endigungsmodus des nervösen Gewebes.

Erst BOEKE (1915) vermochte mit seiner hervorragenden Silbertechnik zu zeigen, daß jenes terminale Netz die eigentlichen Endapparate abspaltet, nämlich feinste Nervenfäserchen, die mit kleinen Ringen oder Netzchen, sogenannten Retikularen, innerhalb des Protoplasmas der glatten Muskelfasern verankert sind. Abb. 241 stellt eine Übersicht über die Innervation des menschlichen Ciliarmuskels dar. Daß das Corpus ciliare reichlich von Nerven versorgt ist, findet sich auch noch bei MELKICH (1895), SEIDENMANN (1899) und BIETTI (1897) verzeichnet.

Auch im Gewebe der Processus ciliares hat AGABABOW (1912) ein allerfeinstes, zweifellos terminales Netz beschrieben, von dem freilich schon lange vorher GRÜNHAGEN (1883) eine sehr gute Schilderung gegeben hat. Das nervöse Netz, das gleichsam zwischen das Netzwerk der Blutcapillaren hindurchgeknüpft ist, zeigt an seinen Knotenpunkten häufig ein Auftreten von Kernen, die man gemeinsam mit ihrem umgelagerten Protoplasma als Schwannsche Zellen ansprechen kann, keinesfalls aber für Ganglienzellen halten darf.

Schließlich erwähnt noch Agababow (1912) im bindegewebigen Stroma des Corpus ciliare zwischen den Muskelbündeln desselben feine sensible Endigungen in Gestalt von Endbäumchen. Auch bei Bietti (1897) und Melkich (1895) finden sich ähnliche, allerdings weniger beachtenswerte Angaben vor. Agababow (1912), der zur Darstellung des feinen terminalen Netzes zwischen den Muskelfasern die Methylenblaumethode verwendet hat, hat bezeichnenderweise seine Endbäumchen fast nur mit der höchst zweifelhaften

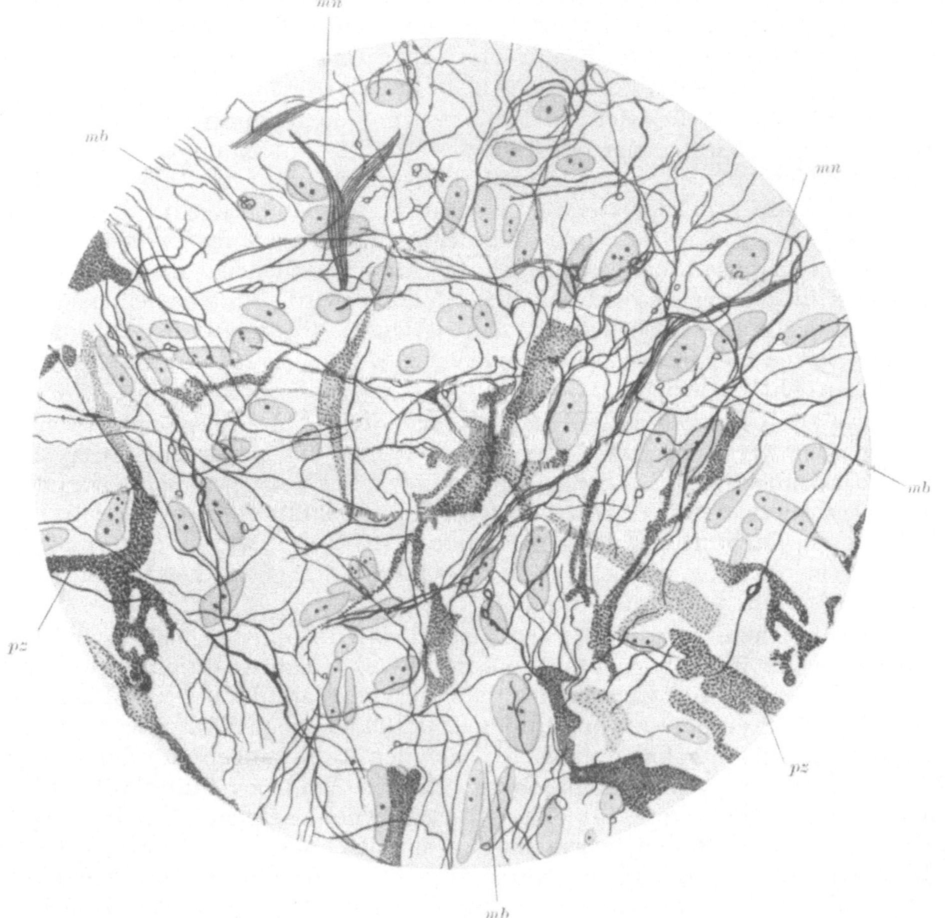

Abb. 241. Übersicht zur Innervation des menschlichen Ciliarmuskels. Bielschowskymethode-Hämatoxylin. *mn* markhaltige Nervenfasern; *mb* Muskelfaserzüge mit Nerven; *pz* Pigmentzellen. (Nach Boeke.)

Golgimethode erhalten. Daher ist ein Teil dieser Nervenendigungen von dem Verdacht, Bindegewebe zu sein, nicht ganz frei zu halten, während die anderen Endgebilde, soweit es sich aus den Abbildungen um erkennbare nervöse Formationen handelt, sehr wahrscheinlich nur infolge einer unvollkommenen Imprägnierung ihren bäumchenartigen Charakter erhalten haben. Ist die Imprägnierung völlig geglückt, so haben wir eben jenes oben erwähnte terminale Netz statt der angeblichen Endbäumchen vor uns. Daher scheint mir das Vorkommen sensibler Endigungen im Corpus ciliare doch sehr zweifelhaft.

Daß auch die Blutgefäße des Corpus ciliare unter nervösem Einfluß stehen, geht schließlich noch aus einer Abbildung Agababows (1912) hervor, worin die Nerven einer kleinen Arterie, allerdings nicht ganz vollständig, wiedergegeben sind.

Iris. Präparatorisch sind in der Regenbogenhaut schon seit langer Zeit Nerven festgestellt. Sie dringen nach den sehr beachtenswerten Schilderungen von VALENTIN (1836) und F. ARNOLD (1839) vom Ciliarrande her radiär in die Iris ein, stammen von der oben als Plexus ciliaris bezeichneten nervösen Formation und stehen vor ihrem Eintritt in das Irisgewebe durch feine, zirkulär gelagerte nervöse Verbindungsbrücken miteinander in Zusammenhang. In der Iris entwickeln dann die Nervenstämmchen durch allmähliche Aufsplitterung und unter fortwährendem, gegenseitigem Austausch einzelner Nervenfasern ein außerordentlich feines, zierliches Maschenwerk, von dem schon KÖLLIKER (1850) eine bei 5facher Vergrößerung gezeichnete, vortreffliche Darstellung gegeben hat und das mit seinen feinsten Ausläufern bis an den Pupillarrand heranreicht.

Es ist nun klar, daß es sich bei dem, was von den genannten Autoren bei ganz schwacher Vergrößerung hier geschildert worden ist, nicht um die letzten Endigungen der Nervenfasern handeln kann. Überblickt man die Zahl der Arbeiten, welche das Studium der feinsten und letzten Nervenelemente in der Iris zum Ziele hatten, so gewahrt man sehr bald, daß der Aufwand an Mühe zweifellos ein sehr beträchtlicher ist, während das Ergebnis nur in spärlichen Angaben von überdies höchst unsicherer Beschaffenheit dargeboten wird. Dies hat einerseits seine Ursache in der genugsam bekannten Schwierigkeit, allerfeinste marklose Nervenfäserchen, die ja hier in der Iris im Spiele sein müssen, mit hinreichender Sicherheit zur Ansicht zu bringen.

Des weiteren kommt hinzu, daß das eigenartige, bindegewebige Stroma der Iris unverkennbar eine gewisse Tendenz erkennen läßt, sich mit Methylenblau oder Silberlösungen eine ähnliche Tingierung wie die Nervenelemente anzueignen. Hieraus resultiert, daß man sehr leicht Bindegewebe mit Nervengewebe verwechseln kann, ein Mißgeschick, das z. B. SCHOCK (1910) und MÜNCH (1905) mit größter Wahrscheinlichkeit zugestoßen ist, weshalb im folgenden von beiden Autoren nicht mehr die Rede zu sein braucht.

Immerhin scheint mir so viel sicher zu sein, daß die feinsten, marklosen Nervenfäserchen in der Regenbogenhaut eine netzförmige Konstruktion aufweisen, somit also eine ungeheuer zarte, syncytiale Nervenmasse darstellen (MEYER 1880, AGABABOW 1912, WOLFRUM 1926, MELKICH 1895). Auch LEONTOWITSCH (1911) kann ähnliches gesehen haben, obwohl, nach den Abbildungen zu schließen, seine Technik einen nur wenig vertrauenerweckenden Eindruck hinterläßt. Ein besonderes Charakteristikum für eine derartig feine, periphere Netzbildung liegt darin, daß an den Stellen, wo mehrere Nervenfäserchen zusammenstoßen oder sich überkreuzen, häufig kleine Kerne eingeflochten sind (REMAKsche Knotenpunkte), die ich für nichts anderes wie für Kerne von SCHWANNschen Zellen halte. Keineswegs darf man diese Gebilde für Ganglienzellen erklären wollen, was sich z. B. bei GEBERG (1884), LEONTOWITSCH (1911) und MELKICH (1895) ersehen läßt.

Die Iris ist mit höchster Wahrscheinlichkeit frei von Ganglienzellen, wofür sich übrigens übereinstimmend KÖLLIKER (1895), GRÜNHAGEN (1883), RETZIUS (1893), AGABABOW (1912), SEIDENMANN (1899) und ANDOGSKY (1897) ausgesprochen haben.

Ob man die gesamte Nervenmasse der Regenbogenhaut noch einmal in besondere Endnetze, die an Vorder- und Hinterfläche der Iris, sowie zwischen die Fasern des Sphincter pupillae hineinversenkt sein sollen, gliedern kann (LEONTOWITSCH 1911, AGABABOW 1912, WOLFRUM 1926), will mir einstweilen noch sehr fraglich erscheinen. Die Hauptschwierigkeit, sich über die Irisnerven zu orientieren, besteht nur immer wieder darin, das gesamte nervöse Netzwerk von dem ebenfalls netzartig angeordneten bindegewebigen Stroma der Iris mit Sicherheit unterscheiden zu können. Auch WOLFRUM (1926) hat neuerdings, soviel ich wenigstens aus seinen Abbildungen ersehen kann, Bindegewebe mit Nervenelementen verwechselt; denn was er als Gefäßnerven oder als Nerven, welche für die Chromatophoren bestimmt sind, beschrieben hat, würde ich unbedenklich dem Bindegewebe zurechnen.

Auch die eigentümlichen radiären Innervationen, die WOLFRUM (1926) am Sphincter pupillae beobachtet hat, haben sicher nicht das geringste mit Nerven gemein.

Zusammenfassend sei noch einmal bemerkt, daß die vom Trigeminus, Oculomotorius und Sympathicus stammenden Fasern der Iris in ihren letzten, marklosen Versorgungen wahrscheinlich netzförmig angeordnet sind und SCHWANNsche Zellen an ihren Knotenpunkten in sich einschließen. Ganglienzellen kommen in der Iris wohl nicht vor.

Die Angaben, die GEBERG (1884) über die Innervation der *Vogel*-Iris liefert, sind heute nicht mehr recht brauchbar.

Bemerkungen zur Funktion der vegetativen Nerven des Auges.

Morphologische Beobachtungen erhalten erst dann ihren eigentlichen Wert, wenn wir gleichzeitig den Versuch damit verbinden, uns über die Funktion der Gebilde, deren Form wir studiert haben, einigermaßen Klarheit zu verschaffen. Bei der Analyse des Faserverlaufes im Nervensystem sind bekanntlich experimentelle und klinische Erfahrung bei weitem mehr geeignet, morphologische Kenntnis zu gewinnen, als nur die rein präparatorische oder rein mikroskopische Arbeitsweise. Dies hat natürlich auch für die Innervation des Auges seine Geltung, woher es denn kommt, daß wir die vornehmsten Resultate auf diesem Gebiete experimentellen Arbeiten zu verdanken haben.

Es unterliegt nun keinem Zweifel, daß die Pupillenweite durch zwei in antagonistischem Sinne wirkende Nerven reguliert wird, wobei durch den Ausfall der Wirkungsweise des einen Nerven die Wirkungsweise seines Antagonisten deutlich zutage tritt. Reizt man den Oculomotorius, so erfolgt eine Verengerung der Pupille, der Sphincter pupillae erhält also seine nervöse Versorgung durch die Fasern des III. Gehirnnerven. Nach Durchschneidung des Oculomotorius wird die Pupille weit.

Eine gegensätzliche Funktion übt der Sympathicus aus, wie schon vor langer Zeit zuerst BUDGE (1855) feststellte. Reizt man den Halssympathicus, so wird die Pupille weit; der Dilatator pupillae muß demnach unter sympathischem Einfluß stehen. Schneidet man den Halssympathicus durch, so verengt sich die Pupille, da nun gleichsam der vom Oculomotorius bewirkte Sphinctertonus das Übergewicht im Spiel der an der Pupillenweite wirksamen Kräfte erhält. Diejenigen Fasern des Oculomotorius, die zum Sphincter pupillae ziehen, werden, weil sie wegen der andersartigen Anordnung der Sphinctermuskulatur gegenüber dem Dilatator eine dem Sympathicuseinfluß entgegengesetzte Einwirkung auf die Pupillenweite erzielen, auch als parasympathisch bezeichnet. Die pupillo-dilatatorischen Fasern stammen also vom Halssympathicus, die pupillo-konstriktorischen Elemente vom Oculomotorius.

Man darf sich, wie mir wenigstens scheinen will, die Wirkungsweise von Dilatator und Sphincter pupillae nicht so vorstellen, als wären beide Muskeln in ihrem Tun gleichsam einander feindlich gesinnt. Denn letzten Endes haben beide Muskeln natürlich die gemeinsame Aufgabe, die Pupillenweite entsprechend zu regulieren, was von der ins Auge fallenden Lichtmenge abhängig ist und reflektorisch geschieht, wie andererseits sich die Pupille auch beim Nahesehen, wenn dieses bei Konvergenz der Augenachsen vor sich geht, zu verengen pflegt. Auch in der Skelettmuskulatur ist die Wirkungsweise von Flexoren und Extensoren, Innen- und Außenrotatoren usw. sicherlich keine so einseitig entgegengesetzte, wie man das häufig zu lesen bekommt.

Sich über den näheren Verlauf dieser Fasern zu unterrichten, bringt hingegen noch eine Anzahl von Schwierigkeiten mit sich. Verhältnismäßig leicht kann man sich noch über den Verlauf der Oculomotoriusfasern klar werden. Sie kommen gewöhnlich von dem für den M. obliquus inferior bestimmten Aste des Oculomotorius, treten als Radix brevis in das Fasergewirr des Ganglion ciliare ein, um es als Nervi ciliares breves wieder zu verlassen und nach Durchbohrung der Sclera dann zum Sphincter pupillae hinzueilen. Das Zentrum für die pupillokonstriktorischen Fasern wird in den Oculomotoriuskern verlegt.

Wesentlich verwickelter stellt sich der Verlauf der pupillodilatatorischen Fasern dar. Sie stammen, wie BUDGE (1855) zuerst festgestellt hat, aus dem Halssympathicus und haben wahrscheinlich im Halsmark ein eigenes Zentrum („Centrum ciliospinale"). Nach LANGLEY verlaufen sie erst vom I. Thorakalsegment ab durch die vorderen Wurzeln in den Rami communicantes zum Halsgrenzstrang und gelangen dann in das Ganglion cervicale supremum. Von hier aus ziehen sie mit dem um die Carotis interna gewickelten Nervengeflecht nach oben. Der kürzeste und am nächsten liegende Weg für die pupillodilatatorischen Fasern wäre der mit der Arteria opthalmica gemeinsame in die Orbita, durch die Radix sympathica in das Ganglion ciliare und von hier durch die Nervi ciliares breves zum Bulbus und somit zum Dilatator pupillae.

ANDERSON (1906) hat nach Exstirpation des Ganglion ciliare die Pupille enger gefunden; dies würde auf das Vorhandensein von pupillodilatatorischen Fasern im Ganglion ciliare schließen lassen und mit unserer eben entwickelten anatomischen Vorstellung übereinstimmen. Auch FRITZ (1894) spricht sich auf Grund seiner operativen Versuche für das Vorhandensein von Beziehungen zwischen Ganglion ciliare und Halssympathicus aus. Natürlich könnten auch gemeinsam mit den Bulbusästen der Art. ophthalmica, den Art. ciliares post., sympathische Nerven zum Dilatator pupillae gelangen, ohne daß hierbei ein Passieren des Ganglion ciliare notwendig wäre.

Des weiteren läßt sich denken, daß sympathische Fasern aus dem Carotisgeflecht mit Blutgefäßen in das Ganglion Gasseri eindringen und von hier durch Ophthalmicus, Nasociliaris, Radix longa zum Ganglion ciliare und von da zum Bulbus ziehen, oder aber auch direkt durch die Nervi ciliares longi den Weg zum Bulbus finden.

Nach Experimenten von FRANÇOIS-FRANK beim *Hund*, von METZNER und WÖLFFLIN beim *Kaninchen* und von DE KLEIJN bei der *Katze* sollen pupillodilatatorische Fasern über das Mittelohr verlaufen, da auf Reizung von sympathischen Fasern, die aus dem Canalis caroticus in das Mittelohr treten, Pupillenerweiterung festgestellt wurde. DIETER (1927) hat beim Menschen, wo in 30 Fällen eine radikale Ausräumung des Mittelohrs vorgenommen worden war, regelmäßig eine Parese der oculopupillären Fasern des Sympathicus beobachtet. Hieraus schloß er auf einen Weg der pupillodilatatorischen Fasern auf dem Promontorium durch das Mittelohr.

Der Weg, den sich diese sympathischen Fasern ausgesucht haben müßten, ist nun, wenn der Schluß von DIETER (1927) richtig sein sollte, kein ganz einfacher. Zunächst wäre denkbar, daß die Fasern durch einen Canaliculus caroticotympanicus aus dem Canalis caroticus in die Paukenhöhle gelangen, hier sonderbarerweise gleichsam zum Vergnügen auf dem Promontorium herumfahren und durch einen anderen Canaliculus caroticotympanicus den Anschluß an den Plexus caroticus zurückfinden. Da das Ganglion cervicale superius bekanntlich durch den Nervus jugularis mit dem Ganglion petrosum des Glossopharyngeus verknüpft ist, so könnten oculopupilläre Fasern auch über diesen Weg im N. tympanicus zur Paukenhöhle sich in den Plexus tympanicus auf dem Promontorium hineinverwickeln und von hier dann durch die Nervi caroticotympanici mit dem Plexus caroticus verschmelzen, der sie in der oben als am einfachsten beschriebenen Weise dem Bulbus zuführt.

Schließlich kann man noch annehmen, daß sympathische Fasern, die entweder durch die Nervi caroticotympanici oder durch den Nervus tympanicus in die Paukenhöhle gelangt sind, auch dem N. petrosus superficialis minor und von hier dem N. petrosus sufercialis major zuströmen können, der sie dann durch den N. Vidianus in das Ganglion sphenopalatinum hineinbringt. Von hier wäre ein weiterer zunächst rückläufiger Weg für die oculopupillären Fasern über die Nervi sphenopalatini und den N. maxillaris zum Ganglion semilunare und von da durch den N. ophthalmicus, N. nasociliaris, Ganglion ciliare usw.

zum Bulbus wohl denkbar. Eine weitere Verbindungsmöglichkeit zwischen II. und III. Trigeminusast besteht noch durch den Ramus anastomoticus zwischen dem N. zygomaticus und dem N. lacrimalis hinter der Tränendrüse. Sollten die oculopupillären Fasern vom Ganglion sphenopalatinum aus diese Anastomose benutzen, so müßten sie dann durch den N. lacrimalis noch einmal bis zum Stamm des N. ophthalmicus zurückziehen, um von hier dann erst in den Nasociliaris einzumünden, ein Weg, der mir allerdings höchst sonderbar erscheinen will.

Die vorliegenden Ausführungen haben natürlich nur dann einen Zweck, wenn die Annahme, daß oculopupilläre Fasern durch die Paukenhöhle ziehen, richtig ist. Wenn man z. B. nach eitrigen Prozessen in der Paukenhöhle Pupillenverengerung vorfindet, so zwingt das, wie ich glaube, noch nicht zu der Annahme, daß pupillodilatatorische Fasern über die Paukenhöhle unter allen Umständen verlaufen müßten. Denn eine Schädigung des Plexus caroticus läßt sich auch durch Bakterienwanderung oder durch toxische Prozesse, die von der Paukenhöhle aus durch die Canaliculi tympanici in den Canalis caroticus vordringen können, sehr wohl denken. Auf jeden Fall ist über den Verlauf der pupillodilatatorischen Fasern nur durch klinische Erfahrung oder experimentelle Forschung ein Einblick zu gewinnen; die anatomische Präparierkunst muß hier versagen.

Man findet häufig die Angabe, daß nach Durchschneidung des Oculomotorius die ursprünglich erweiterte Pupille allmählich wieder enger wird, wie andererseits bei Halssympathicusdurchschneidung auf eine zunächst erfolgte Verengerung der Pupille eine allmahliche Erweiterung derselben folgen kann. Wir haben hier wohl die genugsam bekannte Erscheinung vor uns, daß glatte Muskulatur auch dann noch Arbeit zu leisten und zu reagieren vermag, wenn die zuführenden Nerven durchschnitten sind. Wie SCHILF (1926) mit Recht bemerkt, können hierbei chemische Einflüsse auf die glatten Muskelfasern eine Rolle spielen.

Andererseits erscheint es mir durchaus möglich, daß das feine nervöse, terminale Netzwerk, welches zwischen die glatte Muskulatur hineinversenkt ist und welches mit der größten Wahrscheinlichkeit die Konstruktion eines Plasmodiums besitzt, nach Durchschneidung seiner zuführenden Nerven zwar zunächst einer Chokwirkung anheimfällt, keineswegs aber völlig zu degenerieren braucht. Damit könnte jenem nervösen Terminalnetz bei der Wiederaufnahme der Funktion der ursprünglich gelähmten Muskeln sehr wohl ein gewisser Einfluß zufallen.

POLLOCK (1914) hat nach Entfernung des Ganglion ciliare und des Ganglion cervicale supremum noch feinste Nervenfäserchen zwischen den Fasern des Sphincter und Dilatator pupillae beim *Kaninchen* beobachtet. Wenn auch seine Bilder nur von einer sehr mäßigen Beschaffenheit sind, so wäre doch möglich, daß in seinen Angaben ein richtiger Kern enthalten ist. Falsch ist hingegen seine Behauptung, wonach in dem in der Iris gelegenen Nervennetz Ganglienzellen enthalten seien. Wenn POLLOCK (1914) nicht teilweise bindegewebige Elemente vor sich gehabt hat, so handelt es sich hierbei um SCHWANNsche oder auch sogenannte REMAKsche Zellen, die in das nervöse Plasmodium mit hineinverwoben sind; LANGLEY hat auch einmal darauf hingewiesen.

Daß an den Nerven der Ciliarfortsätze beim *Kaninchen* nach Exstirpation des Ganglion ciliare selbst nach Ablauf mehrerer Wochen keine Degeneration zu erkennen war, hat GRÜNHAGEN (1883) schon vor einer langen Reihe von Jahren behauptet. Deshalb die Nerven der Ciliarfortsätze dem Trigeminus zuzuweisen, wie dies GRÜNHAGEN (1883), allerdings mit Vorbehalt, tut, ist nach unseren vorhergehenden Ausführungen nicht unbedingt notwendig.

Auch auf den Augendruck kann das vegetative Nervensystem von Einfluß sein, da dieser nach einer Beobachtung von WESSELY nach Sympathicusreizung bis zu 30 vH sinkt, während er bei Halssympathicusdurchschneidung nur unbedeutend ansteigt.

Da in den Augenlidern und in der Orbita sich noch eine Menge glatter Muskulatur vorfindet, die ebenfalls vom Halssympathicus versorgt wird, so erfolgt nach dessen Durchschneidung ein gewisser Grad von Ptosis und Enophthalmus; beide Erscheinungen werden bekanntlich gemeinsam mit der auf Halssympathicusschädigung erfolgten Miosis als HORNERscher Symptomenkomplex bezeichnet.

Tränendrüse. Die Glandula lacrimalis erhält ihre Nerven aus dem N. lacrimalis und aus dem N. zygomaticus; durch einen Ramus anastomoticus werden der Tränendrüse vom N. zygomaticus die eigentlichen sekretorischen Fasern zugeführt, die sich vom N. facialis in der Höhe des Ganglion geniculi abzweigen, durch den N. petrosus superficialis major zum Ganglion sphenopalatinum ziehen und von hier durch die Nervi sphenopalatini in den Maxillaris und Zygomaticus gelangen. Natürlich können der Drüse auch sympathische Fasern zuströmen, und zwar entweder gemeinsam mit den Blutgefäßen oder aber vom N. zygomaticus, in welchen diese aus dem N. petrosus profundus über das Ganglion sphenopalatinum und die gleichnamigen Nerven möglicherweise hineingeraten sind. Ähnlich konnte auch der N. lacrimalis sympathische Fasern aus dem Ganglion Gasseri erhalten haben.

Die histologischen Arbeiten über die Innervation der Tränendrüse sind an Zahl verhältnismäßig gering. KÖLLIKER (1850) erwähnt nur zwei Angaben von R. WAGNER und DONDERS, wonach Teilungen markloser Nervenfasern in der Tränendrüse vorkommen sollten. BOLL (1868) bringt einige heute nicht mehr brauchbare Bilder von angeblichen Drüsennerven. Wertvollere Untersuchungen über dieses Thema verdanken wir DOGIEL (1893) und PUGLISI-ALLEGRA (1904).

Die Tränendrüse erhält fast ausschließlich marklose Nervenfasern, welche mit den Blutgefäßen und Ausführungsgängen, zum Teil auch für sich, in die Läppchen eindringen und unter mannigfacher Aufspaltung auf der Membrana propria der Drüsenschläuche ein feinmaschiges Geflecht entstehen lassen (Abb. 242). Von hier aus splittern sich feinste Nervenfäserchen ab, durchbohren die Membrana propria und bilden sowohl an der Basis der Drüsenzellen wie zwischen diesen selbst ein terminales Netz, das mit seinen Maschen teilweise zwischen die Drüsenzellen hinein verankert ist (Abb. 243).

DOGIEL (1893) bemerkt mit Recht, daß das Vorkommen sogenannter freier Nervenendigungen als ein Resultat unvollkommener Imprägnierung anzusehen sei. Wir haben demnach in den Nerven der Tränendrüse jene syncytiale, terminale Netzbildung vor uns, wie ich sie eben im vegetativen Nervensystem für charakteristisch halte.

Über ein dichtes Nervengeflecht, das sich um die MEIBOMschen Drüsen und um die Drüsen der Conjunctiva palpebralis vorfindet, wird in einer ausgezeichneten Arbeit von PENSA (1897) berichtet.

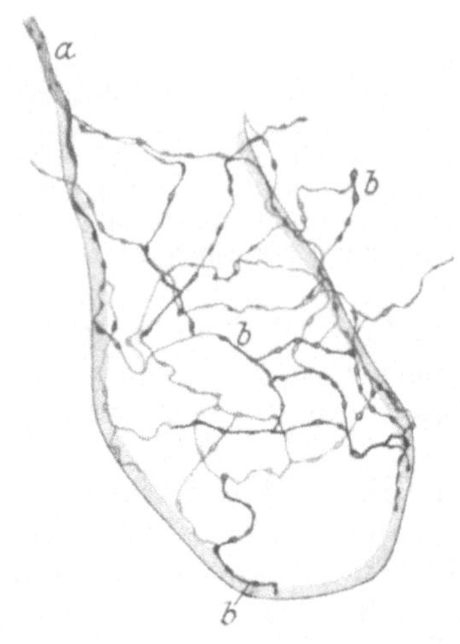

Abb. 242. Nervenfäserchen um einen Drüsentubulus der Glandula lacrimalis. *Kaninchen.* Methylenblau. *a* Nervenästchen, welches zwischen den Drüsenschläuchen gelegen ist; *b* Nervenfäserchen, die teils auf, teils zwischen den Drüsenzellen liegen. (Nach DOGIEL.)

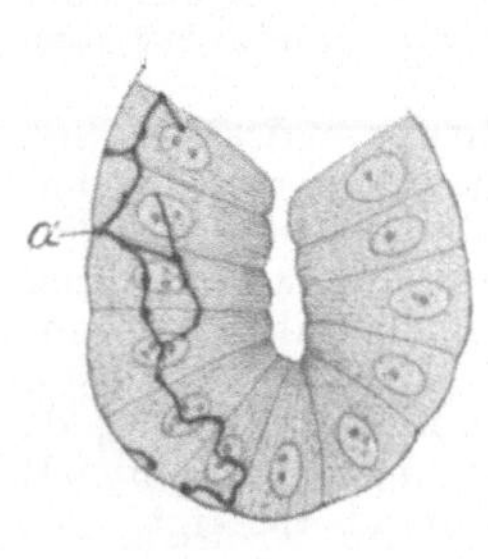

Abb. 243. *a* Intraepitheliale Nervenfasern aus einem Tubulus der Glandula lacrimalis. *Kaninchen.* Methylenblau. (Nach DOGIEL.)

Literatur.

Ontogenese.

Abel, W.: a) The development of the autonomic nervous mechanism of the alimentary canal of the *birds*. Proc. of the roy. soc. of Edinburgh Bd. 30, S. 327. 1910. — b) Further observations on the development of the sympathetic nervous system in the *chick*. Journ. of anat. Bd. 47, S. 35. 1912. — **Balfour, F. M.:** The development of elasmobranch *fishes*. Ebenda Bd. 11, S. 438. 1877. — **Bruni, A. C.:** Appunti sullo sviluppo del sistema nervoso simpatico. Arch. per le scienze med. Bd. 40, S. 146. 1917. — **Camus, R.:** a) Über die Entwicklung des sympathischen Nervensystems beim *Frosch*. Arch. f. mikroskop. Anat. Bd. 81, S. 1. 1913. — b) L'origine indépendante du système nerveux sympathique. Arch. de morphol. gén. et exp. 1921. — **Cajal, S. R.:** Nouvelles observations sur l'évolution des neuroblastes etc. Anat. Anz. Bd. 32, S. 1. 1908. — **Carpenter, F. W.:** The development of the oculomotor nerve, the ciliary ganglion and the abducent nerve in the *chick*. Bull. of mus. comp. zool. Harvard College Bd. 48. 1906. — **Carpenter, F. W.** and **Mains:** The migration of the medullary cells into the ventral nerve-roots of *pig* embryos. Anat. Anz. Bd. 31, S. 303. 1907. — **Ciaccio, C.:** a) Sulla fina struttura degli elementi del simpatico periferico. Contributo all'istogenesi degli elementi nervosi. Ann. di neurol. Bd. 24, S. 159. — b) Rapporti istogenetici tra il simpatico e le cellule cromaffini. Arch. ital. di anat. e di embriol. Bd. 5, S. 256. — **da Costa, C.:** Origine et développement de l'appareil surrénal et du système nerveux sympathique chez les *Chéiroptères*. Mém. de la sec. Portug. des sciences nat. Bd. 4. 1917. — **Dart, R. A.:** A new interpretation of the morphology of the nervous system. Anat. record Bd. 21. 1921. — **Froriep, A.:** Über Entwicklung und Bau des autonomen Nervensystems. Med.-naturw. Arch. Bd. 1, S. 301. 1907. — **Fusari:** Contribution à l'étude du développement des capsules surrénales et du sympathique chez le *poulet* et chez les *Mammifères*. Arch. ital. de biol. Bd. 18. 1892. — **Ganfini, C.:** a) Lo sviluppo del sistema nervoso simpatico in alcune *pesci*. Arch. ital. di anat. e di embriol. Bd. 10, S. 574. 1911. — b) Lo sviluppo del sistema nervoso simpatico in alcuni *rettili*. Ebenda Bd. 13, S. 402. 1914. — c) Lo sviluppo del sistema nervoso simpatico negli *ucelli*. Ebenda Bd. 15, S. 19. 1916. — d) Sullo sviluppo del sistema nervoso simpatico nei *mammiferi*. Ebenda Bd. 16, S. 43. 1917. — e) Su alcuni gangli del III, V e tronco anteriore e del VII in embrioni di *amnioti*. Ebenda Bd. 16, 342. 1918. — **Goerttler, K.:** Die Formbildung der Medullaranlage bei *Urodelen*. W. Roux' Archiv f. Entwicklungsmech. Bd. 106, S. 503. 1925. — **Held, H.:** Entwicklung des Nervengewebes bei den *Wirbeltieren*. Leipzig: J. A. Barth 1909. — **His, W.:** Histogenese und Zusammenhang der Nervenelemente. Arch. f. Anat. u. Physiol., Anat. Abt., Suppl. 1890. S. 95. — **His, W.** jr.: a) Die Entwicklung des Herznervensystems bei *Wirbeltieren*. Abh. d. math.-phys. Kl. d. Kgl. Sächs. Ges. d. Wiss. Bd. 18, S. 1. 1891. — b) Über die Entwicklung des Sympathicus bei den *Wirbeltieren* mit besonderer Berücksichtigung der Herzganglien. Verhandl. d. anat. Ges. Wien 1892. S. 69. — c) Entwicklung des Bauchsympathicus beim *Hühnchen* und Menschen. Arch. f. Anat. u. Physiol., Anat. Abt., Suppl. 1897. — **Hoffmann, C. K.:** a) Zur Entwicklungsgeschichte des Sympathicus. Verhandel. d. koninkl. akad. v. wetensch. te Amsterdam (Naturwiss. Abt.) Bd. 7. 1900. — b) Die Entwicklungsgeschichte des Sympathicus bei *Urodelen*. Ebenda Bd. 8. 1902. — **Huber, S. C.:** Four lectures on the sympathetic system. Journ. of comp. neurol. Bd. 7, S. 73. 1897. — **Jones, W. C.:** Notes on the development of the sympathetic nervous system in the common *toad*. Ebenda Bd. 15, S. 113. 1905. — **Iwanow, G.:** Über die Ontogenese des chromaffinen Systems beim Menschen. Zeitschr. f. Anat. u. Entw. Bd. 84, S. 238. 1927. — **Kohn, A.:** Über die Entwicklung des sympathischen Nervensystems der *Säugetiere*. Arch. f. mikroskop. Anatomie Bd. 70, S. 266. 1907. — **Kuntz, A.:** a) A contribution to the histogenesis of the sympathetic nervous system. Anat. record Bd. 3, S. 158. 1909. — b) The development of the sympathetic nervous system in *mammals*. Journ. of comp. neurol. Bd. 20, S. 211. 1910. — c) The evolution of the sympathetic nervous system in *vertebrates*. Ebenda Bd. 21, S. 215. 1911. — d) The development of the sympathetic nervous system in the *amphibia*. Ebenda Bd. 21, S. 397. 1911. — e) The development of the sympathetic nervous system in *turtles*. Americ. journ. of anat. Bd. 11, S. 279. 1911. — f) The development of the cranial sympathetic ganglia in the *pig*. Journ. of comp. neurol. Bd. 23, S. 71. 1913. — g) Further studies on the development of the cranial sympathetic ganglia. Ebenda Bd. 24, S. 235. 1914. — h) The development of the sympathetic nervous system in man. Ebenda Bd. 32, S. 173. 1920. — i) Experimental studies on the histogenesis of the sympathetic nervous system. Ebenda Bd. 34, S. 1. 1922. — k) The role of cells of medullary origin in the development of the sympathetic trunks. Ebenda Bd. 40, S. 389. 1926. — **Kuntz, A.** and **Baston:** Experimental observations on the histogenesis of the sympathetic trunks of the *chick*. Ebenda Bd. 23, S. 335. 1920. —

Marcus, H.: Über den Sympathicus. Sitzungsber. d. Ges. f. Morphol. u. Physiol. München. 1909. S. 1. — **Mazzarelli, G.:** Sur l'origine du sympathique Arch ital. de biol. Bd. 22. 1895. — **Müller, E.:** Über die Entwicklung des Sympathicus und des Vagus bei den *Selachiern*. Arch. f. mikroskop. Anat. Bd. 94, S. 208. 1920. — **Müller, E. und Ingvar, Sven:** a) Über den Ursprung des Sympathicus bei den *Amphibien*. Upsala läkareförenings Förhandl. Bd. 26, S. 1. 1921. — b) Über den Ursprung des Sympathicus beim *Hühnchen*. Arch. f. mikroskop. Anat. u. Entwicklungsmech. Bd. 99, S. 650. 1923. — **Müller, E. und Liljestrand:** Anatomische und experimentelle Untersuchungen über das autonome Nervensystem der *Elasmobranchier* usw. Arch. f. Anat. u. Physiol., Anat. Abt. 1918. — **Neumayer, L.:** Histogenese und Morphogenese des peripheren Nervensystems der Spinalganglien und des Nervus sympathicus. HERTWIGS Handb. d. Entwicklungsgesch. Bd. 2, S. 513. 1906. — **Onodi, A.:** Über die Entwicklung des sympathischen Nervensystems. Arch. f. mikroskop. Anat. Bd. 26. S. 61 u. 553. 1886. — **Paterson, A. M.:** Development of the sympathetic nervous system in *mammals*. Philosoph. transact. of the roy. soc. Bd. 181. 1890. — **v. Reibnitz, D.:** Einiges über die Entwicklung der Fasern in den Rami communicantes des Truncus sympathicus von *Lacerta agilis*. Zeitschr. f. d. ges. Anat., Abt. 1: Zeitschr. f. Anat. u. Entwicklungsgesch. Bd. 67, S. 320. 1923. — **Remak, R.:** Über ein selbständiges Darmnervensystem. Berlin 1847. — **Riquier, G. C.:** Ancora sullo sviluppo del sistema nervoso simpatico dei *rettili* e degli *uccelli*. Riv. di patol. nerv. e ment. Bd. 25. 1920. — **Rossi, O.:** On the afferent paths of the sympathetic nervous system. etc. Journ. of comp. neurol. Bd. 34, S. 493. 1922. — **Schultze, O.:** Grundriß der Entwicklungsgeschichte des Menschen und der *Säugetiere*. Leipzig: W. Engelmann 1897. — **Stewart, F. W.:** The development of the cranial sympathetic ganglia in the *rat*. Journ. of comp. neurol. Bd. 31, S. 163. 1920. — **Streeter, G. L.:** Die Entwicklung des Nervensystems. KEIBEL-MALL, Handb. d. Entw. Bd. 2, S. 1. 1911. — **Taft, B.:** De l'histogenèse des fibres du grand sympathique chez l'homme et les *Mammifères*. Thèse de Paris. 1912. — **Tello, I. F.:** Sur la formation des chaînes primaire et secondaire du grand sympathique dans l'embryon de *poulet*. Travaux du lab. de rech. biol. de la univ. de Madrid Bd. 23, S. 1. 1925. — **Vogt, W.:** Gestaltungsanalyse am *Amphibien*keim mit örtlicher Vitalfärbung. W. Roux' Archiv f. Entwicklungsmech. d. Organismen Bd. 106, S. 542. 1925. — **Wetzel, R.:** Untersuchungen am *Hühner*keim. Ebenda Bd. 106, S. 463. 1925. — **Zuckerkandl, E.:** Die Entwicklung der chromaffinen Organe und der Nebenniere. KEIBEL-MALL: Handb. d. Entwicklungsgesch. Bd. 2, S. 157. 1911.

Nervenfaser.

Bethe, A.: Allgemeine Anatomie und Physiologie des Nervensystems. Leipzig: G. Thieme 1903. — **Boeke, J.:** a) Nervenregeneration und verwandte Innervationsprobleme. Ergebn. d. Physiol. Bd. 19, S. 447. 1921. — b) Die intracelluläre Lage der Nervenendigungen im Epithelgewebe und ihre Beziehungen zum Zellkern. Zeitschr. f. mikroskop.-anat. Forsch. Bd. 2, S. 391. 1925. — c) Die Beziehungen der Nervenfasern zu den Bindegewebselementen und Tastzellen usw. Ebenda Bd. 4, S. 448. 1926. — **Fischer, J.:** Über den Bau der Nerven des sympathischen Nervensystems. Anat. Anz. Bd. 26, S. 288. 1905. — **Gad und Heymans:** Über das Myelin, die myelinhaltigen und myelinlosen Nervenfasern. Arch. f. Anat. u. Physiol., Physiol. Abt. 1890. S. 530. — **Heidenhain, M.:** Plasma und Zelle. Bd. II. Jena: G. Fischer 1911. — **Heringa:** Untersuchungen über den Bau und die Entwicklung des peripheren, sensiblen Nervensystems. Verhandel. d. koninkl. akad. v. wetensch. te Amsterdam (Naturwiss. Abt.). 1920. — **Leontowitsch, A.:** a) Etwas über Neurilemmkerne. Anat. Anz. Bd. 48, S. 442. 1906. — b) Plexus nervosus autonomicus periphericus. Moskau 1926. (Russisch mit deutscher Inhaltsangabe.) — **Maximow, M. D.:** Tissue-cultures of young *mammalia* embryos. Publ. 361 of the Carnegie Inst. of Washington. 1925. S. 47. — **Nemiloff, A.:** Zur Frage über den feineren Bau der nervösen Verdickungen an den marklosen Nervenfasern. Arch. f. mikroskop. Anat. Bd. 75, S. 562. 1910. — **Neumayer, L.:** Histogenese und Morphogenese des peripheren Nervensystems der Spinalganglien und des Nervus sympathicus. **Hertwig:** Handb. d. Entw. Bd. 2, S. 513. 1906. — **Ramón y Cajal:** Histologie du système nerveux. Paris: A. Maloine 1909 und 1911. — **Remak, R.:** a) Weitere mikroskop. Beobachtungen über Primitivfasern des Nervensystems der *Wirbeltiere*. FRORIEPS neue Notizen Bd. 3. 1837. — b) Neurologische Erläuterungen. MÜLLERS Arch. 1844. S. 463. — **Riegele, L.:** Die Nerven des Glomus caroticum beim Menschen. Zeitschr. f. d. ges. Anat., Abt. 1: Zeitschr. f. Anat. u. Entwicklungsgesch. Bd. 86, S. 142. 1928. — **Sandberg, H.:** Zur Kenntnis von dem Bau der sympathischen Nervenfaser. Diss. med. Göttingen 1913. — **Schultze, O.:** a) Beiträge zur Histogenese des Nervensystems. Arch. f. mikroskop. Anat. Bd. 66, S. 41. 1905. — b) Die Kontinuität der Organisationseinheiten der peripheren Nervenfaser. Pflügers Arch. f. d. ges. Physiol. Bd. 108, S. 1. 1905. — c) Über den frühesten Nachweis der Markscheidenbildung im Nervensystem. Sitzungsber. d. physiol.-med. Ges. Würzburg 1906. S. 46. — **Stöhr jr., Ph.:** Die periphere Nervenfaser. v. MÖLLENDORFFS Handb. d. mikroskop. Anatomie Bd. IV. Berlin: Julius Springer 1928.

1. Der Grenzstrang.

Aiello, G.: Fatica e sistema nervoso vegetativo. Atti della soc. lomb. di sc. med. e biol. Bd. 12, S. 1. 1923. — **Alexandrowicz, J.:** Zur Kenntnis des sympathischen Nervensystems der *Crustaceen*. Jenaische Zeitschr. f. Naturwiss. Bd. 45, S. 395. 1909. — **Apolant, H.:** Über die sympathischen Ganglienzellen der *Nager*. Arch. f. mikroskop. Anat. Bd. 47, S. 461. 1896. — **Arndt, R.:** Untersuchungen über die Ganglienkörper des Nervus sympathicus. Arch. f. mikroskop. Anat. Bd. 10, S. 208. 1874. — **Arnold, J.:** a) Über die feineren histologischen Verhältnisse der Ganglienzellen in dem Sympathicus des *Frosches*. Virchows Arch. f. pathol. Anat. u. Physiol. Bd. 32, S. 3. 1865. — b) Ein Beitrag zur feineren Struktur der Ganglienzellen. Ebenda Bd. 41, S. 203. — **Asher, L.:** Der augenblickliche Stand der Lehre vom sympathischen und parasympathischen Nervensystem. Klin. Wochenschr. Jg. 1924. S. 600. — **Beccari, N.:** Le cellule dei gangli spinali e simpatici in una grossa *tartaruga*. Monit. zool. ital. Bd. 28, S. 15. 1917. — **Biondi, G.:** Sulla fina struttura dei gangli annessi al simpatico craniano nell' uomo. Ric. lab. anat. norm. univ. Roma Bd. 16, S. 135. 1913. — **Braeucker, W.:** Anatomische Untersuchungen des ganzen sympathischen Nervensystems. Verhandl., 8. Tag, d. bayr. Chirurg. Juli 1923. — **v. d. Broek, A. J.:** Über den Bau des sympathischen Nervensystems der *Säugetiere*. Morphol. Jahrb. Bd. 37 u. 38, S. 202 u. 532. 1908. — **Brüning-Stahl:** Die Chirurgie des vegetativen Nervensystems. Berlin: Julius Springer 1924. — **Budde, M.:** Untersuchungen über die sympathischen Ganglien in der Lunge bei *Säugetieren* und beim menschlichen Fetus. Anat. Hefte Bd. 23, S. 211. 1904. **Cajal, Ramón y, S.:** a) Las cellulas del gran sympathico del hombre adulto. Trabajos del laborat. de investig. biol. de la univ. de Madrid Bd. 5. 1905. — b) Die Struktur der sensiblen Ganglien des Menschen und der Tiere. Zeitschr. f. d. ges. Anat., Abt. 3: Ergebn. d. Anat. u. Entwicklungsgesch. Bd. 16, S. 177. 1906. — c) Système nerveux. Bd. 2. Paris: A. Maloine 1911. — **Carpenter, F. W.:** A study of ganglion cells in the sympathetic nervous system with special reference to intrinsic sensory neurones. Journ. of comp. neurol. Bd. 24, S. 269. 1914. — **de Castro, F.:** a) Nota sobre ciertas terminaciones nerviosas en el ganglio cervical superior simpatico humano. Bol. de la soc. esp. de biol. Bd. 7, S. 35. 1917. — b) Estudio sobre los ganglios sensitivos del hombre en estado normal y patologico. Arch. de neurobiol. Bd. 3, S. 256. 1922. — c) Evolución de los ganglios simpáticos vertebrales y prevertebrales etc. Trabajos del laborat. de investig. biol. de la univ. de Madrid Bd. 20, S. 113. 1923. — **Courvoisier, L. G.:** Beobachtungen über den sympathischen Grenzstrang. Arch. f. mikroskop. Anat. Bd. 2, S. 13. 1866. — **Dehler, A.:** Beitrag zur Kenntnis vom feineren Bau der sympathischen Ganglienzelle des *Frosches*. Ebenda Bd. 46, S. 724. 1895. — **Dogiel, A. S.:** Zur Frage über den feineren Bau des sympathischen Nervensystems bei den *Säugetieren*. Ebenda Bd. 46, S. 305. 1895. — **Dresel, K.:** Experimentelle Untersuchungen zur Anatomie und Physiologie des peripheren und zentralen vegetativen Nervensystems. Zeitschr. f. d. ges. exp. Med. Bd. 37, S. 373. 1923. — **Fick, W.:** Beitrag zur Kenntnis der Vagus-Sympathicus-Verbindungen unterhalb der Schädelbasis. Zeitschr. f. mikroskop.-anat. Forsch. Bd. 2, S. 429. 1926. — **Fischer, J.:** Nervus sympathicus einiger Tiere, insbesondere der *Katze* und der *Ziege*. Diss. Zürich 1914. — **Gaskell, W. H.:** The involuntary nervous system. Monographs on Physiology. Londres: Longmans 1916. — **van Gehuchten, A.:** Les cellules nerveuses du sympathique chez quelques *mammifères* et chez l'homme. Cellule Bd. 8, S. 83. 1892. — **Gerweck, L.:** Geschichte der Anatomie und Physiologie des sympathischen Nervensystems. Diss. München 1926. — **Greving, R.:** Zur feineren Anatomie der Endgeflechte präganglionärer Fasern im Ganglion cerv. sup. des Menschen. Zeitschr. f. d. ges. Anat., Abt. 1: Zeitschr. f. Anat. u. Entwicklungsgesch. Bd. 61, S. 1. 1921. — **Hatano, S.:** Über die Verteilung der sympathischen Fasern in den peripheren Nerven. Japan. journ. of med. science Bd. 2, S. 183. 1925. — **Henschen, F.:** Über Trophospongienkanälchen sympathischer Ganglienzellen beim Menschen. Anat. Anz. Bd. 24, S. 385. 1904. — **Herzog, E.:** Beitrag zur normalen und pathologischen Histologie des Sympathicus. Zeitschr. f. d. ges. Neurol. u. Psychiatrie. Bd. 103, S. 1. 1926. — **Hirt, A.:** a) Der Grenzstrang des Sympathicus bei einigen *Sauriern*. Zeitschr. f. d. ges. Anat., Abt. 1: Zeitschr. f. Anat. u. Entwicklungsgesch. Bd. 62, S. 536. 1921. — b) Über den Faserverlauf der Nierennerven. Ebenda Bd. 78, S. 260. 1926. — c) Zur Analyse des Spinalganglions. Verhandl. d. Anat. Ges. Kiel, Erg.-Heft Bd. **63**, S. 165. 1927. — **Huber, G. C.:** a) Lectures on the sympathetic nervous system. Journ. of comp. neurol. Bd. 7, S. 73. 1897. — b) A contribution on the minute anatomy of the sympathetic ganglia of the different classes of vertebrates. Journ. of morphol. Bd. 16, S. 27. 1900. — c) The morphology of the sympathic system. Folia neurobiol. Bd. 7. 1913. — **Iwanoff, G. F.:** a) Zur Anatomie und Histologie der Nebenorgane der menschlichen sympathischen Nerven. Zeitschr. f. d. ges. Anat., Abt. 1: Zeitschr. f. Anat. u. Entwicklungsgesch. Bd. 75, S. 435. 1925. — b) Zur Frage über die Genese und Reduktion der Paraganglien des Menschen. Ebenda Bd. 77, S. 234. 1925. — **Johnson, S.:** On the question of commissural neurones in the sympathetic ganglia. Journ. of comp. neurol. Bd. 29, S. 279. 1918. —

Johnson, S. and **Mason:** The first thoracic white ramus communicans in man. Ebenda Bd. 33, S. 77. 1921. — **Juschtschenko, A. J.:** Zur Frage über den Bau der sympathischen Knoten bei *Säugetieren* und Menschen. Arch. f. mikroskop. Anat. Bd. 49, S. 585. 1897. — **Ken Kuré:** Über die sogenannten marklosen Nervenfasern in den Cerebrospinalnerven Japan. journ. of med. science Bd. 2, S. 94. 1925. — **Kerper, A. H.:** Histological changes in striated muscle following sympathetic degeneration. Anat. Record Bd. 38, S. 18. 1928. — **Klein, C.:** Über die Struktur der sympathischen Ganglienzellen der *Säugetiere.* Diss. Philos. Rostock 1904. — **Kohn, A.:** Die Paraganglien. Arch. f. mikroskop. Anat. Bd. 62, S. 263. 1903. — **Kolda, J.:** Nerfs et ganglions splanchniques chez le *cheval.* Cpt. rend. des séances de la soc. de biol. Bd. 98, S. 253. 1928. — **Kuntz, A.** and **Farnsworth, D. J.:** Experimental data on the peripheral distribution of myelinated nerve fibers throug the gray communicating rami in the *dog.* Anat. Record. Bd. 38, S. 19. 1928. — **Laignel-Lavastine:** Note sur les cellules nerveuses du plexus solaire de la *grénouille.* Bull. et mém. de la soc. anat. de Paris Jg. 89, Bd. 6, S. 608. — **Langley, J. N.:** Das autonome Nervensystem. Berlin: Julius Springer 1922. — **Lawrentjew, B. J.:** a) Zur Morphologie des Ganglion cervicale sup. Anat. Anz. Bd. 58, S. 529. 1924. — b) Über die Erscheinungen der Degeneration und Regeneration im sympathischen Nervensystem. Zeitschr. f. mikroskop.-anat. Forsch. Bd. 2, S. 201. 1925. — **v. Lenhossék, M.:** a) Beiträge zur Histologie des Nervensystems und der Sinnesorgane. Wiesbaden: J. F. Bergmann 1894. — b) Das Ganglion ciliare der *Vögel.* Arch. f. mikroskop. Anat. Bd. 76, S. 745. 1911. — **Loewenthal, N.:** Über eigentümliche Zellengebilde im Sympathicus des *Frosches.* Internat. Monatsschr. f. Anat. u. Physiol. 1894. Bd. 11. — **Marinesco, M. G.:** Quelques recherches sur la morphologie normale et pathologique des cellules des ganglions spinaux et sympathiques de l'homme. Cellule nerveuse Paris, Bd. 2. 1909. — **Marinesco et Minea:** Über die mikrosympathischen, hypospinalen Ganglien. Neurol. Zentralbl. 1908. S. 146. — **Marinesco et Parhou, C.:** Sur l'origine spinale des fibres afférentes du ganglion cervical supérieur du grand sympathique. Cpt. rend. des séances de la soc. de biol. Bd. 64, S. 972. — **Matsui, Y.:** a) Über den Verlauf der spinalen Nervenfasern im Sympathicus. Folia anat. japon. Bd. 3, S. 267. 1925. — b) Beiträge zur Kenntnis der Anatomie des sympathischen Nervensystems. Mitt. 1—3. Acta scholae med. univ. imp. Kioto Bd. 8, S. 1. 1925. — c) Beiträge zur Kenntnis der Anat. des sympath. Nervensystems 4. Ebenda Bd. 8, S. 397. 1926. — **Michailow, S.:** a) Zur Frage von der feineren Struktur der peripheren sympathischen Ganglien. Anat. Anz. Bd. 33, S. 129. 1908. — b) Mikroskopische Struktur der Ganglien des Plexus solaris und andere Ganglien des Grenzstranges des Nervus sympathicus. Ebenda Bd. 33, S. 581. 1908. — c) Versuch einer systematischen Untersuchung der Leitungsbahnen des sympathischen Nervensystems. Arch. f. d. ges. Physiol. Bd. 128, S. 283. 1909. — d) Über die sensiblen Nervenendapparate der zentralen sympathischen Ganglien der *Säugetiere.* Journ. f. Psychol. u. Neurol. Bd. 26, S. 269. 1910. — e) Der Bau der zentralen sympathischen Ganglien. Internat. Monatsschr. f. Anat. u. Physiol. Bd. 28, S. 26. 1911. — f) Die Neurofibrillen der sympathischen Ganglienzellen bei *Säugetieren.* Folia neuro-biol. Bd. 1, S. 637. — **Pines, J. L.:** Über die Innervation des chromaffinen Gewebes des Sympathicus und über das sympathico-chromaffine System im allgemeinen. Arch. f. Psychol. Bd. 70, S. 636. 1924. — **Ping, Ch.:** On the growth of the largest nerve cells in the superior cervical sympathetic ganglion of the *albino rat* from birth to maturity. Journ. of comp. neurol. Bd. 33, S. 281. 1921. — **Pitzorno, M.:** a) Ulteriori studi sulla struttura dei gangli simpatici nei *Selaci.* Monit. zool. ital. Bd. 22, S. 4. 1911. — b) Su alcune pretese anastomosi fra cellule di gangli simpatici. Ebenda Bd. 23, S. 77. 1912. — **Potts, T. K.:** The main peripheral connections of the human sympathetic nervous system. Journ. of anat. Bd. 59, S. 129. 1925. — **Ranson, S. W.:** Non medullated nerve fibres in the spinal nerves. Americ. journ. of anat. Bd. 12, S. 67. 1911. — b) An introduction to a series of studies on the sympathetic nervous system. Journ. of comp. neurol. Bd. 29, S. 305. 1918. — c) Anatomy of the sympathetic nervous system with reference to sympathectomy and ramisection. Journ. of the Americ. med. assoc. Bd. 86, S. 1886. 1926. — **Ranson** and **Billingsley:** a) The superior cervical ganglion and the cervical portion of the sympathetic trunk. Journ. of comp. neurol. Bd. 29, S. 313. 1918. — b) On the number of nerve cells in the ganglion cervicale superius and of nerve fibres in the cephalic and of the truncus sympathicus in the *cat.* Ebenda Bd. 29, S. 359. 1918. — c) Branches of the ganglion cervicale superius. Ebenda Bd. 29, S. 367. 1918. — d) The thoracic truncus sympathicus, rami communicantes and splanchnic nerve in the *cat.* Ebenda Bd. 29, S. 405. 1918. — **Retzius, G.:** Über den Typus der sympathischen Ganglienzellen der höheren Tiere. Biol. Untersuch. N. F. Bd. 3, S. 57. 1892. — **Roux, J. Ch.:** Note sur l'origine et la terminaison des grosses fibres à myéline du grand sympathique. Cpt. rend. des séances de la soc. de biol. Bd. 52, S. 735. — **Rossi, F.:** Ricerche anatomiche sul Nervus splanchnicus major, sul N. splanchnicus minor e sul N. splanchnicus imus dell'uomo. Arch. ital. di anat. e di embriol. Bd. 24, S. 745. 1927. — **Sala, L.:** a) Sulla fina anatomia dei gangli del simpatico. Monit. zool. ital. Bd. 3, S. 148 u. 172. 1892. — b) Sur la fine anat. des ganglions du sympathique. Arch. ital. di biol. Bd. 68. 1893. — **Schultz, P.:** Zur Physiologie der sympathischen Ganglien. Arch. f. Anat. u. Physiol., Physiol. Abt. 1898. S. 124. — **Schilf, E.:** Das autonome Nervensystem. Leipzig: G. Thieme 1926. — **Shawe, R. C.:** A communication between the vagus and the cervical sympathetic with its clinical aspects. Lancet Bd. 206, S. 640. 1924. — **Shimbo:** Über die Verteilung der sympathischen Fasern im peripheren Nerv. Arch. f. d. ges. Physiol. Bd. 195, S. 615. 1922. — **Smirnow, A. E.:** a) Die Struktur der Nervenzellen im Sympathicus der *Amphibien*. Arch. f. mikroskop. Anat. Bd. 35, S. 407. 1890. — b) Zur Kenntnis der Morphologie der sympathischen Ganglienzellen beim *Fische*. Anat. Hefte Bd. 14, S. 409. 1900. — **Spalitta, F.:** Sur le cours des fibres centripètes du grand sympathique. Arch. ital. di biol. Bd. 44, S. 160. 1905. — **Spiegel, A.:** a) Beiträge zur Anatomie und Pathologie des autonomen Nervensystems. I. Die Ganglien des Grenzstranges. Arb. a. d. neurol. Inst. d. Wiener Univ. Bd. 23, S. 3. 1920. — b) Zur Morphologie der peripheren Ganglien. Anat. Anz. Bd. 54, S. 331. 1921. — **Stahnke, E.:** Zur Frage der Sensibilität des Sympathicus. Münch. med. Wochenschr. Jg. 1926. S. 591. — **Sternschein, E.:** a) Das Ganglion cervicale supremum nach prä- und postganglionärer Durchschneidung. Arb. a. d. neurol. Inst. d. Wiener Univ. Bd. 23, S. 155. 1921. — b) Die Anastomosen zwischen Vagus und Sympathicus der *Katze*. Zeitschr. f. d. ges. Anat., Abt. 1: Zeitschr. f. Anat. u. Entwicklungsgesch. Bd. 64, S. 441. 1922. — **Stilling, H.:** Die chromophilen Zellen und Körperchen des Sympathicus. Anat. Anz. Bd. 15, S. 229. 1899. — **Stöhr, Ph.** jr.: a) Beobachtungen und Bemerkungen über den Aufbau des sympathischen Grenzstranges. Zeitschr. f. Zellforsch. u. mikroskop. Anat. Bd. 5, S. 118. 1927. — b) Anatomische Beobachtungen und Bemerkungen über den Aufbau des sympathischen Nervensystems. Klin. Wochenschr. 6. Jahrg. S. 977. 1927. — **Terni, J.:** a) I centri pregangliari del simpatico toraco-lombare. Giorn. di accad. med. di Torino Bd. 85, S. 110. 1922. — b) Ricerche anatomiche sul sistema nervoso autonomo degli *uccelli*. Arch. ital. di anat. e di embriol. Bd. 20, S. 433. 1923. — c) Il ganglio toracico e la porzione cervicale del vago negli *uccelli*. Ebenda Bd. 21, S. 404. 1924. — **Tokura, R.:** Über das Vorkommen von Ganglienzellen von pseudounipolarem Typus im Ganglion cervicale sup. Folia anat. japon. Bd. 3, S. 209. 1925. — **Veratti, E.:** Über die feinere Struktur der Ganglienzellen des Sympathicus. Anat. Anz. Bd. 15, S. 100. 1898. — **Vermeulen, H. A.:** Über den Nervus sympathicus der *Haustiere*. Ebenda Bd. 49, S. 301. 1916. — **Warfwinge, E.:** Beiträge zur Kenntnis der spinalen und sympathischen Ganglienzellen des *Frosches*. Arch. f. mikroskop. Anat. Bd. 68, S. 432. 1906.

2. Das parasympathische System.

Böhm-Davidoff: Text-Book of Histology. Philadelphia: W. B. Saunders & Co. 1900. — **Borchers, E.:** Anteil des Nervus vagus an der motorischen Innervation des Magens. Bruns' Beitr. z. klin. Chirurg. Bd. 122, S. 547. 1921. — **Brüning, F.:** Vagus und Sympathicus. Klin. Wochenschr. Jg. 1923. S. 2272. — **Camieu:** a) Note sur l'anatomie du ganglion otique et du ganglion ophthalmique. Bull. de la soc. d'anat. et physiol. de Bordeaux Bd. 20, S. 176. 1899. — b) Note sur l'anatomie du ganglion sphénopalatin. Ebenda Bd. 20, S. 209. 1899. — **Chase, M. R.** and **Ranson:** The structure of the roots, trunk and branches of the vagus nerve. Journ. of comp. neurol. Bd. 24, S. 31. 1914. — **Couvreur** et **Duculty:** Signification des ganglions plexiforme et jugulaire. Cpt. rend. de l'ass. des anat. Lyon 1923. S. 159. — **Duncan, D.:** Relationship of vagus fibers to the sympathetic trunk and splanchnic nerves. Anat. record Bd. 35, S. 35. 1927. — **Forni, G.:** Ricerche sperimentali sull' anastomosi per incrocio del vago e del simpatico nel *coniglio*. Bull. de la soc. de méd. Bd. 12, S. 100. 1912. — **Gaskell, W. H.:** On the structure, distribution and function of the nerves which innervate the visceral and vascular systems. Journ. of physiol. Bd. 7, S. 19. 1886. — **van Gehuchten, A.:** Recherches sur les terminaisons des nerfs sensibles periphériques. I. Le nerf intermédiaire de Wrisberg. Névraxe 1900. — **van Gehuchten, A.** et **Molhant, M.:** Contribution à l'étude anatomique du nerf pneumogastrique chez l'homme. Ebenda Bd 13, S 55. 1912. — **Haeberlin, A.:** Der anatomische Bau des Nervus recurrens beim *Kaninchen*. Arch. f. Laryngol. u. Rhinol. Bd. 18, S. 20. 1906. — **Holzmann, K.** und **Dogiel:** Über die Lage und den Bau des Ganglion nodosum nervi vagi bei einigen *Säugetieren*. Arch. f. Anat. u. Physiol., Anat. Abt. Jg. 1910. S. 33. — **Hovelacque, A.:** Anatomie des nerfs craniens et rachidiens et du système grand sympathique. Paris: Gaston Doin & Co. 1927. — **Huber, G. C.** and **Guild, S. R.:** Observations on the peripheral distribution of the nervus terminalis in *Mammalia*. Anat. record Bd. 7, S. 253. 1913. — **Iwama, Y.:** a) Untersuchung über die periphere Bahn des N. vagus. I. Die markhaltigen Fasern des rechten Vagus. Folia anat. japon. Bd. 3, S. 215. 1925. — b) Über den gegenseitigen Austausch der markhaltigen Nervenfasern der beiderseitigen Vagi am Brustteil. Ebenda Bd. 3, S. 281. 1925. — c) Untersuchungen über die periphere Bahn des Nervus Vagus. Folia anat. japon. Bd. 6, S. 129. 1928. — **Kappis, M.:** Untersuchungen über die Schmerzempfindlichkeit des rechten Nervus vagus. Med. Klinik Jg. 1925, Nr. 15. — **Kuntz, A.:** The role of the vagi in the development of the sympathetic nervous system. Anat. Anz. Bd. 35, S. 381.

1910. — **Laignel-Lavastine:** a) Remarques sur le vago-sympathique abdominal. Bull. et mém. de la soc. anat. de Paris 1902. Nr. 4, S. 351. — b) Remarques sur le vago-sympathique de l'homme. Cpt. rend. des séances de la soc de biol. Bd. 61, S. 297. 1906. — c) Note morphologique sur le ganglion de WRISBERG. Ebenda Bd. 81, S. 975. 1918. — **Langley, J. N.:** a) Connections of the ganglion of the trunk of the vagus. Proc. of the physiol. soc. 10. Mai 1899. — b) The thoracic vagus ganglion of the *bird*. Ebenda 10. Mai 1902. — **Langley, J. N.** and **Anderson:** a) The constituents of the hypogastric nerves. Journ. of Physiol. Bd. 17, S. 177. 1894. — b) On the innervation of the pelvic and adjoining viscira. Ebenda Bd. 18, S. 67. 1895. — c) The innervation of the pelvic and adjoining viscera. Ebenda Bd. 19, S. 71. 1896. — d) The innervation of the pelvic and adjoining viscera. Ebenda Bd. 20, S. 372. 1896. — **Larsell, O.:** Studies on the nervus terminalis in *Mammals*. Journ. of comp. neurol. Bd. 30, S. 1. 1918. — **Larsell, O.** and **Mason, M. L.:** Experimental degeneration of the vagus nerve and its relation to the nerve terminations in the lung of the *rabbit*. Ebenda Bd. 33, S. 509. 1921. — **v. Lenhossék, M.:** a) Beiträge zur Histologie des Nervensystems und der Sinnesorgane. Wiesbaden: J. F. Bergmann 1894. — b) Über das Ganglion ciliare. Verhandl. d. anat. Ges. Brüssel 1910. S. 197. — **Mc Crea, E.:** The abdominal distribution of the vagus. Journ. of anat. Bd. 59, S. 18. 1924. — **Molhant, M.:** a) Le nerf vague. Névraxe Bd. 11, S. 137. 1910. — b) Les ganglions péripheriques du vague. Ebenda Bd. 15, S. 525. 1913. — **Müller, L. R.:** a) Beiträge zur Anatomie, Histologie und Physiologie des Nervus vagus. Dtsch. Arch. f. klin. Med. Bd. 101, S. 421. 1911. — b) Die Lebensnerven. Berlin: Julius Springer 1924. — **Müller, L. R.** und **Dahl:** Die Beteiligung des sympathischen Nervensystems an der Kopfinnervation. Dtsch. Arch. f. klin. Med. Bd. 99. 1910. — **Nordkemper, M.:** Zur Frage der Umschaltung der parasympathischen Vagusanteile im Ganglion nodosum und jugulare. Anat. Anz. Bd. 53, S. 501. 1921. — **Penzo, R.:** Über das Ganglion geniculi und mit demselben zusammenhängende Nerven. Ebenda Bd. 8, S. 738. 1893. — **Ranson, S. W.:** The structure of the vagus nerve of man as demonstrated by a differential axon stain. Ebenda Bd. 46, S. 522. 1914. — **Retzius, G.:** a) Untersuchungen über die Nervenzellen der cerebrospinalen Ganglien und der übrigen peripheren Kopfganglien. Arch. f. Anat. u. Physiol., Anat. Abt. Jg. 1880. S. 388. — b) Ganglion ciliare. Biol. Untersuch. N. F. Bd. 6, S. 37. 1894. — **Riquier:** a) Le ganglion otique. Arch. ital. de biol. Bd. 61, S. 325. 1914. — b) Sulla fine struttura del ganglio otico. Rivista di patol. nerv. e ment. Bd. 18. 1923. — **Schilf, E.:** Antagonismus und Synergismus im autonomen Nervensystem. Klin. Wochenschr. 6. Jg., Nr. 5. 1927. — **Weigner:** Le ganglion otique. Bibliograph. Anat. Bd. 6, S. 302. 1898. — **Weigner, K.:** Über den Verlauf des Nervus intermedius. Anat. Hefte Bd. 29, S. 99. 1915. — **Wertheimer, E.:** Sur les anastomoses réciproques des deux pneumogastriques dans le thorax chez l'homme. Cpt. rend. des séances de la soc. de biol. Bd. 53, S. 832.

I. Blutgefäße und Lymphgefäße.

Agababow: Die Innervation des Ciliarkörpers. Anat. Anz. Bd. 8, S. 555. 1893. — **Agosti, Fr.:** Ricerche sulla distribuzione dei nervi della milza. Atti d. R. accad. d. scienze di Torino, Cl. d. science fis., mat. e nat. Bd. 43, Disp. 13, S. 417. — **Allegra, G. T.:** Le terminazioni nervose nel fegato. Anat. Anz. Bd. 25, S. 529. 1904. — **Andriezen:** On some of the newer aspects of the pathology of insanity. Brain Bd. 17, S. 548. 1894. — **Argaud, R.:** Terminaisons nerveuses dans les artères. Cpt. rend. des séances de la soc. de biol. Bd. 87, S. 673—674. — **Aronson, H.:** Über Nerven und Nervenendigungen in der Pia mater. Zentralbl. f. d. med. Wiss. Bd. 28. 1890. — **Barbieri:** a) L'innervation des artéries et des capillaires. Cpt. rend. des séances de la soc. de biol. Bd. 49. 1897. — b) L'innervation des artéries et des capillaires. Journ. de l'anat. et physiol. Bd. 34, Nr. 5. 1898. — **Barksdale, J. S.:** Microscopic studies on capillary innervation and staining of the endothel cells. Journ. of laborat. a. clin. med. Bd. 11, S. 1053. 1926. — **Beale, L. S.:** On the ultimate distribution and function of very fine nerve fibres. Quart. journ. of microscop. science Bd. 4, S. 11. 1864. — **Berger, H.:** Zur Innervation der Pia mater und der Hirngefäße, Arch. f. Psychiatrie u. Nervenkrankheiten Bd. 70, S. 216. 1924. — **Bergglas, B.:** Über die Nerven in der Adventitia der Arterien. Zeitschr. f. d. ges. Anat., Abt. 1: Zeitschr. f. Anat. u. Entwicklungsgesch. Bd. 77, S. 481. 1925. — **Bietti, A.:** Sulla distribuzione e terminazione delle fibre nervose nella corioidea. Soc. med.-chirurg. di Pavia, seduta del 10. Maggio 1895. — **Billroth, Th.:** Neue Beiträge zur vergleichenden Anatomie der Milz. Zeitschr. f. wiss. Zool. Bd. 11, S. 325. 1861. — **Botezat, E.:** Über die Innervation der Blutcapillaren. Anat. Anz. Bd. 32, S. 394. 1908. — **Bremer, L.:** Die Nerven der Capillaren der kleineren Arterien und Venen. Arch. f. mikroskop. Anat. Bd. 21, S. 663. 1882. — **Brüning, F.:** Die Chirurgie des vegetativen Nervensystems. Berlin: Julius Springer 1924. — **Cajal, Ramón y:** Histologie du système nerveux Bd. 2, S. 938. 1911. — **Camus, R.:** Recherches sur l'innervation du canal thoracique. Arch. de physiol. Bd. 7, S. 301. 1895. — **de Castro, F.:** Contribution à la connaissance de l'innervation du pancréas. Trav. du laborat. de rech. biol. de l'univ. Madrid Bd. 21,

S. 423. 1923. — **Ceccherelli, G.:** a) Sulle expansioni nervose di senso nella mucosa della lingua dell'uomo. Anat. Anz. Bd. 25, S. 56. 1904. — b) Contributo alla conoscenza delle expansioni nervose di senso nella mucosa del cavo orale e della lingua dell'uomo. Internat. Monatsschr. f. Anat. u. Physiol. Bd. 25, S. 273. 1908. — **Ciaccio, G. O.:** Osservazioni della congiuntiva umana. Mem. d. accad. d. scienze d. ist. di Bologna Bd. 4. 1874. — **Ciaccio:** On the distribution of nerves to the skin of the *frog*. Transact. of the microscop. soc. of London Bd. 12, S. 15. 1864. — **Corti, Alfredo:** La minuta distribuzione dei nervi nella milza dei *Pipistrelli* nostrali. Monit. zool. ital. Bd. 14, S. 247. 1903. — **Darwin, F.:** Contributions to the anatomy of the sympathetic ganglia of the bladder in their relation to the vascular system. Quart. journ. of microscop. science Bd. 14, S. 109. 1874. — **Dennig, N.:** Enthalten die periarteriellen Nerven lange sensible Bahnen? Klin. Wochenschr. 4, S.Bd. 66. 1925. — **Dogiel, A. S.:** a) Die Nerven der Lymphgefäße. Arch. f. mikroskop. Anat. Bd. 49, S. 791. 1897. — b) Zur Frage über die Ganglien der Darmgeflechte bei den *Säugetieren*. Anat. Anz. Bd. 10, S. 517. 1895. — c) Die Nervenendigungen im Lidrande und in der Conjunctiva palpebr. des Menschen. Arch. f. mikroskop. Anat. Bd. 44, S. 16. 1895. — d) Zur Frage über den Bau der Kapseln der Vater-Pacinischen und Herbstschen Körperchen und über das Verhalten der Blutgefäße in denselben. Folia neurologica Bd 4, S. 218. 1910. — **Dowgjallo, N.:** Innervation der Blutgefäße der Bauchhöhle bei Katzen. Anat. Anz. Bd. 61, S. 466. 1926. — **Ebbecke, U.:** Physiologie der Kapillaren. Naturwissenschaften Jg. 14, S. 1131. 1926. — **Eich, H.:** Vorkommen von Vater-Pacinischen Körperchen in der Wand der Pfortader eines menschlichen Neugeborenen. Diss. med. Bonn 1914. — **Frey:** Anatomische Untersuchungen der Gefäßnerven der Extremitäten. Arch. f. Anat., Physiol. u. wiss. Med. 1876. — **Frey, W.** u. **Tonietti, F.:** Der Einfluß der vegetativen Nerven auf die Milz und die Lymphocyten des Blutes. Zeitschr. f. d. ges. exp. Med. Bd. 44, S. 597. 1925. — **Fürst, C. M.:** Über die Nerven der Iris. Retzius: Biol. Unters. I. Folge. 1881. S. 67. — **Fusari, R.:** Sul modo di distribuirsi delle fibre nervose nel parenchima della milza. Monit. zool. ital. Jg. 3, S. 144. 1892. — **Gemelli, A.:** Les nerfs et les terminaisons nerveuses de la membrane du tympan. Cellule Bd. 25, S. 119. 1909. — **Glaser, W.:** a) Über die Nervenverzweigung innerhalb der Gefäßwand. Dtsch. Zeitschr. f. Nervenheilk. Bd. 50, S. 305. 1914. — b) Die Nerven in den Blutgefäßen des Menschen. Arch. f. Anat. u. Physiol., anat. Abt. 1914. S. 189. — **Goniaew, K.:** Die Nerven des Nahrungsschlauches. Arch. f. mikroskop. Anat. Bd. 11, S. 479. 1875. — **Grünhagen, A.:** Die Nerven der Ciliarfortsätze des *Kaninchens*. Ebenda Bd. 22, S. 369. 1883. — **Gscheidlen:** Beiträge zur Lehre von den Nervenendigungen in den glatten Muskelfasern. Ebenda Bd. 14, S. 321. 1877. — **Gulland:** The occurrence of nerves in intracranial blood vessels. Brit. med. journ. 1898. — **Hahn, O.** u. **Hunczek:** Anatomische Untersuchungen über die Nervenversorgung der Extremitätengefäße. Bruns' Beitr. z. klin. Chirurg. Bd. 133, H. 2. 1925. — **Harris, Kenneth, E.** and **Marvin:** The innervation of mammalian capillaries by vasoconstructor sympathetic nerves. Heart Bd. 14, S. 135. 1927. — **Hess, W. R.:** Die Regulierung des peripheren Blutkreislaufes. Ergebn. d. inn. Med. u. Kinderheilk. Bd. 23, S. 1. 1923 und Pflügers Arch. f. d. ges. Physiol. Bd. 168, S. 439. 1917. — **Hirsch, L.:** a) Über die Nervenversorgung der Gefäße im Hinblick auf die Probleme der periarteriellen Sympathektomie. Arch. f. klin. Chirurg. Bd. 137, S. 281. 1925. — b) Über den feineren Bau der Nerven der großen Extremitätengefäße. Ebenda Bd. 139, S. 225. 1926. — **His, W.:** Über die Endigungen der Gefäßnerven. Virchows Arch. f. pathol. Anat. u. Physiol. Bd. 28, S. 427. 1863. — **Hoffmann, I. B.:** Die Innervation des Herzens und der Blutgefäße. Nagels Handb. d. Physiol. Bd. 1, I. — **Huber, G. C.:** Observations on the innervation of the intracranial vessels. Journ. of comp. neurol. Bd. 9. 1899. — **Hunter:** On the presence of nerve fibres in the cerebral vessels. Journ. of physiol. Bd. 26, S. 465. 1901. — **Jegorow, I.:** Zur Lehre von der Innervation der Blutgefäße. Du Bois' Arch., Suppl.-Bd. 1892. S. 69. — **Jensen:** Über die Innervation der Hirngefäße. Pflügers Arch. f. d. ges. Physiol. 1904. S. 103. — **Jones, A. C.:** Innervation and nerve terminations of the *reptilian* lung. Journ. of comp. neurol. Bd. 40, S. 371. 1926. — **Joris, H.:** Les nerfs des vaisseaux sanguins. Bull. de l'acad. roy. de méd. de Belgique, séance du 26 mai 1906. — **Kappis, M.:** Die Chirurgie des Sympathicus. Ergebn. d. inn. Med. u. Kinderheilk. Bd. 25, S. 562. 1924. — **Kerper, A. H.:** a) The innervation of arteries of the extremities. Anat. record Bd. 32, S. 235. 1926. — b) The distribution of unmyelinated nerve fibres to the arteries of the extremities. Anat. Record Bd. 35, S. 17. 1927. — **Kessel, J.:** Strickers Handb. d. Gewebelehre. — **v. Kölliker, A.:** Untersuchungen über die letzten Endigungen der Nerven. Zeitschr. f. wiss. Zool. Bd. 12, S. 149. 1863. — **Kolatschewsky:** Beiträge zur Histologie der Leber. Arch. f. mikroskop. Anat. Bd. 13, S. 415. 1877. — **Kramer, J. G.:** The distribution of nerves to the arteries of the arm. Anat. record 1914. — **Krause:** Handb. d. menschl. Anat. 1876. — **Krimke:** Die Nerven der Capillaren. Diss. München 1884. — **Krogh, A.:** a) Stoffaustausch durch die Kapillarwände. Klin. Wochenschr. Jg. 6, S. 769. 1927. — b) Kapillarnerven und ihre reflektorische Fähigkeit. Ebenda Jg. 6, S 722. 1927. — **Kytmanof, K. A.:** Über die Nervenendigungen in den Lymphgefäßen der *Säugetiere*. Anat. Anz. Bd. 19, S. 369. 1901. — **Lapinsky, M.**: Über die Gefäßinnervation der *Hunde*pfote. Arch. f. mikroskop. Anat. Bd. 65, S. 623. 1905. — **Larsell, O.**: The ganglia, plexuses and nerve-terminations of the *mammalian* lung and pleura-pulmonalis. Journ. of comp. neurol. Bd. 35, S. 97. 1923. — **Laubmann, W.**: Gefäßnerven zu den oberflächlichen Arterien des Kopfes. Anat. Anz. Bd. 57, S. 213. 1924. — **Lawrentjew, A. P.**: Zur Lehre von der Innervation des Lymphsystems. Über die Nerven des Ductus thoracicus beim *Hunde*. Ebenda Bd. 60, S. 475. 1926. — **Lehmann**: Über die Nervenendigungen und das Vorkommen von mikroskopischen Ganglien in den Gefäßwandungen. Zeitschr. f. wiss. Zool. Bd. 14, S. 97. 1864. — **Leontowitsch, A.**: Zur Frage der Gefäßinnervation bei *Rana esculenta*. Internat. Monatsschr. f. Anat. u. Physiol. Bd. 23, S. 1. 1906. — **Lewin, H.** und **Schilf, E.**: Der Einfluß der sympathischen Innervation auf die rhythmischen Erweiterungen der *Kaninchen*ohrgefäße. Pflügers Arch. f. d. ges. Physiol. Bd. 16, S. 657. 1927. — **Lipmann, H.**: Die Nerven der organischen Muskeln. Inaug.-Diss. Berlin 1869. — **Ljetnik, S.**: Die Verteilung der Nervengeflechte in der Adventitia der Gefäße. (Zur Frage der periarteriellen Sympathektomie.) Anat. Anz. Bd. 59, S. 467. 1925. — **Manouélian**: Recherches sur le plexus cardiaque et sur l'innervation de l'aorte. Ann. de l'inst. Pasteur 1912. — **Marinesco, G.**: Lésions des neuro-fibrilles consécutives à la ligature de l'aorte abdominale. Cpt. rend. des séances de la soc. de biol. Bd. 56, Nr. 13, S. 600. — **Martinotti, G.**: Le reti nervose del fegato e della milza. Torino 1889. Giorn. d. R. accad. d. med. Jg. 1889, Nr. 1. — **Meyer, A.**: Über Nervenendigungen in der Iris. Arch. f. mikroskop. Anat. Bd. 17, S. 324. 1880. — **Michailow, S.**: a) Zur Frage über die Innervation der Blutgefäße. Ebenda Bd. 72, S. 540. 1908. — b) Innervation des Herzens im Lichte der neuesten Forschung. Zeitschr. f. wiss. Zool. Bd. 99, S. 539. 1912. — **Monti, R.**: Sulla fina distribuzione e la terminazione dei nervi nella milza degli *uccelli*. Boll. sc. Jg. 1898, Nr. 4 u. Jg. 1899, Nr. 1. — **Morandi, E.** e **Sisto, P.**: Terminazioni nervose nelle linfoglandule. Giorn. d. R. accad. di med. di Torino. Nr. 3, S. 109. — **Morison**: The innervation of intracranial blood-vessels. Lancet 1899. Nr. 2. S. 52. — **Müller, E.**: Zur Kenntnis der Ausbreitung und Endigungsweise der Magen-, Darm- und Pankreasnerven. Arch. f. mikroskop. Anat. Bd. 40, S. 390. 1892. — **Müller, L. R.**: Die Lebensnerven. Berlin: Julius Springer 1924. — **Müller, L. R.** u. **Glaser**: Über die Innervation der Gefäße. Dtsch. Zeitschr. f. Nervenheilk. Bd. 46, S. 325. 1913. — **Nesterowsky**: Über die Nerven der Leber. Virchows Arch. f. pathol. Anat. u. Physiol. Bd. 63, S. 412. — **Obersteiner, H.**: Die Innervation der Gehirngefäße. Arb. a. d. neurol. Inst. d. Univ. Wien Bd. 5. 1897. — **Odermatt, W.**: Die Schmerzempfindlichkeit der Blutgefäße und die Gefäßreflexe. Bruns' Beitr. z. klin. Chirurg. Bd. 127, S. 1. 1922. — **Pensa, A.**: Osservazione nella distribuzione dei nervi sanguigni e dei nervi nel pancreas. Internat. Monatsschr. f. Anat. u. Physiol. Bd. 22, S. 90. 1905. — **Potts, L. W.**: The distribution of nerves to the arteries of the leg. Anat. Anz. Bd. 47, S. 138. 1915. — **Purkinje, J.**: Mikroskopisch-neurologische Beobachtungen. Müllers Arch. f. Physiol. Jg. 1845. S. 281. — **Rachmanow, A. W.**: Zur Frage der Nervenendigungen in den Gefäßen. Anat. Anz. Bd. 19, S. 555. 1901. — **Ranvier, L.**: Histologie 1888. S. 790. — **Retzius, G.**: a) Zur Kenntnis der Nerven der Milz und der Niere. Biol. Untersuch. N. F. Bd. 3, S. 53. 1892. — b) Zur Kenntnis der Nerven der Lymphknoten. Ebenda N. F. Bd. 5, S. 42. 1895. — **Rhinehart, D. A.**: The nerves of the thyreoid and parathyreoid bodies. Americ. journ. of anat. Bd. 13, S. 91. 1912. — **Riese, H.**: Die feinsten Nervenfasern und ihre Endigungen im Ovarium der *Säugetiere* und des Menschen. Anat. Anz. Bd. 6, S. 401. 1891. — **Rohnstein, R.**: Zur Frage nach dem Vorhandensein von Nerven an den Blutgefäßen der großen Nervenzentren. Arch. f. mikroskop. Anat. Bd. 55, S. 576. 1900. — **Ruffini, A.**: a) Sulla presenza dei nervi nelle papille vascolari della cute dell'uomo. Rendic. d. R. accad. dei Lincei Bd. 1, Ser. 5a. 1892. — b) Contributo alla conoscenza della distribuzione ed espansione dei nervi nella milza di alcuni *vertebrati*. Internat. Monatsschr. f. Anat. u. Physiol. Bd. 23, S. 229. 1906. — b) Distribuzione dei nervi o loro terminazione nelle milza di *Cavia, Salamandra, Rana* e *Pipistrello*. Boll. d. soc. med. Jg. 71, Ser. 7, Bd. 11, S. 630. — **Sala**: Sulla fina anatomia dei gangli simpatici. Monit. zool. ital. Jg. 2, S. 148. 1892. — **v. Schumacher, S.**: Beiträge zur Kenntnis des Baues und der Funktion der Lamellenkörperchen. Arch. f. mikroskop. Anat. Bd. 77, S. 157. 1911. — **Sclavunos, G.**: Über die feineren Nerven und ihre Endigungen in den männlichen Genitalien. Anat. Anz. Bd. 9, S. 42. 1894. — **Sfameni, P.**: Contributo allo studio delle terminazioni nervose nei vasi sanguigni dei genitali femminili esterni. Monit. zool. ital. Jg. 12, S. 5. 1901. — **Sharpey-Schafer, E.**: L'innervation des vaisseaux pulmonaires. Arch. internat. de physiol. Bd. 18, S. 14. 1921. — **Sihler, Chr.**: The nerves of the capillaries with remarks on nerve-endings in muscle. Journ. of exp. med. Bd. 5, Nr. 5. — **Smirnow, A.**: Über freie Nervenendigungen im Epithel des *Regenwurms*. Ebenda Bd. 9, S. 570. 1894. — **Stöhr, Ph. jr.**: a) Über die Innervation der Pia mater und des Plexus chorioideus des Menschen. Zeitschr. f. d. ges. Anat., Abt. 1: Zeitschr. f. Anat. u. Entwicklungsgesch. Bd. 63, S. 562. 1922. — b) Beobachtungen über die Innervation der Pia mater des Rückenmarks und der Telae chorioideae beim Menschen. Ebenda Bd. 64, S. 555. 1922. — c) Mikroskopischer Beitrag zur Innervation der Blutcapillaren beim Menschen. Zeitschr. f. wiss. Biol., Abt. B: Zeitschr. f. Zellforsch. u. mikroskop. Anat. Bd. 3, S. 431. 1926. — Steinach und Kahn: Echte Contraktilität und motorische Innervation der Blutcapillaren. Pflügers Archiv f. d. ges. Physiol. Bd. 97, S. 105. 1903. — Stricker: Handbuch der Lehre von den Geweben. Leipzig 1871. — Thoma, R.: Über die Abhängigkeit der Bindegewebsneubildung in der Arterienintima von den mechanischen Bedingungen des Blutumlaufs. Virchows Arch. f. pathol. Anat. u. Physiol. Bd. 95, S. 294. 1884. — Timofeew, D.: Zur Kenntnis der Nervenendigungen in den männlichen Geschlechtsorganen der *Säuger*. Anat. Anz. Bd. 9, S. 342. 1894. — Tomsa: Nerven der Blutgefäßcapillaren. Zentralbl. f. d. med. Wiss. 1869. — Tonkoff, W.: Zur Kenntnis der Nerven der Lymphdrüsen. Anat. Anz. Bd. 16, S. 456. 1899. — v. Tschermak, A.: Über die afferente Innervation des Blutgefäßsystems. Wien. med. Wochenschr. Jg. 74, S. 837. 1924. — Wilson, J. G.: The nerves and nerve-endings in the membrana tympani of man. Americ. journ. of anat. Bd. 11, S. 101. 1911. — Wollard, H. H.: The innervation of blood-vessels. Heart Bd. 13, S. 310. 1926. — Wrisberg, H. A.: De nervis viscerum abdominalium. Göttingen 1780. — Zuntz: The innervation of blood-vessels of the brain. Brit. med. journ. 1899. S. 671.

II. Herz und Perikard.

Abel: Further observations on the development of the sympathetic nervous system in the *chick*. Journ. of anat. Bd. 47. 1912. — Alexandrowicz, J. S.: The innervation of the heart of the *cockroach* (*Periplaneta orientalis*). Journ. of comp. neurol. Bd. 41, S. 291. 1926. — Argaud, R.: a) Sur l'innervation de la zone auriculaire droite qui répond à l'origine de la systole cardiaque. Cpt. rend. des séances de la soc. de biol. Bd. 70. 1911. — b) Sur la présence des ganglions nerveux dans l'épaisseur de la valvule de Thébésius chez *Ovis aries*. Ebenda Bd. 70, S. 699. 1911. — c) Sur l'appareil nerveux et la structure de la valvule de Thébésius, chez l'homme. Ebenda Bd. 70, S. 748. 1911. — d) Note sur l'innervation intra-cardiaque. Ebenda Bd. 71. 1911. — e) Sur la structure des valvules veineuses et l'innervation intracardiaque de l'oreillette droite. Arch. des maladies du cœur Jg. 4, S. 638. 1911. — f) Nerfs du cœur. Traité d'anat. humaine de Poirier et Charpy Bd. 2, II. 1912. — Arnstein, C. und Landowsky, Nikita: Über die Fortsätze der Nervenzellen in den Herzganglien. Arch. f. mikroskop. Anat. Bd. 29, S. 609. 1887. — Aronson, H.: Beiträge zur Kenntnis der zentralen und peripheren Nervenendigungen. Diss. Berlin 1886. — Azoulay: Les nerfs du cœur de l'homme. Cpt. rend. des séances de la soc. de biol. 1894. — Bachmann: The distribution of the vagus nerves to the sino-auricular junction of the *mammalian* heart. Americ. journ. of physiol. Bd. 50, S. 468. 1922. — Berkley, H. J.: On complex nerve-terminations and ganglion cells in the muscular tissue of the heart-ventricle. Anat. Anz. Bd. 9, S. 33. 1894. — Bethe, A.: Allgemeine Anatomie und Physiologie des Nervensystems. Leipzig: G. Thieme 1903. — Bidder: a) Über die Herznerven des *Frosches*. Müllers Archiv 1848. S. 130. — b) Über funktionell verschiedene und räumlich getrennte Nervenzentren im *Frosch*herzen. Ebenda 1852. S. 163. — Blackhall-Morison, A.: Note on the innervation of the human heart. Journ. of anat. Bd. 60, S. 143. 1926. — Boeke, J.: a) Die Innervation des Herzbeutels und Hisschen Bündels beim *Schildkröten*herz. Verslagen d. Afdeeling Naturkunde, Königl. Akad. d. Wiss., Amsterdam Bd. 33, Nr. 9, S. 933. 1925. — b) The innervation of the musclefibres of the myocardium and of the atrio-ventricular bundle of this in the heart of the *tortoise*. Proc. of the roy. acad of sciences to Amsterdam Bd. 28, S. 32. 1924. — Botazzi, F.: a) Ricerche sulla musculatura cardiale dell'*Emys europaea*. Zeitschr. f. allgem. Physiol. Bd. 6, S. 140. 1907. — b) Über die Innervation des Herzens von *Scyllium canicula* und *Maja squinado*. Zentralbl. f. Physiol. Bd. 14, S. 665. — Brodie, T. G. and Cullis: The innervation of the coronary vessels. Journ. of physiol. Bd. 43, S. 313. 1911. — Carlson, A. J.: Note sur les nerfs du cœur des *Invertébrés*. Cpt. rend. des séances de la soc. de biol. Bd. 60, S. 283. 1906. — Cloetta: Über die Nerven des Herzens. Verhandl. d. physik.-med. Ges. in Würzburg Bd. 3. 1852. — Coleman: Nerve terminations in the heart of the *rabbit*. New York med. journ. 1895. — Daniélopolu et Marcu: Topographie des accélérateurs gauches chez le *chien*. Les rami-communicantes que l'on doit respecter dans le traitement chirurgical de l'angine de poitrine. Cpt. rend. des séances de la soc. de biol., séances des 4 et 19 février Bd. 92. 1925. — Demoor et Heymanns: Etude de l'innervation du cœur des *vertébrés* à l'aide de la méthode de Golgi. Arch. de biol. Bd. 13. 1894. — Dogiel, A. S.: a) Die sensiblen Nervenendigungen im Herzen und in den Blutgefäßen der *Säugetiere*. Arch. f. mikroskop. Anat. Bd. 52, S. 44. 1898. — b) Zur Frage über den feineren Bau der Herzganglien des Menschen und der *Säugetiere*. Ebenda Bd. 53, S. 237. 1899.— c) Die Bedingungen der automatisch-rhythmischen Herzkontraktionen. Pflügers Arch. f. d. ges. Physiol. Bd. 135. 1910. — d) Das Verhältnis des Nervensystems zur Herztätigkeit beim *Hunde, Kalbe* und Menschen. Ebenda Bd. 142, S. 109. — e) Die Anordnung und Funktion der Nervenzellen des Herzens des Menschen und der Tiere usw. Ebenda Bd. 155. 1914. — Dogiel, Joh.: a) Die Muskeln und Nerven des Herzens bei einigen *Mollusken*. Arch. f. mikroskop. Anat. Bd. 14, S. 59. 1877. — b) Die Nervenzellen und Nerven des Herzventrikels beim *Frosch*. Ebenda Bd. 21, S. 21. 1882. — c) Einige Daten der Anatomie des *Frosch-* und *Schildkröten*herzens. Ebenda Bd. 70, S. 780. 1907. — **Eisenlohr:** Über die Nerven und die Ganglienzellen des menschlichen Herzens, nebst Bemerkungen zur pathologischen Anatomie desselben. Diss. München 1886. — **Engel, J.:** Beiträge zur normalen und pathologischen Histologie des Atrioventrikular-bündels. Zieglers Beitr. z. pathol. Anat. u. z. allg. Pathol. Bd. 48. 1910. — **Eversbusch, G.:** Anatomische und histologische Untersuchungen über die Beziehungen der Vorhofganglien zu dem Reizleitungssystem des *Katzen*herzens. Dtsch. Arch. f. klin. Med. Bd. 120. 1916. — **Fahr:** Zur Frage der Ganglienzellen im menschlichen Herzen. Zentralbl. f. Herz- u. Gefäß-krankh. 1910. S. 76. — **Fedele, M.:** Sulla innervazione del cuore nei *rettili* e nei *batraci*. Monit. zool. ital Jg. 21. 1910. — **Felix, W.:** Herzbeutel und Herztätigkeit. Dtsch. Zeitschr. f. Chirurg. Bd. 190, S. 180. 1925. — **Francillon, M. R.:** Zur Topographie der Ganglien des menschlichen Herzens. Zeitschr. f. d. ges. Anat., Abt. 1: Zeitschr. f. Anat. u. Entwicklungs-gesch. Bd. 85, S. 135. 1928. — **Frey, E.:** Versuche über die Art des Herzschlages und der Herznervenwirkung. Ebenda Bd. 186, H. 3/4, S. 168. 1924. — **Fukutake, K.:** Beiträge zur Histologie und Entwicklungsgeschichte des Herznervensystems. Zeitschr. f. d. ges. Anat., Abt. 1: Zeitschr. f. Anat. u. Entwicklungsgesch. Bd. 76, S. 592. 1925. — **van Gehuchten, A.:** Les fibres inhibitives du cœur appartiennent au nerf pneumogastrique et pas au nerf spinal. Névraxe Bd. 4, H. 3, S. 303. — **Gerlach, L.:** Über die Nervenendigungen in der Muskulatur des *Frosch*herzens. Virchows Arch. f. pathol. Anat. u. Physiol. Bd. 66, S. 187. 1876. — **Glaser, W.:** a) Der intramurale Nervenapparat des Herzens. Dtsch. Arch. f. klin. Med. Bd. 117, S. 261. 1914. — b) Die intramurale Innervation der Kranzgefäße. Zeitschr. f. d. ges. Anat., Abt. 1: Zeitschr. f. Anat. u. Entwicklungsgesch. Bd. 79, S. 797. 1926. — **His, W.:** Über die Entwicklung des Sympathicus bei *Wirbeltieren* mit besonderer Berücksichtigung der Herz-ganglien. Verhandl. d. anat. Ges., Wien 1892. — **His jr.:** Die Entwicklung des Herznerven-systems bei *Wirbeltieren*. K. sächs. Ges. d. Wiss., Abt. mathem. Kl. Bd. 18, S. 1. 1893. — **His jr.** u. **Romberg:** Beiträge zur Herzinnervation. Verhandl. d. Kongr. f. inn. Med. 1890. S. 396. — **Hofmann, F. B.:** Das intrakardiale Nervensystem des *Frosches*. Arch. f. Anat. u. Physiol., anat. Abt. 1902. S. 54. 1902. — **Huber-de Witt:** A contribution of the motor nerve-endings and on the nerve-endings in the muscle-spindles. Journ. of comp. neurol. Bd. 7, S. 169. 1897. — **Jacques, P.:** Recherches sur les nerfs du cœur chez la *grenouille* et les *Mammifères*. Journ. de l'anat. et de la physiol. Bd. 30, S. 62. 1894. — **Jantschitsch, J.:** Zur Frage über die Anatomie des Herzbeutels. Journ. f. norm. u. pathol. Histol. Bd. 8. 1874. (Russisch.) — **Jones, P.:** Intra-muscular nerve elements of the ventricular muscle. Journ. of Anat. Bd. 61, S. 247. 1927. — **Jonescu** und **Enachescu:** Untersuchungen bei Säugetieren und beim Menschen über die aus dem Brustgrenzstrang des Sympathicus unterhalb des Ggl. stellatum entspringenden Herznerven. Zeitschr. f. d. ges. Anat., Abt. 1: Zeitschr. f. Anat. u. Entwicklungsgesch. Bd. 85, S. 476. 1928. — **Kasahara, J.:** Vergleichend-anatomische Studien über die Nervenendigung im Herzmuskel. Mitt. a. d. med. Akad. Kioto Bd. 1, S. 11. 1927. — **Kasem-Beck:** Zur Kenntnis der Herznerven. Arch. f. mikroskop. Anat. Bd. 24. 1885. — **Klug, F.:** Über die Herznerven des *Frosches*. Arch. f. Anat. u. Physiol., anat. Abt. 1881. S. 330. — **Krehl, L.** und **Romberg:** Über die Bedeutung des Herzmuskels und der Herz-ganglien für die Herztätigkeit des *Säugetieres*. Arch. f. exp. Pathol. u. Pharmakol. Bd. 30. 1892. — **Kondratjew, N. S.:** Zur Frage über die intrakardiale Innervation der *Vögel*. Zeitschr. f. d. ges. Anat., Abt. 1: Zeitschr. f. Anat. u. Entwicklungsgesch. Bd. 79, S. 753. 1926. — **Lahousse, F.:** Die Struktur des Nervenplexus in der Vorhofscheidewand des *Frosch*herzens. Arch. f. Anat. u. Physiol., physiol. Abt. 1886. — **Langendorff:** Über die Innervation der Coronargefäße. Zentralbl. f. Physiol. Bd. 21, S. 551. 1907/08. — **Lawrentjew, B. J.:** Die Faserendigungen des N. vagus im *Säugetier*herzen. Anat. Anz. Bd. 64, S. 59. 1927. — **Lissauer:** Über die Lage der Ganglienzellen des menschlichen Herzens. Arch. f. mikroskop. Anat. Bd. 74, S. 217. 1909. — **Löwitt:** Beiträge zur Kenntnis der Innervation des Herzens. Pflügers Arch. f. d. ges. Physiol. Bd. 29. 1882. — **Ludwig, C.:** Über die Herznerven des *Frosches*. Müllers Arch. 1848. S. 139. — **Manuélian:** Recherches sur le plexus cardiaque et sur l'inner-vation de l'aorte. Ann. de l'inst. Pasteur Bd. 28. — **Marcus, H.:** Über die Innervation des Herzmuskels. Anat. Anz. Bd. 59, S. 145. 1925. — **Martynoff, W.:** Die Nervenendapparate im Perikardium des Menschen und der *Säugetiere*. Arch. f. mikroskop. Anat. Bd. 84, S. 430. 1914. — **Mc Farland** and **Anders:** The morbid histology of the cardiac nervous ganglia. Journ. of med. research Bd. 27. 1913. — **Meiklejohn:** On the innervation of the nodal tissue of the *mammalian* heart. Journ. of Anat. Bd. 48. 1913. — **Michailow, S.:** a) Ein neuer Typus eines eingekapselten sensiblen Nervenendapparates. Anat. Anz. Bd. 31, S. 81. 1907. — b) Das intrakardiale Nervensystem des *Frosches* und die Methode von RAMÓN Y CAJAL. Internat. Monatsschr. f. Anat. u. Physiol. Bd. 25, S. 351. 1908. — c) Die Nerven des Endo-kardiums. Anat. Anz. Bd. 32, S. 87. 1908. — d) Zur Frage über den feineren Bau des intra-kardialen Nervensystems der *Säugetiere*. Internat. Monatsschr. f. Anat. u. Physiol. Bd. 25,

S. 44. 1908. — e) Die Innervation des Herzbeutels. Anat. Hefte Bd. 41, S. 495. 1910. — f) Die Nerven des Myokardiums und experimentelle Untersuchungen an vagotomierten Tieren. Fol. neuro-biol. Bd. 5. 1911. — g) Innervation des Herzens im Lichte der neuesten Forschungen. Zeitschr. f. wiss. Zool. Bd. 99, S. 539. 1912. — **Mollard, J.:** Les nerfs du cœur. Rev. gén. d'histol. H. 9. 1908. — **Morison:** On the innervation of the sino-auricular node (KEITH-FLACK) and the auriculo ventricluar bundle (KENT-HIS). Journ. of anat. Bd. 46. 1912. — **Müller, L. R.:** Beiträge zur Anatomie, Histologie und Physiologie des Nervus vagus, zugleich ein Beitrag zur Neurologie des Herzens, der Bronchien und des Magens. Dtsch. Arch. f. klin. Med. Bd. 101, H. 6/7. 1911. — **Noc, F. E.:** Etude anatomique des ganglions nerveux du cœur chez le *chien*. Thèse de Bordeaux 1899. — **v. Operchowski:** Beitrag zur Kenntnis der Nervenendigungen im Herzen. Arch. f. mikroskop. Anat. Bd. 22, S. 408. 1883. — **Oppenheimer, B. S. a. A.:** Nerve fibrils in the sino-auricular node. Journ. of exp. med. Bd. 16. 1912. — **Ott:** Zur Kenntnis der Ganglienzellen des menschlichen Herzens. Prager med. Wochenschr. 1887. Nr. 20. — **Perman, Einar:** a) Anatomische Untersuchungen über die Herznerven bei den höheren *Säugetieren* und beim Menschen. Zeitschr. f. d. ges. Anat., Abt. 1: Zeitschr. f. Anat. u. Entwicklungsgesch. Bd. 71, S. 382. 1924. — b) Zur Depressorfrage. Ebenda Bd. 75, S. 263. 1924. — **Pianese, G.:** I nervi, le reti e le terminazioni nervose del pericardio e il dolore nella pericardite. Giorn. internat. d. scienze med. Jg. 14, S. 1. 1892. — **Pisskunoff, N. N.:** Zur Frage nach den Ganglien in den Herzkammern von *Vögeln*. Anat. Anz. Bd. 38, S. 394. 1911. — **Remak, R.:** Neurologische Erläuterungen. Müllers Arch. Bd. 5, S. 463. 1844. — **Retzius, G.:** Zur Kenntnis der motorischen Nervenendigungen. Biol. Unters. N. F. III, S. 41. 1892. — **Riegele, L.:** Über die Innervation der Hals- und Brustorgane bei einigen *Affen*. Zeitschr. f. d. ges. Anat., Abt. 1: Zeitschr. f. Anat. u. Entwicklungsgesch. Bd. 80, S. 777. 1926. — **Ruhemann, E.:** Die Beziehungen des Phrenicus zu Perikard und Pleura pericardiaca. Verhandl. d. anat. Ges., Wien 1925. S. 212. — **v. Schumacher:** a) Zur Frage der Herzinnervation bei den *Säugetieren*. Anat. Anz. Bd. 21, S. 1—7 u. 430—431. 1902. — b) Die Herznerven der *Säugetiere* und des Menschen. Sitzungsber. d. Akad. Wien, Mathem.-naturw. Kl. III, Bd. 111. 1902. — c) Zur Depressorfrage. Zeitschr. f. d. ges. Anat., Abt. 1: Zeitschr. f. Anat. u. Entwicklungsgesch. Bd. 75, S. 259. 1924. — **Schklarewsky:** Über die Anordnung der Herzganglien bei *Vögeln* und *Säugetieren*. Nachr. v. d. Kgl. Ges. d. Wiss., Göttingen, Math.-physik. Klasse Jg. 1872. Nr. 20. — **Schwartz, S.:** Über die Lage der Ganglien im Herzen der *Säugetiere*. Arch. f. mikroskop. Anat. Bd. 53, S. 63. 1898. — **Skworzow:** Zur Frage über die Anatomie und Histologie des Herzens und Herzbeutels. Diss. Petersburg 1874. (Russisch.) — **Smirnow, A.:** a) Über die sensiblen Nervenendigungen im Herzen bei *Amphibien* und *Säugetieren*. Anat. Anz. Bd. 10, S. 737. 1895. — b) Zur Frage von der Endigung der motorischen Nerven in den Herzmuskeln der *Wirbeltiere*. Ebenda Bd. 18, S. 105. 1900. — c) Einige Bemerkungen über die Existenz von Ganglienzellen in den Herzventrikeln des Menschen und einiger *Säugetiere*. Anat. Hefte Bd. 27, S. 297. 1905. — **Stöhr, Ph., jr.:** Über Explantation embryonaler *Amphibien*herzen. Arch. f. mikroskop. Anat. u. Entwicklungsmech. Bd. 102, S. 426. 1924. — **Tandler, J.:** Anatomie des Herzens. In Bardelebens Handb. d. Anat. 1913. — **Tawara:** Das Reizleitungssystem des *Säugetier*herzens. Jena: G. Fischer 1906. — **Tsunoda** und **Kasahara:** Vergleichend anat. Studien über die Nervenendigungen des Herzmuskels, sowie über die Nervenversorgung des spezifischen Herzmuskelgewebes. Zeitschr. f. Zellforsch. u. mikroskop. Anat. Bd. 7, S. 177. 1928. — **Tumänzew u. Dogiel, Joh.:** Zur Lehre über das Nervensystem des Herzens. Arch. f. mikroskop. Anat. Bd. 36, S. 483. 1890. — **Valedinsky, A.:** a) Zur Frage über die Nervenknoten im Herzventrikel einiger *Säugetiere*. Anat. Hefte Bd. 27, S. 287. 1905. — b) Einige Ergänzungen zur Frage nach der Gegenwart und der Verteilung der Herzganglien in den Herzkammern einiger *Säugetiere* und des Menschen. Anat. Anz. Bd. 37, S. 465. 1910. — **Vignal:** Recherches sur l'appareil ganglionnaire du cœur des *Vertébrés*. Arch. de physiol. Bd. 8, Ser. 2. 1881. — **Weinreich:** Über die Nerven und Ganglienzellen im *Säugetier*herzen. Diss. Halle 1888. — **Wilson, J. G.:** a) The nerves of the atrio-ventricular bundle. Proc. of the roy. soc. of London (B) Bd. 81. — b) The nerves of the atrio-ventricular bundle. Anat. record Bd. 3. — **Worobiew, W.:** a) Methodik der Untersuchungen an Nervenelementen des makro- und makro-mikroskopischen Gebietes. Berlin: O. Rothacker 1925. — b) Die Nerven des menschlichen und tierischen Herzens. Münch. med. Wochenschr. Jg. 72, S. 1400. 1925. — **Wollard, H. H.:** The innervation of the heart. Journ. of anat. Bd. 60, S. 345. 1926. — **Yokochi, K.:** Demonstrationen der Ganglienzellen im Herzen verschiedener *Wirbeltiere*. Jap. journ. of med. sciences Bd. 2, S. 62. 1925. — **Zawarzin, A.:** Histologische Studien über *Iusekten*. I. Das Herz der *Aeschna*-Larven. Zeitschr. f. wiss. Zool. Bd. 97, S. 481. 1911.

III. Lymphatische Organe.

Agosti, F.: Ricerche sulla distribuzione dei nervi nella milza. Atti d. R. accad. d. science di Torino Bd. 43, S. 801. 1908. — **Billroth, Th.:** Neue Beiträge zur vergleichenden

Anatomie der Milz. Zeitschr. f. wiss. Zool. Bd. 11, S. 325. 1861. — **Camus, R.**: Recherches sur l'innervation du canal thoracique. Arch. d. physiol. Bd. 7, S. 301. 1895. — **Camus, R.** et **Gley**: Recherches expérimentelles sur les nerfs des vaisseaux lymphatiques. Ebenda Bd. 6, S. 454. 1894. — **Corti, A.**: La minute distribuzione dei nervi nella milza dei *Pipistrelli nostrali*. Mon. zool. ital. Bd. 14, S. 247. 1903. — **Dogiel, A. S.**: Die Nerven der Lymphgefäße. Arch. f. mikroskop. Anat. Bd. 49, S. 791. 1897. — **Fusari**: Terminaisons nerveuses dans le parenchyme de la *rate*. Monit. zool. ital. Bd. 3. 1892. — **Kölliker, A.**: Gewebelehre 6. Aufl. Bd. 3. 1902. — **Kytmanof, K. A.**: Über die Nervenendigungen in den Lymphgefäßen der *Säugetiere*. Anat. Anz. Bd. 19, S. 369. 1901. — **Lawrentjew, A. P.**: Über die Nerven des Ductus thoracicus beim *Hunde*. Ebenda Bd. 60, S. 275. 1926. — **Monti, R.**: Su la fine distribuzione e le terminazioni dei nervi nella milza degli *uccelli*. Boll. di scienze med., Bologna Jg. 1899. S. 12. — **Müller, W.**: Über den feineren Bau der Milz. Leipzig u. Heidelberg 1865. — **Pigache, R.** et **Worms, S.**: Topographie du pédicule de la rate. Bull. et mém. de la soc. anat. de Paris Jg. 84, Bd. 12, S. 589. 1909. — **Popper**: The terminations of the nerves in the mesenteric glands. Arch. of internal med. Bd. 5, S. 46. 1872. — **Rattone, G.**: Le reti nervose del fegato e della milza. Giorn. della R. accad. d. med. di Torino Jg. 1889, S. 1. — **Retzius, G.**: a) Zur Kenntnis der Nerven der Milz und der Niere. Biol. Untersuch. N. F. Bd. 3, S. 53. 1892. — b) Zur Kenntnis der Nerven der Lymphknoten. Ebenda Bd. 5, S. 42. 1893. — **Ruffini, A.**: Contributo alla conoscenza della distribuzione ed espansione dei nervi nella milza di alcuni *vertebrati*. Internat. Monatsschr. f. Anat. u. Physiol. Bd. 23, S. 229. 1906. — **Timofejew, D. A.**: Über die Nervenendigungen in den männlichen Geschlechtsorganen des Menschen und der *Säugetiere*. Kasan. 1896. (Russisch.) — **Tschutkin, N. P.**: Über die Nerven der Milz. Russki Wratsch Bd. 1, S. 238. 1902.

IV. Die innersekretorischen Drüsen.

Achúcarro et **Sacristán**: Investigat. hist. e histopathol. sobre la glandula pineal humana. Trabajos del laborat. de investig. biol. de la univ. de Madrid Bd. 10. 1912. — **Anderson, O. A.**: a) Die Nerven der Schilddrüse. Verhandl. d. biol. Ver. Stockholm Bd. 4. 1892. — b) Zur Kenntnis der Morphologie der Schilddrüse. Arch. f. Anat. u. Physiol., Anat. Abt. 1894. S. 177. — **Bergmann, C.**: De glandulis suprarenalibus. Diss. Göttingen 1839. — **Berkley, H. I.**: a) The intrinsic nerves of the thyroid gland of the *dog*. Johns Hopkins hosp. reports Bd. 4, S. 117. 1894. — b) The nerve elements of the pituitary gland. Ebenda Bd. 4, S. 117. 1894. — **Bovero, A.**: Sui nervi della ghiandola timo. Giorn. d. R. accad. med. di Torino Bd. 62, S. 171. 1899. — **Bochenek, A.**: Neue Beiträge zum Bau der Hypophysis cerebri bei *Amphibien*. Bull. internat. de science de Cracovie. Cl. d. sc. math. et nat. 1902. — **Braeucker, W.**: a) Die Nerven der Schilddrüse und der Epithelkörperchen. Anat. Anz. Bd. 56, S. 225. 1922. — b) Die Nerven des Thymus. Zeitschr. f. d. ges. Anat., Abt. 1: Zeitschr. f. Anat. u. Entwicklungsgesch. Bd. 69, S. 309. 1923. — **Cajal, R. y**: Alcunas contribuciones al conoscimiento de los ganglios del cerebro. III. Hipofisis. Ann. de la soc. exp. de hist. nat. 2. Sér. Bd. 3. 1894. — **de Castro, F.**: a) Technique pour la coloration du système nerveux quand il est pourvu de ses étuis osseux. Trav. du Labvrat. de Rech. biol. Univ. Madrid. Bd. 23, S. 427. 1925. — b) Sur la structure et l'innervation de la glande intercarotidienne de l'homme etc. Ibid. Bd. 24. 1926. — **Civalleri, A.**: Terminazioni nervose nella ghiandola tiroide. Giorn. d. R. accad. med. di Torino Bd. 64, S. 523. 1901. — **Crawford** and **Hartley**: The influence of the autonomic nervous system on the function of the thyroid gland. Journ. of exp. med. Bd. 42, S. 179. 1925. — **Crisafulli, G.**: I nervi della ghiandola tiroide. Boll. mass. d. accad. di Catania, N. S. 1892. S. 25. — **Cutore, G.**: a) A proposito del corpo pineale dei *mammiferi*. Anat. Anz. Bd. 40, S. 657. 1912. — b) Alcune notizie sul corpo pineale del *Macacus* etc. Folia neurobiol. Bd. 6. 1912. — c) Il corpo pineale in alcuni *mammiferi*. Arch. ital. di anat. e di embriol. Bd. 9. — **Dandy, W. E.**: The nerve supply to the pituitary body. Americ. journ. of anat. Bd. 15, S. 333. 1914. — **Darkschenitsch, L.**: Zur Anatomie der Glandula pinealis. Neurol. Zentralbl. Bd. 5. 1886. — **Dimitrova, Z.**: Recherches sur la structure de la glande pinéale chez quelques *Mammi fères*. Névraxe Bd. 2. 1901. — **Dogiel, A. S.**: Die Nervenendigungen in den Nebennieren der *Säugetiere*. Arch. f. Anat. u. Physiol., Anat. Abt. 1894. S. 90. — **Funke**: The carotid body. Americ. journ. of the med. science Bd. 136, S. 98. 1908. — **Fusari, R.**: De la terminaison des fibres nerveuses dans les capsules surrénales des *Mammifères*. Arch. ital. de biol. Bd. 16, S. 262. 1891. — **Gemelli, A.**: Ulteriori osservazioni sulla struttura dell' ipofisi. Anat. Anz. Bd. 28, S. 613. 1906. — **Gentes**: a) Note sur les terminaisons nerveuses des îlots de LANGERHANS du pancréas. Cpt rend. des séances de la soc. de biol. Bd. 54, S. 202. 1902. — b) Lobe nerveux de l'hypophyse et du sac vasculaire. Ebenda Bd. 62, S. 499. 1907. — c) L'hypophyse des *Vertébrés*. Ebenda Bd. 63, S. 120. 1907. — **Giacomini, E.**: Sulle terminazioni nervose nelle capsula surrenali degli *uccelli*. Mon. zool. ital. Bd. 13. 1902. — **Gomez**: The anatomy and pathology of the carotid gland. Americ. journ. of the med. sciences Bd. 136, S. 98. 1908. — **Greving, R.**: a) Zur Anatomie, Physiologie und Pathologie der vegetativen Zentren im Zwischenhirn. Zeitschr. f. d. ges. Anat., Abt. 3: Ergebn. d. Anat. u. Entwicklungsgesch. Bd. 24, S. 348. 1922. — b) Beiträge zur Anatomie des Zwischenhirns und seiner Funktion. Ebenda, Abt. 1: Zeitschr. f. Anat. u. Entwicklungsgesch. Bd. 77, S. 249. 1925. — c) Beiträge zur Anatomie der Hypophyse und deren Funktion. Das nervöse Regulationssystem des Hypophysenhinterlappens. Zeitschr. f. d. ges. Neurol. u. Psychiatrie Bd. 104, S. 466. 1926. — **Hallion, L.:** L'action vasomotrice du sympathique sur la glande surrénale. Cpt. rend. des séances de la soc. de biol. Bd. 84, S. 515. 1921. — **Hallion, L. et Morel:** L'innervation vasomotrice du thymus. Ebenda Bd. 71, S. 382. — **Hirt, A.:** Vergleichend-anatomische Untersuchungen über die Innervation der Niere. Zeitschr. f. d. ges. Anat., Abt. 1: Zeitschr. f. Anat. u. Entwicklungsgesch. Bd. 73, S. 621. 1924. — **Hoenig:** Untersuchungen zur Histologie der Hypophysis. Zeitschr. f. d. ges. Neurol. u. Psychiatrie Bd. 79. 1922. — **Hoshi, T.:** Morphologisch-experimentelle Untersuchungen über die Innervation der Nebenniere. Mitt. über allg. Pathol. u. pathol. Anat. Bd. 3, S. 328. 1926. — **Jacques, P.:** De l'innervation sécrétoire de la glande thyroïde. Bibliogr. Anat. Bd. 5, S. 189. 1897. — **Josephy, H.:** Die feinere Histologie der Epiphyse. Zeitschr. f. d. ges. Neurol. u. Psychiatrie Bd. 62, S. 91. 1920. — **Josifow, M. J.:** Über die Nerven der Thymusdrüse des Menschen. Ref. in Zeitschr. f. d. ges. Anat., Ab. 3: Ergebn. d. Anat. u. Entwicklungsgesch. Bd. 9, S. 631. 1899. — **Kohn, A.:** a) Die Nebenniere der *Selachier* nebst Beiträgen zur Kenntnis der Morphologie der *Wirbeltier*nebenniere im allgemeinen. Arch. f. mikroskop. Anat. Bd. 53, S. 281. 1898. — b) Über den Bau und die Entwicklung der sogenannten Carotisdrüse. Ebenda Bd. 56, S. 81. 1900. — c) Das chromaffine Gewebe. Zeitschr. f. d. ges. Anat., Abt. 3: Ergebnisse d. Anat. u. Entwicklungsgesch. Bd. 12, S. 253. 1902. — d) Die Paraganglien. Arch. f. mikroskop. Anat. Bd. 62, S. 263. 1903. — **Kohno, S.:** Zur vergleichenden Histologie und Embryologie der Nebenniere der *Säuger* und des Menschen. Zeitschr. f. d. ges. Anat., Abt. 1: Zeitschr. f. Anat. u. Entwicklungsgesch. Bd. 77, S. 419. 1925. — **Krabbe, K. II.:** Histologische und embryologische Untersuchungen über die Zirbeldrüse des Menschen. Anat. Hefte Bd. 54, S. 191. 1917. — **Latarjet, A.:** Recherches anatomiques sur l'innervation des capsules surrénales, des veins et de la partie supérieure de l'urétère. Lyon chirurg. Bd. 20, S. 452. 1923. — **Lindemann, W.:** Zur Frage über die Innervation der Schilddrüse. Zentralbl. f. allg. Pathol. u. pathol. Anat. Bd. 2, S. 1. 1891. — **Livini:** Della terminazione dei nervi nella tiroide. Sperimontale 1898. — **Marburg, O.:** a) Zur Kenntnis der normalen und pathologischen Histologie der Zirbeldrüse. Arb. a. d. neurol. Inst. d. Wiener Univ. Bd. 12. 1909. — b) Neue Studien über die Zirbeldrüse. Ebenda Bd. 23. 1920. — **Pappenheim:** Über den Bau der Nebennieren. J. Müllers Archiv 1840. S. 534. — **Pende:** Contributo allo studio della innervazione delle capsule surrenali. Ric. laborat. d. anat. Roma Bd. 10. 1910. — **Peremeschko:** Ein Beitrag zum Bau der Schilddrüse. Zeitschr. f. wiss. Zool. Bd. 17, S. 279. 1867. — **Pines, J. L.:** a) Über die Innervation der Hypophysis cerebri. I. Mitt. Journ. f. Psychol. u. Neurol. Bd. 32, S. 80. 1925. — b) Über die Innervation der Hypophysis cerebri. II. Mitt. Zeitschr. f. d. ges. Neurol. u. Psychiatrie Bd. 100, S. 123. 1925. — c) Über die Innervation der Hypophysis cerebri. Zeitschr. f. d. ges. Neurol. u. Psychiatrie Bd. 107, S. 507. 1927. — **Poincaré, M.:** Note sur l'innervation de la glande thyroïde. Journ. de l'anat. et de la physiol. Bd. 11. 1875. — **Popow, N. A.:** Über die Innervation der Glandula thyreoidea. Zeitschr. f. d. ges. Neurol. u. Psychiatrie Bd. 110, S. 383. 1927. — **Quast, P.:** Beiträge zur normalen Histologie der Zirbeldrüse des Menschen. Zeitschr. f. mikroskop.-anat. Forschung. 1929. — **Reinhard, W.:** Über die trophische Nervenversorgung der Schilddrüse. Virchows Arch. f. pathol. Anat. u. Physiol. Bd. 254, S. 507. 1925. — **Renner, O.:** Über die Innervation der Nebenniere. Dtsch. Arch. f. klin. Med. Bd. 111. 1914. — **Rhinehart, D. A.:** The nerves of the thyreoid and parathyreoid bodies. Americ. journ. of Anat. Bd. 13, S. 91. 1912. — **Riegele, L.:** a) Über die Innervation der Hals- und Brustorgane bei einigen *Affen*. Zeitschr. f. d. ges. Anat., Abt. 1: Zeitschr. f. Anat. u. Entwicklungsgesch. Bd. 80, S. 777. 1926. — b) Die Nerven des Glomus caroticum beim Menschen. Ebenda Bd. 86, S. 142. 1928. — **Sacerdotti, C.:** a) Sui nervi della tiroide. Atti d. R. accad. d. scienze di Torino Bd. 29, S. 16. 1893. — b) Über die Nerven der Schilddrüse. Internat. Monatsschr. f. Anat. u. Physiol. Bd. 11, S. 326. 1894. — **Sacristán, I. M.:** Einige Bemerkungen zu H. Josephys Artikel: Die feinere Histologie der Epiphyse. Zeitschr. f. d. ges. Neurol. u. Psychiatrie Bd. 69, S. 142. 1921. — **Savagnone:** Contributo alla conoscenza della fine struttura dell' ipofisi. Riv. ital. di neuropatol., psichiatr. en elettroterap. Ref. in Pathologica Bd. 1, S. 272. 1909. — **Schaper, A.:** Beiträge zur Histologie der Glandula carotica. Arch. f. mikroskop. Anat. Bd. 40, S. 287. 1892. — **Sobotta, J.:** Anatomie der Schilddrüse. v. Bardelebens Handb. d. Anat. Bd. 6, S. 155. 1915. — **Stendell:** Zur vergleichenden Anatomie und Histologie der Hypophysis cerebri. Arch. f. mikroskop. Anat. Bd. 82, S. 289. 1913. — **Stengel, E.:** Über den Ursprung der Nervenfasern der Neurohypophyse im Zwischenhirn. Arb. a. d. neurol. Inst. Wien Univ. Bd. 28. S. 25. 1926. — **Trautmann, A.:** Anatomie und Histologie der Hipophysis cerebri. Arch. f. mikroskop. Anat. Bd. 74, S. 311. 1909. — **Trautmann, M.:** Über die Nerven der Schilddrüse. Diss.

Halle 1895. — **Verson, S.**: a) Contributo allo studio della ghiandola tireoidea e suoi annessi. Arch. per le scienze med. Bd. 31, S. 477. 1907. — b) Beiträge zur Histologie der menschlichen Zirbeldrüse. Zeitschr. f. d. ges. Neurol. u. Psychiatrie Bd. 17, S. 65. 1913. — **Walter, F. K.**: Beiträge zur Histologie der menschlichen Zirbeldrüse. Ebenda Bd. 74, S. 314. 1922. — **Watrin** et **Baudot**: Considérations sur la neurohypophyse. Rev. méd. de l'est Bd. 50. 1922. — **Wegelin, C.**: Schilddrüse. Handb. d. speziellen Pathol. Anat. u. Histologie. Bd. 8, S. 32. Berlin: Julius Springer 1926. — **Wilson** and **Billingsley**: The innervation of the carotid body. Anat. record Bd. 25, S. 391. 1923. — **Winiwater, H.**: Signification du ganglion carotidien. Cpt. rend. des séances de la soc. de biol. Bd. 94, S. 407. 1926. — **Zeiss, O.**: Mikroskopische Untersuchungen über den Bau der Schilddrüse. Diss. Straßburg 1877.

V. Die motorischen Nervenendigungen.

Agababow, A.: Über die Nerven der Augenhäute. v. Graefes Arch. f. Ophthalmol. Bd. 83, S. 317. 1912. — **Agduhr, E.**: a) Morphologischer Beweis der doppelten (segmentalen) motorischen Innervation der einzelnen quergestreiften Muskelfasern bei den *Säugetieren*. Anat. Anz. Bd. 49, S. 1. 1916. — b) Sympathetic innervation of the muscles of the extremities. Verhandel. d. koninkl. akad. v. wetensch. te Amsterdam (Naturwiss. Abt.) Bd. 20, Nr. 6. 1920. — **Aggazotti, A.**: Sulla terminazione nervosa motrice nei muscoli striati degli *insetti*. Atti d. accad. d. scienze med. e nat. in Ferrara Bd. 37, S. 532. 1901. — **Aoyagi, T.**: Zur Histologie des Nervus phrenicus, des Zwerchfells und der motorischen Nervenendigungen in demselben. Mitt. d. med. Fakult. Tokyo Bd. 10, H. 3. 1913. — **Arione, L.**: Ricerche istologiche sulle espansioni nervose motrici dei muscoli laringei dei *Mammiferi*. Arch. ital. di anat. e di embriol. Bd. 21, S. 435. 1924. — **Arnold**: Das Gewebe der organischen Muskeln. Strickers Handb. d. Gewebelehre Bd. 1, S. 142. 1871. — **Arnstein, C.**: Die Methylenblaufärbung als histologische Methode. Anat. Anz. Bd. 2, S. 125. 1887. — **Beale, L.**: a) On selecting tissues for demonstrating the arrangement of the distribution of the terminal branches of nerve-fibres. Arch. of internal med. Bd. 3, S. 241. 1862. — b) Remarks on the recent observations of KÜHNE and KÖLLIKER upon the termination of the nerves in voluntary muscles. Ebenda Bd. 3, S. 257. 1862. — **Berkley, H. J.**: The nerves and nerve-endings of the mucous layer of the ileum. Anat. Anz. Bd. 8, S. 12. 1893. — **Bernheim, J.**: Die Innervation der Harnblase beim *Frosch* und *Salamander*. Arch. f. Anat. u. Physiol., anat. Abt., Suppl. 1892. — **Boeke, J.**: a) On the termination of the efferent nerves in plain muscle-cells and its bearing on the sympathetic innervation of the striated muscle-fibre. Verhandel. d. koninkl. akad. v. wetensch. te Amsterdam (Naturwiss. Abt.) Bd. 22. 1905. — b) Zur Innervierung der Muskelsegmente des *Amphioxus*. Anat. Anz. Bd. 33, S. 273. 1908. — c) Die motorische Endplatte bei den höheren *Vertebraten*, ihre Entwicklung, Form und ihr Zusammenhang mit der Muskelfaser. Ebenda Bd. 35, S. 193. 1909. — d) Über eine aus marklosen Fasern hervorgehende zweite Art von hypolemmalen Nervenendplatten bei den quergestreiften Muskelfasern der *Vertebraten*. Ebenda Bd. 35, S. 481. 1910. — e) Beiträge zur Kenntnis der motorischen Nervenendigungen. Internat. Monatsschr. f. Anat. u. Physiol. Bd. 28, S. 377. 1911. — f) Über De- und Regeneration der motorischen Endplatten und die doppelte Innervation der quergestreiften Muskelfasern bei den *Säugetieren*. Verhandl. d. anat. Ges., München 1912. S. 149. — g) Die Regenerationserscheinungen bei der Verheilung von motorischen und receptorischen Nervenfasern. Anat. Anz. Bd. 43, S. 366. 1913. — h) Die doppelte efferente Innervation der quergestreiften Muskelfasern. Ebenda Bd. 44, S. 343. 1913. — i) Die Regenerationserscheinungen bei der Verheilung von motorischen und receptorischen Nervenfasern. Pflügers Arch. f. d. ges. Physiol. Bd. 158. 1914. — k) The innervation of striped muscle fibres and LANGLEY's receptive substance. Brain Bd. 44. 1921. — l) Zur Innervation der quergestreiften Muskeln bei den *Ophidiern*. Libro en honor d. R. Y CAJAL, Madrid, Bd. 1, S. 113. 1922. — m) Le réseau périterminal et le sarcoplasma dans les plaques motrices des fibres musculaires striées. Bull. d'histol. Bd. 3, S. 1. 1926. — n) Die Beziehungen der Nervenfasern zu den Bindegewebselementen und Tastzellen. Das periterminale Netzwerk der motorischen und sensiblen Nervenendigungen, seine morphologische und physiologische Bedeutung, Entwicklung und Regeneration. Zeitschr. f. mikroskop.-anat. Forsch. Bd. 4, S. 448. 1926. — **Boeke, J. u. Dusser de Barenne**: De sympathische innervatie van de dwarsgestreepte spieren bij de gewervelde dieren. Verhandel. d. koninkl. akad. v. wetensch. te Amsterdam, 25. Jan. 1919, Bd. 27, S. 1. — **de Boer, S.**: a) Die quergestreiften Muskeln erhalten ihre tonische Innervation mittels der Verbindungsäste des Sympathicus. Fol. neuro-biol. Bd. 7, S. 378. 1913. — b) Die Bedeutung der tonischen Innervation für die Funktion der quergestreiften Muskeln. Zeitschr. f. Biol. Bd. 65, S. 239. 1915. — **Botezat, E.**: a) Die Nervenendapparate in den Mundteilen der *Vögel* und die einheitliche Endigungsweise der peripheren Nerven bei den *Wirbeltieren*. Zeitschr. f. wiss. Zool. Bd. 84, S. 205. 1906. — b) Fasern und Endplatten der Nerven zweiter Art an den gestreiften Muskeln der *Vögel*. Anat. Anz. Bd. 35, S. 396. 1910. — **Bremer, L.**:

a) Über die Endigungen der markhaltigen und marklosen Nerven im quergestreiften Muskel. Arch. f. mikroskop. Anat. Bd. 21, S. 165. 1882. — b) Über die Muskelspindeln nebst Bemerkungen über Struktur, Neubildung und Innervation der quergestreiften Muskulatur. Ebenda Bd. 22, S. 318. 1883. — **Cajal, Ramón y:** a) Terminaciones nervosas en los husos muscolares de la *rana*. Rev. trimestr. de histol. norm. y patol. 1888. Nr. 1. — **Cavalié, M.:** a) Sur les terminaisons nerveuses motrices et sensitives dans les muscles striés chez la *torpille*. Cpt. rend. des séances de la soc. de biol. Bd. 54. 1901. — b) Sur les terminaisons nerveuses motrices dans les muscles striés du *lapin*. Ebenda Bd. 54, Nr. 30, S. 1280. 1901. — c) Note sur le développement de la partie terminale des nerfs moteurs et des terminaisons nerveuses motrices dans les muscles striés chez le *poulet*. Ebenda Bd. 56, Nr. 6, S. 269. — **Ceccherelli, L.:** a) Sulle piastre motrici e sulle fibrille ultra-terminali nei muscoli della lingua di *Rana esculenta*. Mon. zool. ital. Jg. 13, S. 246. 1902. — b) Sulle „terminazioni nervose a panieri" del GIACOMINI nei muscoli dorsali degli *anfibi anuri* adulti. Anat. Anz. Bd. 24, S. 428. 1904. — **Cilimbaris, C. A.:** Histologische Untersuchungen über die Muskelspindeln der Augenmuskeln. Arch. f. mikroskop. Anat. Bd. 75, S. 692. 1910. — **Cipollone, L. Tommaso:** Ancora sulle terminazioni motrici del fuso neuro-muscolare. (Fascetto di WEISSMANN-KÖLLIKER.) Riv. di biol. Bd. 2, S. 622—632. 1920. — **Crevatin:** a) Su di alcune particolari forme di terminazioni nervose nei muscoli che muovero l'occhio. Rendic. d. accad. d. scienze ist. di Bologna. Boll. d. scienze med. Jg. 71, Bd. 1. 1901. — b) Sulle fibrille nervose ultraterminali. Arch. d. scienze d. ist. di Bologna 10. Febbr. 1901. — c) Su di alcune forme di terminazioni nervose nei muscoli dell'occhio del *dromedario*. Rendic. d. accad. d. scienze ist. di Bologna. Boll. d. scienze med. 1902. — **Cuccati:** Delle terminazioni nervose nei muscoli addominali della *Rana temporaria* e della *Rana esculenta*. Internat. Monatsschr. f. Anat. u. Physiol. Bd. 5, S. 337. 1888. — **v. Cziky:** Die Nervenendigungen in den glatten Muskelfasern. Ebenda Bd. 14, S. 171. 1897. — **Disselhorst, R.:** Der Harnleiter der *Wirbeltiere*. Anat. Hefte Bd. 4, S. 129. 1894. — **Dogiel, A. S.:** a) Methylenblautinktion der motorischen Nervenendigungen in den Muskeln der *Amphibien* und *Reptilien*. Arch. f. mikroskop. Anat. Bd. 35, S. 305. 1891. — b) Das periphere Nervensystem der *Amphibien*. Anat. Hefte Bd. 21, S. 145. 1903. — **Doyère, M.:** Mémoire sur les *Tardigrades*. Ann. des sciences nat., Ser. 2, Bd. 14, S. 346. 1841. — **Drasch, O.:** Beiträge zur Kenntnis des feineren Baues des Dünndarms, insbesondere über die Nerven desselben. Sitzungsber. d. Akad. Wien, Mathem.-naturw. Kl. Bd. 82, S. 168. 1881. — **Dusser de Barenne:** Über die Innervation und den Tonus der quergestreiften Muskulatur. Pflügers Arch. f. d. ges. Physiol. Bd. 166, S. 145. 1917. — **Elischer:** Beiträge zur feineren Anatomie der Muskelfasern des Uterus. Arch. f. Gynäkol. Bd. 9, S. 10. 1876. — **Engelmann, Th. W.:** Zur Physiologie des Ureters. Pflügers Arch. f. d. ges. Physiol. Bd. 2, S. 243. 1869. — **Erlacher, Ph.:** Über die motorischen Nervenendigungen. Zeitschr. f. orthop. Chirurg. Bd. 34, S. 561. 1915. — **Fischer, E.:** Über die Nervenendigungen in den quergestreiften Muskeln der *Wirbeltiere*. Arch. f. mikroskop. Anat. Bd. 13, S. 365. 1877. — **Frankenhäuser, F.:** Über die Nerven der Gebärmutter und ihre Endigung in den glatten Muskelfasern. Jena: F. Manke 1867. — **Fusari:** Contributo allo studio delle terminazioni nervose nei muscoli striati de *Ammocoetes*. Arch. d. soc. med. Bd. 29. 1905. — **Gemelli, A.:** a) Nuove osservazioni sulla struttura delle placche motrici e dei fusi neuro-muscolari. Monit. zool. ital. Jg. 17, S. 90. 1906. — b) Sur la structure des plaques motrices chez les *Reptiles*. Névraxe Bd. 7, S. 107. 1906. — **Gerlach, L.:** a) Über das Verhältnis der nervösen und contractilen Substanz der quergestreiften Muskeln. Arch. f. mikroskop. Anat. Bd. 13, S. 399. 1877. — b) Über die Einwirkung des Methylenblaus auf die Muskelnerven des lebenden *Frosches*. Sitzungsber. d. mathem.-physik. Kl. d. k. bayr. Akad. d. Wiss. Bd. 19. 1889. — **Giacomini, E.:** Sulla maniere onde i nervi si terminano nei miocommi e al estremità delle fibre muscolari dei miomeri negli *Anfibi urodeli*. Monit. zool. ital. Bd. 9, S. 92. 1898. — **Goniaew:** Die Nerven des Nahrungsschlauches. Arch. f. mikroskop. Anat. Bd. 11, S. 479. 1875. — **Grabower:** Über Nervenendigungen im menschlichen Muskel. Ebenda Bd. 60. 1902. — **Gramegna, A.:** Sopra le terminazioni nervose negli muscoli estrinseci dell'occhio del *coniglio* adulto. Giorn. d. accad. med. di Torino Jg. 70, Nr. 7/8, S. 330. — **Grünstein, N.:** Zur Innervation der Harnblase. Arch. f. mikroskop. Anat. Bd. 55, S. 1. 1900. — **Gscheidlen, R.:** Beiträge zur Lehre von der Nervenendigung in den glatten Muskelfasern. Ebenda Bd. 14, S. 321. 1877. — **Hertz:** Zur Struktur der glatten Muskelfasern und Nervenendigungen in einem weichen Uterusmyom. Virchows Arch. f. pathol. Anat. u. Physiol. Bd. 46, S. 235. 1869. — **Hill, C. A.:** A contribution to our knowledge of the enteric plexuses. Philos. transact. of the roy. soc. of London, (B) Bd. 215, S. 355. 1927. — **Hofmann, F. B.:** Histologische Untersuchungen über die Innervation der glatten und der ihr verwandten Muskulatur der *Wirbeltiere* und *Mollusken*. Arch. f. mikroskop. Anat. Bd. 70, S. 361. 1907. — **Huber, C.:** a) A note on sensory nerve endings in the extrinsic eye muscle of the *rabbit* „atypical motor endings of RETZIUS". Anat. Anz. Bd. 15, S. 334. 1897. — b) Lectures on the sympathetic nervous system. Journ. of comp. neurol. Bd. 7, S. 73. 1897. — c) Note on the structure of the motor nerve endings in the voluntary muscles. Americ. journ. of anat. Bd. 1, Nr. 4, S. 520. — **Huber-de Witt:** A contribution on the motor nerve-endings and on the nerve-endings in the muscle-spindles. Journ. of comp. neurol. Bd. 7, S. 169. 1897. — **Iwanaga, J.:** Studien über die motorischen Nervenendigungen. I.—III. Mitt. üb. allg. Pathol. u. pathol. Anat. Bd. 2, S. 257. 1925. — **Jones, A. C.:** Innervation and nerve terminations of the *reptilian* lung. Journ. of comp. neurol. Bd. 40, S. 371. 1926. — **Joris, H.:** L'innervation des muscles lisses dans les parois vésicales. Acad. roy. de méd. de Belgique, séance du 28. avril 1906. — **Kallius, E.:** Endigungen motorischer Nerven in der Muskulatur der *Wirbeltiere*. Zeitschr. f. d. ges. Anat., Bd. 3: Ergebn. d. Anat. u. Entwicklungsgesch. Bd. 6, S. 26. 1896. — **Ken Kuré** etc.: a) Die morphologische Grundlage der sympathischen Innervation des quergestreiften Muskels und die Lokalisation der Zwischenschaltganglien der tonusgebenden Faser für den quergestreiften Muskel. Pflügers Arch. f. d. ges. Physiol. Bd. 196, S. 423. 1922. — b) Die morphologische Grundlage für die doppelte Innervation des quergestreiften Muskels. Zeitschr. f. d. ges. exp. Med. Bd. 46, S. 144. 1925. — **Klebs, E.:** Die Nerven der organischen Muskelfasern. Virchows Arch. f. pathol. Anat. u. Physiol. Bd. 32, S. 168. 1865. — **v. Kölliker, A.:** a) Über die letzten Endigungen der Nerven in den Muskeln des *Frosches*. Würzburger naturwiss. Zeitschr. Bd. 3, S. 1. 1862. — b) Untersuchungen über die letzten Endigungen der Nerven. Zeitschr. f. wiss. Zool. Bd. 12, S. 149. 1863. — **Krause, W.:** Die Nervenendigungen in den Muskeln. Internat. Monatsschr. f. Anat. u. Physiol. Bd. 5, S. 64. 1888. — **Krebs, P.:** Die Nervenendigungen im Musculus stapedius mit besonderer Berücksichtigung der bei der Färbung angewandten Technik. Arch. f. mikroskop. Anat. Bd. 65, S. 704. 1905. — **Kühne, W.:** Neue Untersuchungen über motorische Nervenendigungen. Zeitschr. f. Biol. Bd. 23, N. F. Bd. 5. 1886. — **Kulschitzky, N.:** Nerve endings in muscles of the *frog*. Journ. of anat. Bd. 59, S. 1. 1924. — **Lasagna, C.:** Sulla rigenerazione delle terminazioni nervose motrici nei muscoli striati. Boll. d. soc. med.-chirurg. di Padova Jg. 24, Nr. 1, S. 1. — **Lawrentjew, B. J.:** a) Über die nervöse Natur und das Vorkommen der sogenannten interstitiellen Zellen (CAJAL, DOGIEL) in der glatten Muskulatur. Verhandel. d. koninkl. akad. v. wetensch. te Amsterdam (Naturwiss. Abt.) Bd. 28, S. 1. 1925. — b) Über die Verbreitung der nervösen Elemente (einschl. der interstitiellen Zellen Cajals) in der glatten Muskulatur, ihre Endigungsweise in den glatten Muskelzellen. Zeitschr. f. mikroskop.-anat. Forsch. Bd. 6, S. 467. 1926. — **Leontowitsch, A. W.:** Plexus nervous autonomicus periphericus. Moskau 1926. (Russisch.) — **Levinsohn:** Über das Verhalten der Nervenendigungen in den äußeren Augenmuskeln des Menschen. v. Graefes Arch. f. Ophth. Bd. 53. 1901. — **Lippmann:** Die Nerven der organischen Muskeln. Diss. Berlin 1869. — **London** und **Pesker:** Über die Entwicklung des peripheren Nervensystems bei *Säugetieren*. Arch. f. mikroskop. Anat. Bd. 67, S. 303. 1906. — **Löwit, M.:** Die Nerven der glatten Muskulatur. Sitzungsber. d. Akad. Wien, Mathem.-naturw. Kl. Bd. 71, S. 355. 1875. — **Lustig, A.:** Über die Nervenendigungen in den glatten Muskelfasern. Ebenda Bd. 83, S. 186. 1881. — **Maier, R.:** Die Ganglien in den harnabführenden Wegen des Menschen und einiger Tiere. Virchows Arch. f. pathol. Anat. u. Physiol. Bd. 85, S. 49. 1881. — **Merelli, G.:** Ricerche sulle terminazioni nervose motrici dei muscoli laringei. Boll. d. soc. med. di Parma, Ser. 2, Jg. 8, S. 90—91. 1915. — **Miller, Ch.:** Note on demonstration of motor and sensory nerve-endings. Anat. record Bd. 25, S. 77. 1923. — **Müller, E.:** Zur Kenntnis der Ausbreitung und Endigungsweise der Magen-, Darm- und Pankreasnerven. Arch. f. mikroskop. Anat. Bd. 72, S. 554. 1908. — **Murray, P.** u. **F.:** The motor nerve-endings of the limb muscles of the *frog* etc. Proc. of the Linnean soc. of New South Wales Bd. 49, S. 371. 1924. — **Negro, C.:** a) Sui rapporti delle guaine di SCHWANN e perineurale colla placca motrice. Giorn. d. accad. di med. di Torino 1902. — b) Ricerche istologiche sulla terminazione nervosa motrice. (Topografia delle placca rispetto alla fibra muscolare. Morfologia generale delle placche motrici. L'ameboismo delle terminazioni motrici.) Ebenda Jg. 74, Nr. 6—10, S. 254. — **Nemiloff, A.:** Zur Frage der Nerven des Darmkanals bei den *Amphibien*. Naturforsch. Ges. Petersburg, Sitz. v. 23. Okt. 1900. — **Noel, B.:** La structure de la substance protoplasmique dans les plaques motrices des *Vertébrés*. Bull. d'histol. Bd. 2. 1925. — **Obregia, A.:** Über die Nervenendigungen in den glatten Muskelfasern beim *Hunde*. Verhandl. d. 10. internat. med. Kongr. in Berlin Bd. 2, S. 148. 1890. — **Odier, R.:** Terminaisons des nerfs moteurs dans les muscles striés de l'homme. Cpt. rend. hebdom. des séances de l'acad. des sciences Bd. 140. 1905. — **Orlov, I.:** Die Innervation des Darmes der *Insekten*. Zeitschr. f. wiss. Zool. Bd. 122, S. 625. 1924. — **Perroncito, A.:** a) Sur les terminaisons des nerfs dans les fibres musculaires striées. Arch. ital. de biol. Bd. 36. 1901. — b) Demonstration ultraterminaler Nervenfibrillen. Verhandl. d. anat. Ges. Bonn Bd. 19, S. 206. 1901. — c) Sulla terminazione dei nervi nelle fibre muscolari striate. Boll. d. soc. med.-chirurg. di Pavia, Febr. 1901. — d) Studi ulteriori nella terminazione dei nervi nei muscoli a fibre striate. Ebenda Juli 1902. — e) Études ultérieures sur la terminaison des nerfs dans les muscles à fibres striées. Arch. ital de biol. Bd. 38. 1902. — **Ploschko, A.:** Die Nervenendigungen und Ganglien der Respirationsorgane. Anat. Anz. Bd. 13, S. 12. 1897. — **Prentiss, W.:** The nervous structures in the palate of the *frog.* Journ. of comp. neurol. Bd. 14, S. 93. 1904. — **Ramon y Cajal:** b) Contribucion al estudio de la estructura de las placas motrices. Trabajos del laborat. de investig. biol. de la univ. de Madrid Bd. 3. 1904. — **Razzauti, A.:** Alcune ricerche sopra le terminazioni nervose motrici nei *Petromizonti.* Monit. zool. ital. Jg. 25, S. 117. 1414. — **Régaud, C. u. Favre, M.:** Les terminaisons nerveuses et les organes nerveux sensitifs des muscles striés squelettaux. Rev. gén. d'histol. Bd. 1, H. 1. 1904. — **Remak:** Beiträge zur Kenntnis des organischen Nervensystems. C. Schmidts Jahrb. Bd. 27, S. 13. 1890. — **Retzius, G.:** Zur Kenntnis der motorischen Nervenendigungen. Biol. Unters. N. F. Bd. 3, S. 41. 1892. — **Rio-Hortega, P.:** La plaque motrice. Cpt. rend. des séances de la soc. de biol. 2 avril 1925. — **Rossi:** Sur les filaments nerveux dans les plaques motrices de *Lacerta agilis.* Névraxe Bd. 3, H. 3. 1903. — **Rouget:** Note sur la terminaison des nerfs moteurs dans les muscles chez les *Reptiles,* les *Oiseaux* et les *Mammifères.* Cpt. rend. hebdom. des séances de l'acad. des sciences 1862. — **Ruffini, A.:** Sulle fibrille nervose ultraterminali nelle piastre motrici dell'uomo. Riv. di patol. nerv. e ment. Bd. 6. 1901. — **Ruffini, A. e Apáthy:** Sulle fibrille nervose ultraterminali nelle piastre motrice dell'uomo. Ebenda Bd. 5, H. 10. 1900. — **Schaeppi, Th.:** Über den Zusammenhang von Muskel und Nerv bei den *Siphonophoren.* Mitt. d. naturwiss. Ges. Winterthur Jg. 1904, Sep., S. 1. — **Sfameni:** Speciali terminazioni nervose trovate nei piccoli rami dei nervi periferici. Atti d. R. accad. d. scienze di Torino Bd. 35. 1900. — **Sihler, Ch.:** Neue Untersuchungen über die Nerven der Muskeln. Zeitschr. f. wiss. Zool. Bd. 68, S. 223. 1900. — **Sommariva:** Contributo allo studio delle terminazioni nervose nei muscoli striati. Mon. zool. ital. Jg. 12, S. 360. 1901. — **Spampani:** Contributo alla conoscenza delle terminazioni nervose nei muscoli striati dei *mammiferi.* Ebenda Bd. 9, S. 176. 1898. — **Stefanelli, A.:** a) Contributo alla più intima conoscenza dei rapporti tra le piastre motrici. Ebenda Bd. 22, S. 161. 1911. — b) La piastra motrice secondo le vecchie e le nuove vedute con osservazioni originali. Ann. di neurol. 1912, H. 4, S. 161. — **Steinitz, W.:** Beiträge zur Kenntnis der Nervenendigungen in den quergestreiften Muskeln der *Säugetiere.* Diss. med. Rostock 1905. — **Stöhr, Ph.** jr.: Über die Innervation der Harnblase und der Samenblase beim Menschen. Zugleich ein Beitrag über die Beziehungen zwischen Nerv und glatter Muskulatur. Zeitschr. f. d. ges. Anat., Abt. 1: Zeitschr. f. Anat. u. Entwicklungsgesch. Bd. 78, S. 555. 1926. — **Tello, Fr.:** a) Terminaciones en los musculos estriados. Trabajos del laborat. de investig. biol. de la univ. de Madrid Bd. 4, 1905. — b) Dégénération et régénération des plaques motrices après la section des nerfs. Ebenda Bd. 5. 1907. — c) La régénération dans les fuseaux de KÜHNE. Ebenda Bd. 5. 1908. — d) Génesis de las terminaciones nerviosas motrices y sensitivas. I. En el sistema locomotor de los *vertebrados* superiores. Histogenesis muscolar. Ebenda Bd. 15, S. 101. 1917. — e) Die Entstehung der motorischen und sensiblen Nervenendigungen. Zeitschr. f. d. ges. Anat., Abt. 1: Zeitschr. f. Anat. u. Entwicklungsgesch. Bd. 64, S. 348—441. 1922. — v. **Thanhoffer:** Beiträge zur Histologie und Nervenendigung der quergestreiften Muskelfaser. Arch. f. mikroskop. Anat. Bd. 21, S. 26. 1882. — **Tolotschinoff:** Über das Verhalten der Nerven in den glatten Muskelfasern der *Frosch*harnblase. Ebenda Bd. 5, S. 509. 1869. — **Tschiriew, S.:** Sur les terminaisons nerveuses dans les muscles striés. Arch. de physiol. Bd. 11. 1879. — **Veratti, E.:** Ricerche sulla fine struttura della fibra muscolare striata. Mem. d. R. ist. lomb. di science e lett. Bd. 19. 1902. — **Waldeyer, W.:** Über die Endigung der motorischen Nerven in den quergestreiften Muskeln. Zentralbl. f. d. med. Wiss. 1863, Nr. 24. — **Wilson, J. G.:** The relation of the motor endings in the muscle of the *frog* to neighbouring structures. Journ. of comp. neurol. Bd. 14, S. 1. 1904. — **Wolff, W.:** Die Innervation der glatten Muskulatur. Arch. f. mikroskop. Anat. Bd. 20, S. 361. 1882.

V. Respirationsapparat.

Arione, L.: a) Contributo alla conoscenza delle espansioni nervose motrici nei muscoli della laringe. Giorn. di accad. med. di Torino Bd. 85, S. 81. 1922. — b) Ricerche istologiche sulle espansioni nervose motrici dei muscoli laringei dei *mammiferi.* Arch. ital. di anat. e di embriol. Bd. 21, S. 435. 1924. — **Arnstein, C.:** Die Nervenendigungen und Ganglien der Respirationsorgane. Anat. Anz. Bd. 13, S. 12. 1897. — **Bast, T. H.:** The maxillary sinus of the *dog.* Americ. journ. of anat. Bd. 33, S. 449. 1924. — **Bayliss, M. W.:** The Vaso-Motor-System. London 1923. — **Benedicenti, A.:** a) Ricerche sulle terminazioni nervose nella mucosa della trachea. Atti d. soc. Toscana d. scienze nat. in Pisa Bd. 7, S. 132. 1890. — b) Recherches sur les terminaisons nerveuses dans la muqueuse de la trachée. Arch. ital. de biol. Bd. 17, S. 46. 1892. — **Berkley, H. I.:** a) The intrinsic pulmonary nerves in *mammals.* Journ. of comp. neurol. Bd. 3, S. 107. 1893. — b) The intrinsic pulmonary nerves in *mammalia.* Johns Hopkins hosp. reports Bd. 4, S. 72. 1894. — **Bilancioni e Tarantelli:** Larynx und Sympathicus. Arch. ital. di otol., rinol. e laringol. Bd. 33, S. 321. 1922. — **Braeucker, W.:** a) Die Lungennerven und ihre chirurgische Bedeutung. Arch. f. klin. Chirurg. Bd. 142, S. 58. 1926. — b) Der Brustteil des vegetativen Nervensystems und seine klinisch-chirurgische Bedeutung. Beitr. z. Klin.

d. Tuberkul. Bd. 66, S. 1. 1927. — **Budde, M.:** Untersuchungen über die sympathischen Ganglien in der Lunge bei *Säugetieren* und beim menschlichen Fetus. Anat. Hefte Bd. 23, S. 211. 1904. — **Cuccati, G.:** a) Sopra il distribuimento e le terminazione delle fibre nervosa nei polmoni della *Rana temp.* Internat. Monatsschr. f. Anat. u. Physiol. Bd. 5, S. 194. 1889. — b) Intorno al modo onde i nervi si distribuiscono e terminano nei polmoni e nei muscoli del *Triton crist.* Ebenda Bd. 6, S. 287. 1889. — **Dilworth, T. F. M.:** The nerves of the human larynx. Journ. of Anat. Bd. 56, S. 48. 1921. — **Dogiel, A. S.:** Nervenendigungen in der Pleura des Menschen und der *Säugetiere.* Arch. f. mikroskop. Anat. Bd. 62, S. 244. 1903. — **Elze, C.:** Kurze Mitteilung über ein Ganglion im Nervus laryngeus sup. des Menschen. Zeitschr. f. d. ges. Anat., Abt. 1: Zeitschr. f. Anat. u. Entwicklungsgesch. Bd. 69, S. 630. 1923. — **Frankenhäuser, C.:** Untersuchungen über den Bau der Tracheobronchialschleimhaut. Med. Diss. Dorpat 1879. — **Fusari, R.:** Terminaisons nerveuses dans divers épithéliums. Arch. ital. de biol. Bd. 20, S. 279. 1894. — **Geronzi, G.:** Sulla presenza di gangli nervosi intramuscolari in alcuni muscoli intrinseci della laringe. Boll. d. soc. Laucisiana. Osped. Bd. 24, S. 256. 1904. — **Glaser, W.:** a) Die intramuralen Nerven der Blutgefäße in der Lunge. Zeitschr. f. d. ges. Anat., Abt. 1: Zeitschr. f. Anat. u. Entwicklungsgesch. Bd. 83, S. 327. 1927. — b) Die Nerven in der Bronchialwand. Ebenda Bd. 83, S. 382. 1927. — **Grabower, H.:** a) Über Nervenendigungen im menschlichen Muskel. Arch. f. mikroskop. Anat. Bd. 60, S. 1. 1902. — b) Übersicht über einige ältere und über die neueren Arbeiten auf dem Gebiete der Innervation des Kehlkopfes. Zeitschr. f. d. ges. Neurol. u. Psychiatrie Bd. 1, S. 641. — **Grynfelt et Hédon:** a) Recherches anatomiques sur les ganglions nerveux du larynx chez le *chien.* Arch. internat. de laryngol., otol.-rhinol. et broncho-oesophagoscopie 1907. — b) Sur les ganglions nerveux des nerfs laryngés chez l'homme. Montpellier méd. 1909. — **Ismailoff:** Zur Histologie der Nerven in den Atmungsorganen. Diss. Petersburg. 1873. Jahresber. f. Anat. u. Physiol. 1873. S. 157. — **Iwama, Y.:** a) Untersuchungen über die periphere Bahn des Nervus vagus. I. Mitt. Die markhaltigen Fasern des rechten Vagus. Folia anat. japon. Bd. 3, S. 215. 1925. — b) II. Mitt. Über den gegenseitigen Austausch der markhaltigen Nervenfasern der beiderseitigen Vagi am Brustteil. Ebenda Bd. 3, S. 281. 1925. — **Jones, A. C.:** Innervation and nerve terminations of the *reptilian* lung. Journ. of comp. neurol. Bd. 40, S. 371. 1926. — **Kadanoff, D.:** Die Nerven im Epithel der Epiglottisschleimhaut. Zeitschr. f. Zellforsch. u. mikroskop. Anat. Bd. 6, S. 337. 1927. — **Kakeshita, T.:** Kehlkopf und Sympathicus. Pflügers Arch. f. d. ges. Physiol. Bd. 215, S. 22. 1926. — **Kandarazki, M.:** Über die Nerven der Respirationswege. Arch. f. Anat. u. Physiol., Anat. Abt. 1881. S. 1. — **Larsell, O.:** a) Nerve terminations in the lung of the *rabbit.* Journ. of comp. neurol. Bd. 33, S. 105. 1921. — b) The ganglia, plexuses and nerve terminations of the mammalian lung and pleura pulmonalis. Ebenda Bd. 35, S. 97. 1923. — **Larsell, O.** and **Mason:** Experimental degeneration of the vagus nerve and its relation to the nerve terminations in the lung of the *rabbit.* Ebenda Bd. 33, S. 509. 1921. — **Larsell, O.** und **Coffey, J. R.:** The effect on respiration of stimulating the nerve terminations in the visceral pleura. Anat. Record Bd. 38, S. 20. 1928. — **Lindemann, A.:** Über die Nerven der Kehlkopfschleimhaut. Zeitschr. f. rat. Med. Bd. 36, S. 148. 1869. — **Merelli, G.:** a) Ricerche sulle terminazioni nervose motrici dei muscoli laringei. Boll. de soc. med. Parma Bd. 8, S. 90. 1915. — b) Ricerche sulle terminazioni nervose motrici dei muscoli laringei. Arch. ital. di otol., rinol. e laringol. Bd. 25. 1915. — **Miller, W. S.:** A study of the nerves and ganglia of the lungs in a case of pulmonary tuberculosis. Americ. review of tubercul. Bd. 2, S. 123. 1918. — **Molhant, M.:** Les ganglions périphériques du vague. Névraxe Bd. 15, S. 525. 1913. — **Möllgaard, H.:** Studien über das respiratorische Nervensystem bei den *Wirbeltieren.* Skandinav. Arch. f. Physiol. Bd. 26, S. 315. 1912. — **Mondio:** Contributo allo studio delle terminazioni nervose nei polmoni dei *Batraci anuri.* Giorn. d. assoc. d. naturalisti e med. Bd. 2. 1891. — **Müller, L. R.:** Beiträge zur Anatomie, Histologie und Physiologie des N. vagus, zugleich ein Beitrag zur Neurologie des Herzens, der Bronchien und des Magens. Dtsch. Arch. f. klin. Med. Bd. 101, S. 421. 1910. — **Nicolas, A.:** Recherches sur le développement de quelques éléments du larynx humain. Bibliogr. Anat. Bd. 2, S. 176. 1894. — **Perna, G.:** Sopra gli accumuli gangliari del nervo laringeo inferiore nell'uomo ed in alcuni *mammiferi.* Arch. ital. di anat. e di embriol. Bd. 4, S. 387. 1905. — **Ponzio, F.:** Le terminazioni nervose nel polmone. Anat. Anz. Bd. 28, S. 74. 1906. — **Rasmussen, A. T.:** The pathways for nervous reflexes from the parenchyma of the lung. Americ. review of tubercul. Bd. 13, S. 545. 1926. — **Remak, R.:** Neurologische Erläuterungen. Arch. f. Anat., Physiol. u. wiss. Med. 1844. S. 463. — **Retzius, G.:** a) Über die sensiblen Nervenendigungen in den Epithelien bei den *Wirbeltieren.* Biol. Untersuch. N. F. Bd. 4, S. 37. 1892. — Zur Kenntnis der Nervenendigungen in den Lungen. Ebenda Bd. 5, S. 41. 1893. — **Riegele, L.:** Über die Innervation der Hals- und Brustorgane bei einigen *Affen.* Zeitschr. f. d. ges. Anat., Abt. 1: Zeitschr. f. Anat. u. Entwicklungsgesch. Bd. 80, S. 777. 1926. — **Simanowsky, N.:** Der Taschenbandmuskel; die Nervenendigungen in den wahren Stimmbändern des Menschen und der *Säugetiere*. Arch. f. mikroskop. Anat. Bd. 22, S. 690. 1883. — **Smirnow, A.:** Über Nervenendknäuel in der *Froschlunge*. Anat. Anz. Bd. 3, S. 258. 1888. — **Stirling, W.:** a) Nervous apparatus of the lung. Brit. med. journ. Bd. 2, S. 401. 1876. — b) On the nerves of the lung. Journ. of anat. Bd. 16, S. 96. 1882. — c) A simple method of demonstrating the nerves of the epiglottis. Ebenda Bd. 17, S. 203. 1883. — **Tanturi, V.:** Sulle terminazioni nervose motrici nei muscoli laringei. Rif. med. Napoli Jhg. 42, S. 12. 1926. — **Tscheliustkin, M. N.:** Über die Innervation der Trachea und der Bronchien beim *Hunde*. Zeitschr. f. d. ges. Anat., Abt. 1: Zeitschr. f. Anat. u. Entwicklungsgesch. Bd. 83, S. 605. 1927. — **Verson:** Beiträge zur Kenntnis des Kehlkopfes und der Trachea. Sitzungsber. d. Akad. Wien, Mathem.-naturw. Kl. Bd. 57, S. 1093. 1868. — **Wolff, M.:** Über die EHRLICHsche Methylenblaufärbung und über Lage und Bau einiger peripherer Nervenendigungen. Arch. f. Anat. u. Physiol., Anat. Abt. 1902. S. 155.

VI. Verdauungsapparat.

Adrion, W.: Der Nachweis der Nerven im Dentin. Zahnärztl. Rundschau Bd. 35, S. 465. 1926. — **Allegra, G. T.:** Le terminazione nervose nel fegato. Anat. Anz. Bd. 25, S. 529. 1904. — **Allen, W. F.:** a) Origin and destination of the secondary visceral fibres in the *guinea pig*. Journ. of comp. neurol. Bd. 35, S. 275. — b) Identification of the cells and fibres concerned in the innervation of the teeth. Ebenda Bd. 39, S. 325. 1925. — **Arnstein, C.:** a) Die Nervenendigungen in den Schmeckbechern der *Säuger*. Arch. f. mikroskop. Anat. Bd. 41, S. 195. 1893. — b) Die Morphologie der sekretorischen Nervenendapparate. Anat. Anz. Bd. 10, S. 410. 1894. — **Auerbach, Leop.:** a) Über einen bisher unbekannten ganglio-nervösen Apparat im Darmkanal der *Wirbeltiere*. Virchows Arch. f. pathol. Anat. u. Physiol. Bd. 30. 1862. — b) Fernere Mitteilungen über den Nervenapparat des Darmes. Ebenda Bd. 30. 1864. — **Azoulay, M. L.:** Les neurofibrilles dans les cellules nerveuses situées autour du tube digestif de la sangue. Cpt. rend. des séances de la soc. de biol. Bd. 56, S. 465. 1904. — **Bast, T. H.:** The maxillary sinus of the *dog*, with special reference to certain new structures probably sensory in nature. Americ. journ. of anat. Bd. 33, S. 449. 1924. — **Berkley, H. I.:** a) The nerves and nerve-endings of the nervous layer of the ileum, as shown by the rapid Golgi method. Anat. Anz. Bd. 8, S. 12. 1893. — b) Studies in the histology of the liver. Ebenda Bd. 8, S. 769. 1893. — **Bethe, A.:** Die Nervenendigungen im Gaumen und in der Zunge des *Frosches*. Arch. f. mikroskop. Anat. Bd. 44, S. 185. 1895. — **Bidder:** Die Nervi splanchnici und das Ganglion coeliacum. Arch. f. Anat., Physiol. u. wiss. Med. 1869. — **Billroth, Theod.:** Einige Beobachtungen über das ausgedehnte Vorkommen von Nervenanastomosen im Tractus intestinalis. Müllers Arch. f. Physiol. 1858, S. 148. — **Bisogni, C.:** Intorno alle terminazioni nervose nelle cellule glandulari salivari degli *ofidii*. Internat. Monatsschr. f. Anat. u. Physiol. Bd. 13, S. 181. 1896. — **Borchers, E.:** Anteil des N. vagus an der motorischen Innervation des Magens. Bruns' Beitr. z. klin. Chirurg. Bd. 122, S. 547. 1921. — **Botezat, E.:** a) Die Innervation des harten Gaumens der *Säugetiere*. Zeitschr. f. wiss. Zool. Bd. 69, S. 429. 1901. — b) Über das Verhalten der Nerven im Epithel der *Säugetierzunge*. Ebenda Bd. 71, S. 211. 1902. — c) Beiträge zur Kenntnis der Nervenenden in der Mundschleimhaut. Anat. Anz. Bd. 31, S. 575. 1907. — **Bottazzi, E.:** a) Untersuchungen über das viscerale Nervensystem der dekapoden *Crustaceen*. Zeitschr. f. Biol. Bd. 43, N. F. Bd. 25, H. 3/4, S. 341. — b) L'innervazione viscerale nei *Crostacei* e negli *Elasmobranchi*. Sperimentale Jg. 56, H. 3, S. 455. — **Brandt, Walt.:** a) Die Innervation des Magens. Zeitschr. f. angew. Anat. u. Konstitutionslehre Bd. 5, S. 302. 1920. — b) Das Darmnervensystem von *Myxine glutinosa*. Zeitschr. f. d. ges. Anat., Abt. 1: Zeitschr. f. Anat. u. Entwicklungsgesch. Bd. 65, S. 284. 1922. — c) Über das Darmnervensystem. Klin. Wochenschr. 1924. S. 299. — **Breslauer:** Die Sensibilität der Bauchhöhle. Bruns' Beitr. z. klin. Chirurg. Bd. 121, S. 301. 1921. — **Brüning, F.:** Ein Beitrag zur Pathogenese der Schmerzen bei der Darmkolik und zur Sensibilität der Darmwand. Zeitschr. f. d. ges. exp. Med. Bd. 29, S. 367. 1922. — **Cajal, Ramón y:** a) Terminación de los nervios en el pancreas de los *vertebrados*. Dez. 1891. — b) Los ganglios y plexos nerviosos del intestino de los *mamiferos* y prequenas adicionas a nuestros trabajos sorbe la médula y gran sympaties general. Madrid 1893. S. 44. — **Cajal, Ramón y, y Sala:** Terminación de los nervios y tubos glandulares del páncreas de los *vertebrados*. Trabajos del laborat. de histol. de la fac. de med. de Barcelona 1891. — — **Calamida, U.:** Sulla fine distribuzione dei nervi nelle tonsille. Giorn. d. R. accad. di med. di Torino Jg. 62, S. 525. 1899. — **Capparelli, Andr.:** Die nervösen Endigungen in der Magenschleimhaut. Biol. Zentralbl. Bd. 11. 1891. — **Carlson, A. J. and Luckhardt, A. B.:** Studies on the visceral sensory nervous system. X. The vagus control of the oesophagus. Americ. journ. of physiol. Bd. 57, S. 299. 1921. — **Carpenter, F. W.:** a) Nerve endings of sensory type in the muscular coat of the stomach and small intestine. Journ. of comp. neurol. Bd. 29, S. 553. 1918. — b) Intramuscular nerve endings of sensory type in the small intestine etc. Ebenda Bd. 37, S. 439. 1924. — c) A note on the connections in the mammalian myenteric plexus, between the enteric neurones and extrinsic nerve fibers. Anat. record Bd. 28, S. 149. 1924. — **de Castro, F.**: Contribución al conocimiento de la innervación del pancreas. Libro en honor de S. RAMÓN Y CAJAL Bd. 1. 1922. — **Ceccherelli, G.**: a) Sulle piastre motrici e sulle fibrille ultraterminali nei muscoli della lingua di *Rana esc*. Arch. ital. di anat. e di embriol. Bd. 2, S. 31. 1903. — b) Sulle espansioni nervose di senso nella mucosa della lingua dell'uomo. Anat. Anz. Bd. 25, S. 56. 1904. — c) Contributo alla conoscenza delle espansioni nervose di senso nella mucosa del cavo orale e della lingua dell'uomo. Internat. Monatsschr. f. Anat. u. Physiol. Bd. 25, S. 273. 1908. — **Ceelen, W.**: Über das Vorkommen von VATER-PACINIschen Körperchen am menschlichen Pankreas. Virchows Arch. f. pathol. Anat. u. Physiol. Bd. 208, S. 460. 1912. — **Civalleri, J.**: Contributo allo studio delle terminazioni nervose nel labbro del *gatto*. Anat. Anz. Bd. 33, S. 461. 1908. — **Cole, E. C.**: a) The endurance of pressure by nerve cells and by interstitial cells. Americ. journ. of physiol. Bd. 73, S. 547. 1925. — b) Intramuscular nerve endings of a receptive type in the cloaca of the *frog*. Journ. of comp. neurol. Bd. 38, S. 369. 1925. — c) Anastomosing cells in the myenteric plexus of the *frog*. Ebenda Bd. 38, S. 375. 1925. — d) Notes on the extent and the organization of the myenteric plexus in the *frog*. Ebenda Bd. 41, S. 311. 1926. — **Coyte, R.**: The anatomy and surgical bearing of the nerves found in the abdominal wall. Lancet Bd. 203, S. 1065. 1922. — **Cutore, G.**: Contributo allo studio delle terminazioni nervose nella mucosa della guancia. Arch. ital. di anat. e di embriol. Bd. 2, S. 641. 1904. — **Dependorf**: a) Beiträge zur Kenntnis der Innervierung der menschlichen Zahnpulpa und des Dentins. Dtsch. Monatsschr. f. Zahnheilk. Jg. 31, S. 689. 1913. — b) Nervenverteilung in der Zahnwurzelhaut des Menschen. Ebenda Bd. 31, S. 853. 1913. — **Dogiel, A. S.**: a) Zur Frage über die Ganglien der Darmgeflechte bei den *Säugetieren*. Anat. Anz. Bd. 10, S. 517. 1895. — b) Zur Frage über den feineren Bau des sympathischen Nervensystems bei den *Säugetieren*. Arch. f. mikroskop. Anat. Bd. 46, S. 305. 1895. — c) Über die Nervenendigungen in den Geschmacksendknospen der *Ganoiden*. Ebenda Bd. 49, S. 769. 1897. — d) Über den Bau der Ganglien in den Geflechten des Darmes und der Gallenblase des Menschen und der *Säugetiere*. Arch. f. Anat. u. Physiol., anat. Abt. Jg. 1899. S. 130. — e) Die Nervenendigungen im Bauchfell, in den Sehnen, den Muskelspindeln und dem Centr. tend. des Diaphragmas beim Menschen und den *Säugetieren*. Arch. f. mikroskop. Anat. Bd. 59, S. 1. 1901. — **Donker, P.**: Über die Beteiligung des Nervus vagus an der Innervation des Darmes. Anat. Anz. Bd. 51, S. 195. 1919. — **Dostojewsky, A.**: Über den Bau der GRAN-DRYSCHEN Körperchen. Arch. f. mikroskop. Anat. Bd. 26, S. 581. 1886. — **Dowgjallo, N. D.**: a) Zur Frage über die VATER-PACINIschen Körperchen im Mesorectum der *Katze*. Anat. Anz. Bd. 60, S. 279. 1925. — b) Die Nerven der Speiseröhre beim *Hund*. Zeitschr. f. d. ges. Anat., Abt. 1: Zeitschr. f. Anat. u. Entwicklungsgesch. Bd. 83, S. 591. 1927. — **Drasch, O.**: Beiträge zur Kenntnis des feineren Baues des Dünndarmes, insbesondere über die Nerven desselben. Sitzungsber. d. Akad. Wien, Mathem.-naturw. Kl. Bd. 82, S. 186. 1888. — **Ducceschi, V.**: a) Sulla presenza de corpuscoli di RUFFINI nella lingua degli *uccelli* e sulla funzione dei corpuscoli di RUFFINI. Folia neurobiol. 1912. — b) Über die Anwesenheit der RUFFINIschen Körperchen in der Zunge der *Vögel*. 2. Über die Funktion der RUFFINIschen Körperchen. Ebenda Bd. 6, S. 579. 1912. — **Elin, E.**: Zur Kenntnis der feineren Nerven der Mundhöhlenschleimhaut. Arch. f. mikroskop. Anat. Bd. 7, S. 382. 1871. — **Engelmann, Th. W.**: Über die Endigungen der Geschmacksnerven in der Zunge des *Frosches*. Zeitschr. f. wiss. Zool. Bd. 16, S. 142. 1867. — **van Esveld, L. W.**: On the presence of ganglion-cells in the circular muscle of the intestine of the *cat*. Proc. of the kon. akad. van wetensch. te Amsterdam Bd. 29, S. 178. 1926. — **Finochiaro, G.**: Contributo allo studio delle terminazioni nelle papille circumvallate. Arch. ital. di anat. e di embriol. Bd. 3, S. 288. 1904. — **Fritsch, C.**: Untersuchungen über den Bau und die Innervierung des Dentins. Arch. f. mikroskop. Anat. Bd. 84, S. 307. 1914. — **Fusari, R.**: Contributo allo studio dei nervi cutanei e delle terminazioni nella cute e nella mucosa orale dell'*Ammocoetes branchialis*. Science med. Bd. 30, S. 1. 1906. — **Fusari e Panasci**: a) Sulle terminazioni dei nervi nella mucosa della lingua dei *mammiferi*. Monit. zool. ital. Jg. 1, S. 74. 1890. — b) Sulle terminazioni nervose nella mucosa e nelle ghiandole sierose della lingua dei *mammiferi*. Torino 1890. Arch. ital de biol. Bd. 14, S. 240. 1891. — **Geber, E.**: Über das Vorkommen der MEISSNERschen Tastkörperchen in der Menschenzunge. Zentralbl. f. d. med. Wiss. 1879. Nr. 20, S. 353. — **Geberg, A.**: Über die Innervation der Gaumenhaut bei *Schwimmvögeln*. Internat. Monatsschr. f. Anat. u. Physiol. Bd. 10, S. 205. 1893. — **Gentes**: Note sur les terminaisons nerveuses des îlots de LANGERHANS du pancréas. Cpt. rend. des séances de la soc. de biol. Bd. 54, S. 202. 1902. — **Gerlach, S.**: Über den AUERBACHschen Plexus myentericus. Ber. üb. die Verhandl. d. k. sächs. Ges. d. Wiss. zu Leipzig 1873. — **Glaser, M.**: Über die Veränderungen im Pankreas der weißen *Maus* nach Thyroxininjektionen. Arch. f. Entwicklungsmech. d. Organismen Bd. 107, S. 98. 1926. — **Goldscheider**: Zur Frage der Schmerzempfindlichkeit des visceralen Sympathicusgebietes. Dtsch. Zeitschr. f. Chirurg. Bd. 95, S. 1. 1908. — **Goniaew**: Die Nerven des Nahrungsschlauches. Arch. f. mikroskop.

Anat. Bd. 11, S. 493. 1875. — **Greving, R.**: Die Innervation der Speiseröhre. Zeitschr. f. angew. Anat. u. Konstitutionslehre Bd. 5, S. 327. 1920. — **Herrich, C. J.**: The innervation of palatal taste buds of *Amblystoma*. Anat. record Bd. 29, H. 5. 1925. — **Heß, L. u. Pollak, E.**: Zur Kenntnis der Innervation des Pankreas. Zeitschr. f. d. ges. exp. Med. Bd. 48, S. 724. 1926. — **Heß, W. R. u. Wyß, W. H.**: Beitrag zur Kenntnis der Eingeweidesensibilitäten. Pflügers Arch. f. d. ges. Physiol. Bd. 194, S. 195. 1922. — **Hill, C. J.**: A contribution to our knowledge of the enteric plexuses. Philos. Transact. of the R. Soc. of London. Ser. B. Bd. 215, S. 355. 1927. — **Hoffmann, V.**: a) Über Sensibilität innerer Organe. Mitt. a. d. Grenzgeb. d. Med. u. Chirurg. Bd. 32, S. 317. 1920. — b) Zur Frage der Schmerzbahnen des vegetativen Nervensystems. Dtsch. med. Wochenschr. 1920. S. 736. — **Holbrook**: The terminations of the nerves in the liver. Proc. of the Americ. soc. of microscopists 1882. S. 95. — **Huber, G. C.**: a) Lectures on the sympathetic nervous system. Journ. of comp. neurol. Bd. 7, S. 73. 1897. — b) Observations on sensory nerve-fibres in visceral nerves and on their modes of terminating. Ebenda Bd. 10, S. 135. 1900. — **Hulanicka, R.**: Note préliminaire sur les terminaisons nerveuses dans la peau et la muqueuse de la langue et du palais du *crocodile*. Anat. Anz. Bd. 43, S. 326. 1913. — **Jacques, P.** et **Rousseaux, R.**: Contribution à l'étude de l'innervation du sphincter inférieur de l'oesophage. Acta oto-laryngol. Bd. 12, S. 283. 1928. — **Ishikawa, N.**: Experimentelle Untersuchungen über die Dickdarminnervation, insbesondere des Colon descendens und Sigmoideum. Jap. journ. of med. sciences Bd. 2, S. 3. 1924. — **Johnson, S.**: Experimental degeneration of the extrinsic nerves of the small intestine in relation to the structure of the myenteric plexus. Journ. of comp. neurol. Bd. 38, S. 299. 1925. — **Jurjewa**: Die Nervenendigungen im Zahnfleisch des Menschen und der *Säugetiere*. Folia neurobiol. Bd. 7, S. 77. 1913. — **Kadanoff, D.**: a) Über die Innervation des Mesenteriums. Zeitschr. f. d. ges. Anat., Abt. 1: Zeitschr. f. Anat. u. Entwicklungsgesch. Bd. 73, S. 453. 1924. — b) Die Innervation des Zahnfleisches beim Menschen. Ebenda Bd. 6, S. 637. 1928. — c) Beiträge zur Kenntnis der intraepithelialen Nerven des Menschen. I. Ebenda Bd. 5, S. 615. 1927. — **Kappis, M.**: a) Beiträge zur Frage der Sensibilität der Bauchhöhle. Mitt. a. d. Grenzgeb. d. Med. u. Chirurg. Bd. 26, S. 493. — b) Über Ursache und Entstehung der Bauchschmerzen. Med. Klinik 1920. S. 409. — c) Untersuchungen über Schmerzempfindlichkeit des rechten Nervus vagus. Ebenda Jg. 21, S. 536. 1925. — **Kiesow**: a) Contributo alla conoscenza delle terminazioni nervose nelle papille della punta della lingua. Atti d. R. accad. d. scienze di Torino. Adunanza del 31. I. 1903. Bd. 39. — b) Zur Physiologie der Mundhöhle nebst Beobachtungen über Funktionen des Tast- und Schmerzapparates und einigen Bemerkungen über die wahrscheinlichen Tastorgane der Zungenspitze und des Lippenrotes. Zeitschr. f. Psychol. u. Physiol. d. Sinnesorg. Bd. 34, S. 424. 1904. — **Kolatschewsky**: Beiträge zur Histologie der Leber. Arch. f. mikroskop. Anat. Bd. 13, S. 414. 1877. — v. **Kölliker, A.**: Handbuch der Gewebelehre des Menschen. Bd. 3. 1896. — **Korolkow, P.**: a) Nervenendigungen in den Speicheldrüsen. Anat. Anz. Bd. 7, S. 580. 1892. — b) Über die Nervenendigungen in der Leber. Ebenda Bd. 8, S. 751. 1893. — **Koslowsky, I. I.**: Zur Frage über die Nerven der Speiseröhre bei den *Säugetieren*. Trav. de la soc. imp. natural., St. Pétersbourg Bd. 32, livr. 2, sect. d. zool. et physiol., S. 1. — **Krause, W.**: Die Nervenendigung in der Zunge des Menschen. Nachr. v. d. kgl. Ges. d. Wiss., Göttingen, Math.-physik. Klasse 19. Okt. 1870, Nr. 21. — b) Über Drüsennerven. Henles u. Pfeifers Zeitschr. f. rat. Med. Bd. 23, S. 46. — **Kuntz, A.**: a) On the innervation of the digestive tube. Journ. of comp. neurol. Bd. 23, S. 173. 1913. — b) On the occurrence of reflex arcs in the myenteric and submucous plexuses. Anat. record Bd. 24, S. 193. 1922. — **Kytmanof, K. A.**: Über die Nervenendigungen in den Labdrüsen des Magens bei *Wirbeltieren*. Internat. Monatsschr. f. Anat. u. Physiol. Bd. 3, S. 402. 1896. — **Laignel-Lavastine**: Trajet des nerfs extrinsèques de la vésicule biliaire. Cpt. rend. des séances de la soc. de biol. Bd. 61, S. 4. 1906. — **Latarjet, A.** et **de Croat**: Note préliminaire à l'étude des nerfs du gros intestin. Cpt. rend. d'ass. des anat. Liége 1926. S. 334. — **Lawrentjew, B. J.**: a) Über die Verbreitung der nervösen Elemente in der glatten Muskulatur, ihre Endigungsweise in den glatten Muskelzellen. Zeitschr. f. mikroskop.-anat. Forsch. Bd. 6, S. 467. 1926. — b) Über die nervöse Natur und das Vorkommen der sogenannten interstitiellen Zellen in der glatten Muskulatur. Acad. Amsterdam. Proc. Bd. 27, S. 977. 1925. — **Leontowitsch, A. W.**: Plexus nervosus autonomicus periphericus. Moskau 1926. (Russisch.) — v. **Lenhossék, M.**: a) Die Nervenendigungen in den Endknospen der Mundschleimhaut der *Fische*. Verhandl. d. naturforsch. Ges. zu Basel Bd. 10, H. 1. 1892. — b) Der feinere Bau der Nervenendigungen der Geschmacksknospen. Anat. Anz. Bd. 8, S. 121. 1893. — c) Die Geschmacksknospen in den blattförmigen Papillen der *Kaninchenzunge*. Würzburg 1894. — **Lewis, W. H.** and **Lewis, M. R.**: The cultivation of sympathetic nerves from the intestine of *chick* embryos in the solutions. Anat. record. Bd. 6. 1912. — **Lewin, M.**: Beobachtung über die Funktion einer isolierten und von allen ihren früheren Nervenverbindungen mit dem Organismus vollkommen befreiten Dünndarmschlinge beim Menschen. Pflügers

Arch. f. d. ges. Physiol. Bd. 216. 1927. — **Lineback, P. E.**: Studies on the nerve supply to the colon. First showing in the early stages with a model of a 23 mm embryo. Proc. of the Americ. assoc. of anat. record Bd. 23, Nr. 42. 1922. — **Macallum, A. B.**: The termination of nerves in the liver. Quart. journ. of microscop. science Bd. 24, S. 429. 1887. — **Marinesco et Minea**: Greffe de ganglions plexiforme et sympathique dans la foie et transformation du réseau cellulaire. Cpt. rend. des séances de la soc. de biol. 18 juillet 1907. — **Martinotti, Giov.**: Le reti nervose del fegato e della milza. 1881. Dasselbe Torino 1889. — **Maschke, Leo**: Über die Nervenendigungen in den Speicheldrüsen der *Vertebraten* und *Evertebraten*. Diss. Berlin 1900. — **Meißner, G.**: Über die Nerven der Darmwand. Zeitschr. f. rat. Med. N. F. Bd. 8, S. 1857. — **Monti, R.**: a) Contributo alla conoscenza dei nervi del tubo digerente dei *pesci*. Ist. lomb. di scienze e lett. Bd. 28, Ser. 2. 1895. — b) Contribuzione alla conoscenza dei plessi nervosi nel tubo digerente di alcuni *Sauri*. Boll. scient. Jg. 1897. Nr. 4. — **Moral, H. u. Hosemann, G.**: Über den Einfluß der Nerven auf das Wachstum der Zähne. Anat. Hefte Bd. 57, S. 201. 1919. — **Morgenstern**: a) Über die Innervation des Zahnbeins. Arch. f. Anat. u. Physiol., anat. Abt. 1896. S. 378. — b) Beitrag zur Kenntnis der Nerven in den Zähnen. Dtsch. Monatsschr. f. Zahnheilk. Jg. 14, S. 349. 1896. — **Müller, E.**: a) Zur Kenntnis der Ausbreitung und Endigungsweise der Magen-, Darm- und Pankreasnerven. Arch. f. mikroskop. Anat. Bd. 40, S. 390. 1892. — b) Über das Darmnervensystem. Upsala läkareförenings förhandl. N. F. Bd. 26, H. 5—6, S. 1. 1921. — **Müller, E. u. Liljestrand**: Anatomische und experimentelle Untersuchungen über das autonome Nervensystem der *Elasmobranchier* nebst Bemerkungen über die Darmnerven bei den *Amphibien* und den *Säugetieren*. Arch. f. Anat. u. Physiol. 1918. S. 137. — **Müller, L. R.**: a) Klinische und experimentelle Studien über die Innervation der Blase, des Mastdarmes und des Genitalapparates. Dtsch. Zeitschr. f. Nervenheilk. Bd. 21. 1901. — b) Über die Empfindungen in unseren inneren Organen. Mitt. a. d. Grenzgeb. d. Med. u. Chir. Bd. 18, S. 600. 1908. — c) Beiträge zur Anatomie, Histologie und Physiologie des Nervus vagus, zugleich ein Beitrag zur Neurologie des Herzens, der Bronchien und des Magens. Dtsch. Arch. f. klin. Med. Bd. 101, H. 6/7. 1911. — d) Über Magenschmerzen und deren Zustandekommen. Münch. med. Wochenschr. 1919. S. 547. — e) Über die Sensibilität der inneren Organe, insbesondere des Gehirns. Verhandl. d. 37. Kongr. f. inn. Med., Wiesbaden 1925. S. 48. — **Müller, R.**: Über die Versorgung des Magen-Darmkanals beim *Frosche* durch Nervennetze. Pflügers Arch. f. d. ges. Physiol. Bd. 123, S. 387. 1908. — **Mummery, J. H.**: On the distribution of the nerves of the dental pulp. Proc. of the roy. soc. of London (B.) Bd. 85, S. 79. 1902. — **Münch, J.**: Untersuchungen über die Innervierung der menschlichen Zahnpulpa und des Dentins. Vierteljahrsschr. f. Zahnheilk. 1927. H. 4. — **Natus, M.**: Versuch der Theorie einer chronischen Entzündung auf Grund von Beobachtungen am Pankreas des lebenden *Kaninchens* und von histologischen Untersuchungen nach Unterbindung des Ausführungsgangs. Virchows Arch. f. pathol. Anat. u. Physiol. Bd. 202, S. 417. 1910. — **Nemiloff, A.**: Zur Frage der Nerven des Darmkanals bei den *Amphibien*. Trad. soc. natur., Petersburg Bd. 32, S. 59. 1902. — **Nesterowsky, M.**: Über die Nerven der Leber. Virchows Arch. f. pathol. Anat. u. Physiol. Bd. 63, S. 412. 1875. — **Neumann, A.**: Ein Beitrag zur Funktion des Plexus myentericus. Zentralbl. f. Physiol. Bd. 25, S. 53. 1911. — **Niemack, I.**: Der nervöse Apparat in den Endscheiben der *Froschzunge*. Anat. Hefte Bd. 2, S. 237. 1892. — **Nolf**: Du rôle des nerfs vague et sympathique dans l'innervation motrice de l'estomac de *l'oiseau*. Bull. de l'acad. roy. de méd. de Belgique Ser. 5, Bd. 6, S. 670. 1926. — **Oddi et Rosciano**: Sur l'existence des ganglions nerveux spéciaux à proximité du sphincter du cholédoque. Arch. ital. de biol. Bd. 22, S. 106. 1895. — **Orlov, I.**: a) Die Innervation des Darmes der *Insekten*. Zeitschr. f. wiss. Zool. Bd. 122, S. 425. 1924. — b) Die Innervation des Darmes der *Flußkrebse*. Zeitschr. f. mikroskop.-anat. Forsch. Bd. 4, S. 101. 1925. — **Pensa, Ant.**: a) Sulla fina distribuzione dei nervi nelle ghiandole salivari ... Rendic. del ist. lomb. di scienze e lett. Bd. 34, Ser. 2. 1901. — b) Osservazione nella distribuzione dei nervi sanguini e dei nervi nel pancreas. Internat. Monatsschr. f. Anat. u. Physiol. Bd. 22, S. 90. 1905. — **Perman, E.**: Über die Verteilung und den Verlauf der Vagusäste im menschlichen Magen. Schwed. Arch. f. Zool. Bd. 10. — **Perna, A.**: Sulle alterazioni del ganglio di GASSER in seguito all'avulsione dei venti. Ricerche d. R. accad. di Roma Bd. 17, S. 81. 1914. — **Petrini**: Note sur la présence des corpuscules des PACINI et des ganglions nerveux dans le pancréas du *chat*. Cpt. rend. des séances de la soc. de biol. Bd. 4, S. 275. 1892. — **Pflüger, E.**: a) Über die Endigungen der Absonderungsnerven in den Speicheldrüsen usw. Arch. f. mikroskop. Anat. Bd. 5, S. 193. 1869. — b) Die Endigung der Absonderungsnerven in dem Pankreas. Ebenda Bd. 5, S. 199. 1869. — **Police, G.**: a) Sulla discussa natura di alcune parti del sistema nervose viscerale degli *insetti*. Arch. d. zool. Bd. 4, S. 287. 1909. — b) Sul sistema nervoso viscerale dei *Crostacei* decapodi. Mitt. a. d. zool. Stat. zu Neapel Bd. 19, H. 1, S. 69. — **Prentiss, C. W.**: The nervous structures in the palate of the *frog*. Journ. of the comp. neurol. Bd. 14, S. 93. 1904. — **Rainer**: Sur l'existence de cellules nerveuses sensitives dans l'intestin terminal de *l'écrevisse* (*Astacus fluviatilis*).

Cpt. rend. de la soc. de biol. Bd. 73, Nr. 28, S. 351.—**Ramström, M.**: Über die Innervation des Peritoneums der vorderen Bauchwand. Verhandl. d. anat. Ges., Jena 1904. S. 44. — b) Untersuchungen und Studien über die Innervation des Peritoneums der vorderen Bauchwand. Anat. Hefte Bd. 29, S. 351. 1905. — c) Die Peritonealnerven der vorderen Bauchwand und des Diaphragma. Mitt. a. d. Grenzgeb. d. Med. u. Chirurg. Bd. 15, H. 5, S. 642. 1906. — d) Om de lamellösa nervändkropparna i människans peritoneum samt om sodana kroppars betydelse. Upsala lärkareförenings förhandl. N. F. Bd. 11, S. 239. 1906. — e) Anatomische und experimentelle Untersuchungen über die lamellösen Nervenendkörperchen im Peritoneum parietale des Menschen. Anat. Hefte Bd. 36, S. 311. 1908. — **Remak, R.**: a) Über ein selbständiges Darmnervensystem. Berlin 1847. — b) Über peripherische Ganglien an den Nerven des Nahrungsrohres. Müllers Arch. Jg. 1858. S. 189.—**Réthi, S.**: Untersuchungen über die Innervation der Gaumendrüsen. Sitzungsber. d. Akad. Wien, Mathem.-naturw. Kl. 1903. — **Retzius, G.**: a) Über Drüsennerven. Biol. föreningens förhandl. Bd. 1, S. 14. 1888. — b) Zur Kenntnis der Nervenendigungen in den Drüsen und Zähnen. Biol. Unters. N. F. Bd. 4, S. 64. 1892. — c) Über die sensiblen Nervenendigungen in den Epithelien bei den *Wirbeltieren*. Ebenda N. F. Bd. 4, S. 37. 1892. — d) Kürzere Mitteilungen. Ebenda N. F. Bd. 6, S. 58. 1894. — e) Zur Kenntnis der Nervenendigungen in den Papillen der Zunge der *Amphibien*. Ebenda N. F. Bd. 12, S. 61. 1905. — **Robinson, B.**: The peritoneum. Part I. Histology and Physiology. Bd. 2. Chicago 1899. — **Roeske, H.**: Über die Nervenendigungen in den Papillae fungiformes der *Kaninchenzunge*. Internat. Monatsschr. f. Anat. u. Physiol. Bd. 14, S. 247. 1897. — **Romiti, G.**: Sui nervi dei denti. Una rivendicazione. Vol. giubiliare dedicato al Pr. L. Luciani. Roma, 3. maggio 1900. — **Rossi, O.**: On the afferent paths of the sympathetic nervous system, with special reference to nerve cells of spinal ganglia sending their peripheral processes into the rami communicantes. Journ. of comp. neurol. Bd. 34, S. 493. 1922. — **Rubinato, G.**: Sulla struttura istologica dei gangli nervosi dello stomaco. Anat. Anz. Bd. 27, S. 547. 1905. — **Rygge, J.**: Über die Innervation der Pulpa. Internat. Monatsschr. f. Anat. u. Histol. Bd. 19, S. 158. 1902. — **Sabussow, N. P.**: Zur Frage nach der Innervation des Schlundkopfes und der Speiseröhre der *Säugetiere*. Anat. Anz. Bd. 44, S. 64. 1913. — **Sala, G.**: Untersuchungen über die Struktur der Pacinischen Körperchen. Ebenda Bd. 16, S. 193. 1899. — **Schamoff, W. N.**: Eine Methode zur vollständigen Isolierung einer Darmschlinge von allen ihren Nervenverbindungen im Organismus. Pflügers Arch. f. d. ges. Physiol. Bd. 216, S. 669. 1927. — **Schilf, E.**: a) Über die afferenten Nervenfasern im Nervus splanchnicus. 9. Tag. d. physiol. Ges., Rostock 1925. Ber. üb. d. ges. Physiol. Bd. 32, S. 700. 1925. — b) Beitrag zur Frage der afferenten Innervation von Magen und Darm. Pflügers Arch. f. d. ges. Physiol. Bd. 208. 1925. — **Schmincke, A.**: Ganglienzellen neben kleinen Gallengängen in der menschlichen Leber. Festschr. f. Rindfleisch 1907. — **v. Schumacher, S.**: Beiträge zur Kenntnis des Baues und der Funktion der Lamellenkörperchen. Arch. f. mikroskop. Anat. Bd. 77, S. 157. 1911. — **Severin**: Untersuchungen über das Mundepithel bei *Säugetieren* mit Bezug auf Verhornung, Regeneration und Art der Nervenendigung. Ebenda Bd. 26, S. 81. 1886. — **Smidt, H.**: Ganglienzellen in der Schlundmuskulatur von *Pulmonaten*. Ebenda Bd. 57, S. 622. 1901. — **Smirnow, A.**: Über Nervenendigungen im Oesophagus des *Frosches*. Internat. Monatsschr. f. Anat. u. Physiol. Bd. 10, S. 248. 1893. — **Spiter, B.**: Die Veränderung des Ganglion Gasseri nach Zahnverlust. Arb. a. d. neurol. Inst. a. d. Wiener Univ. Bd. 18, S. 216. 1910. — **Ssobolew**: Zur Innervation der Bauchspeicheldrüse beim Menschen. Anat. Anz. Bd. 40, S. 462. 1912. — **Stahnke, E.**: Experimentelle Untersuchungen zur Frage der neurogenen Entstehung des Ulcus ventriculi. Arch. f. klin. Chirurg. Bd. 132, S. 1. 1924. — **Stefanelli, A.**: Sui dispositivi microscopici della sensibilità cutanea e nella mucosa orale dei *Rettili*. Internat. Monatsschr. f. Anat. u. Physiol. Bd. 31, S. 8. 1915. — **Steward**: The development of the cranial sympathetic ganglia in the rat. Journ. of Comp. Neurol. Bd. 31, S. 163. 1919; Bd. 32, S. 93. 1920. — **Stewart, D.**: The problem of the innervation of the dentine. Journ. of Anat. Bd. 61, S. 469. 1927. — **Stormont, D. L.**: Nerve endings and secretory activity in the submaxillary gland of the *rabbit*. Anat. Record Bd. 32, S. 242. 1926. — **Strehl, H.**: Über die Nerven der Bauchhöhle, insbesondere den Plexus coeliacus und ihren eventuellen Einfluß auf die Pulsfrequenz bei Peritonitis. Arch. f. klin. Chirurg. Bd. 75, S. 711. 1905. — **Strughold, H.**: Die Topographie des Kältesinnes in der Mundhöhle. Zeitschr. f. Biol. Bd. 83, S. 515. 1925. — **Tello, J. F.**: La précocité embryonnaire du plexus d'Auerbach et ses différences dans les intestins antérieur et postérieur. Trav. de laborat. de recherches biol. de l'univ. de Madrid Bd. 22, S. 317. 1924. — **Tiegs, O. W.**: The structure of the neurone junctions in sympathetic ganglia and in the ganglia of Auerbachs plexus. Austral. journ. of exp. biol. a. med. science Bd. 4, S. 74. 1927. — **Timofejew, D. A.**: Über die Nervenendigungen im Bauchfell und im Diaphragma der *Säugetiere*. Arch. f. mikroskop. Anat. Bd. 59, S. 629. 1902. — Vasterini-Cresi: Chiasma guestativo peripherico nella lingua dell'uomo e di alcuni *mammiferi*. Internat. Monatsschr. f. Anat. u. Physiol. Bd. 31, S. 380. 1915. — **Villa, L.**: Sistema nervoso dell' appendice vermiforme dell' uomo.

Arch. per le scienze med. Bd. 45, S. 131. — **Wellings, A. W.:** Some points in the anatomy of the capillary of the tooth pulp. Proc. of the roy. soc. of med. Bd. 19, S. 27. 1926. — **Walkhoff, O.:** Die Nervenfrage im Zahnbein. Dtsch. Zahnheilk. H. 60. — **Wereschinski:** Über die Innervation intraperitonealer Verwachsungen. Arch. f. klin. Chirurg. Bd. 135, S. 39. 1925. — **de Witt, L.:** Arrangement and terminations of nerves in the oesophagus of *mammalia*. Journ. of comp. neurol. Bd. 10, S. 382. 1900. — **Wolff:** Über EHRLICHsche Methylenblaufärbung und über Lage und Bau einiger peripherer Nervenendigungen. Arch. f. Anat. u. Physiol., anat. Abt. Jg. 1902. S. 176. — **Whiteside, B.:** a) The innervation of the taste buds on the vallate and foliate papillae of the rat. Anat. record Bd. 35, S. 28. 1927. — b) Nerve oberlap in the gustatory apparatus of the *rat*. Journ. of comp. neurol. Bd. 44, S. 363. 1927. — **Windle, W. F.:** a) Innervation of the tooth pulp. Anat. Record Bd. 35, S. 28. 1927. — b) Experimental proof of the types of neurons that innervate the tooth pulp. Journ. of Comp. Neurol. Bd. 43, S. 347. 1927. — **Zander, R.:** Über das Verbreitungsgebiet der Gefühls- und Geschmacksnerven in der Zungenschleimhaut. Anat. Anz. Bd. 14, S. 131. 1897.

VII. Exkretionsorgane.

Asher u. **Jost:** Die sympathische Innervation der Niere. Zeitschr. f. Biol. Bd. 64, S. 441. 1914. — **Berkley, H. J.:** The intrinsic nerves of the kidney. Johns Hopkins hosp. reports Bd. 4. 1893. — **Bernheim, J.:** Die Innervation der Harnblase beim *Frosche* und *Salamander*. Arch. f. Anat. u. Physiol., anat. Abt., Suppl. 1892. — **Bobin, W. W.:** Über die Nerven der Harnblase. Ref. Anat. Ber. Bd. 8, S. 191. 1927. — **Darwin:** Contributions to the anatomy of the sympathetic ganglia of the bladder. Quart. journ. of microscop. science Bd. 14, S. 109. 1874. — **Disse, J.:** Harnorgane. Bardelebens Handb. d. Anat. Bd. 7, S. 143. 1902. — **Disselhorst, R.:** Der Harnleiter der *Wirbeltiere*. Anat. Hefte Bd. 4, S. 129. 1894. — **Dogiel, A. S.:** Zur Kenntnis der Nerven des Ureters. Arch. f. mikroskop. Anat. Bd. 15, S. 64. 1878. — **Dowgjallo, N. D.:** Zur Frage über die Wechselbeziehungen zwischen dem subperitonealen Geflecht und dem Paraganglion abdominale. Zeitschr. f. d. ges. Anat., Abt. 1: Zeitschr. f. Anat. u. Entwicklungsgesch. Bd. 83, S. 598. 1927. — **Ehrlich, P.:** Über die Methylenblaureaktion der lebenden Nervensubstanz. Dtsch. med. Wochenschr. 1886. Nr. 4. — **Engelmann, Th. W.:** Zur Physiologie des Ureters. Pflügers Arch. f. d. ges. Physiol. Bd. 2, S. 243. 1869. — **d'Evant, T.:** Studio sull'apparecchio nervoso del rene nell'uomo e nei *vertebrati*. Atti d. R. accad. med.-chirurg. di Napoli Bd. 53, S. 9. 1899. — **Grünstein, N.:** Zur Innervation der Harnblase. Arch. f. mikroskop. Anat. Bd. 55, S. 1. 1900. — **Häbler, H.:** Zur Anatomie und Physiologie des Nierenbeckens. Zeitschr. f. Urol. Bd. 19, S. 332. 1925. — **Hirt, A.:** a) Vergleichend-anatomische Untersuchungen über die Innervation der Niere. Zeitschr. f. d. ges. Anat., Abt. 1: Zeitschr. f. Anat. u. Entwicklungsgesch. Bd. 73, S. 621. 1924. — b) Zur Funktion der Nierennerven. Arch. f. exp. Pathol. u. Pharmakol. Bd. 106. 1925. — c) Über den Faserverlauf der Nierennerven. Zeitschr. f. d. ges. Anat., Abt. 1: Zeitschr. f. Anat. u. Entwicklungsgesch. Bd. 78, S. 260. 1926. — **Hryntschak, Th.:** a) Zur Anatomie und Physiologie des Nervenapparates der Harnblase und des Ureters. I. Arb. a. d. neurol. Inst. d. Wiener Univ. Bd. 24, S. 409. 1922. — b) Über den Ganglienzellenapparat von Nierenbecken und Harnleiter des Menschen und einiger *Säugetiere* Zeitschr. f. urol. Chirurg. Bd. 18, S. 86. 1925. — **Huber, S. C.:** Lectures on the sympathetic nervous system. Journ. of comp. neurol. Bd. 7, S. 73. 1897. — **Joris, H.:** L'innervation des muscles lisses dans les parois vésicales. Acad. roy. de méd. de Belgique, séance 28 avril 1906. — **Kisselew:** Über die Endigung der sensiblen Nerven der Harnblase. Zentralbl. f. d. med. Wiss. 1868. Nr. 22, S. 337. — **Lawdowsky:** Die feinere Struktur und die Nervenendigungen in der *Frosch*harnblase. Arch. f. Anat. u. Physiol. 1872. S. 55. — **Lawrentjew, B. J.:** a) Zur Frage der Morphologie und Verteilung der Nervenendigungen in der weiblichen Urethra. Internat. Monatsschr. f. Anat. u. Physiol. Bd. 30, S. 337. 1914. — b) Über die Verbreitung der nervösen Elemente in der glatten Muskulatur, ihre Endigungsweise in den glatten Muskelzellen. Zeitschr. f. mikroskop.-anat. Forsch. Bd. 6, S. 467. 1926. — **Lehmann, E.:** Über die Innervation der Niere mit besonderer Berücksichtigung der Kapselnerven und ihre Bedeutung für die Dekapsulation. Zeitschr. f. Urol. Bd. 20, S. 167. 1926. — **Lendorf, A.:** Beiträge zur Histologie der Harnblasenschleimhaut. Anat. Hefte Bd. 17, S. 119. 1901. — **Maier, R.:** Die Ganglien in den harnabführenden Wegen des Menschen und einiger Tiere. Virchows Arch. f. pathol. Anat. u. Physiol. Bd. 85, S. 49. 1881. — **Müller, L. R.:** a) Die Blaseninnervation. Dtsch. Arch. f. klin. Med. Bd. 128, S. 81. 1918. — b) Die Lebensnerven. Berlin: Julius Springer 1924. — **Nemiloff, A.:** Zur Frage der Nerven des Darmkanals bei den *Amphibien*. Naturforsch. Ges., Petersburg 23. Okt. 1900. — **Obersteiner, H.:** Die Harnblase und die Ureteren. Strickers Handb. d. Gewebelehre 1871. S. 520. — **Pappenheim, S.:** Über den Bau der Nebennieren und die Nerven der Nieren. Müllers Arch. 1841. S. 533. — **Pensa, A.:** Ricerche anatomiche sui nervi del parenchima renale. Boll. d. soc. med.

chirurg. di Pavia, sed. 12. Luglio 1896. S. 1. — **v. Planner, R.**: Über das Vorkommen von Nervenendkörperchen in der männlichen Harnröhre. Arch. f. mikroskop. Anat. Bd. 31, S. 22. 1888. — **Protopopow, S. A.**: Beitrag zur Anatomie und Physiologie der Ureteren. Pflügers Arch. f. d. ges. Physiol. Bd. 66, S. 1. 1897. — **Remak, R.**: Beiträge zur Kenntnis des organischen Nervensystems. Schmidts Jahrb. Bd. 27, S. 13. 1840. — **Renner, O.**: Über die Innervation der Niere. Dtsch. Arch. f. klin. Med. Bd. 110, S. 101. 1913. — **Retzius, G.**: a) Zur Kenntnis der Nerven der Milz und der Niere. Biol. Unters. Bd. 3, S. 53. 1892. — b) Kürzere Mitteilungen. Ebenda Bd. 6, S. 62. 1894. — **Sclavunos, G.**: Über die feineren Nerven und ihre Endigungen in den männlichen Genitalien. Anat. Anz. Bd. 9, S. 42. 1894. — **Smirnow, A. E.**: Über die Nervenendigungen in den Nieren der *Säugetiere*. Anat. Anz. Bd. 19, S. 347. 1901. — **Stöhr, Ph.,** jr.: a) Über die Innervation der menschlichen Nierenkapsel. Zeitschr. f. d. ges. Anat., Abt. 1: Zeitschr. f. Anat. u. Entwicklungsgesch. Bd. 71, S. 313. 1924. — b) Über die Innervation der Harnblase und der Samenblase beim Menschen. Ebenda Bd. 78, S. 555. 1926. — **Tolotschinoff:** Über das Verhalten der Nerven in den glatten Muskelfasern der *Frosch*harnblase. Arch. f. mikroskop. Anat. Bd. 5, S. 509. 1869. — **Volante, F.**: Innervazione della vesica urinaria. Monit. zool. ital. Bd. 37, S. 47. 1926. — **Wolff, W.**: Die Innervation der glatten Muskulatur. Arch. f. mikroskop. Anat. Bd. 20, S. 361. 1882. — **Worobiew, W.**: Methodik der Untersuchungen von Nervenelementen des makro- und makromikroskopischen Gebietes. Berlin: O. Rothacker 1926. — **Yamauchi, M.**: Peripheral motor innervation of trigonum vesicae. Okayama med. journ. Nr. 439, S. 841. 1926.

VIII. Männliche Geschlechtsorgane.

Akatsu: Beiträge zur Kenntnis der Innervation der Samenblase beim *Meerschweinchen*. Pflügers Arch. f. d. ges. Physiol. Bd. 96, S. 549. 1903. — **Aronson, H.**: Beiträge zur Kenntnis der zentralen und peripheren Nervenendigungen. Diss. Berlin 1886. — **Cavalié:** Terminaisons nerveuses dans le testicule chez le *lapin* et chez le *poulet* et dans l'épididyme chez le *lapin*. Cpt. rend. des séances de la soc. de biol. Bd. 54, S. 298. — **Dogiel, A. S.**: Die Nervenendigungen in der Haut der äußeren Genitalorgane des Menschen. Arch. f. mikroskop. Anat. Bd. 41, S. 585. 1893. — **Eberth, C. J.**: Die männlichen Geschlechtsorgane. v. Bardelebens Handb. d. Anat. Bd. 7, S. 1. 1904. — **Falcone, C.**: Sulle terminazioni nervose nel testicolo. Monit. zool. ital. Bd. 5, S. 41. — **Ferrarini, G.**: Contributo alla conoscenza delle espansioni nervose periferiche nel glande del pene dell'uomo. Anat. Anz. Bd. 29, S. 15. 1906. — **Finger, A. W.**: Über die Endigung der Wollustnerven. Zeitschr. f. rat. Med. Bd. 28. 1868. — **Fränkel, M.**: Die Nerven der Samenblasen. Zeitschr. f. Morphol. u. Anthropol. Bd. 5, S. 346. 1903. — **v. Frey, M.**: Wollustempfindungen und Nervenendigungen. Zeitschr. f. Geburtsh. u. Gynäkol. Bd. 87, S. 256. 1924. — **Ganfini, C.**: Le terminazioni nervose nelle ghiandole sessuali. Arch. ital. di anat. e di embriol. Bd. 2, S. 31. 1903. — **Gentes, L.**: Nerfs de la prostate. Fibres à myéline directes. Cpt. rend. des séances de la soc. de biol. Bd. 57, S. 396. 1905. — **Giorgi, E.**: Delle terminazioni nervose negli organi genitali maschili. Boll. d. soc. med.-chirurg. di Pavia Bd. 22, S. 248. 1908. — **Holmgren, E.**: Lärobok i Histologi. Stockholm 1920. — **Krause, W.**: Über die Nervenendigungen in den Geschlechtsorganen. Zeitschr. f. rat. Med. Bd. 33. 1868. — **Loisel, G.**: Terminaisons nerveuses et éléments glandulaires de l'épithélium séminifère. Cpt. rend. des séances de la soc. de biol. Bd. 54, S. 346. — **Luna:** Über Anordnung und Struktur der sympathischen Ganglien in der menschlichen Prostata. Folia neurolbiol. Bd. 2, S. 220. — **Müller, L. R.** u. **Dahl:** Die Innervierung der männlichen Geschlechtsorgane. Dtsch. Arch. f. klin. Med. Bd. 107. 1912. — **Ohmori, D.**: Über die Entwicklung der Innervation der Genitalapparate als peripheren Aufnahmeapparat der genitalen Reflexe. Zeitschr. f. d. ges. Anat., Abt. 1: Zeitschr. f. Anat. u. Entwicklungsgesch. Bd. 70, S. 347. 1924. — **Pardi, F.**: Les corpuscules de Pacini dans les involucres du penis. Monit. zool. ital. Bd. 11. 1900. — **Pines, L.** und **Maiman, R.**: Über die Innervation der Hoden der Säugetiere. Zeitschr. f. mikroskop.-anat. Forsch. Bd. 12, S. 199. 1927. — **Prschewalski, B. G.**: Ein Beitrag zur Frage nach den Nervenendigungen in der Prostata. Charkow 1896. Ref. in Zeitschr. f. d. ges. Anat., Abt. 3: Ergebn. d. Anat. u. Entwicklungsgesch. Bd. 7, S. 632. 1897. — **Retzius, G.**: a) Über die Endigungsweise der Nerven in den Genitalnervenkörperchen des *Kaninchens*. Internat. Monatsschr. f. Anat. u. Physiol. Bd. 7. 1890. — b) Über die Nerven der Ovarien und Hoden. Biol. Untersuch. N. F. Bd. 5, S. 31. 1893. — **Sclavunos, G.**: Über die feineren Nerven und ihre Endigungen in den männlichen Genitalien. Anat. Anz. Bd. 9, S. 42. 1894. — **Timofeew, D.**: a) Zur Kenntnis der Nervenendigungen in den männlichen Geschlechtsorganen der *Säuger*. Anat. Anz. Bd. 9, S. 342. 1894. — b) Über eine besondere Art von eingekapselten Nervenendigungen in den männlichen Geschlechtsorganen bei *Säugetieren*. Ebenda B. 11, S. 44. 1896. — c) Zur Kenntnis der Nervenendigungen in den männlichen Geschlechtsorganen der *Säugetiere*. Diss. Kasan 1896.

Ref. in Zeitschr. f. d. ges. Anat., Abt. 3: Ergebn. d. Anat. u. Entwicklungsgesch. Bd. 7, S. 627. 1897. — **Weiller, M.:** Die Innervation der Anal- u. Sexualmuskulatur. Med. Diss. Zürich 1907.

IX. Weibliche Geschlechtsorgane.

Acconci, G.: Untersuchungen über die Innervation des menschlichen Uterus. Folia gynaecol. Bd. 1, S. 61. 1908. — **Akagi, Y.:** Über die Nerven, insbesondere deren Endigungen im menschlichen Eierstock. Frankfurt. Zeitschr. f. Pathol. Bd. 26, S. 165. 1921. — **Blotevogel, W.:** Sympathicus und Sexualzyklus. Zeitschr. f. mikr.-anat. Forschung Bd. 10, S. 141. 1927. — b) Zu den zyklischen Veränderungen im Ganglion cervicale uteri der *Maus.* Anat. Anz. Bd. 63, S. 169. 1927. — **Brill, W.:** Untersuchungen über die Nerven des Ovariums. Arch. f. mikroskop. Anat. Bd. 86, S. 338. 1915. — **Bucura, C.:** Nachweis vom chromaffinen Gewebe und wirklichen Ganglienzellen im Ovarium. Wiener klin. Wochenschr. Bd. 20, S. 695. 1907. — **Cajal, Ramón y, P.:** Contribución al estudio de la innervación ovarica. Anales de la fac. de med. Zaragoza. Bd. 2, S. 523. 1922. — **Carrard, H.:** Beitrag zur Anatomie und Pathologie der kleinen Labien. Zeitschr. f. Geburtsh. u. Gynäkol. Bd. 10, S. 62. 1884. — **Chrschtschonowitsch, A.:** Beiträge zur Kenntnis der feineren Nerven der Vaginalschleimhaut. Sitzungsber. d. Akad. Wien, Mathem.-naturw. Kl. II. Abt. Bd. 63, S. 1. 1871. — **Cordier, P.:** Sur l'innervation de l'utérus. Cpt. rend. des séances de la soc. de biol. Bd. 84, S. 898. 1921. — **Coryllos, P.:** Corpuscules de PACINI dans la trompe utérine. Rev. franç. de gynécol. et d'obstétr. Bd. 27, S. 257. 1913. — **Dahl, W.:** Die Innervation der weiblichen Genitalien. Zeitschr. f. Geburtsh. u. Gynäkol. Bd. 78, S. 539—601. 1916. — **Dohrn:** Bericht über die histologischen Untersuchungen im FRANKENHÄUSERschen Ganglion des Uterus. Klin. Wochenschr. 5. Jg., S. 576. 1926. — **v. Ebner, V.:** Zur Geschichte des WINTERHALTERschen Ovarialganglions. Monatsschr. f. Geburtsh. u. Gynäkol. Bd. 18, S. 757. 1903. — **Elischer:** a) Über Verlauf und Endigungsweise der Nerven im Ovarium. Zentralbl. f. med. Wiss. 1876. — b) Beiträge zur feineren Anatomie der Muskelfasern des Uterus. Arch. f. Gynäkol. Bd. 9, S. 10. 1876. — **Flemming, A. M.:** The peripheral innervation of the uterus. Transact. roy. Soc. of Edinbourgh Bd. 55, S. 507. 1927. — **Fossati, G.:** Über Nerven in der Nabelschnur und in der Placenta. Zentralbl. f. Gynäkol. Bd. 31, S. 1505. 1905. — **Frankenhäuser, F.:** a) Die Nerven der weiblichen Geschlechtsorgane des *Kaninchens.* Jenaische Zeitschr. f. Naturwiss. Bd. 2, S. 75. 1866. — b) Die Nerven der Gebärmutter und ihre Endigung in den glatten Muskelfasern. Jena: F. Manke 1867. — **Ganfini, C.:** Le terminazioni nervose nelle ghiandole sessuali. Arch. tial. di anat. e di embryol. Bd. 2, S. 31. 1903. — **Gawronsky, N.:** Über Verbreitung und Endigung der Nerven in den weiblichen Genitalien. Arch. f. Gynäkol. Bd. 47, S. 271. 1894. — **Geller, F.:** Untersuchungen über die Genitalnervenkörperchen in der Klitoris und den kleinen Labien. Zentralbl. f. Gynäkol. Bd. 46, S. 623. 1922. — **Gemmel, A. A.:** A method of demonstrating the ganglia of the cervix uteri. Journ. of obstetr. a. gynecol. of the Brit. Empire Bd. 33, S. 259. 1926. — **Gentes, L.:** Note sur les nerfs et les terminaisons nerveuses de l'utérus. Cpt. rend. des séances de la soc. de biol. Bd. 54, S. 425. — **Gerstmann, M.:** Über Uterusinnervation an Hand des Falles einer Geburt bei Querschnittslähmung. Monatsschr. f. Geburtsh. u. Gynäkol. Bd. 73, S. 253. 1926. — **Gönner, A.:** Über Nerven und ernährende Gefäße im Nabelstrang. Monatsschr. f. Geburtsh. u. Gynäkol. Bd. 24, S. 453. 1906. — **Grum, I. A.:** The sympathetic innervation of the vagina. Journ. of physiol. Bd. 54, S. 86. 1921. — **Hashimoto, S.:** Zur Kenntnis der Ganglien der weiblichen Genitalien. Beitr. z. Geburtsh. u. Gynäkol. Bd. 8, S. 33. 1904. — **v. Herff, O.:** a) Über den feineren Verlauf der Nerven im Eierstocke des Menschen. Zeitschr. f. Geburtsh. u. Gynäkol. Bd. 24, S. 289. 1892. — b) Gibt es ein sympathisches Ganglion im menschlichen Ovarium? Arch. f. Gynäkol. Bd. 51, S. 374. 1896. — **Hoogkamer, J.:** Die Nerven der Gebärmutter. Ebenda Bd. 99, S. 231. 1913. — **Izquierdo:** Beiträge zur Kenntnis der Endigung der sensiblen Nerven. Diss. Straßburg 1879. — **Jacques, P.:** Distribution et terminaisons des nerfs dans la trompe utérine. Bibliogr. Anat. Nr. 5, Sept.—Okt. 1899. Nancy. — **Jung, Ph.:** Untersuchungen über die Innervation der weibl. Genitalorgane. Monatsschr. f. Geburtsh. u. Gynäkol. Bd. 21, S. 1. 1905. — **Kehrer, E.:** Experimentelle Untersuchungen über nervöse Reflexe von verschiedenen Organen und peripheren Nerven auf den Uterus. Arch. f. Gynäkol. Bd. 90, S. 169. 1910. — **Keiffer, J. H.:** a) Le système nerveux ganglionaire de l'utérus humain. Bull. de l'acad. roy. de méd. de Belgique Bd. 20, Sér. 4, S. 522. — b) Le système nerveux intrautérin. Cpt. rend. des séances de so soc. de biol. Bd. 52, S. 565. — **Kilian, F.:** Die Nerven des Uterus. Zeitschr. f. rat. Med. Bd. 10, S. 41. 1850. — **Köstlin, R.:** Die Nervenendigungen in den weiblichen Geschlechtsorganen. Fortschr. d. Med. Bd. 12, S. 411. 1894. — **Krause, W.:** a) Über Nervenendigungen. Zeitschr. f. rat. Med. Bd. 5, S. 32. 1858. — b) Über die Nervenendigungen in den Geschlechtsorganen. Ebenda Bd. 28. 1866. — c) Über die Nervenendigungen in der Klitoris. Göttinger Nachrichten Bd. 21. April 1866. — d) Die Nervenendigungen innerhalb der terminalen Körperchen. Arch. f. mikroskop.

Anat. Bd. 19, S. 53. 1881. — **Labhardt, A.:** Das Verhalten der Nerven in der Substanz des Uterus. Arch. f. Gynäkol. Bd. 80, S. 135. 1906. — **Latarjet, A.:** Le plexus hypogastrique chez la femme. Gynécol. et obstétr. Bd. 6, S. 225. 1922. — **Luschka, H.:** Die Anatomie des Menschen. Bd. 2, S. 333. 1864. — **Mabuchi, K.:** Morphologische Studien über das Verhalten der Nerven in den weiblichen Geschlechtsorganen des Menschen usw. Mitt. a. d. med. Fak. Tokio Bd. 31, S. 385. 1924. — **Mandl, L.:** Über Anordnung und Endigungsweise der Nerven im Ovarium. Arch. f. Gynäkol. Bd. 48, S. 376. 1895. — **Markowitin, A.:** Über die Nerven der Ovarien. Diss. Petersburg 1899. — **Meyer, H.:** Über die Entwicklung der menschlichen Eierstöcke. Arch. f. Gynäkol. Bd. 23, S. 226. 1884. — **Oertel, O.:** Anatomie, Histologie und Topographie des weiblichen Urogenitalapparates. HALBAN-SEITZ, Handb. d. Frauenheilkunde Bd. 1, S. 291. 1924. — **Ohmori, D.:** Über die Entwicklung der Innervation der Genitalapparate als peripheren Aufnahmeapparat der genitalen Reflexe. Zeitschr. f. d. ges. Anat., Abt. 1: Zeitschr. f. Anat. u. Entwicklungsgesch. Bd. 70, S. 347. 1924. — **Pissemiski, S.:** Zur Anatomie des Plexus fundamentalis uteri beim Weibe und bei gewissen Tieren. Monatsschr. f. Geburtsh. u. Gynäkol. Bd. 17, S. 450. 1903. — **Rein, G.:** Beitrag zur Lehre von der Innervation des Uterus. Arch. f. Gynäkol. Bd. 23. 1880. — **Retzius, G.:** a) Über die Endigungsweise der Nerven in den Genitalnervenkörperchen des *Kaninchens.* Internat. Monatsschr. f. Anat. u. Physiol. Bd. 7, S. 333. 1890. — b) Über die Nerven der Ovarien und Hoden. Biol. Untersuch., N. F. Bd. 5, S. 31. 1893. — **Ries, E.:** VATER-PACINIsche Körperchen in der Tube. Zeitschr. f. Geburtsh. u. Gynäkol. Bd. 62, S. 100. 1908. — **Riese, H.:** Die feinsten Nervenfasern und ihre Endigungen im Ovarium der *Säugetiere* und des Menschen. Anat. Anz. Bd. 6, S. 401. 1891. — **Roith, O.:** a) Zur Innervation des Uterus. Monatsschr. f. Geburtsh. u. Gynäkol. Bd. 25, S. 79. 1907. — b) Zur Anatomie und klinischen Bedeutung der Nervengeflechte im weiblichen Becken. Arch. f. Gynäkol. Bd. 81, S. 495. 1907. — **Sfameni, P.:** a) Contributo allo studio delle terminazioni nervose nei vasi sanguini dei genitali femminili esterni. Monit. zool. ital. Bd. 12, S. 5. 1901. — b) Contributo alla conoscenza delle terminazioni nervose negli organi genitali esterni e nel capezzolo della femmina. Ebenda Bd. 12, S. 6. 1901. c) Sul modo di terminare dei nervi nei genitali esterni della femmina, etc. Ebenda Bd. 13, S. 1. 1902. — d) Contribution à la connaissance des terminaisons nerveuses dans les organes génitaux ext. et dans le mamélon de la femelle. Arch. ital. de biol. Bd. 36, S. 256. 1902. — e) Sulle terminazioni nervose nei genitali femminili esterni e sul loro significato morfologico e funzionale. Arch. di fisiol. Bd. 1, S. 345. 1904. f) Sur les terminaisons nerveuses dans les organes génitaux femelles ext. etc. Arch. ital. de biol. Bd. 43, S. 75. 1905. — **Stscherbakow, V.:** Zur Frage nach den Nervenganglien in der Gebärmutterwand. Diss. Berlin 1906. — **Vallet, E.:** Nerfs de l'ovaire et leurs terminaisons. Thèse de Paris Nr. 327. 1900. — **Wallart, J.:** Studien über die Nerven des Eierstockes mit besonderer Berücksichtigung der interstitiellen Drüse. Zeitschr. f. Geburtsh. u. Gynäkol. Bd. 76, S. 321. 1915. — **Webster, J. C.:** The nerve-endings in the labia minora and clitoris. Edinburgh med. journ. Juli 1891. — **Weiller, M.:** Die Innervation der Anal- und Sexualmuskulatur. Diss. Zürich 1907. — **Windscheidt, F.:** Die Nervenendigungen in den weiblichen Genitalien. Monatsschr. f. Geburtsh. u. Gynäkol. Bd. 1, S. 609. 1895. — **Winterhalter, E.:** Ein sympathisches Ganglion im menschlichen Ovarium. Arch. f. Gynäkol. Bd. 51, S. 49. 1896. — **Worthmann, F.:** Beiträge zur Kenntnis der Nervenausbreitung in Klitoris und Vagina. Arch. f. mikroskop. Anat. Bd. 68, S. 122. 1906.

X. Brustdrüse.

Arnstein, C.: Zur Morphologie der sekretorischen Nervenendapparate. Anat. Anz. Bd. 10, S. 410. 1895. — **Brack, E.:** Über histologische Erscheinungen an der Mamma, speziell an den Mamillen in den verschiedenen Lebensaltern. Arch. f. Gynäkol. Bd. 122, S. 711. 1924. — **Brun, A.:** Die Nerven der Milchdrüsen während der Laktationsperiode. Sitzungsber. d. Akad. Wien, Mathem.-naturw. Kl. Bd. 109, S. 99. 1900. — **Dimitrijewski, P.:** Über die Nerven der Milchdrüsen. Diss. Kasan 1894. Ref. in Zeitschr. f. d. ges. Anat., Abt. 3: Ergebn. d. Anat. u. Entwicklungsgesch. Bd. 5, S. 456. 1895. — **Eckardt, C.:** Die Nerven der weiblichen Brustdrüse und ihr Einfluß auf die Milchsekretion. ECKARDT, Beitr. z. Anat. u. Physiol. Bd. 1, S. 1. 1858. — **Eimer, Th.:** Über die Nervenendigung in der Haut der *Kuh*zitze. Arch. f. mikroskop. Anat. Bd. 8, S. 643. 1872. — **Greving, R.:** Die Nervenversorgung der Brustdrüse. In L. R. MÜLLER: Lebensnerven. 1924. S. 226. — **Langer, C.:** Über den Bau und die Entwicklung der Milchdrüsen. Denkschr. d. Wiener Akad. d. Wiss. Bd. 3. 1851. — **Lefébure, M.:** Les terminaisons nerveuses dans la peau du sein en dehors du mamélon. Journ. de l'anat. et physiol. Bd. 45. 1909. — **Martynoff, W.:** Nervenendapparate in der Brustwarze der Frau und von *Säugetier*weibchen. Folia neurobiol. Bd. 8, S. 249. 1914. — **Martynov, B.:** Die Nervenendpparate in den Brustwarzen der Männchen. Arch. russes d'anat., d'histol. et d'embryol. Bd. 3, S. 407. 1925. — **Pacinotti:** Contributo allo studio della patologia chirurgica delle terminazioni nervose nella mammella. Arch. per le scienze med. Bd. 12. 1888. — **Sfameni, P.:** a) Contributo alla conoscenza della terminazioni nervose negli organi genitali esterni e nel capezzolo della femmina. Monit. zool. ital. Bd. 12, S. 6. 1901. — b) Contribution à la connaissance des terminaisons nerveuses dans les organes génitaux ext. et dans le mamélon de la femelle. Arch. ital. de biol. Bd. 36, S. 256. 1902. — **Tricomini-Allegra, G.:** Terminazioni nervose nella ghiandola mammaria. Anat. Anz. Bd. 23, S. 315. 1903.

XI. Hirnhäute und Plexus chorioideus.

d'Abundo: La innervazione della dura madre cerebrale. Soc. fra. i cult. d. sc. med. Cagliari. 1894. — **Acquisto e Pusateri:** Sulle terminazioni nervose nella dura madre cerebrale dell'uomo. Riv. di patol. nerv. e ment. 1896. — **Alexander, W. T.:** Bemerkungen über die Nerven der Dura mater. Arch. f. mikroskop. Anat. Bd. 11, S. 231. 1875. — **Aronson:** Über Nerven und Nervenendigungen in der Pia mater. Zentralbl. f. d. med. Wiss. Bd. 28. 1900. — **Auerbach:** Die Innervation der Hirngefäße. Diss. Berlin 1905. — **Benedikt:** Über die Innervation des Plexus chorioideus inf. Schmidts Jahrbücher Bd. 163. 1874. — **Berger, H.:** Zur Innervation der Pia mater und der Gehirngefäße. Arch. f. Psychiatrie u. Nervenkrankh. Bd. 70, S. 216. 1924. — **Bochenek, A.:** Über die Nervenendigungen in dem Plexus chor. des *Frosches*. Anz. d. Akad. d. Wiss. Krakau. 1899. — **Ferraro, A.:** Lo stato odierno della nostre conoscenze sulla struttura e funcione dei plessi corioidei. Cervello Bd. 4, S. 159. — **Findlay:** The corioid plexus of the lateral ventricles of the brain. Brain Bd. 22. 1899. — **Gulland:** The occurrence of nerves in intracranial blood-vessels. Brit. med. journ. 1898. — **Huber, G. C.:** Observations on the innervation of the intracranial vessels. Journ. of comp. neurol. Bd. 9. 1899. — **Hunter:** On the presence of nervefibrils in the cerebral vessels. Journ. of physiol. Bd. 26. 1901. — **Hworostochin, W.:** Zur Frage über den Bau des Plexus chorioideus. Arch. f. mikroskop. Anat. Bd. 77, S. 232. 1911. — **Ivanoff:** Les terminaisons nerveuses dans les membranes connectives des *Mammifères*. Diss. Kasan 1893. — **Jacques:** Note sur l'innervation de la duremère cerebrospinale chez les *Mammifères*. Journ. de l'anat. 1895. — **Jantschitz:** Sur les nerfs de la dure-mère spinale et cranienne. Journ. d'anat. norm. et pathol. de Rudneef. Saint-Pétersbourg 1895. — **Junet, W.:** Terminaisons nerveuses intraépithéliales dans les plexus choroïdes de la *souris*. Cpt. rend. des séances de la soc. de biol. Bd. 95, S. 1397. 1926. — **Morison:** a) On the innervation of intracranial vessels. Edinburgh med. journ. Bd. 46. 1898. — b) The innervation of intracranial blood-vessels. Lancet 1899. S. 52. — **Müller, L. R.:** Über die Sensibilität der inneren Organe, insbesondere des Gehirns. 37. Verhandl. d. dtsch. Ges. f. inn. Med. Wiesbaden 1925. S. 48. — **Nahmmacher:** Die Nerven der Dura mater cerebri. Diss. Rostock 1875. — **Obersteiner, H.:** Die Innervation der Gehirngefäße. Arb. a. d. neurol. Inst. d. Univ. Wien Bd. 5. 1897. — **Pasini:** Ricerche sui nervi della dura-madre cerebrale. Clin. med. ital. 1901. — **Purkinje, J.:** a) Über Flimmerbewegungen im Gehirn. Müllers Arch. f. Physiol. 1845. — b) Mikroskopisch-neurologische Beobachtungen. Ebenda 1845. — **Reichardt, M.:** Arbeiten aus der psychiatrischen Klinik zu Würzburg. 1914. Heft 8. — **Remak, R.:** Anat. Beobachtungen über das Gehirn usw. Müllers Arch. f. Physiol. 1841. — **Robertson:** Pathology of the nervous system in relation to mental diseases. Edinburgh med. journ. Bd. 41. 1896. — **Stöhr, Ph.** jr.: a) Zur Innervation der Pia mater und des Plexus chor. des Menschen. Verhandl. d. anat. Ges. Marburg 1921. S. 54. — b) Über die Innervation der Pialscheide des Nervus opticus beim Menschen. Anat. Anz. Bd. 55, S. 298. 1922. — c) Über die Innervation der Pia mater und des Plexus chorioideus beim Menschen. Zeitschr. f. d. ges. Anat., Abt. 1: Zeitschr. f. Anat. u. Entwicklungsgesch. Bd. 63, S. 562. 1922. — d) Beobachtungen über die Innervation der Pia mater des Rückenmarks und der Telae chor. beim Menschen. Ebenda Bd. 64, S. 555. 1922. — e) Die Nervenversorgung der zarten Hirn- und Rückenmarkshaut und der Gefäßgeflechte des Gehirns. L. R. MÜLLER: Die Lebensnerven. Berlin: Julius Springer 1924. — **Traum, E.:** Beiträge zur Innervation der Dura mater cerebri. Zeitschr. f. d. ges. Anat., Abt. 1: Zeitschr. f. Anat. u. Entwicklungsgesch. Bd. 77, S. 488. 1925. — **Wreden, J.:** Die Nervenendigungen in der harten Hirnhaut des Rückenmarks von *Säugetieren*. Arch. f. mikroskop. Anat. Bd. 66, S. 128. 1905.

XII. Haut.

Arnstein, C.: a) Die Nerven der behaarten Haut. Sitzungsber. d. Akad. Wien, Mathem.-naturw. Kl. III. Abt. Bd. 74, S. 1. 1876. — b) Zur Morphologie der sekretorischen Nervenendapparate. Anat. Anz. Bd. 10, S. 410. 1895. — c) Die Nerven der Sinushaare. Ebenda Bd. 10, S. 781. 1895. — **Bonnet, R.:** Studien über die Innervation der Haarbälge der *Haustiere*. Morphol. Jahrb. Bd. 4, S. 329. 1878. — **Botezat, E.:** a) Die Nervenendigungen an den Tasthaaren der *Säugetiere*. Arch. f. mikroskop. Anat. Bd. 50, S. 142. 1897. b) — Die Apparate des Gefühlssinnes der nackten und behaarten Haut. Anat. Anz.

Bd. 42, S. 193. 1912. — **Dietl:** Untersuchungen über Tasthaare. II. Sitzungsber. d. Akad. Wien, Mathem.-naturw. Kl. Bd. 66. 1872. — **Friedemann, W.:** Neue Untersuchungen über die Haarscheibe. Diss. Phil. Bern 1907. — **Gegenbaur, C.:** Kurze Mitteilung über die Struktur der Tasthaare. Verhandl. d. phys.-med. Ges. Würzburg 1850. S. 58. — **van Gehuchten, A.:** a) Contribution à l'étude de l'innervation des poils. Anat. Anz. Bd. 7, S. 341. 1892. — b) Les nerfs des poils. Mém. de l'acad. roy. de Belgique Bd. 49, S. 1. 1893. — **Hirsch, L.:** Über die Nerven des Trommelfells und des äußeren Gehörganges. Beitr. z. Anat., Physiol., Pathol. u. Therapie d. Ohres, d. Nase u. d. Halses Bd. 26, S. 129. 1927. — **Kadanoff, D.:** a) Eine besondere Nervenendigung in der Haut des Menschen. Zeitschr. f. d. ges. Anat., Abt. 1: Zeitschr. f. Anat. u. Entwicklungsgesch. Bd. 72, S. 542. 1924. — b) Beiträge zur Kenntnis der Nervenendigungen im Epithel der *Säugetiere.* Ebenda Bd. 73, S. 249. 1924. — c) Untersuchungen über die Regeneration der sensiblen Nervenendigungen nach Vertauschung verschieden innervierter Hautstücke. W. Roux' Arch. f. Entwicklungsmech. d. Organismen Bd. 106, S. 249. 1925. — **Ksjunin, P.:** Zur Frage über die Nervenendigungen in den Tast- und Sinushaaren. Arch. f. mikroskop. Anat. Bd. 54, S. 403. 1899. — **Leontowitsch, A.:** Die Innervation der menschlichen Haut. Internat. Monatsschr. f. Anat. u. Physiol. Bd. 18, S. 1. 1901. — **Nasaroff, W.:** Über die Regeneration der Nervenendapparate in den Hautnarben des Menschen. Virchows Arch. f. pathol. Anat. u. Physiol. Bd. 257, S. 777. 1925. — **Merkel, F.:** Über die Endigungen der sensiblen Nerven in der Haut der *Wirbeltiere.* Rostock 1880. — **Odenius, M. V.:** Beiträge zur Kenntnis des anatomischen Baues der Tasthaare. Arch. f. mikroskop. Anat. Bd. 2, S. 436. 1866. — **Orru, E.:** Über die Nervenendigungen im Haar. Moleschotts Untersuch. zur Naturlehre Bd. 15. 1894. — **Pensa, A.:** Ricerche anat. sui nervi della conjuntiva palpebrale, delle ciglia e delle ghiandole di Meibomio. Boll. d. soc. med.-chirurg. di Pavia. Sed. 28. Maggio, 1897. S. 1. — **Pinkus, F.:** a) Über einen bisher unbekannten Nebenapparat am Haarsystem des Menschen: Haarscheiben. Dermatol. Zeitschr. Bd. 9, S. 465. 1902. — b) Zur Kenntnis des Haarsystems des Menschen. Ebenda Bd. 10, S. 225. 1903. — c) Normale Anatomie der Haut. Handb. d. Haut- u. Geschlechtskrankh. Bd. 1. Berlin: Julius Springer 1927. — **Retzius, G.:** a) Über die Nervenendigungen an den Haaren. Biol. Untersuch. Bd. 4, S. 45. 1892. — b) Über die Endigungsweise der Nerven an den Haaren des Menschen. Ebenda Bd. 6, S. 61. 1894. — **Richiardi:** Sur la distribution des nerfs sans la follicule des poils tactiles. Arch. ital. de biol. Bd. 4, S. 280. 1883. — **Sfameni, A.:** Les terminaisons nerveuses dans les glomérules des glands sudoripaires de l'homme. Arch. ital. de biol. Bd. 29, S. 373. 1898. — **Schöbl, J.:** Die Nervenendigungen an den Tasthaaren der *Säugetiere* sowie über die feinere Struktur derselben. Arch. f. mikroskop. Anat. Bd. 9, S. 197. 1873. — **Szymonowicz, L.:** Über die Nervenendigungen in den Haaren des Menschen. Ebenda Bd. 74, S. 622. 1909. — **Tello, J. F.:** Terminaciones sensitivas en los pelos y utros organos. Trabajos del laborat. de investig. biol. de la univ. de Madrid Bd. 4. 1905. — **Vincent, S. B.:** The tactile hair of the *white rat.* Journ. of comp. neurol. Bd. 23, S. 1. 1913. — **Vitali, G.:** a) Le espansioni nervose e le ghiandole del derma sottoungueale nell'uomo. Anat. Anz. Bd. 25, S. 279. 1904. — b) Contributo allo studio istologico dell'unghia. Le espansioni nervose nel derma sottoungueale dell'uomo. Internat. Monatsschr. f. Anat. u. Physiol. Bd. 23, S. 239. 1906.

XIII. Bewegungsapparat.

Agduhr, E.: a) Sympathetic innervation of the muscles of the extremities. Verhandel. d. koninkl. akad. v. wetensch. te Amsterdam (Naturwiss. Abt.) Bd. 20, S. 1. 1919. — b) Are the cross striated muscle fibers of the extremities also innervated sympathetically? Proc. k. akad. v. wetensch. Amsterdam Bd. 21, S. 1231. 1919. — **Aoyagi, T.:** Zur Histologie des N. phrenicus, des Zwerchfells und der motorischen Endigungen in demselben. Mitt. a. d. med. Fak. Tokio Bd. 10. 1912. — **Asher, L.:** Zur Frage der sympathischen Innervation der willkürlichen Muskulatur. Schweiz. med. Wochenschr. Bd. 56, S. 537. 1926. — **Boeke, J.:** a) Über eine aus marklosen Fasern hervorgehende zweite Art von hypolemmalen Nervenendplatten. Anat. Anz. Bd. 35, S. 481. 1910. — b) Über De- und Regeneration der motorischen Endplatten und die doppelte Innervation der quergestreiften Muskelfasern bei den *Säugetieren.* Verhandl. d. anat. Ges. München 1912. S. 149. — c) Die doppelte, efferente Innervation der quergestreiften Muskelfasern. Anat. Anz. Bd. 44, S. 343. 1913. — d) Die morphologische Grundlage der sympathischen Innervation der quergestreiften Muskelfasern. Zeitschr. f. mikroskop.-anat. Forschung Bd. 8, S. 562. 1927. — **Boeke, J.** und **Dusser de Barenne, J.:** De sympathische innervatie van de dwarsgestreepte spieren bij de *gewervelde dieren.* Proc. k. akad. v. wetensch. Amsterdam Bd. 21, S. 1227. 1919. — **de Boer, S.:** a) Die quergestreiften Muskeln erhalten ihre tonische Innervation mittels der Verbindungsäste des Sympathicus. Folia neurobiol. Bd. 7, S. 378. 1913. — b) Die autonome Innervation des Skelettmuskeltonus. Pflügers Arch. f. d. ges. Physiol. Bd. 190, S. 41. 1921. — **Botazzi, F.:** Della supposta innervazione simpatica dei muscoli striate. Arch. di scienze biol. Bd. 6, S. 114. 1924. — **Botezat, E.:** a) Die Nervenendapparate in der Mundhöhle der *Vögel* und die einheitliche Endigungsweise der peripheren Nerven bei den *Wirbeltieren*. Zeitschr. f. wiss. Zool. Bd. 84. 1906. — b) Fasern und Endplatten von Nerven zweiter Art an den gestreiften Muskeln der *Vögel*. Anat. Anz. Bd. 35, S. 396. 1910. — **Bremer, L.:** Über die Endigungen der markhaltigen und marklosen Fasern im quergestreiften Muskel. Arch. f. mikroskop. Anat. Bd. 21, S. 165. 1882. — **Cajal, R. y:** Quelques remarques sur les plaques motrices de la langue des *Mammifères*. Trabajos del laborat. de investig. biol. de la univ. de Madrid Bd. 23 fasc. 3. — **Ceccherelli, G.:** Sulle piastre motrici e sulle fibrille ultraterminali nei muscoli della lingua di *Rana esculenta*. Monit. zool. ital. Bd. 13, S. 246. 1902. — **Cerulli, M.:** Contributo allo studio dei nervi del periostio e delle loro terminazioni. Annal. clin. d. mal. e nerv. univ. Palermo Bd. 3. 1909. — **Ciaccio, S. V.:** Sur les plaques nerveuses finales dans les tendons des *Vertébrés*. Arch. ital. de biol. Bd. 14, S. 31. 1891. — **Cobb, S.:** A note on the supposed relation of sympathetic nerves to decerebrate rigidity, muscle tone and tendon reflexes. Americ. journ. of physiol. Bd. 46, S. 478. 1918. — **Coman, F. D.:** Observations on the relation of the sympathetic nervous system to skeletal muscle tonus. Bull. of Johns Hopkins hosp. Bd. 38, S. 163. 1926. — **Cuajunco, F.:** The embryologie of the neuromuscular spindles. Anat. record Bd. 35, S. 8. 1927. — **Ducceschi, V.:** Système nerveux sympathique et tonus musculaire. Arch. internat. de physiol. Bd. 20, S. 331. 1923. — **Dusser de Barenne, J.:** Über die Innervation und den Tonus der quergestreiften Muskeln. Pflügers Arch. f. d. ges. Physiol. Bd. 166, S. 145. 1916. — **Elze, C.:** Untersuchungen am sympathischen Nervensystem des *Frosches*, besonders über seinen Einfluß auf die Skelettmuskelkontraktion. Ebenda Bd. 198, S. 349. 1923. — **Feldberg, W.:** Experiments on the degeneration of striated muscle fibres after sympathetic denervation. Journ. of physiol. Bd. 61, S. 32. 1926. — **Frank, E.:** Die parasympathische Innervation der quergestreiften Muskulatur und ihre klinische Bedeutung. Berlin. klin. Wochenschr. Bd. 57, S. 725. 1920. — **Gabbe, E.:** Über die Wirkung der sympathischen Innervation auf die Zirkulation und den Stoffaustausch in den Muskeln. Zeitschr. f. d. ges. exp. Med. Bd. 51, S. 728. 1926. — **Garven, H. S. D.:** The nerve endings in the panniculus carnosus of the *hedgehog* with special reference to the sympathetic innervation of striated muscle. Brain Bd. 48, S. 380. 1925. — **Gemelli, A.:** Sur la structure des plaques motrices chez les *reptiles*. Névraxe Bd. 7. 1905. — **Grabower:** Über Nervenendigungen im menschlichen Muskel. Arch. f. mikroskop. Anat. Bd. 60, S. 1. 1902. — **Hinsey, J. C.:** a) Some observations on the innervation of skeletal muscle of the *cat*. Journ. of comp. neurol. Bd. 44, S. 87. 1927. — b) Observations on the innervation of skeletal muscle. Anat. record Bd. 35, S. 13. 1927. — **Horsley, V.:** Short note on sense organs in muscle and on preservation of muscle spindles in conditions of extreme muscular atrophy following section of the motor nerve. Brain Bd. 20, S. 375. 1897. — **Huggett** and **Mellamby, J.:** The influence of the sympathetic, parasympathetic and somatic systems of the nerves on the tonus of muscle in the intact and decerebrated *cat*. Journ. of physiol. Bd. 60. S. 8. 1925. — **Hunter, J.:** a) Lectures on the sympathetic innervation of striated muscle. I. The dual innervation of striated muscle. Brit. med. journ. 1925. Nr. 3344, S. 197. — b) The functions of the two groups of muscle fibres. Ebenda 1925. Nr. 3345 u. 3346, S. 251 u. 298. — c) The practical applications. Ebenda 1925. Nr. 3347 u. 3348, S. 350 u. 398. — **Hunter** and **Latham:** A contribution to the discussion of the histological problems involved in the conception of a somatic and sympathetic innervation of voluntary muscle. Med. journ. of Australia 1925. — **Iwanaga, J.:** Studien über die motorischen Nervenendigungen. Mitt. üb. allg. Pathol. und pathol. Anat. Bd. II, S. 257. 1923. — **Ken Kuré** etc.: a) Das Kleinhirn und der sympathische Muskeltonus. Zeitschr. f. d. ges. exp. Med. Bd. 45, S. 310. 1925. — b) Die morphologische Grundlage für die doppelte Innervation des quergestreiften Muskels. Ebenda Bd. 46, S. 144. 1925. — **Kulschitzky, N.:** a) Nerve endings in muscle. Journ. of anat. Bd. 58, S. 152. 1924. — b) Nerve endings in the muscle of the *frog*. Ebenda Bd. 59, S. 1. 1924. — **Kuntz, A.** and **Kerper, A. H.:** a) The sympathetic innervation of voluntary muscles and its effect on their contractile power and resistance to fatigue. Anat. record Bd. 29, S. 366. 1925. — b) An experimental study of the tonus in skeletal muscles as related to the sympathetic nervous system. Journ. of physiol. Bd. 76, S. 121. 1926. — c) Experimental data regarding the sympathetic innervation of skeletal muscles and its rôle in muscle tonus. Anat. record Bd. 32, S. 214. 1926. — **Magnus-Alsleben, E.:** Über den Einfluß des Sympathicus auf die willkürliche Muskulatur. Verhandl. d. phys.-med. Ges. Bd. 52, S. 150. 1927. — **Magnus-Alsleben, E.** und **Hoffmann, P.:** a) Über den Einfluß der nervösen Versorgung auf die vitale Färbbarkeit der Muskeln. Biochem. Zeitschr. Bd. 127, S. 103. 1922. — b) Versuche über Nerveneinfluß und Vitalfärbung. Zeitschr. f. Biol. Bd. 77, S. 105. 1922. — c) Der Einfluß der vegetativen Innervation auf die Reduktionen in der Muskulatur und auf die Gefäßdurchlässigkeit. Verhandl. d. 36. Kongr. f. inn. Med. Kissingen

1924. — **Magnus, R.:** Körperstellung. Berlin: Julius Springer 1924. — **Maumary, A.:** Zur Frage der Abhängigkeit des Muskeltonus vom sympathischen Nervensystem. Zeitschr. f. Biol. Bd. 74, S. 299. 1922. — **Mosso, A.:** Théorie de la tonicité musculaire, basée sur la double innervation des muscles striés. Arch. ital. de biol. Bd. 41, S. 183. 1904. — **Miskolczy, D.:** Über die Nervenendigungen der Knochenhaut. Zeitschr. f. d. ges. Anat., Abt. 1: Zeitschr. f. Anat. u. Entwicklungsgesch. Bd. 81, S. 638. 1926. — **Murray, P. D. F.:** The motor nerve endings of the limb muscles of the *frog* etc. Proc. of the Linnean Soc. of New South Wales Bd. 49. S. 371. 1924. — **Newton, F. C.:** Alleged influence of sympathetic innervation on warmth production in skeletal muscles. Americ. journ. of physiol. Bd. 71, S. 1. 1924. — **Pansini, S.:** Dei corpuscoli di PACINI nel periostio degli *uccelli*. Giorn. assoc. natur. Napoli 1891. I. — **Perroncito, A.:** Études ultérieures sur la terminaison des nerfs dans les muscles à fibres striées. Arch. ital. de biol. Bd. 38, S. 393. 1902. — **Ranson, S. W.** and **Hinsey, J. C.:** a) The rôle of the sympathetic nervous system in muscle tonus. Anat. record Bd. 32, S. 211. 1926. — b) Studies on muscle tonus IV. Journ. of comp. neurol. Bd. 42, S. 69. 1926. — **Ranson** and **Morris:** Studies on muscle tonus. V. Ebenda Bd. 42, S. 99. 1926. — **Rauber, A.:** a) Untersuchungen über das Vorkommen und die Bedeutung der VATERschen Körperchen. München: C. Fritsch 1867. — b) Über die Nerven der Knochenhaut und Knochen des Vorderarmes und Unterschenkels. Ebenda 1868. — c) Über die Knochennerven des Oberarmes und Oberschenkels. Ebenda 1870. — **Saleck, W.** und **Weitbrecht, E.:** Zur Frage der Beteiligung sympathischer Nerven am Tonus der Skelettmuskulatur. Zeitschr. f. Biol. Bd. 71, S. 246. 1920. — **Sfameni, A.:** a) Contributo alla conoscenza delle terminazioni nervose del tessuto adiposo, del pericondrio e del periostio in alcuni animali. Giorn. r. accad. d. med. di Torino 1900. Nr. 5, S. 1. — b) Recherches anatomiques sur l'existence des nerfs et sur leur mode de se terminer dans le tissu adipeux, dans le périoste, dans le périchondre et dans les tissus qui renforcent les articulations. Arch. ital. de biol. Bd. 38, S. 1. 1902. — **Sfameni, P.:** Le terminazioni nervose delle papille cutanee e dello strato subpapillare. Ann. di fren. e scienze aff. r. manic. Torino 1900. S. 1. — **Spiegel, F.** und **Sternschein, E.:** Der Klammerreflex nach Sympathicusexstirpation. Pflügers Arch. f. d. ges. Physiol. Bd. 192, S. 115. 1921. — **Stefanelli, A.:** La piastra motrice secondo le vecchie e le nuove vedute. Ann. di neurol. Jg. 1912. H. 4. — — **Stöhr, Ph.** jr.: Das peripherische Nervensystem. v. MÖLLENHORFFs Handb. d. mikrosk. skop. Anat. Bd. 4. Berlin: Julius Springer 1928. — **Sutton, A. L.:** On the development of the neuro muscular spindle in the extrinsic eye muscles of the *pig*. Americ. Journ. of Anat. Bd. 18, S. 117. 1925. — **Takahashi, N.:** Untersuchungen über die tonisierenden und trophischen Funktionen des Sympathicus. Pflügers Arch. f. d. ges. Physiol. Bd. 193, S. 322. 1921. — **Tello, J. F.:** Die Entstehung der motorischen und sensiblen Nervenendigungen. Zeitschr. f. d. ges. Anat., Abt. 1: Zeitschr. f. Anat. u. Entwicklungsgesch. Bd. 64, S. 348. 1922. — **Terni, T.:** Sulla partecipazione del sistema nervoso autonomo alla innervazione dei muscoli voluntari. Arch. Suisse de neurol. et de psychol. Bd. 11. 1922. — **Tschurajew, I. J.:** Die Innervation der großen Sehnen der unteren Extremität des Menschen. Morphol. Jahrb. Bd. 58, S. 1. 1927. — b) Die Nervenendigungen in den großen Sehnen der unteren Extremitäten des Menschen. Arch. Russ. d'anat. Bd. 4, S. 149. 1925. — **Tsunoda, P.:** Morphologische Studien über die Innervation der willkürlichen Muskeln. Mitt. a. d. med. Akad. Kioto Bd. 1, S. 11. 1927. — **Uyeno, K.:** On the supposed relation of the sympathetic nervous system to muscle tonus. Journ. of physiol. Bd. 56, S. 53. 1922. — **Wastl, H.:** Effect on muscle contraction of sympathetic stimulation and of various modifications of conditions. Ebenda Bd. 60, S. 109. 1925. — **Wilson, J. T.:** The double innervation of striated muscle. Brain Bd. 44, S. 234. 1921.

XIV. Auge.

Agababow, A.: a) Über die Nerven der Sklera. Arch. f. mikroskop. Anat. Bd. 63, S. 701. 1904. — b) Die Innervation des Ciliarkörpers. Anat. Anz. Bd. 8, S. 555. 1893. — c) Über die Nervenendigungen im Corpus ciliare bei den *Säugetieren* und Menschen. Internat. Monatsschr. f. Anat. u. Physiol. Bd. 14, S. 53. 1897. — d) Über die Nerven in den Augenhäuten. v. Graefes Arch. f. Ophth. Bd. 83, S. 317. 1912. — **Anderson, H. K.:** The paralysis of involuntary muscle II a. III. Journ. of physiol. Bd. 33, S. 156 u. 414. 1905/06. — **Apolant, H.:** Über die Beziehung des Nervus oculomotorius zum Ganglion ciliare. Arch. f. mikroskop. Anat. Bd. 47, S. 655. 1869. — **Arnold, J.:** a) Über Endigungen der Nerven in der Bindehaut des Augapfels und die KRAUSEschen Endkolben. Virchows Arch. f. pathol. Anat. u. Physiol. Bd. 24, S. 250; Bd. 26, S. 306; Bd. 27, S. 366. 1863. — b) Über die Nerven und das Epithelium der Iris. Ebenda Bd. 27, S. 348. 1863. — **Arnold, F.:** Der Kopfteil des vegetativen Nervensystems beim Menschen. Heidelberg 1831. — **Ayrosa Galvao, I. M.:** Sobre a fina estructura do ganglio ciliar nos *ophidios*. Annales prim. congresso med. Panlista. Bd. 2. — **Andogsky, N.:** Zur Frage über die Ganglienzellen der Iris. Arch. f. Augenheilk. Bd. 34, S. 86. 1897. — **Barrat, J. O. W.:** Observations on the structure of the third, fourth and sixth craniel nerves. Journ. of anat. a. physiol. Bd. 35, S. 214. 1901. — **Bardelli, L.**: Sulla distribuzione e terminazione dei nervi nel tratto uveale. Ann. di ottalmol. Bd. 28, S. 102. 1898. — **Beard, J.**: The ciliary or oculomotori ganglion and the ganglion of the ophthalmicus profundus in *sharks*. Anat. Anz. Bd. 2, S. 565. 1887. — **Boeke, J.**: On the structure and innervation of the musculus sphincter pupillae and the musculus ciliaris of the *birds* eye. Kgl. Acad. Wetensch. Amsterdam, Proceed. 17. 1915. — **Boughton, T. H.**: The increase in the number and size of the medullated fibers in the oculomotor nerve etc. Journ. of comp. neurol. Bd. 16, S. 153. 1906. — **Boll, Franz**: Über den Bau der Tränendrüse. Arch. f. mikroskop. Anat. Bd. 4, S. 146. 1868. — **Boucheron**: Nerfs de l'hémisphère antérieure de l'œil, nerfs ciliaires superficiels etc. Cpt. rend. des séances de la soc. de biol. Bd. 2, Nr. 28. — **Budge**: Die Bewegung der Iris. Braunschweig 1855. — **Bietti, A.**: a) Sulla distribuzione e terminazione delle fibre nervose nel corpo ciliare. Ann. di ottalmol. Bd. 26, S. 215. 1897. — b) Le fibre nervose della coroidea studiate col metodo di GOLGI. Ibid. Bd. 26, S. 334. 1897. — **Bleauvieux** et **Dupas**: Étude anatomo-topographique et histologique du ganglion ophthalmique chez l'homme et divers animaux. Arch. d'ophth. Bd. 43, S. 641. 1926. — **Carpenter: F. W.**: a) The development of the oculomotor nerve the ciliary ganglion and the abducent nerve in the *chik*. Museum of comp. zool. Harvard Coll. Bd. 48, S. 141. 1906. — b) The ciliary ganglion of *birds*. Folia neurobiol. Bd. 5, S. 738. 1911. — **Dieter, W.**: Über die sympathische Innervation des Auges. Pflügers Arch. f. d. ges. Physiol. Bd. 217, S. 293. 1927. — **Dogiel, A. S.**: Die Nervenendigungen in der Tränendrüse der *Säugetiere*. Arch. f. mikroskop. Anat. Bd. 42, S. 632. 1893. — **d'Erchia, F.**: Contributo allo studio della struttura e delle connessioni del ganglio ciliare. Monit. zool. ital. Jg. 5, 1894, S. 235; Jg. 6, S. 157. 1895. — **Faber**: Der Bau der Iris des Menschen und der *Wirbeltiere*. Leipzig 1876. — **Fritz, W.**: a) Untersuchungen über das Ganglion ciliare. Diss. Marburg 1899. — b) Über den Verlauf der Nerven im vorderen Augenabschnitte. Sitzungsber. d. Akad. Wien, Mathem.-naturw. Kl. III. Bd. 113. S. 273. 1904. — **Gaskell, W. H.**: On the relation between the structure, function, distribution and origin of the craniel nerves etc. Journ. of physiol. Bd. 10, S. 153. 1889. — **Geberg, A.**: Über die Nerven der Iris und des Ciliarkörpers bei *Vögeln*. Internat. Monatsschr. f. Anat. u. Physiol. Bd. 1, S. 7. 1884. — **Grünhagen, A.**: Die Nerven der Ciliarfortsätze des *Kaninchens*. Arch. f. mikroskop. Anat. Bd. 22, S. 369. 1883. — **Guerri** e **Goluzzi**: Contributo allo studio della struttura del ganglio ciliare. Ann. d. fac. di med. e mem. d. accad. med.-chir. di Perugia Bd. 12, H. 1/2, S. 23. 1900. — **Gutmann, G.**: Zur Histologie der Ciliarnerven. Arch. f. mikroskop. Anat. Bd. 49, S. 1. 1897. — **Holtzmann, H.**: Untersuchungen über Ciliarganglion und Ciliarnerven. SCHWALBES Morphol. Arbeiten Bd. 6, S. 114. 1896. — **Hoffmann, C. K.**: Weitere Untersuchungen zur Entwicklungsgeschichte der *Reptilien*. Morphol. Jahrb. Bd. 11, S. 176. 1886. — **Hosch**: EHRLICHS Methylenblaumethode und ihre Anwendung auf das Auge. Graefes Arch. f. Ophthalm. Bd. 3. 1891. — **Klapp, P.**: Beitrag zu den Untersuchungen über die Innervation der Tränendrüse. Diss. Greifswald 1897. — **Koch, S. L.**: The structure of the third, fourth, fifth, sixth, ninth, eleventh and twelfth cranial nerves. Journ. of comp. neurol. Bd. 26, S. 541. 1916. — **Krause, W.**: Über die Doppelnatur des Ganglion ciliare. Morphol. Jahrb. Bd. 8, S. 43. 1882. — **Langendorff, O.**: a) Ciliarganglion und Oculomotorius. Pflügers Arch. f. d. ges. Physiol. Bd. 56, S. 552. 1894. — b) Zur Verständigung über die Natur des Ciliarganglions. Klin. Monatsbl. f. Augenheilk. Jg. 38. 1900. — **Langley, J. N.**: On the nature of the cells in the nerve-plexuses of the iris. Journ. of physiol. Bd. 54, S. 1. 1920. — **Lecco, Th. M.**: Das Ganglion ciliare einiger *Carnivoreu*. Ein Beitrag zur Lösung der Frage über die Natur des Ganglion ciliare. Jenaische Zeitschr. f. Naturwiss. Bd. 41, S. 483. — **Lenhossék, M. v.**: a) Das Ganglion ciliare der *Vögel*. Arch. f. mikroskop. Anat. Bd. 76, S. 745. 1911. — b) Das Ciliarganglion der *Reptilien*. Ebenda Bd. 80, S. 89. 1912. — **Leontowitsch, K.**: Zur Frage der Irisinnervation beim *Kaninchen*. v. Graefes Arch. f. Ophthalm. Bd. 79, S. 385. 1911. — **Magitot** et **Bailliart**: Le systéme nerveux organique de l'oeil. Ann. d'oculist Bd. 163, S. 927. 1926; Bd. 164, S. 81. 1927. — **Marinesco, G.**: Sur la nature du ganglion ciliaire. Cpt. rend. des séances de la soc. de biol. Bd. 64, S. 88. 1908. — **Melkich**: Zur Kenntnis des Ciliarkörpers und der Iris bei *Vögeln*. Anat. Anz. Bd. 10, S. 28. 1895. — **v. Michel, J.**: Über die feinere Anatomie des Ganglion ciliare. Transact. of the VIII. int. ophthalm. congr. Edinbourgh 1894. S. 195. — **Meyer, A.**: Die Nervenendigungen in der Iris. Arch. f. mikroskop. Anat. Bd. 17, S. 324. 1880. — **Müller, L. R.** und **Dahl, W.**: Die Beteiligung des sympathischen Nervensystems an der Kopfinnervation. Dtsch. Arch. f. klin. Med. Bd. 99, S. 48. 1910. — **Müller, H.**: Über glatte Muskeln und Nervengeflechte der Chorioidea im menschlichen Auge. Verhandl. d. physiol.-med. Ges. Würzburg Bd. 10. 1859. — **Mazzantini, G.**: Valore morfologico de ganglio ciliare. Riv. oto-neuro-oftalmol. Bd. 4, S. 150. 1926. — **Münch, K.**: Über die Innervation der Stromazellen der Iris. Zeitschr. f. Augenheilk. Bd. 14, S. 130. 1905. — **Munoz, U.**: Über die Entwicklung des Oculomotorius nach der Geburt. Arch. de oft. Bd. 23, S. 133. 1923. — **Nicholls, S. L.**: On the occurence of an intracranial ganglion upon the oculomotor nerve in *Scyllium canicula* etc. Proc. of roy. soc., of London (B) Bd. 88. June 1915. — **Nicholson, H.:** On the presence of ganglion cells in the third and sixth nerves of man. Journ. of comp. neurol. Bd. 37, S. 31. 1924. — **Onodi, A.:** Das Ganglion ciliare. Anat. Anz. Bd. 19, S. 118. 1901. — **Pause, C. H.:** Über die Nerven der Iris. Arch. f. Ophth. Bd. 13, S. 1. 1877. — **Pensa, A.:** Ricerche anatomiche sui nervi della congiuntiva palpebrale. Soc. med.-chir. di Pavia — Seduta del 12 Bd., S. 7. 1896 e del Bd. 28, S. 5. 1897. — **Pines, J. L.:** Zur Morphologie des Ganglion ciliare beim Menschen. Zeitschr. f. mikroskop.-anat. Forsch. Bd. 10, S. 313. 1927. — **Pollock, W. B. J.:** The persistence of the nerve-plexus of the iris after excision of the ciliary ganglion and of the superior sympathetic ganglion. Arch. f. vergl. Ophthalmal. Bd. 4, S. 39. 1914. — **Puglisi-Allegra, St.:** a) Sui nervi della glandola lagrimale. Anat. Anz. Bd. 23, S. 392. 1903. — b) Studio della giandola lagrimale. Arch. ital. di anat. e briol. Bd. 3, S. 298. 1904. — **Reissner:** Neurologische Studien. II. Über den Nervus oculomotorius des Menschen. Müllers Arch. 1861. S. 731. — **Retzius, G.:** a) Ganglion ciliare. Biol. Untersuch., N. F. Bd. 6, S. 37. 1894. — b) Über das Ganglion ciliare. Anat. Anz. Bd. 9, S. 633. 1894. — c) Untersuchungen über die Nervenzellen der cerebrospinalen Ganglien und der übrigen peripherischen Kopfganglien. Arch. f. Anat. u. Entwicklungsmech., Anat. Abt. 1880. S. 369. — d) Zur Kenntnis vom Bau der Iris. Biol. Untersuch., N. F. Bd. 5, S. 43. 1893. — **Sala, G.:** a) Sulla fina struttura del ganglio ciliare. Memorie del r. ist. lomb. di sc. e lett., cl. di sc. math. e natur Bd. 21—22, 3. Ser. 1910. — b) Meine Arbeit „Über den feineren Bau des Ganglion ciliare" betreffend. Anat. Anz. Bd. 38, S. 461. 1911. — **Schenk, F.** und **Fuß, E.:** Zur Innervation der Iris. Pflügers Arch. f. d. ges. Physiol. Bd. 62, S. 494. 1896. — **Schilf, E.:** Das autonome Nervensystem. Leipzig: G. Thieme 1926. — **Schiller, H.:** Sur le nombre et le calibre des fibres nerveuses du nerf oculomoteur commun, chez le *chat* nouveau-nó et le *chat* adulte. Cpt. rend. hebdom. des séances de l'acad. des sciences de Paris Bd. 30, IX. 1889. — **Schirmer, O.:** Mikroskopische Anatomio u. Physiologie der Tränenorgane. Handb. der Augenheilk. 1904. — **Schock, K.:** Die Endausbreitung des Nervus sympathicus in der Iris. Arch. f. vergl. Ophthalm. Bd. 1, S. 293. 1910. — **Schwalbe, G.:** Das Ganglion oculomotorii. Jenaische Zeitschr. f. Naturwiss. Bd. 13, S. 173. 1879. — **Seidenmann, M.:** Histologische Untersuchungen des Nervensystems der Chorioidea. Diss. Petersburg 1899. — **Szakall, I.:** Über das Ganglion ciliare bei unseren *Haustieren*. Arch. f. wiss. u. prakt. Tierheilk. Bd. 28, S. 476. — **Spiegel, E. A.:** Autonomes Nervensystem. Handb. d. normalen und pathol. Physiologie. Bd. 10, 1927. S. 1048. Berlin: Julius Springer. — **Stepanow:** Die Nerven der Iris. Diss. Tomsk 1892. — **Schweigger, C.:** Über die Ganglienzellen und blassen Nerven der Chorioidea. Arch. f. Ophthalmol. Bd. 6. 1860. — **Tozier, Fr. M.:** On the presence of ganglion cells in the roots of the third, fourth and sixth cranial nerves. Journ. of physiol. Bd. 45, S. 15. 1912. — **Wilbrand, H.** und **Sänger:** Die Neurologie des Auges. Bd. 2: Die Beziehung des Nervensystems zu den Tränenorganen, zur Bindehaut und zur Hornhaut. Wiesbaden: Bergmann. — **Wolfrum, M.:** Die Anatomie der Regenbogenhaut. Handb. der ges. Augenheilk. Bd. I, Kap. III, S. 1. 1926. Berlin: Julius Springer — **Zander, R.:** Über die Anordnung der Wurzelbündel des Nervus oculomotorius beim Austritt aus dem Gehirn. Anat. Anz. Bd. 12. 1896.